제2판

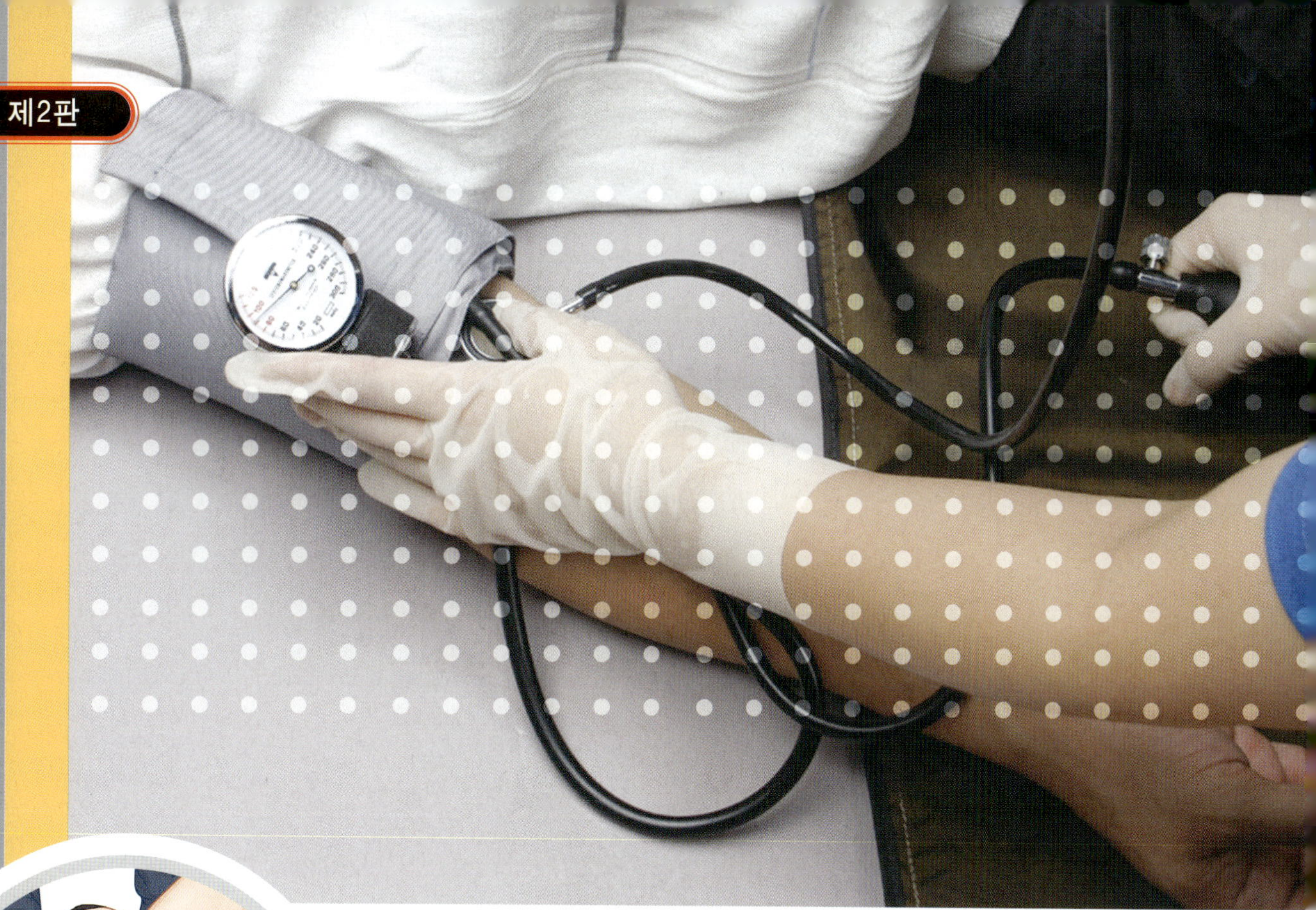

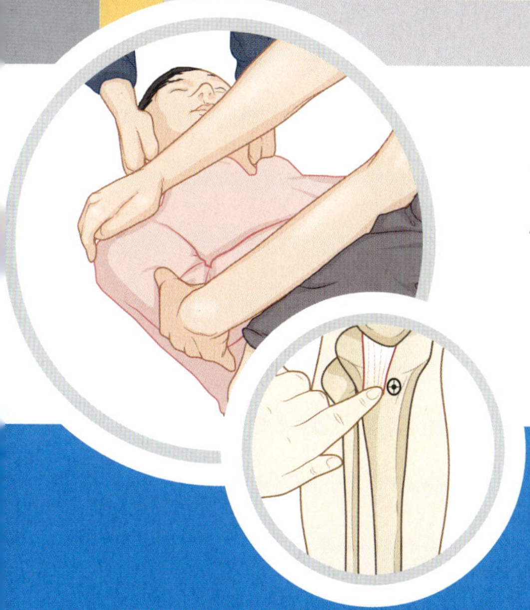

기본외상 소생술

BASIC TRAUMA LIFE SUPPORT

한림의대 응급의학교실

군자출판사

제2판

기본외상 소생술

BASIC TRAUMA LIFE SUPPORT

첫째판 1쇄 인쇄 | 2006년 3월 20일
둘째판 1쇄 인쇄 | 2012년 8월 20일
둘째판 1쇄 발행 | 2012년 8월 27일
둘째판 2쇄 발행 | 2016년 6월 15일

지 은 이 한림의대 응급의학교실
발 행 인 장주연
표지디자인 김명애
편집디자인 윤수진
발 행 처 군자출판사
등 록 제 4-139호(1991. 6. 24)
주 소 본사 (10881) **파주출판단지** 경기도 파주시 회동길 338(서패동 474-1)
전화 (031) 943-1888 팩스 (031) 955-9545
홈페이지 | www.koonja.co.kr

* 파본은 교환하여 드립니다.
* 검인은 저자와의 합의 하에 생략합니다.

ISBN 978-89-6278-596-8

정가 48,000원

집필진

한림의대 응급의학교실

강구현 교수

권혁술 교수

박승민 교수

서정열 교수

손유동 교수

안무업 교수

안지윤 교수

안희철 교수

옥택근 교수

왕순주 교수

유기철 교수

이영환 교수

이원웅 교수

조규종 교수

최기훈 교수

한림의대 신경외과학교실

장인복 교수

조철범 교수

단국의대 응급의학교실

최한주 교수

강원의대 응급의학교실

조준휘 교수

인천 한림병원 응급의학과

최정태

선문대 응급구조학과

김진회 교수

충주대 응급구조학과

신동민 교수

서울대학교 보건대학원

김수진(서울대학교 보건대학원 역학교실 박사과정, 응급구조사)

서울소방재난본부 종로소방서

최영아(응급구조사)

머리말

아덴만 영웅인 석해균선장의 생존과 관련되어 국내 응급의료체계와 외상 환자의 처치와 관련되어 병원 전 단계에서의 치료 및 이송의 중요성은 더욱 강조되고 있습니다. 특히 중증 외상과 관련되어, 이런 이유로 인해 국가적 외상체계 구축에 대한 논의 및 발걸음이 시작되고 있는 것은 참으로 다행스러운 일이라고 생각됩니다.

2009년에서 2011년까지 중증외상 특성화센터의 운영 경험이 국내에서 축적이 되었고, 올해에는 중증외상센터 설립과 관련된 법률개정 및 예산지원이 시작될 예정입니다. 그렇지만 중증외상과 관련된 치료지표인 예방가능한 사망률은 1990년 말에 처음 조사된 이후로 2008년 자료는 32.6% 였습니다. 아직 갈길이 많이 남아있고, 병원전 단계를 포함하여 응급센터내의 치료와 관련된 외상의 황금시간(Golden Hour)이라 불리는 시간의 초기 처치의 적절성을 통해 외상환자의 생명을 구하는 노력들은 지속적으로 진행해야 할 것입니다.

처음 책이 나온 이후로 오랜만에 재개정 작업을 하면서 병원전 단계에서부터 외상환자에게 적절한 처치 및 평가를 위해 무엇이 중요한 것인지 고민하는 과정이었습니다. 외상초음파는 처음으로 교재에 소개를 하는 시도를 하였습니다. 앞으로도 학문적으로도 또한 술기와 관련된 내용도 더욱 풍성해졌으면 하는 바램입니다.

그렇지만, 책이 나오고 난 후의 아쉬움에 대한 문제는 오롯이 저자들의 책임이라고 생각됩니다. 특히 한림의대 신경외과학교실의 교수님들과 응급의학과 교수님들에게 감사의 말씀을 전하고 싶습니다.

2012년 7월

한림의대 응급의학교실

저자일동

기본외상 소생술

차례

차례

CHAPTER 01 서론

외상은 현재 사회적 활동이 많은 젊은 연령층에서 가장 많은 사망원인인 동시에 장애의 가장 많은 원인이다. 2004년 이전의 통계청 조사에서는 외상의 원인 중 교통사고가 사망원인 1위 이었으나, 경제 위기 후 사회경제적 변화에 따른 사회상의 반영으로 인해 자살 다음으로 순위가 뒤바뀌었고, 계속 그 격차는 증가 추세에 있다.

한 국가의 치료 수준을 반영하는 외상지표로는 현재 전 세계적으로 중증외상 환자에서의 예방 가능한 사망률을 지표로 활용하고 있다. 국내에서는 아직 국가 차원에서 전 병원을 대상으로 한 조사는 이루어지지 않았지만, 표본조사를 통한 예방가능 사망률 조사는 세 차례에 걸쳐 행해진 바가 있다. 1997년의 조사에서는 50.4%, 2004년에는 39.6%이었으며 2006년에는 32.6%로 보고되었다. 이 수치는 선진국에서 제시하는 10% 정도의 사망률보다는 매우 높은 사망률이다.

국내에서의 예방 가능 사망률이 선진국보다 높은 이유로는 국내응급의료체계에서 병원 전 단계의 치료를 담당하는 소방(119)과 응급센터의 치료 및 이송 체계의 차이와 더불어 외상에 대한 교육체계의 차이로 대변할 수 있다. 외상환자의 사망률을 낮추는 방법으로는 응급의료체계와는 별도로 국가 차원에서의 사고 예방에 대한 노력이 필요하며, 이후 외상환자 사망의 가장 많은 부분을 차지하는 초기 수 시간 내의 사망률에 대한 체계적 관리가 필요하다. 이런 연유로 인해 외상환자에 대한 초기 처치에 대한 체계 구성은 중증외상 환자의 사망을 감소시키는 가장 중요한 요소 중 하나일 것이다. 또한 일부 외국에서 시행하고 있는 초기 외상환자에 대한 치료지침과 확립된 교육과정이 있는 반면에 국내에서는 아직 초기 외상 처치에 대한 표준화된 교육 지침은 없는 실정이다. 위에서 설명한 요인들이 국내의 사망률이 선진외국보다 높은 이유로 생각된다.

최근 국내에서도 외상과 관련된 사회경제적 비용의 급격한 증가와 더불어 외상환자에 대한 응급의료 체계의 중요성에 대한 인식의 전환이 이루어지고 있다. 현재 전국적으로 평가 및 지원을 통한 중증외상 특성화센터를 한시적으로 운영 했으며, 향후 권역외상센터(가칭)의 설립을 통한 치료체계의 확립과 더불어, 의학계에서도 외상세부전문의 제도 등의 도입이 추진되고 있다.

외상환자의 치료에 있어서는 국내실정에 맞는 전문외상처치술(ATLS)의 적용도 매우 중요하며, 병원 전 단계에서의 응급의료체계 정비와 더불어 응급구조사로 대표되는 의료진의 역량 강화는 필수적이라고 할 수 있다. 현장에서부터 시행되어야 하는 기본외상처치술(BTLS)과 기본인명구조술(BLS)을 포함하여, 이 책에서는 외상과 관련된 질환에 대한 전반적인 의학적 이해와 더불어 응급의료체계 속에서 시행되어야 하는 내용에 대해 다루고자 한다. 현재도 많은 발전과정 중에 있는 한국 응급의료체계 내에서 병원 전 단계의 치료를 담당하는 소방의 구급구조의 적절한 현장 응급처치, 환자의 현장 이송, 적절한 이송 병원 선택과 더불어, 응급센터 의료진과 관련된 치료 및 의료지도 등의 내용을 포함하고자 한다.

국내 응급의료체계

국내에서는 1980년대에 들어서면서, 국가 차원의 공공의료개념이 도입이 되었고, 1988년 서울올림픽 개최, 1990년대에 삼풍백화점 붕괴 등의 재난 경험 등이 효율적인 응급의료수행을 위한 조직체계에 대한 필요성이 부각되었으며, 1994년 응급의료에 관한 법률 제정은 큰 전환이 된 시점이다. 이후 지역응급의료기관에서 중앙응급의료센터 등의 응급실 진료 체계에 대한 정비와 응급구조사, 응급의학전문의 제도, 응급환자 정보센터 등의 질적인 발전이 지속적으로 이루어지고 있다.

국내 병원 전 의료인력

병원 전 단계에서 의료를 담당하는 인력은 직접 의사가 현장에서부터 환자를 치료하는 체계와 응급구조사가 전담하는 구조로 구분할 수가 있다. 국내의 병원 전 의료 담당은 응급구조사가 담당하고 있으며, 업무 범위에 따라 1급 및 2급 응급구조사로 분류된다.

국내에서는 1996년부터 응급의료에 관한 법률에 따라 응급구조사가 활동을 시작하였고, 2007년 대한 응급구조사 협회의 자료에 의하면 전국적으로 1급 구조사 6,617명과 2급 구조사 5,865명이 등록되어 있다.

1997년 1월부터 소방에서 환자이송업무를 전담하기 시작하였는데, 2005년 전체 소방 구급대원 중 55%의 대원이 1급 또는 2급구조사 자격증을 취득해 활동하고 있으며, 매년 신규직원채용이나 기존직원의 응급구조사 양성을 통한 응급구조사 비율은 증가하고 있는 추세이다. 그렇지만 아직 중증외상이나 중증질환자의 현장이송 때 1급구조사에 의한 이송 비율은 낮은 현황이다(17.6%, 05-10년 응급의료기본계획, 보건복지부 2005.7).

응급의료체계의 목표

아래의 내용들은 외상과 관련되어 사회안전망으로서 응급의료체계가 국민 한 사람 한 사람에게 적절하게 작동될 수 있도록 하기위해서 필요한 것들을 정리한 것이다.

1. 응급의료 법률에 따른 응급의료체계의 목표, 역할 및 기능

1) 우리나라 응급의료체계의 목적

응급환자의 생명과 건강을 보호하고 국민의료의 적정을 기함

2) '응급의료에 대한 국민의 권리' 및 '응급의료제공자의 의무' 에 따른 응급의료체계의 목표

- 모든 국민은 성별, 연령, 민족, 종교, 사회적 신분 또는 경제적 사정 등을 이유로 차별받지 아니하고 응급의료를 받을 권리를 가진다.
- 응급의료에 관한 국민의 알 권리를 충족시켜 주어야 한다.
- 국민의 의무(응급환자에 대한 신고 및 협조의무)를 다 할 수 있게 해주어야 한다.
- 응급의료제공자의 의무
  - 응급의료의 거부 금지
  - 응급환자가 아닌 자에 대한 적절한 조치
  - 응급환자에 대한 우선 응급의료 제공
  - 응급의료의 설명과 동의
  - 응급의료중단의 금지
  - 응급환자의 이송
  - 응급의료 등의 방해금지
- 국가 및 지방 자치단체의 책임
  - 응급의료의 제공
  - 응급의료계획의 수립과 시행
  - 응급의료위원회(중앙 및 지역 응급의료위원회)의 구성
  - 구조 및 응급처치에 대한 교육
  - 응급의료통신망의 구축
  - 재정지원
  - 응급의료기관 등에 대한 평가
  - 다수의 환자 발생(재난)에 대한 조치
- 재정
  - 응급의료기금의 설치 및 운용
  - 응급의료수가의 기준제시
  - 이송처치료의 기준제시
- 응급의료기관
  - 응급의료정보센터의 설치 및 운영
  - 응급의료기관 지정 및 운영 : 중앙응급의료센터, 권역응급의료센터, 지역응급의료센터, 지역응급의료기

관, 전문응급의료센터, 중증외상특성화센터 등
- 비상진료체계의 수립 및 운영
- 예비병상 운영
- 당직 의료기관의 지정 및 운영

• 응급구조사
- 응급구조사의 자격, 업무범위, 의무, 교육 등에 관한 기준 제시

• 환자 이송
- 구급차의 운영자 지정, 운영기준 제시
- 구급차의 인력, 장비 등 기준제시
- 지도의사의 역할, 지도방법 제시

2. 응급의료체계의 목표

• 응급의료체계는 우리사회 모든 보건의료시스템들과의 협력체계를 구축하고 사회에 적용될 수 있는 보건관리체계의 한 분야로서 역할을 수행할 수 있어야 한다.

• 응급의료체계는 보건체계의 모니터링, 만성질환의 치료에 대한 기여, 급성 질환과 손상의 처치와 추적관리, 질환의 손상과 위험요소들을 알아내고 관리할 수 있어야 한다.

• 응급의료체계는 다른 보건의료 요원들과 공공 보건의료 기관 및 안전관련 기관들 간에 협력체계를 구축할 수 있어야 한다.

• 응급의료체계는 공공 보건수준을 발전시켜야 하며, 급성 보건의료체계의 자원들을 보다 적절하게 사용하는 결과가 되어야 한다.

• 응급의료체계는 공공응급의료 안전망으로 역할을 수행할 수 있어야 한다.

3. 의료지도

• 의료지도의사가 해당 응급의료체계가 목표하고 있는 성과를 달성할 수 있도록 의료지도의사와 응급의료체계 사이에 정형화된 관계가 구축되어야 한다.

• 응급의료체계 스스로는 물론 서비스를 제공받는 환자와 사회로부터 지지를 확보하기 위해 의료지도 제도가 도입되어야 하며, 필요한 자원들이 적절하고 충분히 마련되어야 한다.

• '통신-의료지도' 를 제공하는 모든 요원들에 대한 적절한 자격제도가 필요하다.

• 응급의료체계와 응급의료 교육기관 간에 협력체계를 발전시켜야 한다.

• 응급의료체계 분야가 의사나 간호사의 전문분야로 발전되어야 한다.

• 중앙정부 및 지자체에 응급의료지도의사가 지정되어야 한다.

4. 손상 예방활동

• 응급의료체계는 손상과 질환의 예방을 위해 사회의 각 유관기관은 물론 보건의료기관들과 협력 체계를

구축해야 한다.

- 응급의료체계는 안전사회(안전도시, 안전학교 등)의 개념을 지지하고 이와 관련된 활동에서 주도적 역할을 시행한다.
- 손상 및 질환의 예방에 관한 입법 활동이 이루어지도록 적극적인 활동을 시행한다.
- 응급의료체계 내에 예방문화가 정착되고 발전될 수 있는 환경이 만들어져야 한다.
- 응급의료체계 교육의 주요 내용에 개인과 사회의 건강 수준의 향상을 위해 예방에 관한 원칙과 역할이 포함되도록 해야 한다.
- 응급의료체계는 손상과 질환에 대한 자료구축능력을 향상 시켜야 한다.

한국의 응급의료에 관한 법률의 목적

응급상태에 있는 환자에 대하여 적기에 적정 수준의 응급의료를 제공하는데 필요한 사항을 규정함으로써 응급환자의 생명과 건강을 보호하고 국민의료의 적정을 기함을 필요로 한다.

응급의료에 관한 법률의 주요 내용

① 응급환자 : 응급환자는 다음의 응급증상 및 이에 준하는 증상에 해당하는 사람으로 응급의료종사자가 판단해서 응급증상이 발생할 가능성이 있는 환자를 말한다.

1. 응급증상

가. 신경학적 응급증상 : 급성의식장애, 급성신경학적 이상, 구토 · 의식장애 등의 증상이 있는 두부 손상

나. 심혈관계 응급증상 : 심폐소생술이 필요한 증상, 급성호흡곤란, 심장질환으로 인한 급성 흉통, 심계항진, 박동이상 및 쇼크

다. 중독 및 대사장애 : 심한 탈수, 약물 · 알콜 또는 기타 물질의 과다복용이나 중독, 급성대사장애(간부전 · 신부전 · 당뇨병 등)

라. 외과적 응급증상 : 개복술을 요하는 급성복증(급성복막염 · 장폐색증 · 급성췌장염 등 중한 경우에 한함), 광범위한 화상(외부신체 표면적의 18% 이상), 관통상, 개방성 · 다발성 골절 또는 대퇴부 척추의 골절, 사지를 절단할 우려가 있는 혈관 손상, 전신 마취하에 응급수술을 요하는 증상, 다발성 외상

마. 출혈 : 계속되는 각혈, 지혈이 안 되는 출혈, 급성 위장관 출혈

바. 안과적 응급증상 : 화학물질에 의한 눈의 손상, 급성 시력 소실

사. 알러지 : 얼굴 부종을 동반한 알러지 반응

아. 소아과적 응급증상 : 소아경련성 장애

자. 정신과적 응급증상 : 자신 또는 다른 사람을 해할 우려가 있는 정신장애

2. 응급증상에 준하는 증상

가. 신경학적 응급증상 : 의식장애, 현훈

나. 심혈관계 응급증상 : 호흡곤란, 과호흡

다. 외과적 응급증상 : 화상, 급성복증을 포함한 배의 전반적인 이상증상, 골절외상 또는 탈골, 그밖에 응급 수술을 요하는 증상, 배뇨장애

라. 출혈 : 혈관손상

마. 소아과적 응급증상 : 소아 경련, 38℃ 이상인 소아 고열(공휴일 야간 등 의료서비스가 제공되기 어려울 때에 8세 이하의 소아에게 나타나는 증상을 말한다)

바. 산부인과적 응급증상 : 분만 또는 성폭력으로 인하여 산부인과적 검사 또는 처치가 필요한 증상

사. 이물에 의한 응급증상 : 귀 · 눈 · 코 · 항문 등에 이물이 들어가 제거술이 필요한 환자

② 응급처치 : 응급환자에게 행하여지는 기도의 확보, 심박의 회복 기타 생명의 위험이나 증상의 현저한 악화를 방지하기 위하여 긴급히 필요로 하는 처치를 말한다.

③ 응급의료 : 응급환자의 발생으로부터 생명의 위험을 회복하기까지 과정에서 응급환자를 위하여 행하여지는 상담, 구조, 이송 및 진료 등에 조치를 말한다.

④ 응급의료종사자 : 의료기관, 응급환자 정보센터, 구급차 등을 운영하는 자에 소속되어 응급환자에 대한 응급의료를 제공하는 업무에 종사하는 의료인, 응급구조사를 말한다.

CHAPTER 02 손상기전 (Mechanism of injury)

손상기전이란 손상을 유발할 수 있는 물리적 환경으로 정의할 수 있다. 현장에 도착한 의료진은 현장 안전을 확인 후, 손상기전에 대한 조사를 시작한다. 손상기전에 대한 평가는 병원 전 단계 및 응급실 상황에서 환자의 치료방침 결정에 임상적으로 많은 도움을 제공한다. 병원 전 단계에서 환자의 이송 및 처치 과정에서 척추 보호술기를 완벽하게 시행할 것인지 또는 외상센터로의 빠른 이송을 결정할지에 대한 판단에 도움이 된다. 응급센터에서는 손상기전에 대한 파악을 통해 특정 외상팀을 호출할 것인지, 어떤 방사선 검사를 먼저 시행할 것인지에 대한 많은 정보를 얻을 수 있다. 그렇지만 손상기전을 통해 완벽하게 손상의 심각성 또는 어떤 특정 임상과 진료가 필요할지를 결정할지는 아직 확실하지 않은 부분이 존재한다. 그러나 확실하게 손상기전을 이해하는 것은 환자의 치료과정 및 이송단계에서 많은 의사결정 과정에서 도움을 충분히 제공받을 수 있다는 사실은 매우 중요하다. 손상의 병태생리적 관점에서 손상에너지 전달은 환자 손상에 대한 정보를 제공하며, 이는 보편적 물리학 법칙과 관련이 있다. 따라서, 손상은 예측 가능한 형태로 나타난다. 손상기전에 대한 이해 및 지식은 손상을 발견하는데 구조자가 의심을 갖고 지속적으로 환자를 관찰하는데 도움이 된다. 자동차 충돌사고의 경우 속도는 매우 중요하다. 과속으로 인한 사고의 경우 환자에게 상당한 충격 에너지가 전달된다. 이런 환자들 중 일부 환자들은 손상 초기에는 정상 신체검사 소견과 명백한 외부 손상의 증거가 없는 경우에서도 반복적인 신체검사에서 심각한 손상이 발견될 수 있다.

생리적인 조직, 장기 및 체계는 물리적, 환경적 그리고 생리적인 스트레스에 제한된 범위 내에서만 적응이 가능한 특징이 있다. 이런 이유로 조직의 임계점 이상 또는 손상역치 이상의 에너지가 가해지는 경우에는 손상이 발생한다. 이런 에너지로는 운동 에너지, 열 에너지, 전기 에너지 및 화학에너지 등이 있다.

조직의 적응력은 어떤 조직이 손상을 받았는지, 환자의 나이 및 신체적 건강 상태의 정도에 따라 다양하게 나타난다.

손상기전은 중요한 중증도 분류 기준 중의 하나이며 이 정보는 항상 응급의학과 의사 또는 외상 전문의(trauma surgeon)에게 보고되어야 한다. 차량의 손상 정도 또한 비 생리적인 중증도 분류 기준으로 활용될 수 있다.

둔상(Blunt Trauma)

운동에너지(움직임과 관련되어 발생하는)는 손상을 유발하는 가장 흔한 형태이다. 이 에너지는 교통사고, 추락, 관통상 및 압좌손상을 유발한다. 손상을 유발하는 힘은 뉴턴의 관성의 법칙, 즉 "운동중인 물체는 외부의 힘이 작용하지 않는 한 계속 운동 상태에 있다." 에 기초한다.

차량 충돌(motor vehicle collisions)의 경우에 급감속(또는 급가속) 손상이 발생하며 충돌의 경우 4가지 형태의 충돌이 발생한다. 자동차, 오토바이, 트랙터, 수상 보트 등의 사고를 통해 다양한 손상의 유형을 확인할 수 있다. 운동의 동역학 에너지는 흡수되며, 흡수된 이 에너지가 손상을 유발하는 기본 요소임을 이해하는 것이 중요하다.

- 1차 충돌(차체 충돌) : 차체가 다른 물체에 충돌하는 경우에 발생하며, 운동에너지가 차체 또는 다른 물체에 의해 흡수된다. 시속 100km로 주행 중인 차가 중앙분리대와 충돌한 경우에는 중앙분리대로 인해 에너지가 중앙분리대와 차량에 손상을 준 후 멈추게 된다.
- 2차 충돌(신체 충돌) : 차량 내부에 탑승자가 충돌하거나 다른 탑승자와 부딪힐 경우 발생한다. 차량 안에 있는 탑승자는 신체가 차량 내부에 부딪혀 에너지에 의해 부딪힌 신체와 차량의 접촉면 손상을 입고 탑승자가 멈출 때까지 100km의 속도로 이동하는 상태가 된다.
- 3차 충돌(내부 장기 충돌) : 탑승자의 몸은 차량 내부와 부딪혀 정지하지만 내부 장기는 지속적으로 움직임이 발생한다. 이런 이유로 인해 머리, 흉부 및 복부 내 장기의 치명적 손상을 유발한다.
- 4차 충돌 : 차량 내부의 움직일 수 있는 물체에 의해 탑승자의 손상이 유발되는 형태의 손상이다. 차량 안에 있는 물체(책, 가방, 수하물, 그리고 다른 동승자)가 차량의 속도로 앞쪽에 있는 사람에게 충돌할 수도 있다. 이것을 두 번째 충돌이라고 한다. 좋은 예는 차량에서 부모가 아이를 무릎에 앉힌 상태의 사고의 경우 감속으로 인해 부모와 계기반 사이에 아이가 충돌하게 되는 경우다.

전문외상처치술(ATLS) 과정에서는 손상기전을 명시하고 손상기전이 다음과 같은 경우에는 의료지도를 통해 환자를 외상센터로 이송할 것을 권고한다.

- 탑승 차량에서 탑승자가 튕겨 나옴
- 구출 시간이 20분 이상 경과
- 동승자 사망
- 6m 높이 이상에서 추락
- 보행자 사고(차량에 치여 튕겨져 나감 또는 차량이 몸체 위로 지나감)
- 전복 사고(안전벨트 안한 경우)
- 차량-보행자 사고(8km/h 이상의 속도)
- 오토바이 사고(32km/h 이상의 속도 또는 탑승자와 오토바이가 멀리 떨어짐)

- 과속 사고 : 초기 속도가 64km/h 이상
  차량 변형이 50cm 이상 발생
  탑승자 공간 변형이 30cm 이상 발생

외상에서 환자의 사망과 관계되어 3번의 사망과 관련된 시간이 있다. 첫 번째는 사고 당시 환자가 사망하는 시간이며, 두 번째는 앞에서 언급했듯이 황금시간(Golden hour)으로, 사고와 관련되어 현장에서 응급센터에서의 치료 중 사망하는 것이고, 외상처치와 관련되어 의료진이 관심이 있는 시간이다. 마지막으로 수술 후 중환자실이나 재활 과정 중 사망하는 시간이다. 의료적으로 이 첫 번째 사망을 막을 방법은 존재하지 않는다. 이런 이유로 인해 사회안전망으로 그 지역의 응급의료 체계내에서 이 시간대의 사망을 감소시키는 유일한 방법은 손상예방일 것이다.

특히 차량사고와 관계되어 발생하는 운동에너지를 감소시킬 수 있다면 손상을 최소화 시킬 수 있을 것이다. 운동에너지와 관계된 안전장치 및 정책으로는 다음과 같은 사항이 있다.

- 안전벨트 : 이차 충돌 예방
- 음주 운전 및 안전벨트, 운전 중 휴대폰 사용 단속 등
- 자동차 중앙 분리대 설치 및 과속 단속 카메라
- 사고 다발지점의 도로 선형 개선
- 에어백 : 계기반 및 운전대와의 2차 충돌 예방
- 승용차 충격 흡수 장치 적용
- 목 받침대 : 경추 보호
- 놀이터 내 바닥 충격 흡수 장치 : 낙상시 에너지 흡수

결론적으로, 운동에너지로 인한 사고 현장에서는 충돌의 형태 및 고 운동 에너지 사고를 추측할 수 있는 단서는 매우 중요하다. 항상 내부 장기 손상의 가능성을 생각하며 환자를 이송한다. 현장 관찰 및 손상기전과 관련된 사항은 환자 치료에 필수적이며, 의료 지도 및 환자를 치료하는 의료진에게 정보 전달이 이루어져야 한다.

열손상 및 전기손상

화상 및 동상 등의 환경 손상도 운동에너지의 다른 형태의 표현으로 나타난다. 피부의 전도와 관련되어 발생한다.

가정에서 사용하는 저전압의 전기에서 산업용의 고전압의 전기로 인해 전기 화상은 다양한 형태를 보인다. 특히 낙뢰사고의 경우에는 부정맥에 의한 심장마비가 중요 고려사항이기 때문에 현장에 출동하는 의료진의 경우에는 심폐소생술 준비 및 제세동기 구비와 사용에 대한 지식이 중요하다.

폭발손상(Explosion)

폭발손상은 단시간에 갑작스런 에너지의 방출로 유발되는 손상이다. 폭발손상은 초기에는 가스 폭발이나 곡물 창고 폭발 등의 산업 현장 사고가 많았다. 그러나 최근에는 테러 위험으로 인해 전 세계적으로 광범위한 위협이 되고 있다.

손상기전은 다음 세 가지 요소로 설명한다.

1. 일차 : 초기의 공기 폭풍(폭발)
2. 이차 : 폭발력에 의해 날아가는 물체에 사람이 부딪히며 생기는 손상
3. 삼차 : 신체가 날아가거나 땅이나 다른 물체에 부딪히며 생기는 손상

일차 공기 폭풍에 의한 장기 손상은 공기를 함유한 모든 장기에 발생할 수 있다. 청각계 손상은 고막 파열이 가장 흔하다. 폐 손상으로는 기흉, 폐 실질 출혈이 생기며, 특별히 폐포 파열이 발생할 수 있다. 폐포 파열에 의해 생길 수 있는 공기 색전에 의해 중추 신경계 증상이 발생할 수 있다. 위장관계 손상은 다양한 형태로 발생하며 장이나 위의 타박에서 장기 파열까지 다양한 형태로 나타날수 있다.

요약

손상은 에너지 전환에 의해 유발된다. 이 에너지 전환의 기전 및 사람 조직의 적응여부가 손상을 유발한다는 사실은 매우 중요하다. 구조자는 외상 환자 처치의 일부분으로 손상기전을 이해하고 처치에 적용해야 한다. 무슨일이 발생했는가? 어떤 형태의 에너지가 적용됐는가? 얼마나 많은 에너지가 전달됐는가? 몸의 어떤 부분이 영향을 받았는가?

높은 속도의 사고(추락, 차량 사고 등)에 대한 정보는 응급 의료진에게 중요한 정보이다. 구조자는 관찰 사항을 의무기록으로 작성하는 동시에 응급실에서 응급의학과 의사나 외상 전문의에게 정보를 전달해야 한다. 손상기전에 대한 정보는 외상 환자의 치료에 있어 매우 유용한 도구가 된다는 사실은 매우 중요하다.

기본외상소생술

CHAPTER 03

중증도 분류 (TRIAGE)

서론

다수의 환자가 동시에 발생한 경우에 환자의 치료를 시행하는데 있어서 크게 세 단계로 분류할 수 있다. 부상자의 분류(Triage), 환자 구조 활동, 그리고 정확한 의학적 치료로 구분한다. 정확한 부상자 분류 작업은 재난에 대처하는 사람들에게 가장 많은 수의 부상자들에게 가장 많은 도움을 줄 수 있는 기회를 제공한다. 중증도 분류란 재난시 발생한 환자를 대상으로 행할 수 있는 응급처치와 환자 이송의 우선순위를 결정하기 위해 미리 약속한 중증도 분류에 의해 환자를 구분하는 것으로 정의할 수 있다. 다수의 외상환자 발생 현장에서 부상자 분류를 시행하는 것은 중증도 분류 담당자들의 대부분에게 관점의 변화를 가질 것을 요구하며, 또한 의료진의 임상 경험에 크게 좌우된다. 이런 중증도 분류를 기반으로 하여 환자의 적절한 외과적 치료, 적절한 병원으로의 환자 이송이 이루어질 수 있기 때문이다. 평소의 응급센터에서의 환자 치료는 소생 가능성이 희박한 환자로 판단되는 경우에도 환자에게 최선의 치료를 시행하는 것이다. 그러나 재난 상황에서는 의료진이 받아들이기 힘들다 할지라도, 많은 사람에게 가장 좋은 치료를 행하는 관점으로의 의식 전환이 필요하며, 심폐소생술은 시행하지 않는 것이 원칙이다.

Triage라는 말은 'trier' 라는 불어 단어에서 전래되었는데, 커피원두를 분류하는 용어에서 유래되어 사용된 것으로, "분류하다" 라는 뜻을 가지고 있다. 최근 의료에서 사용되는 부상자의 분류 개념은 Larrey(1766~1842)가 처음 사용한 개념으로 나폴레옹 군대의 군의관으로 활동하면서 경험한, 1812년 보로디노(Borodino) 전투에서 시도되었다. 이 전투에서 80,000여명의 프랑스 및 러시아 군인이 사망하였고, 35,000명 이상의 부상자가 단기간에 발생하였는데, 그는 가장 급하게 치료가 필요한 군인들이 계급에 상관없이 먼저 치료를 받게 되는 시스템을 고안하였다. 주로 경증 환자의 치료를 이 시스템을 통해 시도하였고, 현재의 중증도 분류 개념과 일맥상통한다.

중증도 분류는 매우 다양한 형태가 가능하며, 다른 수준의 환자 수를 담당하지만 적절한 환자에게 적절한 치료를 적절한 시간에 적절한 장소에서 시행하는 것으로 '최대한의 환자에게 최선을 다하는 것' 으로 정의할 수 있다.

중증도 분류 시스템

이상적인 병원 전 응급의료 체계라면 중증도 분류 단계에서 손상환자의 치료 및 구조의 우선순위를 결정 할 뿐 만이 아니라, 이송병원의 결정과 이송 방법 및 병원에 환자가 도착할 경우 어느 정도 수준의 의료팀이 필요할지를 결정할 수 있어야 한다. 또한 환자 발생 신고 시에 출동 팀의 의료 수준 결정 및 팀원의 배치 등도 고려해야 할 사항이다. 특히 외상환자의 치료 및 이송에서 다수의 환자가 발생할 경우에는 체계화된 도움 및 다른 자원의 이용이 가능하여야 한다. 만약 두 팀의 앰뷸런스가 현장에 도착하였는데 다수의 사상자가 발생한 경우, 어떤 환자의 이송을 먼저 결정할 것인가는 매우 중요한 문제이다. 가장 중요한 기본으로는 생명이 위험한 긴급환자를 찾는 평가에서 이송을 체계적으로 준비하고 실행할 수 있어야 한다. 병원내에서의 중증도 분류 시스템 및 계획과 훈련 또한 그 중요점을 간과해서는 안된다. 병원전 단계에서 발생한 환자가 짧은 시간 내에 다수의 사상자가 그 지역의 중점 응급센터로 이송될 수 있기 때문에, 이 응급센터에서의 환자 치료 계획 및 인력 등 환자와 관련된 사항을 세심하게 준비한다. 이런 치료 계획이 준비되지 않은 상황에서의 중증외상팀 가동이나, 중환자실 및 수술실 준비 등의 차질로 인해 예방 가능한 외상 사망률의 증가를 초래 할 수밖에 없다.

이상적인 중증도 분류 시스템을 가지고 있는 지역사회의 응급의료 체계 내에서는 현장 단계에서부터의 환자 분산에 대한 계획이 있어야 하며, 또한 응급센터 내에서도 타 병원으로 환자의 분산 및 질환 전문병원 이송에 대한 체계를 준비하여야 한다.

국내에서는 아직 중증도 분류 시스템에 대한 체계적인 도입은 없는 상황으로 각 지역 병원 및 119에서 자체적으로 상황에 맞게 시행하고 있는 실정이다.

중증도 분류는 다수 환자 발생 시 119 상황관리실에서부터 이루어져야 하며, 현장에 도착한 소방 구급대원은 현장에서 환자의 분류, 처치 및 치료 가능한 병원으로 환자의 분산 이송을 체계적으로 구현해야 한다. 현장에서 이런 활동이 이루어지지 않는다면, 환자의 치료 및 예후에 결정적인 악영향을 미치게 된다. 병원의 응급센터에서는 도착한 환자를 대상으로 다시 중증도 분류를 시행하여 치료의 우선순위 결정 및 수술방 이용 등에 관련 사항을 재배치하는 시스템을 구현해야 한다.

중증도 분류 체계는 세계적으로 다양한 학명과 시스템들이 사용되고 있지만 공통점도 존재한다.

현재 일반적으로 사용하고 있는 중증도 분류는 다음과 같다(표 3-1).

1 순위 또는 응급(빨강)환자 : 부상이 심각하지만 최소한의 시간이나 자원으로 치료될 수 있으며 치료 후에 생존할 것으로 예상되는 환자들이다. 예로는 단순한 수술 절차로 치료할 수 있는 대량 출혈을 한 환자나 흉곽개흉술과 가슴 튜브만으로 치료 가능한 기흉 환자가 여기에 속한다.

2 순위 또는 지연(노랑)환자 : 부상이 심하지만 발병할 위험성 없이 치료가 지연 되어도 괜찮은 환자들이다. 단순 대퇴골이나 상완골 골절 환자가 여기에 속한다.

3 순위 또는 급하지 않은(초록)환자 : 부상이 크지 않아 치료를 기다릴 수 있는 환자들이다(보행이 가능한 환자). 이 환자들의 부상은 더 심각한 환자의 부상을 치료한 후에 치료해도 된다. 예로는 찰과상, 타박상, 염좌, 단순 열상 등이 있다.

표 3-1 | 중증도 분류

긴급(red)
1순위 가장 응급한 상황 생명을 위협할만한 쇼크 또는 저산소증이 나타나거나 임박한 경우, 만약 즉각적인 처치를 행할 경우에 환자는 안정화될 가능성과 소생 가능성이 있는 경우
응급(yellow)
2순위 응급 상황 손상이 전신적인 증상이나 효과를 유발하지만, 아직까지 쇼크 또는 저산소증 상태가 아닌 경우, 전신적 반응이 발생하더라도 적절한 조치를 행할 경우 즉각적인 위험 없이 45-60분 정도 견딜 수 있는 상태
비응급(green)
3 순위 비응급 상황 전신적인 위험 없이 손상이 국한 된 경우; 최소한의 조치로도 수 시간 이상 아무 문제가 없는 상태
지연(black)
사체 대량 재난시에 임상적 및 생물학적 사망이 명확히 구분되지 않는 상태와, 자발 순환이나 호흡이 없는 모든 무반응의 상태를 죽음으로 생각한다. 몇몇 분류에서는 어떤 처치에도 불구하고 생존 가능성이 희박한 경우를 포함

지연 환자(검정) : 부상이 너무 심각하여 많은 양의 자원을 사용한 경우에도 생존할 가능성이 희박하거나 없는 환자를 말한다. 적절한 예로는 중증의 뇌손상을 입은 환자나 몸의 95% 이상에 3도 화상을 입은 환자가 있다.

어떤 이들은 생존 가능성은 없지만 병원으로 이송하여 1 순위 환자와 2 순위 환자의 중간 단계에서 치료를 받아야 하는 사람들을 위하여 하나의 분류(파랑)를 더 만들 것을 논의하였다. 이러한 주장을 뒷받침하는 근거는 대부분의 2 순위 환자들은 치료를 기다릴 수 있으며, 어떤 경우에는 예상 환자 분류에 속하는 사람이 이 분류에 속하기 때문이라는 것이다. 이것은 병원으로 이송 전에 분류 작업을 하는 자들이 예상 환자를 고려하여 해야 하며 결정을 해야 하는 부담감을 덜어줄 수 있다. 이에 더해, 사용할 수 있는 자원이 존재한다면 이러한 경우는 명시되어 있는 것처럼 치료를 받을 수 있다. 하지만 현재에는 분류를 하나 더 추가하는 것이 일반적으로 받아들여지고 있지 않다.

또한, 발견 시 무반응, 맥박이 없으며 숨을 쉬지 않는 환자들은 사망한 것으로 분류된다. 재난 시 소생술 시도는 하지 않는다. 사망자의 경우에는 의무 기록을 위해서만 확인하며, 가능한 빨리 생존자들과는 떨어진 장소로 이동되어야 한다.

중증도 분류 활동

사고의 정확한 양상 및 중증도 분류의 시기 및 장소에 대한 판단은 중증도 분류 요원에 의해 결정된다. 항상 가능하다면 잘 훈련된 고참 요원이 담당하는 것이 좋다. 현장을 잘못 판단함으로 인해 유용한 자원을 활용하지 못하는 경우가 발생할 수 있다. 정확한 중증도 분류는 최적의 의료진을 활용할 수 있으며, 많은 사상자들에게 최선의 치료를 제공할 수 있는 장점이 있다. 과 분류(제공받아야 할 치료보다 더 많은 자원이 투입되는)되는 환자들로 인해 정말로 치료를 받아야 하는 환자를 놓칠 수 있다는 사항도 고려해야 한다. 중증도 분류가 제대로 이루어지지 않는 경우에는 환자의 치료가 지연되거나 부적절한 치료가 제공될 수 있다. 어떤 환자들이 어떤 치료와 자원을 필요로 하며 어떤 순서로 치료할지 결정하는 절차는 어려운 작업이다. 이러한 어려움에도 불구하고 중증도 분류는 부상자의 손상 정도를 정확하게 확인할 수 있다. 환자가 많은 응급 센터에서의 임상 경험은 좋은 경력이다. 응급 약품, 외상, 수술의 원칙에 대한 완벽한 지식과 더불어 위험한 환자들을 재빨리 평가하는 임상 경험은 매우 중요하다.

재난 시 사용하는 점수화된 중증도 분류는 해부학적, 생리학적인 정보의 수집으로 외상 점수를 측정한다. 하지만 외상 점수에만 의존하는 것은, 초기 분류 작업에서의 낮은 민감성을 가져올 수 있으며 결과적으로 미흡 분류율이 증가하게 된다. 점수 시스템은 외상 이후의 사망률을 예상할 수 있지만 그것은 이송과 치료를 위해 환자 순위를 정할 때에는 민감도가 떨어지는 것으로 알려지고 있다. 경험 많은 중증도 분류 담당관이라면 다양한 감각적 단서들을 생리학적이고 해부학적인 정보와 통합하여 부상에 대한 포괄적인 파악을 할 수 있어야 한다.

부상자 분류는 정적인 상태에서 하는 활동이 아니다. 의료진에 의해 환자들이 일차적으로 분류되고 나서 남은 환자들은 같은 토대를 기초로 하여 재분류 된다. 이송이나 최종 치료를 기다리는 환자들에게는 안정을 위한 치료(예 : 산소, 수액, 응급처치 등)가 행해진다. 분류 담당관이나 초기 치료 의료진은 손상이나 결함을 고치고 일찍 상처를 치료하고 환자의 상태 변화를 감시하는 일에 중점을 두고 이러한 안정 절차의 사용을 지시한다. 어떤 부상에 대한 부상자 분류의 구분은 환자의 상태 변화와 사용 가능한 자원에 따라 달라질 수 있다. 부상을 재분류하는 일도 필요할 수 있다. 중증도 분류를 담당하는 사람은 상당한 정도의 임상적 경험과 의학 지식이 요구되는 경우가 많다.

중증도 분류 활동의 기록

중증도 분류 이후 치료 장소에서 도움을 받아야 할 순서를 확인하기 위해서는 '중증도 분류표(Triage tag)'를 사용한다. 여러 가지의 분류표가 있으며 모두 장단점이 있다. 각 응급의료체계에서는 약속된 분류표를 사용해야하며, 사용방법에 익숙해야 한다.

중증도 분류표는 필기가 잘 되고, 비바람을 견딜 수 있어야 한다. 환자의 옷이 아닌 환자의 몸에 착용이 가능해야 한다. 또한 최소한 환자의 신원확인(이름과 번호), 성, 중요 부상이나 문제점, 이행된 치료와 그 시간, 병원으로 이송 전의 치료 제공자에 대한 정보, 그리고 분류 구분을 표시한다. 각각의 지역 사회의 응급 의료 체계에 의해 요구되는 다른 정보와 확인 목록을 위한 공간도 있어야 한다. 무엇보다도, 중증도 분류표는 이해와 사용이 쉬워야 한다.

중증도 분류 방법

다양한 방법들이 있으며, 아래에는 외상과 관련된 중증도 분류 방법에 대해 소개하고자 한다.

"단순 부상자 분류 및 빠른 치료(Simple triage and rapid treatment, START)"

많은 외상 환자가 단시간에 발생하여 그 지역의 응급의료체계내에서 환자의 처치 및 구조를 시행할 수 없는 상황을 재난으로 정의할 수 있으며, 재난 상황 시에 많이 이용할 수 있는 방법이다. 이 시스템은 환자의 호흡 상태, 맥박, 그리고 의식 상태를 통한 환자의 중증도 분류방법이다.

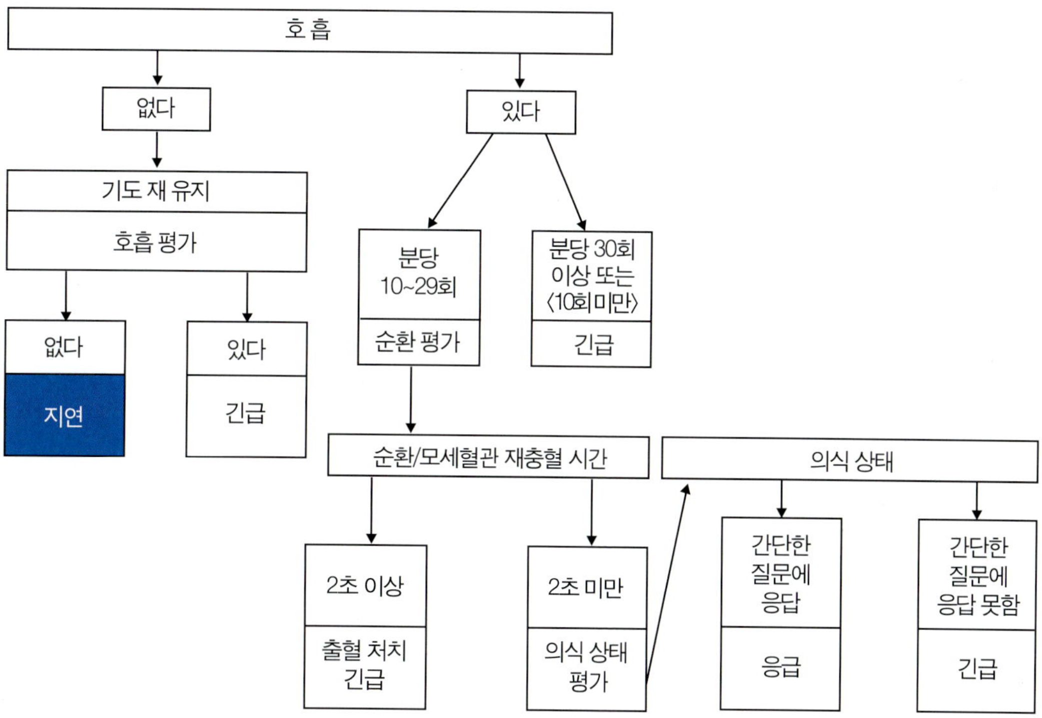

그림 3-1 | START 분류

먼저 의식이 명료한 사람을 대상으로, 보행 가능한 환자들에게는 사고 현장에서 다른 장소로 이동시킨다. 대상군은 3 순위 또는 경증(초록)이며, 다른 중환들이 치료 및 구조된 이후에 평가와 치료를 시행한다. 환자의 호흡, 맥박, 그리고 의식 상태로 대상군을 3 그룹으로 분류한다. 1순위(빨강), 2순위(노랑), 그리고 지연 환자(검정).

이 분류법에서 사용할 수 있는 초기 처치는 기도 폐쇄에 대한 처치와 외부 출혈에 직접적인 압박만 시행한다. 긴급 환자에 대한 현장의 응급처치는 의료기구를 사용하지 않고 손으로 직접 시행하는 방법만을 이용한다. START 부상자 분류는 민감도가 높아 환자의 과분류 비율이 높아진다. 그렇지만 이 방법은 다양한 직종의 의료진들에게 쉽게 적용될 수 있는 것이 장점이다.

SAVE(Secondary assessment of victim endpoint) 체계

결정적인 처치까지 많은 시간이 소요되는 상황에서 START법과 같이 사용할 수 있는 분류 체계이다. 많은 환자의 이송이 한 지역 병원으로 집중되어 제대로 치료를 행할 수 없는 경우 또는 다른 지역 병원으로의 이송이 수일 정도 불가능한 경우에 사용할 수 있다. 한 가지 예로 재난시 흉관 삽입을 요하는 기흉 환자가 3명이 있는데, 흉관은 2개 밖에 없는 경우 어떤 원칙으로 치료를 행하는 가의 문제가 발생할 수 있다. 한 환자는 2개의 흉관이 필요하고, 다른 2명은 한 개의 흉관이 필요한 경우에는 한 개의 흉관 삽입을 요하는 2명에게 시술하고, 2개의 흉관이 필요한 환자는 치료를 포기할 수 밖에 없다. 이 경우 환자를 아래와 같은 3가지로 분류한다.

1. 적절한 처치를 시행함에도 불구하고 사망 가능성이 많은 경우
2. 치료 여부에 관계없이 생존 가능성이 많은 경우
3. 간단한 현장 처치로 환자에게 많은 도움을 줄 수 있는 경우

SAVE 체계에서는 치료 및 환자 중증도 평가 단계에서 현장에서 다른 병원으로의 이송이 가능해 진 경우 "빠른 이송"이 환자에게 가장 큰 도움이 될 수 있는 환자를 가장 먼저 이송하는 우선순위를 만든다. 이런 환자로는 수술이 필요한 복막염 또는 혈복강(hemoperitoneum) 환자에서 "빠른 이송"이 이루어질 경우 많은 도움이 될 것이다.

개정외상점수를 이용한 중증도 분류(Triage Revised Trauma Score)

이것은 현장에서 다수의 환자 발생시에 빠른 생리적 평가를 통해 중증도 분류를 시행하는 방법이다. 현장에서 환자가 구조된 후 현장처치소나 현장상황실 등에서 더욱 체계적으로 환자를 분류하는데 활용할 수 있다.

이 방법은 미국에서 응급구조사가 환자의 병원이송을 위한 도구로 처음 개발되었다. 세 항목의 지표 중 1점이라도 감소된 환자의 사망률이 증가하기 때문에 환자가 기준에 부합되는 경우에는 중증외상센터로의 이송을 권장한다(표 3-2 RTS). 이 방법을 이용하는 경우 젊고 건강한 외상 환자의 중증도 분류에서 환자의 적절한 생리적 보상으로 인해 저평가 될 수 있는 단점이 있어 생리적, 해부학적, 손상기전 및 기저질환 유무를 판단한 지침으로 개정된 중증도 분류 방법으로 전문외상처치술(ATLS)에서 환자 분류 방법으로 활용하고 있다(표 3-3. 중증도 결정계획 Triage Decision Scheme). 이 방법은 환자의 생체징후 및 의식상태를 조사한 후 각 항목에 해당되는 환자는 이송 지침에 따르도록 하고 있다. 조사항목에서 조금이라도 이상한 점이 발견될 경우에는 환자를 외상센터로 이송하는 것을 권장한다.

표 3-2 | 개정외상점수 RTS(Revised Trauma Score)

<table>
<tr><th>GCS(점)</th><th>수축기혈압(mmHg)</th><th>분당호흡수(회/분)</th><th colspan="2">점수(점)</th></tr>
<tr><td>13-15</td><td>90 이상</td><td>10-29</td><td colspan="2">4</td></tr>
<tr><td>9-12</td><td>76-89</td><td>30 이상</td><td colspan="2">3</td></tr>
<tr><td>6-8</td><td>50-75</td><td>6-9</td><td colspan="2">2</td></tr>
<tr><td>4-5</td><td>1-49</td><td>1-5</td><td colspan="2">1</td></tr>
<tr><td>3</td><td>0</td><td>0</td><td colspan="2">0</td></tr>
<tr><td>총 점수</td><td>0</td><td>1-9</td><td>10-11</td><td>12</td></tr>
<tr><td>중증도 분류</td><td>지연</td><td>긴급</td><td>응급</td><td>비응급</td></tr>
</table>

표 3-3 | 중증도 결정 계획(Triage Decision Scheme)

Step 1	호흡수 < 10 or > 29	예	→	외상센터 이송
	수축기혈압 < 90			외상팀 소집
	GCS < 13	아니오	→	해부학적 손상 판단(Step 2)
Step 2	연가양 흉부	예	→	외상센터 이송
	2개 이상의 장골골절			외상팀 소집
	발목 또는 팔목 윗부분의 사지 절단			
	관통상(팔꿈치 및 무릎아래는 미포함)			
	사지 마비	아니오	→	손상기전 평가(Step 3)
	골반골 골절			
	화상과 동반된 손상			
Step 3	차량에서 탑승자 튕겨나옴	예	→	의료지도
	동승자 사망			외상센터로 이송 고려
	보행자가 8km/h 이상의 속도에서 수상			외상팀 소집 고려
	오토바이 사고 > 30km/h			
	자동차 사고 > 64km/h	아니오	→	환자의 기저질환 판단(Step 4)
	차량의 변형 또는 탑승공간의 변형			
	구출시간 > 20분			
	전복사고			
	6m 이상의 낙상			
Step 4	5세 이하 또는 55세 이상	예	→	의료지도
	임산부			외상센터로 이송 고려
	면역저하상태			외상팀 소집 고려
	심혈관계 질환 또는 폐 질환			
	인슐린의존성 당뇨, 간경화	아니오	→	의료지도를 통한 환자 재평가
	혈액 응고병증(coagulopathy)			

전문외상처치술(ATLS)

중증도 결정계획과 동일한 평가를 시행하며, 2단계까지만 소개한다.

Step 1 : 다음 사항에 해당하는 환자의 경우에는 즉시 외상센터로 환자를 이송한다.

GCS < 14,

수축기 혈압 < 90mmHg,

호흡수 < 10회/분 또는 > 30회/분,

PTS(소아외상점수) < 9 에 해당하는 경우

Step 2 : Step 1에 해당되지 않지만 다음의 경우에는 외상센터로 환자를 이송한다.

연가양 흉부(flail chest), 사지마비, 골반골 골절, 화상과 동반된 외상

중증 화상, 팔목 또는 발목 윗부분의 사지 절단, 몸통을 관통하는 관통상

2개 이상의 장골 골절이 동반된 환자에 해당하는 경우

이 단계에서 조금이라도 환자 상태가 좋지 않다고 판단되거나 확신이 없는 경우에는 환자를 외상 센터로 빨리 이송한다.

재난 패러다임(Disaster paradigm)에서 사용하는 중증도 분류는 다음과 같다.

중증도 분류는 손상의 심각성과 생존가능성에 따라 환자를 분류하는 것으로 가능한 많은 환자에게 최선의 처치를 제공하는 것을 목표로 하며, 가용가능한 자원에 따라 달라진다.

다양한 중증도 분류법과 표시법, 색상, 기호가 존재하나 지역 응급의료체계 내에서는 모든 유관단체와 병원에서 단일한 체계를 사용하는 것이 이상적이다.

MASS 중증도 분류는 대량사고에서 미군이 사용하는 환자분류 방법이며 다수의 환자가 발생한 경우 유용하다.

보행가능 여부(Move) : 걸을 수 있는 사람은 환자 수집소(녹색 깃발)로 가도록 하고, 남아 있는 사람 중에 팔이나 다리를 움직여보게 한다.

1단계 : 보행이 가능한 환자들을 녹색 깃발 아래로 모이도록 하고, "ID-ME"의 일차(minimal) 그룹에 속하게 된다. Immediate(긴급), Delayed(응급) 그룹 다음에 평가한다.

2단계 : 움직일 수 없으나 의식이 있고 명령에 따라 팔 다리를 움직이는 환자를 분류하고, 일차(delayed) 그룹에 배정한다. 긴급 다음에 평가한다.

평가(Assess) : 움직임이 없이 남아있는 환자들, 즉 일차 긴급을 평가하고 즉각적인 응급처치를 시행한다. 신속하게 ABC를 평가하고 치명적인 위협을 교정한다.

분류(Sort) : "ID-ME"(표 3-4)로 환자를 분류한다. MASS 중증도 분류 모델에서 효과적으로 이용되며 역동적인 상황 속에서 지속적으로 재평가해야 한다.

표 3-4 | ID-ME 분류법

I	Immediate(긴급)	치명적이거나 사지절단의 위험이 있는 손상 ABC의 지속적인 이상
D	Delayed(응급)	최종적인 치료가 필요하지만 초기처치가 지연되어도 악화되지 않는 상태
M	Minimal(경증)	"Walking wounded" 이송이 필요 없고 현장에서 처치 후 귀가할 수 있는 상태 향후 자원 봉사자원으로 활용 가능
E	Expectant(지연)	생존의 가능성이 희박한 중증 손상 상태 Immediate 환자를 모두 이송 후에도 생존해 있다면 재평가와 이송이 필요하다.
D	Dead(사망)	중요한 증거를 손상시킬 수 있으므로 사망환자는 이동시키지 않는다.

이송 : 긴급(Immediate) → 응급(Delayed) → 경증(Minimal) → 지연(Expectant) 순으로 이송하는 것이 전통적인 접근법이나, 공간적 여유가 있다면 경증 환자를 각각의 긴급 환자와 함께 이송하여 모든 생존 환자를 이송하는 것을 목표로 한다.

치료는 현장에서 모든 환자가 이송되거나 의료자원이 고갈될 때, 안전상의 문제가 발생할 때까지 지속되어야 한다. 모든 치료계획에는 처치행위에 대한 알고리즘이 있어야 하고 환자의 중증도 분류표와 의료기록을 남겨야 한다.

결론

중증도 분류는 제한된 의료자원을 활용하여 환자들에게 최선의 치료를 제공하기 위해 환자를 분류하는 것이다. 이 중증도 분류는 많은 단계에서 활용할 수 있으며, 특히 의료 자원이 한정된 상황에서 다수의 환자가 발생한 경우에 유용하게 사용할 수 있다. 이 분류법은 정적인 상황이 아니라 동적인 상황에서 반복적으로 사용하며, 같은 결과를 예측할 수 있어야 한다. 이런 이유로 중증도 분류 방법은 사용자가 사용하기 편하며, 민감도를 향상시킬 수 있는 방법이어야 한다. 많은 방법 중에 그 지역 응급의료체계 내에서 상황에 맞게 활용할 수 있는 방법을 선택하고 평소에 잘 훈련이 되어 있어야 한다. 중중도 분류관은 의료인 중 경험이 많은 사람이 추천되며, 의무기록 또한 잘 기록되어야 할 필요가 있다. 이런 중증도 분류의 목적은 다수의 외상환자가 발생한 경우에 적절한 환자에게 적절한 시간 내에 적절한 장소에서 적절한 치료를 행함으로써, 그 지역 응급의료체계 내에서의 외상으로 인해 발생하는 외상사망환자의 사망률을 감소시키며, 외상으로 인해 발생할 수 있는 합병증을 최소화시킬 수 있는 첫 걸음이기 때문이다.

CHAPTER 04 : 현장 평가

국내 사망 통계 자료에 의하면 외상은 암, 뇌혈관 질환에 이어 3번째 사망원인이며, 특히 45세 이하에서는 첫 번째 사망원인이다. 사망뿐만이 아니라 외상으로 인한 후유 장애는 개인적으로뿐만 아니라 국가적으로 커다란 사회, 경제적 손실을 가져온다. 외상으로 인한 사망을 일으키는 외상 부위는 경부손상, 두부손상, 흉부손상, 복부손상, 혈관 손상 등이다.

외상은 크게 의도적 손상과 비의도적 손상으로 분류된다. 의도적 손상으로는 자살, 자해, 타살, 폭행, 전쟁, 테러 등이 있으며, 비의도적 손상은 운수사고, 중독, 추락, 산재, 화재, 익수, 자연재해 등이 있다. 각각의 손상에 따른 특성을 잘 파악해 두는 것은 현장 평가와 희생자 평가에 있어서 매우 중요하다.

외상의 현장 평가는 희생자에게 접근하기 전에 시행하며, 이는 희생자의 2차 손상과 구조 대원의 추가적인 피해 방지를 위한 필수적이고도 중요한 단계이다. 현장 평가의 단계는 1) 2차 감염의 위험 평가, 2) 현장 위험도 평가, 3) 사고의 특성과 손상의 기전 평가, 4) 구조와 구급의 계획의 단계로 이루어진다.

2차 감염의 위험 평가

외상 현장에서는 혈액 또는 다양한 감염성 물질에 의해 구조자들이 쉽게 감염될 수 있다. 필수적인 개인보호 장비로는 보호장갑, 고글, 안면덮개(Face shield) 또는 안면마스크(Face mask), 마스크 등이 있으며, 사고의 특성에 따라 추가적인 보호장비들이 필요할 수 있다. 보호장갑은 1회용을 사용하며, 다른 환자를 처치할 때마다 교체하여야 한다. 이는 구조자 뿐만 아니라 피해자의 2차 감염을 막기 위해서이다. 안면덮개 또는 안면마스크는 기도유지와 구조호흡 시 구조자의 2차 감염을 방지한다. 마스크와 고글은 감염성 물질로부터 구조자를 보호해 준다. 생화학 테러와 같은 특수한 상황에서는 별도의 특수한 보호장비가 필요할 수가 있다.

현장 위험도 평가

현장에 도착하기 전부터 현장의 위험도 평가를 시작하여야 한다. 안전한 장소에 구급차와 구조차량을 주차시킨 후 안전한 곳에서 현장의 위험도를 평가한다.

1. 위험 요인 평가 : 다양한 사고특성에 따라 추가적인 손상의 위험이 있을 수 있다. 특히 차량사고 시 차량폭발이나 화재의 위험은 없는지, 화재 현장은 유독가스와 2차적 폭발의 위험 등은 없는지 등을 살펴야 한다. 드물겠지만 테러와 연관은 없는지, 테러일 경우 추가적 피해를 위한 2차 테러에 대한 위험도 있다. 다양한 상황에서의 위험 요인 평가는 추가적인 환자의 피해와 구조자의 피해를 최소화하는데 중요한 단계이다.
2. 현장 통제 : 주변의 일반인들이 현장에 투입되는 것은 절대적으로 막아야 한다. 일반인들은 훈련되어 있지도 않고 감정에 따라 움직인다. 추가적인 피해와 구조를 방해할 가능성이 더 높다.
3. 구조 계획 : 위험 요인 평가에 따라 필요한 보호장비와 구조 장비, 투입인원, 역할 분담 등을 결정하고, 필요하면 해당 전문가도 요청한다.
4. 구조 : 구조 계획에 따라 행동하도록 한다. 하지만 돌발적 사태가 발생할 수도 있으니 무전기 등을 통한 통신을 유지하도록 한다.

현장은 환자뿐만이 아니라 구조자에게도 위험하다. 피해자들을 빠르게 구출하고 이송하는 것이 중요하겠으나 그보다 우선하는 것이 피해자와 구조자의 안전이다. 감정에 휩싸여 무작정 피해자들을 구출하는 것은 오히려 피해자 뿐만 아니라 구조자에게도 해가 되는 경우가 더 많다는 것을 명심해야 할 것이다. 언론은 죽은 영웅을 필요로 하지만, 당신에게 소중한 사람들과 실제 위험해 처해 있는 사람들은 살아있는 영웅을 필요로 한다. 구조자의 안전이 확인되지 않은 상황에서의 구출은 시도하지 않는다.

사고의 특성과 손상기전의 평가

사고는 그 의도성에 따라 의도적 사고와 비의도적 사고로 나누어 진다. 그러나 의도성에 따른 분류는 사실상 무의미하며, 애매모호한 면이 없지 않다. 하지만 관례상 의도적 사고와 비의도적 사고로 분류하겠다. 의도적 사고에는 자해, 폭행, 전쟁, 테러 등이 포함되며, 비의도적 사고는 교통 운수 사고, 중독, 추락, 화재, 익수 사고, 건물 붕괴, 기타 재해 등이 포함된다. 사고의 특성을 파악하는 것은 구조계획을 세우는데 중요한 부분이다.

전쟁, 테러, 기타 재해 등 평소 발생이 드문 경우는 평소에 시뮬레이션을 통한 대비 훈련을 통해 행동강령이나 지침 등을 마련해 놓고 정기적인 시행과 평가를 하여야 한다.

사고의 특성과 손상기전은 밀접한 관련이 있다. 따라서 사고의 특성을 이해하는 것이야말로 손상의 기전을 예측하는데 매우 유용하다. 여러 가지 다양한 변수로 인해 손상의 기전은 약간씩 차이를 보이게 마련이지만, 공통적인 손상의 기전을 이해함으로써 치명적 손상에 대한 예측과 대비가 가능해질 수 있다.

물리적 손상의 기본 기전에는 둔상과 관통상으로 크게 나눌 수 있다. 둔상은 보통 관성의 법칙에 의한 손상으로 육안적으로 보이는 것으로 에너지의 크기를 가늠하는 것이 불가능하며 내부의 다발성 손상을 유발할 수 있다. 관통상은 날카로운 물체에 의한 손상으로 에너지의 크기는 둔상에 비해 작으며, 국소적인 손상을 유발하는 것이 보통이다.

교통사고

교통사고는 차량의 종류, 차량의 안전도, 사고의 유형, 탑승 유형, 그리고 여러 외부변수에 의해 다양한 손상이 발생한다. 차량의 종류는 대형버스, 소형버스, 트럭, 승용차, 이륜전동차(오토바이, 자전거), 트랙터, 경운기 등 다양하며 그에 따른 손상도 많은 차이가 있다. 사고의 유형은 차량과 차량, 차량과 구조물, 차량과 보행자로 크게 나뉘어 지며, 충돌의 유형은 정면 충돌, 측면 충돌, 후면 충돌, 전복 충돌, 회전 충돌 등으로 나눌 수 있다. 탑승 유형은 크게 탑승자와 보행자로 나뉘어 지며, 탑승자는 운전자, 조수석, 일반석으로 나눌 수 있다.

운전자

교통사고 시 운전자의 손상유형은 경추의 과신전/굴곡으로 인한 경추 손상, 전면 유리창(windshield)에 의한 두부와 안면부 손상, 운전대 또는 안전띠에 의한 흉부, 손목 손상, 브레이크 페달과 계기반에 의한 족부와 하지부 손상, 차량 측부 변형에 의한 손상 등이 발생할 수 있다.

경추의 손상은 안전띠 착용 상태에서는 급감속으로 인한 경추의 과신전과 과굴곡이 일어나면서 발생하며, 안전띠 미착용 상태에서는 전면 유리창에 두부 손상을 받으면서 동반된다. 흉부의 손상은 안전띠 착용 상태에서는 늑골 골절, 좌측 쇄골 골절이 발생할 수 있으며, 내부 장기의 손상은 간 손상이 동반되기 쉽다. 안전띠 미

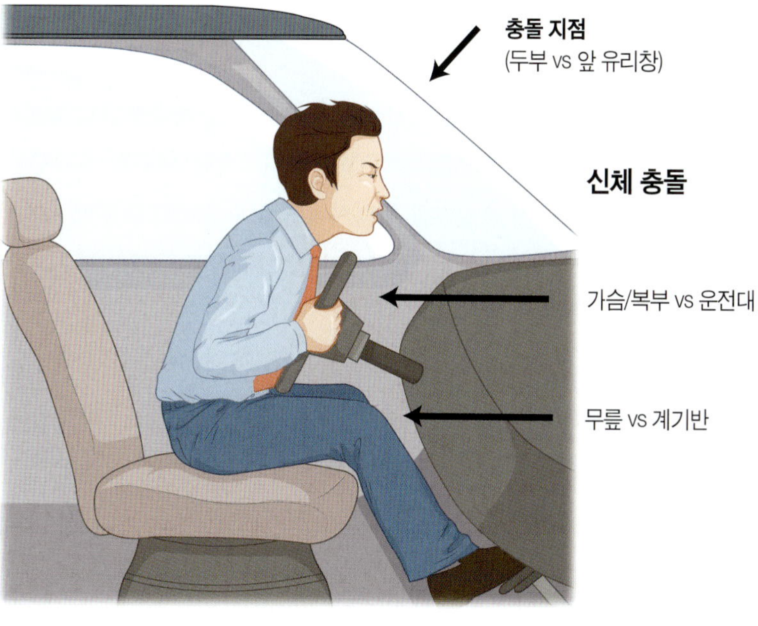

그림 4-1 | 차량충돌

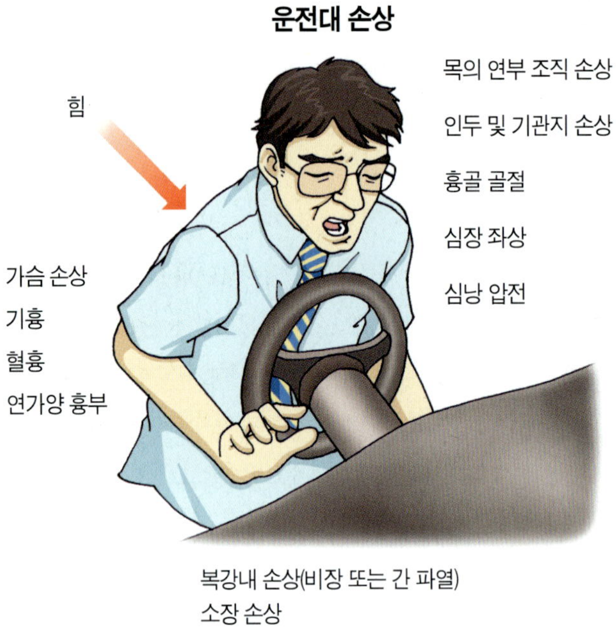

그림 4-2 | 운전대에 의한 손상

착용 상태에서는 운전대에 의한 손상으로 흉골 골절, 늑골 골절이 발생되며, 간과 비장 손상이 동반되기 쉽다. 흉부의 손상은 항상 기흉이나 혈흉의 가능성을 염두에 두어야 한다. 운전자는 사고 시 무의식적으로 브레이크 페달에 발이 가게 되고 그로 인한 충격으로 족부 골절, 고관절 탈구가 올 수 있으며, 계기반에 의한 충격으로 인해 슬개골 골절이나 하지의 골절 등이 동반 될 수 있다.

조수석 탑승자

조수석 탑승자의 경우 손상기전은 운전자와 동일하다. 다만 운전대에 의한 손상은 없으며, 계기반이 존재하지 않는 것이 차이점이다. 운전대가 없으므로 인해 안전띠 미착용 시 전면 유리창을 깨고 차량 이탈을 하는 경우가 발생할 수 있다. 또한 사고 시 운전자의 무의식적인 회피 조작으로 인해 조수석 탑승자는 손상이 오히려 심한 경우가 흔하다. 특히 차량 변형으로 인한 손상이 심하며, 우측 측면 변형으로 인한 손상도 흔하다.

일반석 탑승자

일반석 탑승자의 경우 운전석이나 조수석 보다는 안전하다. 특히 차량 변형으로 인한 손상이 덜한 반면에, 안전띠가 2점식이며 상대적으로 안전띠 미착용 빈도가 높다. 계기반이나 전면 유리창에 의한 손상은 없는 반면, 측면 변형에 의한 손상이 있을 수 있다.

보행자

가해 차량의 종류와 속도, 피해자의 신장(height)에 따라 손상의 차이를 보인다. 보행자 교통사고의 경우 에너지의 크기가 매우 크며 두부 손상, 경추 손상, 흉복부 장기의 손상이 치명적일 수 있다. 보행자 사고는 차량 범퍼에 부딪히는 1차 충격손상, 차량 외부 구조에 부딪히는 2차 충격손상, 지면에 추락하여 발생하는 3차 충격손상, 역과손상(vehicle running over body)으로 나뉘어 진다. 보통 성인의 경우 1차 손상으로 인해 하지에 손상을 입게 되며, 2차와 3차 손상으로 인해 상지, 흉부, 복부, 두부의 손상을 추가적으로 받게 된다. 소아의 경우 키에 따라 차이가 있으며, 키가 작을수록 2차 손상은 없는 반면 1차 손상에서 흉부, 복부의 손상을 받을 수 있다. 또한 무게중심이 성인보다 높게 형성됨으로 인해 두부의 손상이 특히 더 흔하다.

1. 제 1차 충격손상(Primary impact injury)

차체의 외부 구조에 처음으로 충격되어 발생하는 손상으로 범퍼에 의한 손상이 대부분이어서 범퍼손상(Bumper injury)이라고도 한다. 차량의 속도, 범퍼의 형태, 차량의 종류, 피해자의 의복과 신장 등에 의하여 손상의 정도가 다양하다. 대체적으로 5세 이하의 어린이는 두부의 손상, 5-14세의 어린이는 두부, 몸통부, 대퇴부의 손상, 성인의 경우 대퇴부와 하퇴부 등 하지에 주로 발생한다.

차량이 가속 시에는 상방으로, 감속 시에는 하방으로 이동하여 급감속 시에는 손상 부위가 발목부를 충격하는 경우도 있다. 개방성 골절이 발생할 경우는 충격 반대편으로 일어난다. 건강한 성인의 경우 20km/h 이상에서 골절이 일어나며, 40km/h 이상에서는 복합 골절이 일어난다. 노인의 경우 골밀도 감소 여하에 따라 저속에서도 다발성 골절이 발생할 수 있다.

2. 제 2차 충격손상(Secondary impact injury)

제 1차 충격 후 신체가 차의 외부 구조에 재차 충격되어 발생하는 손상이다. 차량의 충돌 부위에 대하여 피해자의 무게중심에 따라 1차 충격 후 신체가 비상하는 방향이 다르게 나타난다. 차량의 충돌 부위보다 신체의 무게 중심이 낮을 경우 2차 충격손상이 발생하지 않을 수 있다. 성인은 대개 소형자동차의 보닛보다 무게 중심이 높기 때문에 위로 부양하면서 차체에 충돌한다. 헤드라이트, 보닛, 전면 유리창, 와이퍼, 차체 지붕, 후사경 등에 충격되고 신체의 돌출부인 팔꿈치, 어깨, 두부, 둔부 등에 손상이 일어난다. 골반골, 늑골 등의 골절이 일어 날 수 있으며, 복부는 탄력성이 좋은 부위이기 때문에 외부 손상이 없을 수 있다. 그렇지만 내부 장기 손상이 일어날 수 있다.

차량의 속도가 50km/h 이하의 속도에서는 범퍼 충격 후 보닛 위로 미끄러지면서 팔꿈치, 어깨, 손 등에 손상을 입으면서 측방으로 지면에 떨어진다. 차량의 속도가 50km/h 이상의 속도에서는 범퍼 충격 후 차체의 지붕에 충격 후 차량 뒤 편으로 지면에 추락할 수 있다. 일차 충격 후 차량이 감속할 경우 보닛 위에 신체가 떨어져 차량 앞 편으로 미끄러져 떨어진다.

차량의 속도가 70km/h 이상이거나, 30km/h 이하일 경우 제 2차 충격손상은 일어나지 않을 수 있다. 특히 밴, 버스나 트럭의 경우 피해자의 무게 중심 위로 제 1차 충격 손상이 일어난 후 2차 손상이 없을 수 있다.

3. 제 3차 충격손상(Tertiary impact injury)

제 1차 또는 제 2차 충격 후 지면에 추락하여 발생하는 손상이며, 전도 손상이라고도 한다. 지면에 추락 후

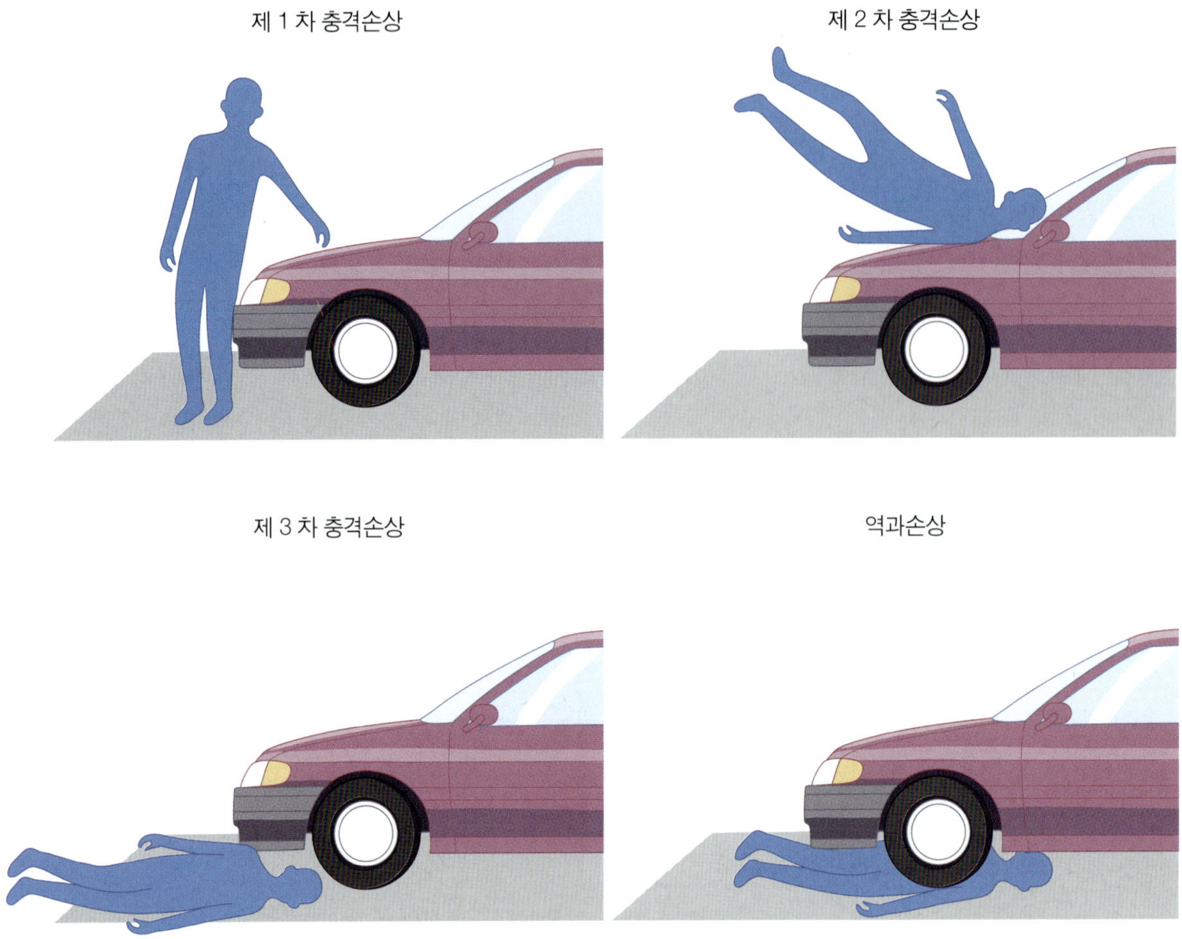

그림 4-3 | 보행자 교통사고

지면과 마찰이 일어나므로 넓은 면적의 찰과상이 발생한다. 지면의 상태와 구조물의 존재 유무에 따라 손상은 다양하게 일어나지만 주로 두부와 경추의 손상이 쉽게 일어난다.

4. 역과손상

피해자가 지상에 전도된 후 충격을 가한 차량이나 제 2, 제 3 차량에 의하여 바퀴와 차량의 하부 구조에 의해 역과 손상이 발생할 수 있다. 차량의 무게에 의하여 압박 손상이 발생하며, 브레이크를 밟을 경우 타이어와 지면 사이에 마찰이 발생해 절단 손상이 일어난다.

두부의 경우 압박손상으로 인한 두개골의 파열 골절이 일어날 수 있으며, 절단 손상으로 인해 귓바퀴의 열창이나 절단, 안면부의 열상과 찰과상이 일어난다.

흉부의 경우 대부분 의복 착용으로 인해 외부 상처가 없는 경우도 있다. 늑골 골절, 흉골과 흉추사이의 압박으로 심장 파열이 일어날 수 있다.

복부의 경우 피부의 탄력으로 인해 외부 상처가 없는 경우가 흔하다. 내부 장기가 파열될 수 있으며, 압력에 의해 항문, 질로 내장이 돌출 될 수가 있다.

폭발손상

폭발손상은 전쟁이나 테러 시 폭탄에 의한 폭발 뿐만이 아니라, 산업현장, 일반가정 등 어디에서나 일어날 수 있다. 손상의 기전은 1차 폭발에 의한 폭풍 손상, 2차 파편에 의한 손상, 3차 신체가 지면에 추락하면서 발생하는 손상으로 나뉘어 진다. 폭풍에 의한 손상은 고막 파열, 기흉, 폐좌상, 폐포 파열로 인한 공기 색전증 등이 발생할 수 있다. 폭발에 의해 손상 받은 모든 피해자는 폐의 손상이 기본적으로 있다고 생각하여야 한다. 2차 파편 손상은 파편의 형태와 크기에 따라 둔상 또는 관통상을 일으킨다. 3차 손상은 보행자 교통사고와 동일한 손상을 일으킨다.

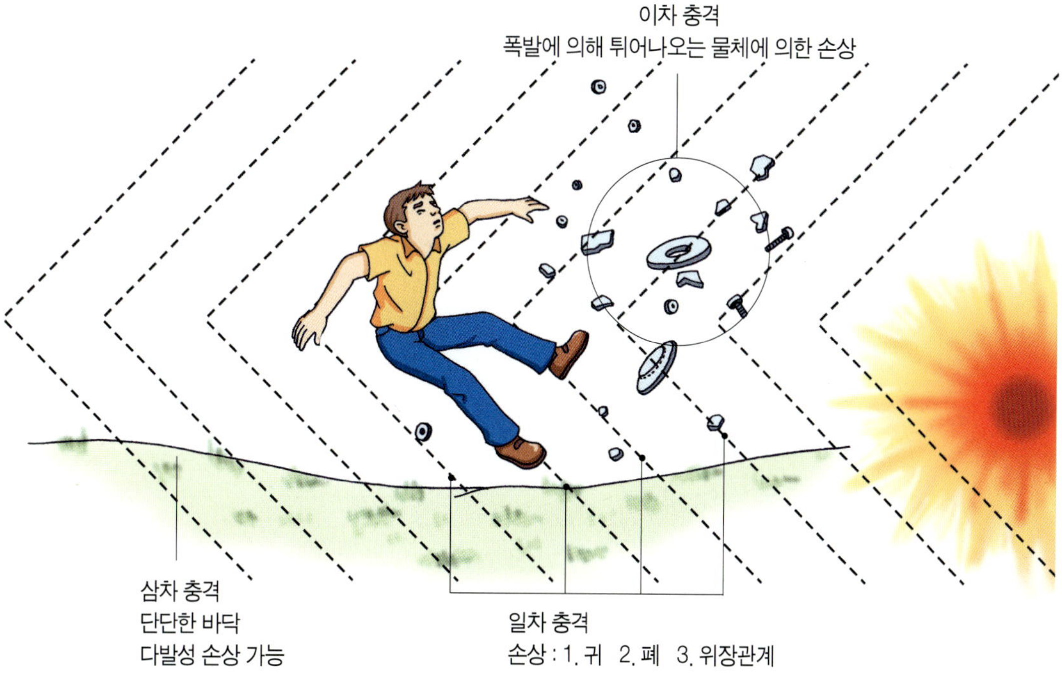

그림 4-4 | 폭발손상. 폭발은 초기 폭발에 의한 손상과, 희생자가 파편에 의한 손상, 그리고 신체가 날아가거나 땅이나 다른 물체에 부딪히며 발생하는 손상을 유발한다.

CHAPTER 05

기본외상소생술

외상환자의 평가와 초기 처치

우선순위에 의한 환자 평가

처치의 준비

현장 평가 후에 환자에 접근하기 전에 필수적인 의료 장비들을 현장으로 운반한다. 외상환자를 처치하는데 필요한 필수적인 장비는 다음과 같다.

1) 개인 보호 장비
2) 척추교정판(스쿠프)과 두부운동 제한장치
3) 경추 고정 장비
4) 기도 장비 : 산소, 전문기도장비(LMA), 백-밸브 마스크, 흡인장치
5) 외상 구급함 : 드레싱, 반창고, 흉강감압 장비, 혈압 커프, 청진기

환자의 평가와 처치

초기 평가

초기 평가의 목적은 환자의 우선순위를 정하고 환자에게 생명을 위협하는 상태가 있는지 찾는 것이다. 초기 평가에서 모아진 정보는 위기 중재나 이송 시기에 대한 결정을 하는데 사용된다. 초기 평가와 빠른 외상평가는 신속히(2분 이내) 시행되어야 하며, 팀 리더는 평가를 하면서 구조자 2에게 환자의 경추 고정과 기도를 책임지도록 지시한다. 구조자 3은 팀 리더가 검사를 하는 동안 환자 옆에 척추교정판과 외상 구급함을 배치한다. 이러한 팀 접근은 시간을 가장 효율적으로 사용할 수 있으며, 기도 처치를 직접 시행 하느라고 평가를 중단할 필요가 없어진다.

환자에게 접근할 때의 일반적 고려사항

구조자가 현장을 평가한 후에는 총 환자가 몇 명인지, 현장에 도착한 팀이 소화할 수 있는 정도의 규모인지를 파악한다. 환자의 수가 도착 팀의 능력을 넘어선다면 대량 재난 프로토콜을 시행한다. 초기 분류를 바탕으

로 가장 심각하게 손상 받은 환자를 먼저 평가한다. 환자의 대략적인 나이, 성별, 몸무게 그리고 전반적인 외관을 기록한다. 노인과 소아는 특히 주의하고, 여성은 임신의 가능성이 있음을 잊지 말아야 한다. 환자의 자세와 주변상황과의 관계를 살피며 환자의 위치를 관찰한다. 환자가 주변상황을 인식하고 있는지, 불안한지, 고통스러운지 등을 기록한다. 현장과 손상의 기전을 연관 지어서 환자를 관찰하는 것이 환자의 우선순위를 결정하는데 도움이 된다.

경추 고정을 하는 동안 초기 의식상태 평가

팀 리더는 환자의 정면에서 접근을 시도하도록 한다. 이는 환자가 팀 리더를 보기 위해 고개를 돌리지 않게 하기 위함이다. 척추 손상을 유발할 수 있는 손상의 기전일 경우, 구조자 2는 즉시 부드럽고 견고하게 경추를 중립자세로 고정한다. 팀 리더는 구조자 2가 즉시 수행이 불가능할 경우 초기에 경추를 고정한다. 만일 두경부가 휘어진 상태로 있고 환자의 두경부를 곧게 펴려고 할때 통증을 호소한다면 발견된 상태 그대로 고정해야 한다. 목이 한쪽으로 향해 있고 곧게 펴려고 시도할 때 저항이 느껴지는 무의식 환자에서도 마찬가지이다. 경추를 고정하려고 하는 구조자는 환자가 괜찮아지거나 적합한 운동제한 장비를 착용할 때까지 두부를 고정시켜야 한다. 팀 리더는 환자에게 간단한 질문을 하여 의식상태에 대한 간단하면서도 중요한 정보를 얻을 수 있다. 환자가 질문에 적절히 대답한다면 기도가 개방되어 있으며, 의식이 정상인 것으로 간주할 수 있다. 만일 반응이 적절하지 못하다면 의식 수준을 AVPU법으로 기록한다(표 5-1).

표 5-1 | 의식 수준 평가 (AVPU법)

A(Alert : 명료) - 스스로 깨어 있으며, 지남력이 있는 상태
V(Verbal : 음성에 반응) - 스스로 깨어 있지 않으나 음성 자극에 반응
P(Pain : 통증에 반응) - 의식이 없지만 통증 자극에 반응
U(Unresponsive : 무반응) - 의식이 없으며, 어떠한 자극에도 반응하지 않음

기도 평가와 호흡 평가

환자가 말을 할 수 없고 무의식이라면 기도 평가를 시행한다. 환자의 흉곽 움직임을 보고, 호흡음을 듣고, 호흡을 뺨으로 느낀다. 외상환자는 경추 손상의 가능성이 존재함으로 기도 개방을 위해 두부 후굴을 시행하지 않고 하악 견인법을 사용하여 기도를 개방한다. 호흡이 분당 10회 미만이거나 얕은 경우 즉시 산소와 백-밸브 마스크를 이용해 보조 환기를 시작한다.

순환 평가

기도 평가와 호흡 평가 이후 환자의 손목에서 만져지는 맥박의 횟수와 질을 평가한다. 환자가 의식이 명료하거나 손목에서 맥박이 잘 만져지는 경우에는 경동맥 촉지는 불필요하다. 환자가 의식이 없으며 경동맥이 촉지 되지 않는다면 즉시 흉부압박을 시행하고, 심폐소생술을 하면서 이송한다. 환자가 창백하고, 차고, 축축한 피부상태이거나, 요골 동맥박이 약한경우, 또는 의식수준이 저하된 경우 쇼크를 의심한다. 외부에 출혈이 보인다면 직접 압박이나 압박 드레싱을 한다.

빠른 외상평가 또는 집중 검사

빠른 외상평가를 할지 집중 검사를 할 지의 선택은 외상의 기전과 초기 평가의 결과에 따라 결정된다. 손상의 기전이 위험하고 전반적인 경우(교통사고, 추락 등), 또는 환자가 무의식인 경우에는 초기 평가에서 바로 기본외상 소생술의 빠른 평가를 시행한다. 손상의 기전이 단독 손상인 경우에는 손상부위에 한정된 집중검사를 시행한다. 손상의 기전이 생명을 위협하지 않는 국소적인 손상이며 초기 평가가 정상이라면 환자의 주증상에 바탕을 둔 집중검사를 시행한다.

환자의 우선 순위를 결정하고 환자를 이송해야 하는 상황인지 결정해야 한다.

우선순위 환자로 간주해야 할 사항

1) 전반적인 손상기전
2) 주증상 : 의식소실, 호흡곤란, 두부, 경부, 또는 흉복부의 심한 통증
3) 초기 평가 상의 이상 징후 : 의식 수준 변화, 비정상적 호흡, 쇼크 의심 징후, 고위험군(영아, 노인, 만성질환자, 임산부 등)

빠른 외상평가

두부, 경추, 흉부, 복부, 골반, 사지의 평가

생명에 위협이 되는 손상을 예측할 수 있는 간단하면서도 신속한 평가 방법이다. 평가를 하면서 빠른 시간안에 "SAMPLE" (표 5-2) 병력을 청취한다.

표 5-2 | SAMPLE 병력 청취

S - Symptoms 증상
A - Allergies 알레르기 병력
M - Medications 투약 병력
P - Past medical history 과거 병력
L - Last oral intake 금식 시간
E - Events preceding the incident 사고 상황

먼저 두부와 경부에 손상이 있는지 간단하게 시진과 촉진을 하며, 경정맥이 팽대되어 있는지, 기관이 정중앙에서 편위되어 있는지를 살핀다.

흉부를 노출하여 비대칭적이고 모순운동이 있는지 본다. 늑골이 호흡 시에 부풀어 오르거나 횡경막 호흡만이 있는지 살핀다. 육안상의 둔상이나 개방성 창상이 있는지 살핀 후, 촉진으로 압통, 불안정성, 염발음의 존재를 확인한다. 청진을 통해 양쪽 호흡음이 동일한지를 확인한다.

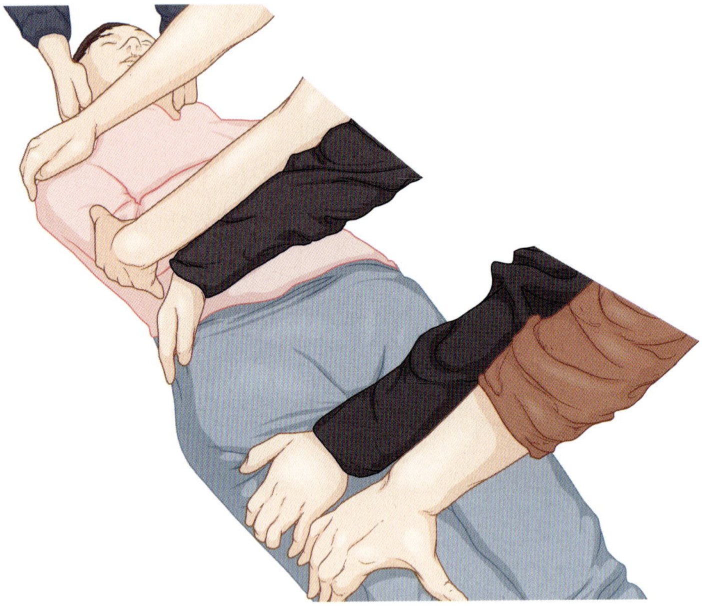

그림 5-1 | 통나무 굴리기법(Logrolling method)

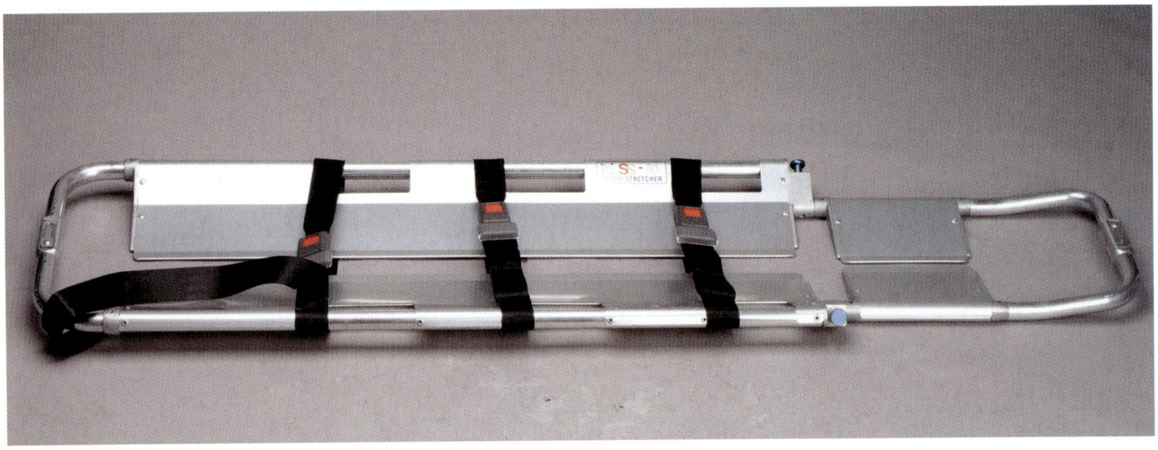

그림 5-2 | 불안정한 환자의 추가 손상을 방지하는 스쿠프(Scoop)

복부를 노출하여 시진을 통해 육안상의 손상이 존재하는지 복부 팽만이 없는지 확인한다. 촉진을 통해 압통, 강직 등이 있는지를 확인한다.

골반에 변형이나 손상이 있는지 확인하고 치골결합 부위를 눌러보고, 엉덩뼈 능선에 압력을 가한 후 압통, 불안정성, 염발음이 있는지 확인한다.

사지의 평가는 대퇴 부위부터 시작한다. 사지의 손상 중 대퇴 골절은 출혈량이 상당해 생명을 위협할 수 있다. 대퇴 부위에 창상이나 변형이 있는지 살펴보고, 압통, 불안정성 염발음이 있는지 확인한다. 이후 나머지 사지 부위를 관찰 한다. 환자를 척추교정판으로 옮기기 전에 손가락, 발가락을 움직일 수 있는지 파악한다.

환자를 척추교정판으로 옮기는 시점에서 환자의 등을 검사한다. 환자를 척추교정판으로 옮길 경우 척추의 추가 손상을 방지하기 위해 통나무 굴리기법(Logrolling method)을 사용한다(그림 5-1). 환자가 불안정한 골반 또는 대퇴 골절이 의심된다면 2차 손상을 방지하기 위하여 스쿠프 들 것(그림 5-2)을 사용하도록 한다.

위기 중재 및 이송 결정

초기 평가와 빠른 외상평가를 시행한 후에는 환자가 위험한 상황인지를 결정할 수 있는 충분한 정보를 이용할 수 있다. 위험한 외상환자는 즉시 이송하며, 대부분의 치료는 이송하는 동안 시행한다.

즉각적인 이송이 필요한 환자인지를 결정하기 위하여 환자가 다음의 위험한 상황인지를 파악한다.

1. 초기평가에서 관찰할 사항

- 의식변화 유무
- 비정상적인 호흡
- 비정상적인 순환(쇼크 또는 조절되지 않는 출혈)

2. 쇼크를 초래할 수 있는 상황

- 비정상적 흉부 상태(동요가슴, 개방성 창상, 긴장성 기흉, 혈흉)
- 압통이 있고 팽만된 복부
- 골반의 골절
- 대퇴 골절

3. 위험한 손상기전

- 교통사고
- 추락 등

4. 환자의 상태(노인, 소아, 임산부, 만성 질환자 등)

환자 이송을 빨리 하는 것도 중요하지만 어디로 이송할 지를 결정하는 것이 더 중요할 수도 있다. 위험한 상황일수록 가까운 병원 보다 조금 멀더라도 외상센터로 이송하는 것이 좋은 결정일 수도 있다. 가깝고 적합한 응급의료 시설로 이송하는 것이 최선이지만, 적합한 응급의료 시설이 차선책이 될 것이다.

다음은 현장에서 이송 전에 행하여야 할 기본적 처치들이다.

1. 초기 기도 처치
2. 보조 환기
3. 산소 투여
4. 심폐소생술

5. 다량의 외부 출혈 지혈
6. 긴장성 기흉 감압
7. 박힌 이물 안정화
8. 완벽한 이송 준비

병원에서 환자의 도착에 대비하여 준비할 수 있도록 의료 지도 의사에게 연락하는 것 또한 중요하다.

이송 중 검사와 처치

이송 중 검사는 환자의 상태 변화를 평가하기 위하여 행해지는 단축된 검사이다. 이송시간이 짧은 몇몇 위급상황에서는 이 검사가 정밀검사로 대체될 수 있다.

위급한 환자에 있어서 이송 중 검사는 매 5분 간격으로, 안정적인 환자는 15분 간격으로 기록한다. 또한 이송 중 검사는 환자가 옮겨질 때나 처치가 행해질 때 혹은 상태가 변할 때 마다 시행한다. 환자의 상태 변화를 발견하기 위한 것이므로 변할 수 있는 것들의 재평가에 주의를 기울인다.

이송 중 검사

1. 증상의 변화 문진
2. 의식수준의 재평가
3. ABC 재평가
4. 복부 재평가
5. 각각의 손상 재평가
6. 중재 확인
   - 기관 삽관 튜브(또는 후두마스크; LMA)의 개방성 및 위치 확인
   - 산소의 유속 확인
   - 정맥주사의 개방성 및 위치 확인
   - 긴장성 기흉 감압용 바늘의 개방성 확인
   - 부목과 드레싱 확인
   - 박힌 이물질 고정 확인
   - 산모의 이송 자세 확인
   - 심전도 감시 장치와 맥박 산소측정기 확인

의료 지도

위급한 환자가 생겼을 경우 가능한 빨리 지도의사와 접촉하는 것이 중요하다. 적절한 외과 의사를 찾고 수술준비를 하는 데까지 시간이 많이 소요되는데 위급한 환자들은 기다릴 시간이 없다. 이송하는 병원에 도착 추정 시간과 환자의 상태, 그리고 도착 시 특별히 필요한 부분에 대하여 항상 알리도록 한다.

정밀 검사

정밀 검사는 간단한 기본외상 소생술의 일차 조사에서 놓칠 수 있는 추가적인 손상을 찾아내기 위한 보다 포괄적인 검사이다. 위급한 환자들은 항상 이송 중에 검사를 시행해야 한다. 이송 시간이 짧다면 중재를 시행해야 하고 정밀 검사를 할 시간적 여유가 없다. 기본외상 소생술의 일차 조사 결과 위급한 상황이 아닐 경우 현장에서 정밀 검사를 시행해야 한다. 환자가 안정적으로 보인다고 해도 만일 위험한 손상기전이나 다른 위험이 있을 경우에는 조기 이송을 고려해야 한다. 안정된 환자도 갑작스럽게 나빠질 수 있다. 손상의 기전이 위험하지 않고 안정적인 환자는 정밀 검사가 필요하지 않다.

정밀 검사의 구성 요소

1. 생체 활력 징후 재기록
2. 신경학적 검사
   - 의식 수준
   - 동공 : 동공반사, 양안 대칭 유무
   - 운동 : 손가락, 발가락 운동 가능 여부
   - 감각
3. 감시 장치 이송 중 부착 : 심전도, 맥박 산소측정기, 호기말 이산화탄소 분압 감시 장치
4. 머리에서 발끝까지 세심하게 재평가
   - 환자의 주 증상에 주의를 기울이고 이미 발견한 손상을 다시 평가한다.
   - 정밀 검사를 마친 후에는 붕대감기와 부목고정을 마무리 한다.

환자이송

서론

환자이송은 그 자체로 바람직하지 않다. 환자에 대한 보다 나은 치료를 위하여 환자이송을 고려할 때에는 이송 자체가 갖고 있는 위험성에 대한 고려가 반드시 필요하다. 특히 외상환자에 대한 이송을 결정할 때에는 특별한 치료가 필요한 상황에 대한 분명한 원칙이 필요하다. 예를 들어 뇌손상이 의심되는 환자를 현장에서 이송할 때에 가장 가까운 병원으로 환자를 옮기는 것 보다는 신경외과 의사의 진료가 가능한 지역의 외상센터로 환자를 이송하는 것이 바람직하다.

병원 간 이송은 심각한 손상을 입은 환자에게 잠재적인 위협이 된다. 표 6-1은 병원간 이송 과정에서 발생할 수 있는 위험들이다.

표 6-1 | 병원간 이송 과정에서 발생할 수 있는 위험들

환자의 손상에 의한 또는 내과적인 기저 질환으로 인해 상태가 더욱 악화될 가능성
이송중인 구급차의 사고를 포함하여 진동, 가속, 감속 등에 의한 신체적 불안정
체온 조절에 실패할 가능성
항공 이송시 발생할 수 있는 고도손상
환자에 대한 정확한 평가와 치료가 이송 중에는 어려움
이송자가 숙련되지 않을 가능성
이송 중에는 환자의 특성에 따른 개별적인 치료를 제공할 수 없음
사용할 수 있는 약물과 치료기구가 제한됨
의료용 기구의 장애가 발생하기 쉬움
이송시간의 지연이 발생할 수 있음
이송계획이나 이송에 관련된 기관과의 소통장애가 발생할 수 있음

앞서 언급한 많은 내용들이 병원내 이송에서도 발생할 수 있다. 중요한 것은 이송거리가 짧다고 해서 문제가 발생할 위험성을 간과해서는 안된다. 흔한 예로 기관내 삽관 튜브의 경우 사소한 부주의에 의해서도 빠질

수 있다. 많은 외상환자들이 경험이 부족한 의료인들에 의하여 이송된다. 이송 중 사용되는 장비도 다양하고 환자감시의 형태도 제각각이다. 환자이송을 위한 지침이나 훈련과정들이 만들어지고 개선되어가고 있으나 막상 현장 의료인들에 의하여 잘 수행되고 있지 않고 현장으로부터의 피드백도 잘 이루어지지 않기 때문에 이송 중 발생하는 문제는 여전히 상존한다.

이송 위험성

손상 자체는 여전히 존재하는 상태에서 환자를 이송하는 것은 그 자체로 위험하다. 이송의 최종 목적지에서 얻게 되는 치료적인 혜택을 최대화하기 위해서는 이송과정에서 유발되는 위험들을 이해하고 최소화하기 위한 노력이 필요하다. 환자뿐 아니라 이송자도 위험에 빠질 수 있다. 필수적인 장비의 손상이 발생할 수도 있으며, 이는 환자를 위험에 빠뜨리고 의료비를 상승시킨다.

1. 환자에게 초래되는 위험

기도(airway)

- 기도유지의 장애를 초래할 수 있는 상황
  - 의식변화
  - 안면부 손상이나 화상 등에 의하여 발생한 부종, 혈종 등에 의해 기도의 협착이 증가되는 경우
  - 기관내 삽관한 튜브가 막히거나 튜브가 잘못 위치한 경우
  - 기관내 삽관 튜브의 기낭 압력이 너무 높거나 높은 고도에서 기낭이 터진 경우
- 목을 적절히 정상위에 놓지 못하는 상황에서 발생할 수 있는 이차적인 경추 손상

산소공급과 호흡(oxygenation and ventilation)

- 저산소증의 발생
  - 폐좌상의 악화
  - 산소공급실패
  - 높은 고도에서의 산소부족
- 저환기
  - 의식상태의 악화
  - 경추 손상에 의하여 유발될 수 있는 호흡근 마비
  - 긴장성 기흉이(특히 항공이송 중) 있거나 혈흉의 양이 증가되는 경우
- 흉관이 막히거나, 끊어진 경우, 잘못 위치된 경우
- 저환기, 저산소증, 고이산화탄소 혈증의 발생은 이송 중에 알아차리기 어렵다. 산소포화도를 감시 한다고 해도 말초 혈류가 감소된 상황에서는 환자의 정확한 상태를 반영하기 어렵고 호기말 이산화탄소의 감시

를 통해서도 동맥혈에서의 이산화탄소 상태를 알기 어렵다.

순환(Circulation)

- 외출혈과 내출혈 모두 움직임이나 저체온증 등에 의하여 악화될 수 있다.
- 혈관내 도관의 위치가 잘못되었거나 연결에 문제가 있는 경우
  - 약물이나 수액의 기대효과를 얻기 어려움
  - 감시 장치로서의 역할을 기대하기 어려움
  - 출혈이 유발될 수 있음
  - 중심도관에 문제가 있을 경우 공기 색전증이 발생할 수 있음
  - 다시 혈관에 도관을 삽관하는 일이 어려울 수도 있음

신경계의 문제(Nervous system)

- 뇌혈류의 악화를 유발할 수 있는 상황들
  - 출혈, 진정 등에 의하여 유발되는 저혈압
  - 저산소증, 고이산화탄소 혈증, 불충분한 진정, 과도한 기침, 잠재된 두개내 병변의 확대 등으로 뇌압이 상승되는 경우
  - 저혈당
  - 구급차의 가속 또는 감속
  - 항공이송시 머리의 위치가 낮은 경우
- 충분한 진정이 이루어지지 않아 환자가 심한 불편감을 느끼는 경우
- 부목고정 등이 적절하게 시행되지 않아 통증을 유발하는 경우

대사이상(Metabolism)

- 체액의 손실이 회복되지 않아 발생하는 빈뇨나 요산혈증
- 혈당조절 능력의 상실
  - 기저 질환으로 당뇨가 있거나 스트레스 호르몬의 작용에 의하여 유발되는 고혈당
  - 소아, 중독 상태의 청소년, 인슐린을 필요로 하는 당뇨 환자에서 발생하는 저혈당

숙주의 방어기제에의 문제(Host defence)

- 저체온증
  - 말초혈류 감소에 의한 혈관수축 발생
  - 오한(shivering)에 의하여 발생하는 산소소모의 증가
  - 응고장애
  - 감염에의 취약성 증가

• 상처치료가 제대로 되지 않거나 상처가 다시 노출되어 발생하는 오염

• 과도한 움직임에 의하여 발생하는 이차손상(특히 이송차량이 고속으로 이동할 때)

2. 항공이송에서 발생할 수 있는 특별한 위험

- 항공이송에서의 위험은 고도손상과 관련이 있다.

• 주위 환경의 압력이 낮을 때 초래되는 문제점

  - 대기내의 산소농도가 떨어지므로 저산소증에 빠질 위험성이 크고 산소의 공급이 필요할 수 있음
  - 기흉이나 기종격동, 소화기의 천공이 있는 환자는 병변이 커질 수 있음
  - 기낭이 있는 의료기구들은 압력에 의하여 터질 가능성이 있음

• 고도에서는 습기가 부족하므로 기도의 습도 유지에 유의해야 함

3. 이송자에게 초래되는 위험

- 이송은 환자뿐만 아니라 환자를 이송하는 사람들에게도 위험이 닥칠 수 있다. 특히 고속으로 이동하는 차는 위험하다. 발생 가능한 손상은 추락, 기물에 의한 타박상, 약물이 담겨있는 앰플 손상이나 환자를 들면서 발생하는 등근육의 손상이 있다. 탑승자의 보호를 위해 보험 등에 의한 보장이 필요하다.

이송 유형

1. 병원외 이송

- 병원외의 이송은 크게 3가지 유형이 있으며 이는 치료의 단계를 반영한다.

• 병원으로의 일차 이송

  - 손상을 받은 환자를 현장에서 병원으로 이송하는 것.
  - 응급구조사 또는 현장에 파견된 의사에 의하여 구급차로 이송되는 형태
  - 헬리콥터를 이용한 특별한 상황에서의 이송
  - 특히 대량손상 환자가 발생했을 때에 병원 기반의 의료진이 현장에 파견되는 유형. 현장에서 특별한 의료적 접근이나 전문 소생술이 필요한 경우 활성화 될 수 있음

• 의료적인 이유로 이루어지는 병원과 병원 사이의 이차 이송

  - 현장으로부터 일차 이송을 통하여 도착한 병원으로부터 전문적인 치료가 가능한 병원으로의 이송
  - 일차병원에서는 감당하기 어려운 환자들, 예를 들면 응급 뇌수술이 필요한 환자, 소아에 대한 집중 처치가 필요한 경우 등
  - 평상시에는 전문적인 처치가 가능하지만 일시적으로 의료 자원이 부족한 경우, 예를 들면 중환자실 자리가 없는 경우 등

- 비의료적인 이유로 이루어지는 삼차 이송
  - 이 개념은 지역 내에서 중심이 되는 중증 외상센터로 이송을 할 경우의 이차 이송과 혼동되어서는 안된다.
  - 일차 또는 이차 병원에서의 급성기 치료 이후에 연고지 병원으로 옮기는 경우
  - 경제적인 이유로 치료 병원을 옮기는 경우

일차 이송

대개는 현장에서 가장 가까운 병원으로 일차 이송을 시행하지만 환자의 치료를 위하여 필요한 의료자원이 지역병원의 치료 역량을 초과할 것으로 판단되는 경우 전문적인 처치가 가능한 병원으로 이송을 할 수도 있다. 가장 가까운 병원을 지나쳐서 환자를 이송하게 되면 당연히 병원까지 도착하는 시간은 길어지겠지만 결정적인 치료가 시작되는데 필요한 시간은 단축될 것이다. 여건이 가능하다면 항공이송을 통하여 이송에 필요한 시간을 결정적으로 단축시킬 수 있다. 일차 이송시에는 현장에서 환자를 완전히 안정시키기 어렵다. 출혈이 심한 경우는 더욱 어려우며, 이는 이차 이송 시에도 빈번히 발생하는 문제점이다.

병원간 이송(Inter-Hospital Transfer)

지역 일차병원에서 신경외과적인 전문 처치가 시행되기 어려운 경우가 많으므로 외상에 의한 뇌손상이 병원간 이송을 필요로 하게 되는 중요한 이유가 된다. 뇌손상이 심한 환자는 당장 응급수술이 필요하지 않더라도 신경외과 중환자실에서의 집중 치료가 필요한 경우가 많다. 또 다른 주요 이송 요인으로는 종격동 손상, 불안정한 골반골 손상, 소아외상 등이 있다

2. 병원내 이송

- 병원내에서의 이송은 환자의 진단과 치료를 위하여 응급실, 병실, 중환자실, 방사선 검사실 등에서 이루어진다. 가장 빈번한 경우는 방사선 검사를 위한 이동으로 응급실에서 손상 부위를 알기 위해 검사를 시행하거나 중환자실에 입원해 있던 환자의 재검사 등이다. 보통 환자는 이송의 시작점으로 돌아오게 되지만 방사선 검사상 응급수술이 필요한 상황으로 판명되면 수술실로 바로 이송될 수 있다.
- 병원내 이송은 병원간 이송과 같이 치료 및 감시 장비, 훈련된 이송요원이 필요하다. 이송거리가 짧다고 해서 이송에서의 기본적인 사항을 생략하면 안된다. 이송요원은 즉각적인 처치가 필요한 응급상황을 파악 및 대처할 수 있어야 한다.
- 병원내에서의 이송시간이 짧기는 하지만 엘리베이터 탑승을 전후한 지연 등 예측하지 못했던 지연상황이 발생할 수 있으므로 약물공급, 산소, 보조장비를 적용한 환자의 경우 임의로 공급량을 줄이지 않았는지도 확인하여야 한다. 이송 중의 지연을 최소화하기 위한 노력이 필요하며 전문적인 이송요원에 의한 이송 및 안내가 필수적이다.

이송 필요성

병원간 이송은 환자가 이송의 결과로 전반적인 상태가 호전될 가능성이 있을 때에만 시행되어야 한다. 환자가 얻을 수 있는 이익과 손해가 정확히 평가되어야 하고 이송의 결정과정에는 경험 많은 의료진의 참여가 반드시 필요하다. 이송을 결정할 때는 환자를 보내는 병원과 받는 병원 사이의 긴밀한 정보교환과 협조가 필요하다.

경우에 따라서 병원간 이송은 이송을 보내는 병원의 입장에서 전문가의 일시적인 손실이나 이송체계의 결손을 의미할 수도 있다. 환자가 입은 손상의 특이도에 따라 치료를 위한 전문가가 동행해야 하는 경우도 있기 때문이다. 이때는 치료 과정에서의 낯설음을 극복하기 위하여 평소에 쓰던 장비를 같이 가져가거나, 전문가가 이끄는 팀을 파견할 수도 있다.

이송의 이유가 치료기술의 부족 때문이 아니라 중환자실 부족 등 과밀화에 따른 문제라면 윤리적인 문제가 발생할 수 있다. 외상환자의 생체 징후가 불안정한 상태라면 안정화된 중환자실 환자를 이송할 때보다 보다 세밀한 주의를 기울여야 한다. 이송대신 선택할 수 있는 대안은 수술방이나 병실의 관찰실에서 환자를 감시하고 치료하는 것이다. 중환자실 수준은 아니라고 하더라도 일반 병실 보다는 훨씬 더 환자를 세밀하게 치료할 수 있고 당직 의사에 의한 진료도 가능하다. 지역의 병상 정보를 파악하고 있는 공공의료 서비스를 이용하면 집중치료를 필요로 하는 환자의 이송에 큰 도움을 받을 수 있다.

이송 수단

이송이 결정된 이후에 어떤 방법으로 환자를 이송할 것인지를 결정하여야 한다. 이송의 긴급도와 이송과정에서 어떤 치료를 제공할 것인지를 결정하는 것이 가장 우선적으로 고려되어야 할 점이다. 가장 적절한 운송수단이 선택되어야 한다. 이송자는 환자를 보내는 병원, 받는 병원, 이송을 전문으로 하는 기관 등이 모두 가능하다.

1. 이송의 형태

병원간 이송은 긴급도와 거리, 이송수단의 수배에 소요되는 시간, 기상과 교통상황, 이송자의 숙련도와 비용 등을 고려하여 지상이송 또는 항공이송 등을 고려한다.

구급차

가장 흔한 이송수단이며 일반적으로 80km이내의 이송일 때에 주로 이용된다. 구급차는 상대적으로 저렴한 이송수단이며 빠르고 24시간, 대부분의 기상 상태에서 운용이 가능하다. 환자 및 병원의 의료진에게 친숙한 이송 수단이며 이송 중 응급상황이 발생하여 의료진에 의한 처치가 필요할 때 일시적으로 운행을 정지하는 것이 가능하다.

헬리콥터

보통은 80km 이상의 거리를 이송해야 할 때 이용하는 수단이며 환자에의 접근이 어려운 상황에서 유용하다. 멀리 떨어진 지역으로의 이송이 필요할 때 가장 먼저 고려하게 되는 이송수단이며 병원마다 헬리패드를 보유하고 있는 것이 아니므로 착륙지점으로부터의 이송을 위하여 구급차를 통한 이송이 같이 이루어지는 경우도 있다.

이송거리가 짧을 경우, 헬리콥터를 이용한 이송이 지상이송보다 빠른 것은 아니다. 헬리콥터는 이륙을 위하여 준비하는 시간, 환자를 태우고 내리는 시간, 지상이송이 같이 이루어져야 될 경우 등을 고려하면 구급차를 통한 이송보다 준비과정에서의 시간 소요가 많다. 또 다른 약점으로는 상대적으로 고비용이고, 활용도가 떨어지며 야간이나 악천후 시에 제한점이 있다. 이송시에는 소음이 심하고 진동이 문제가 될 수 있다. 보통 1000m 이하에서 비행이 이루어지지만 이 정도의 고도에서도 이차적인 고도 손상의 위험이 있으므로 기흉이 있는 환자를 이송할 때는 이러한 사실을 반드시 고려하여 이송에 유의하여야 한다. 환자에 대한 응급처치를 위하여 기체를 정지시킬 수 없다는 단점이 있다. 제세동기와 환자감시 장치가 혹시 기체의 항법장치에 장애를 유발하지는 않는지 점검이 필요하다.

비행기

국내에서는 아덴만 영웅이었던 석해균 선장 이송시 활용되었다. 320km 이상의 이송이 필요할 때 고려할 수 있는 이송수단이다. 헬리콥터와 마찬가지로 비용이 많이 들고 이용에 제한점이 많다. 그러나 헬리콥터에 비하여 기체내의 공간이 넓고 이동, 소음, 진동 등의 문제점이 덜하다. 기체내의 압력은 1800~2800m 에서의 압력과 유사하다. 비행기의 이용에는 당연히 활주로가 필요하며 이송의 전후에는 구급차에 의한 이송이 필요하다.

2. 환자의 중증도 및 이송속도

- 병원간 이송의 목적이 응급수술을 위한 것이라면 불필요한 지연이 발생하지 않도록 주의하여야 한다. 이송에 대한 논의가 되기 전에 환자는 최대한 안정화 되어야 한다. 환자의 이송수단을 결정하는 가장 중요한 요소는 이송속도이다. 불필요한 지연을 줄이기 위해서는 각 이송수단에 대한 적용 기준과 이송체계를 활성화시키기 위한 방안, 연락처 등이 사전에 확보되어 있어야 한다. 긴급도가 떨어지는 이송에 대해서는 가능하면 이송할 병원의 직원들이 준비하기 쉬운 정규시간에 시행하는 것이 좋다.
- 항공이송을 고려할 때에는 날씨나 이송시점에 대한 고려가 필요하다. 조종사는 비행의 안전에 대한 최종적인 책임이 있으므로 기상의 악화를 포함한 응급상황에서 임의로 비행일정을 변경할 수 있다. 비행 상황에 대한 조종사의 판단에 따라 구급차에 의한 이송으로의 변환이 가능하다.
- 이송은 최대한 빠른 시간 내에 이루어져야 한다. 구급차 안에서의 처치가 병원에서의 그것을 대신할 수 없으므로 이송시간을 최소화하는 것은 중요하다. 경우에 따라 경찰의 도움을 받으면 보다 안전하고 빠른 이송이 가능하다. 과거에는 척수손상의 환자를 이송할 때 이송속도를 줄이기도 하였으나 최근에는 보호구를 적용하여 환자의 병변을 안정화함으로 빠른 이송을 가능하게 하였다.
- 단독이송이 아니라 항공이송의 한 부분으로 구급차를 통한 이송이 참여될 때에는 속도와 함께 부드러운 접

근과 정확하고 안전한 인수인계가 중시된다.

3. 이송자

- 이송팀을 구성할 때에는 환자의 필요에 따라 매우 다양한 요소들이 고려된다. 여러가지 고려점 중에 환자의 중증도가 이송자, 이송수단, 이송의 요구에 대한 반응을 결정하는 주요 요소가 된다.
- 환자의 중증도가 높으면 전문적인 소생술을 시행할 수 있는 이송자가 배치되어야 하고, 만약 뇌손상이 심한 환자를 이송할 때에는 이를 감시하고 응급상황에 대처할 수 있도록 훈련된 의사가 동행할 수 있다. 집중치료가 필요할 것으로 판단되는 환자를 이송할 때에는 운전자 외에 적어도 2명 이상의 이송자가 배치되어야 한다. 한 명은 전문처치가 가능한, 훈련된 의사여야 하고 다른 한 명은 보통 전문처치의 보조, 환자에 대한 진정과 사후 질 관리 참여가 가능한 간호사를 배치하는 것이 좋다. 이차이송자는 훈련된 응급구조사를 배치하는 것도 가능하다.
- 이상적인 이송팀은 평소에도 서로간의 훈련을 통하여 준비되고 습득한 기술을 잊어버리지 않도록 해야 한다. 또한 이송에 사용되는 구급차내의 장비를 능숙하게 사용할 수 있어야 하며 지역내 응급의료체계의 특성을 잘 이해하고 있어야 한다. 이송자는 보험에 의한 보호를 받아야 하고 개개인은 야외에서 활동하기 편한 옷을 입고 이송자에게 발생하는 응급상황에 대비한 현금, 신용카드 등을 소지 하고 있어야 한다. 이송을 마친 이송자는 귀대 이후 다음 이송을 위한 준비 및 휴식을 적절히 취하여야 한다.

4. 전원 또는 구조

- 병원간 이송에서 이송팀은 보통 환자를 전원하는 병원에서 담당하게 된다. 이는 보통 구조팀이 환자에 접근하는 시간이 훨씬 오래 걸리기 때문이다. 반면 잘 훈련된 구조팀의 경우 환자에 대한 일차적인 처치 및 병원으로의 이송시간을 단축시킬 수 있으므로 지역의 상황에 따라서 적응은 달리할 수 있겠다.
- 환자의 상태가 전원되는 병원에 도착하여 응급수술을 시행할 필요가 없다면 초기 처치에 유능한 전문가가 포함됨 구조팀에 의하여 이송되는 것이 환자의 예후에 유리하다. 그러나 환자의 상태가 응급수술을 받아야 할 것으로 판단되는 경우라면 전문가가 포함된 구조팀을 기다리는 것 보다는 수술이 가능한 병원으로 환자를 빨리 이송하는 것이 환자의 예후에 더 나은 영향을 미친다.

5. 정보 교환

- 적절히 이루어진 의사소통은 성공적인 환자이송을 위하여 꼭 필요한 요소이다.
- 다음의 상황에 대한 상호 정보교환이 필수적이다.
  · 전원을 받을 병원에 대한 최초 환자의뢰
  · 이송수단의 결정
  · 이송팀과의 환자정보 교환과 협조
  · 이송팀의 도착 예정 시간에 대한 통보
  · 환자의 보호자에 대한 안내, 특히 환자가 이송될 병원에 대한 정보제공

· 추가적으로 발생할 수 있는 문제에 대하여 이송할 병원과 지속적으로 연락
· 이송의 최종 단계에서의 인수인계
· 이송팀과 이송한 사례에 대한 질 관리

이송을 위한 준비

1. 환자의 준비

특별한 상황에서는(예, 외상에 의한 대동맥 손상 등) 이송 후 치료를 통해서만 환자를 안정화 시킬 수 있으나 보통은 이송전에 환자에 대한 생체 징후들을 완전히 안정화 시킨 이후에 타 병원으로의 이송을 결정하여야 한다. 물론 이러한 원칙을 지키는 일은 의료진에게 커다란 과제이다. 앞서 서술하였듯이 환자의 완전한 이송이 결정적인 응급수술 등에 의하여서만 해결되는 경우 이송 전 단계에서 환자를 완전히 안정화시키기 어렵다. 당연히 안정화가 우선인지 일단 지연시키는 것이 좋을지에 대한 논란은 항상 고민하게 되는 선택이다. 이송병원에서의 빠른 처치를 위하여 때때로 환자에 일정 부분의 검사가 생략되기도 한다. 외상 환자의 경우 외상 X-ray(trauma series)나 FAST(Focused abdominal sonography for trauma)를 제외한 나머지 방사선학적 검진들은 응급처치를 위하여 일차 병원에서 시행하지 않을 수 있다. 검사의 중복을 막고 환자에게 효과적인 치료를 위해서도 최종 치료가 이루어 질 수 있는 병원에서 나머지 자세한 검사적 접근이 이루어지는 것이 좋다.

기도관리(Airway control)

기도유지, 특히 기관내 삽관에 대한 결정을 망설여서는 안된다(표 6-2). 응급상황에서는 기관내 삽관을 시술하기가 더욱 어렵다. 모든 기계호흡이 필요한 환자에게는 역류와 흡인을 막기 위하여 비위관을 삽입하여야 한다. 비위관 삽입술기 시 두개저의 골절이 의심될 때는 경구를 통한 접근을 우선 고려하도록 한다. 삽입이 끝난 이후는 관을 막아 놓지 말고 자연배관 시킨다.

표 6-2 | 즉각적인 기관내 삽관을 고려해야 하는 상황

GCS < 8
갑작스러운 의식의 소실
구역반사의 소실
저산소증
고이산화탄소혈증
심한 과호흡상태
하악골의 불안정 골절
두개저골절에 의한 출혈이 지속될 때
경련이 지속될 때
화상에 의한 기도협착이 의심될 때

산소화와 인공환기

산소화와 인공환기가 적절하게 이루어지기 위해서는 지속적인 환자 감시가 필수적이다. 산소포화도 감시를 통하여 적절한 환기를 지속적으로 감시할 수 있지만 인공환기를 시행하는 환자의 적절한 감시를 위해서는 호기말이산화탄소 감시기가 더욱 유용하다. 단, 호기말 이산화탄소는 저혈압, 심박출량이 적을 때 등의 상황에서 폐에서의 환기-순환 불균형을 초래하므로 동맥혈 내의 이산화탄소 농도를 정확하게 반영하지 못할 수가 있음을 유념하여야 한다. 이송 전 반드시 동맥혈가스 검사를 시행하여야 하며 저산소혈증이나 고이산화탄소 혈증이 없는지 확인한 이후 최종 이송을 시작한다. 이송시에는 가능한 이송전 인공호흡기의 상태를 유지하면서 이송하도록 노력한다. 기흉이 있는 환자를 항공 이송해야 할 때에는 이송 중 기흉이 커지지 않도록 흉관의 삽관과 유지에 유의한다.

순환(Circulation)

중증외상환자를 이송할 때에는 큰 구경의 정맥로를 확보하고 있어야 한다. 중심정맥관의 확보도 역시 유용하지만 도관의 삽관 때문에 긴급한 이송이 지연되어서는 안된다. 혈역학적인 안정성은 외상의 상태에 따라 차이가 있다. 두부의 손상이 있는 환자의 경우 평균 동맥압을 80mmHg 이상 유지하는 것이 좋으나 대동맥파열이 있는 환자라면 수축기 동맥압이 100mmHg 를 넘지 않도록 한다. 외부로 보이는 출혈 등은 압박 드레싱이나 간단한 일차 봉합술로 대개는 지혈이 가능하다.

중심정맥관의 확보는 승압제 등을 사용해야 하는 환자에게서 유용하다. 그러나 여러 연구에서 밝혀졌듯이 중심정맥압이나 폐동맥쐐기압 등은 저혈압 상태에서 환자의 상태를 이송 중 감시하기에 유용한 방법은 아니다.

환자를 위해 준비된 혈액이 있다면 이송된 병원에서 투여될 수 있도록 아이스백에 보관하여 보내도록 한다.

신경계

기관내 삽관을 시행한 모든 환자에게 진정과 통증조절이 필요하다. 때로는 근육마비가 필요하기도 하다.

이송 전 페니토인(phenytoin)등의 항경련제를 쓰던 환자는 약물의 지속적인 투여가 저혈압을 유발할 수 있다는 사실을 고려하여야 한다.

대사

도뇨관은 장기의 순환상태를 감시할 수 있는 중요한 도구이다. 이송 전 소변주머니는 완전히 비운다. 중환에게 부적절한 혈당관리는 사망률을 높인다. 특히 두부손상 환자는 저혈당이 지속될 때 임상경과가 악화된다.

숙주의 방어체계

상처와 화상은 적절하게 보호하고 골절은 부목을 통해 고정한다. 개방성골절 환자에 대해서는 예방적인 항생제를 투여하고 필요하다고 의료진이 판단하면 파상풍 예방을 고려한다. 척추에 대한 이상 여부를 확신할 수 없다면 경추고정을 유지한다. 장기간의 이송에는 척추판(spinal board)의 사용을 피한다. 공기부목이 육상이송에는 더 좋으나 항공 이송시 공기부목을 사용하면 바람이 빠질 수 있으므로 조심한다.

2. 이송팀

이상적으로는 이송팀이 소생팀의 일원이 되어야 한다. 이송팀은 손상의 기전, 손상여부에 대한 인식, 검사결과에 대한 이해, 적절한 치료적 적용 등에 대한 교육을 받아야 한다. 또한 이송 도중에도 환자의 이상발생에 대한 파악이 가능해야 한다.

구급차

- 잘 교육된 구조자가 탑승해야 함
- 구급요원 이외에 경우에 따라서는 병원 의료진의 탑승도 가능
- 환자는 이송공간의 가운데 위치하는 것이 좋음
- 진동과 소음이 최소화 할 수 있는 설비가 갖추어져야 함
- 이송이 없을 때에도 잘 관리될 수 있는 체계가 필요함

서비스

- 이송용 의료장비에 전원의 공급이 가능할 수 있어야 함
- 이송 중 충분한 산소가 환자에게 공급될 수 있어야 함
- 장비가 제대로 작동하지 않을 때를 대비한 경고장치가 있어야 함
- 압축공기를 공급할 수 있는 장비가 있어야 함
- 조명, 난방 및 공조기가 있어야 함

장비

- 병원과의 교신을 위한 통신장비가 있어야 함
- 제세동기와 흡입기가 있어야 함
- 장비들을 보관할 수 있는 공간이 마련되어 있어야 함

3. 장비

장비는 응급상황에서의 사용에 용이 하여야 한다. 환자의 안정화를 위하여 사용하던 장비와 같은 수준의 장비를 이송 중에도 사용할 수 있어야 겠다. 그러나 장비 자체가 방해가 되거나 한정된 이송 공간 내에서 사용하기 어려워서는 안된다. 다음의 장비들은 구비해야 할 장비들이다.

- 기도유지장비 및 흡인장비(백벨브마스크, 구인두기, 기관삽관용 튜브, 비인두, 구인두용 튜브, 외과적 기도확보를 위한 장비들 등)
- 적절한 산소공급장치
- 이동형 산소호흡기
- 흉부압박을 위한 장비
- 이동형 다기능 환자 감시장치(이산화탄소감시, 산소포화도, 심전도, 혈압측정, 체온측정, 환자에게 삽관된

도관을 통한 혈역학적 정보를 표시할 수 있는 2개 이상의 단자 확보 등)
- 제세동기
- 자동경정맥주입기
- 온열장치

4. 약물과 수액

- 안정제(propofol or midazolam)
- 진통제
- 근이완제
- 항경련제
- 만니톨(Mannitol), 적응증 되는 다른 이뇨제도 사용 가능
- 승압제와 심정지에 쓰이는 약물들
- 정맥을 통하여 주사할 수 있는 수액들
- 출혈이 심한 환자를 이송할 경우 혈액제재들

이송 중 치료

1. 환자감시

가능하면 환자의 초기 안정화를 위하여 사용했던 인공호흡기와 환자감시 장비를 이송 중에도 사용하는 것이 바람직하다. 안정화 치료에 적용되었던 인공호흡기 설정의 작은 부분이 이송 중에 변화 되어도 환자는 악화경로를 밟을 수 있다. 환기량이나 환기 횟수의 변화로 저환기가 일어난다면 뇌압의 상승을 초래할 수 있고, 고환기가 일어난다면 뇌허혈 발생의 위험요인이 될 수 있다. 호기말 양압 환기(PEEP)의 경우 안정화 치료에서 적용된 것이 이송 중에도 적용될 수 있도록 주의를 기울여야 한다.

2. 이송침대

설계된 이송침대는 구급차라는 한정된 공간에서도 싣고 내리기에 무리가 없다. 이송침대의 설계는 해당기관의 인증을 받은 것이라야 한다.

다음은 이송침대가 갖추어야 할 특징들이다

- 가능한 가볍고 강해야 한다
- 이동형 인공호흡기, 정맥주입펌프, 흡인기, 환자 감시장치 등을 부착할 수 있도록 설계된 것이 좋다
- 무게 중심이 낮게 설계된 것이 안전하다
- 환자의 척추보호를 위해서 또는 심폐소생술을 시행해도 무리가 없도록 바닥이 견고해야 한다
- 간이침대 정도의 크기

- 기관내 삽관이 되지 않은 환자의 구토시 흡인을 막기 위하여 머리쪽을 아래로 내릴 수 있는 것이 좋다.

3. 이송 중에 발생하는 문제의 조정

출발전 재점검

- 'physiologic system check' 의 기준으로 다음의 사항을 확인한 이후 출발한다
- Airway(A) : patency, security
- Breathing(B) : oxygenation, ventilation
- Circulation(C=3H) : hemodynamics, hemoglobin, hemostasis
- Disability(D ; nervous system) : consciousness, pain, IICP
- Metabolism(EFGH) : electrolyte, fluids, gut, glucose, hormones
- Host defence(all the 'I" s) : injury(자세의 변화 등을 이유로 확인하지 못한 상처 확인), infection, intoxication, immune reaction or allergy

술기

이동 중에는 술기를 시행하기 어렵다. 정확한 술기를 위해서는 차를 세우거나 비행기의 경우 착륙이후에 시행해야 하는데 술기를 시행함으로써 얻는 이득과 술기 시행을 위하여 소비되는 시간 사이의 이득을 잘 따져봐야 한다. 이상적인 것은 초기 처치시에 최대한 환자의 안정화를 이루어 내고 이송은 주의 깊게 시행하여 도관의 관리나 환자의 지속적인 감시에 만전을 기하는 것이 필요하다.

의료지도

구급차에 비치된 무전기나 무선전화를 이용하여 의료지도를 요청할 수 있다. 경우는 다양하다. 전원될 병원의 의료진과의 연결, 소속된 이송요청 병원의 경험 많은 의료진과의 연결 등이 가능하다. 구조팀이라면 환자를 이송할 병원이나 소속된 기관의 의료지도 담당자와의 연결을 통하여 의료지도를 받을 수 있다.

기록

이송환경이 정상적인 의료 활동을 하기에 적당하지 않으나 이송자는 이송기록을 남겨야 한다. 전자기기를 이용한 음성기록도 가능하며 이송기록지를 작성하는 형태도 가능하다. 이송기록은 인수팀에게 전달한다.

도착과 인수인계

1. 이송팀

환자를 구급차에서 내리는 과정은 태우는 것 만큼 위험하다. 환자의 상태가 위중하고 이송상황에 견디기 어

려울 것으로 판단되면 진정제와 근이완제를 사용한 안정을 고려한다. 환자를 인수팀에 완전히 인수인계하기 전까지 기본적인 주의와 환자감시를 지속한다.

인수팀에 인계해야 할 정보는 다음과 같다.

- 환자에 대한 의무기록
- 이송기록지
- 검사결과지
- 방사선검사결과지
- 보호자와의 연락처

2. 인수팀

인수팀에서 가장 먼저 확인해야 할 사항은 다음과 같다.

- 환자에 대한 재평가(ABCD)
- 이송팀으로부터의 환자정보 취합
- 인공호흡기와 환자감시장치를 인수팀 것으로 교체
- 환자의 이송 전 설정사항에 대해 이송팀과 논의
- 이송팀의 장비를 챙겨서 넘겨줌

이송팀, 인수팀 사이에 서로 예의를 지키는 것이 중요하다. 이송과정에서의 의문이나 문제가 있다면 정중하게 문제제기가 되어야 한다. 치료과정 중에 발생할 수 있는 시각의 차이는 인수인계 과정에서 다투는 것 보다 책임자 사이의 논의로 넘기는 것이 합당하다.

이송체계의 계획과 점검

1. 훈련

이송자들은 다음의 사항에 대하여 훈련 받는다.

- 외상치료의 원칙을 이해
- 이송의 필요성과 원칙, 문제점 등을 이해
- 이송환자를 대하는 방법을 숙지
- 육상 및 항공이송에서의 안전과 통신에 대한 교육
- 이송 중 약물 및 장비의 사용에 대한 교육

2. 이송지침

우리나라에서는 아직 보편적으로 합의되고 문서화된 가이드라인이 없다. 단, 개별 병원에서 지역적인 특징과 환자군의 특성을 고려한 이송지침 개발이 필요하다. 무분별하고 원칙 없는 이송이 아니라 지침에 따른 이송이 이루어질 수 있도록 노력해야 한다.

3. 점검

이송 후 점검은 주로 이송기록지를 근거로 이루어진다. 문제점들을 발견하고 발견한 문제점이 개선될 수 있도록 이송체계를 점검해야 한다. 이러한 문제가 여러 단계에 걸쳐 있다면 병원의 QA 활동을 통하여 고정될 수 있다.

참고문헌

1. Gentleman D et al. Guidelines for resuscitation and transfer of patients with serious head injury, BMJ 1993.
2. Martin T. Pre-hospital medicine. London: Arnold 1999.
3. Oakley PA. Interhospital transfer of the trauma patients. Injury 1999.
4. Brain trauma foundation. Management and progress of severe traumatic brain injury 1995 and 2003 update.

CHAPTER 07 : 기도 관리

개요

산소공급과 환기는 치명적인 외상을 입은 환자의 소생에서 출혈 조절 이후에 가장 우선적이다. 기도폐쇄는 외상환자에서 흔히 발생되며 환자가 사망할 수도 있다. 이는 간단하고 기본적인 확인으로 막을 수 있다. 조직 저산소증에 의한 사망은 산소화가 안되거나 순환이 안되거나 둘 다 안되어 사망하게 된다.

산소화와 환기는 중증 외상환자 소생에서 출혈조절 이후에 가장 우선적이다.

소생술의 'ABC' 에서 'B' 전에 'A' 가 와야 하고, 'C' 앞에 'B' 가 선행되어야 한다. 만약 한 단계에서 문제가 있으면 다음단계로 가기 전에 즉각 해결해야 한다. 기도폐쇄는 즉시 해결 되어야 한다. 아니면 심각한 저산소 뇌손상이나 심정지가 수분 이내에 발생한다. 기도가 확보되어도 환기가 보장되는 것은 아니며 저산소증이 교정되지 않으면 어떠한 추가 처치도 무의미하다.

기도확보, 환기, 산소화는 우선적으로 조사되고 처치되어야 하고 다른 치명적인 손상이 있어도 간과되어서는 안 된다.

경추손상은 기도관리 중에 악화될 수 있어서 외상환자에서 경추안정이 환자기도확보에 영향을 주지 않는다면 동시에 이루어져야 한다.

기도관리와 경추고정이 동시에 이루어져야 한다.

외상환자에서 발생할는 기도 관련 문제

연부조직폐쇄

의식이 없는 환자는 목과 인후근육이 처지고 혀가 뒤로 밀리게 된다. 연구개와 후두개를 포함한 다른 곳에서도 호흡시 음압에 의한 폐쇄가 일어난다.

부종, 혈종

얼굴과 목의 외상이나 화상으로 발생한다. 기도화상은 빠르고 심하게 부종이 생겨 조기에 기도삽관을 하지 않으면 위험해진다. 후두나 기도에 직접적인 외상도 폐쇄의 원인이 된다.

이물질

치아, 보철물, 조직조각, 피떡(혈액응고물), 반고체의 위 내용물이나 어떠한 외부 물질도 기도폐쇄를 유발할 수 있다.

안면골변형

골절된 상악골은 뒤쪽아래로 이동하게 되며 이후 뒤쪽의 연구개를 밀면서 기도를 막을 수 있다. 아래턱이 양쪽이 골절되어 움직이는 조각같이 되면 혀를 뒤로 밀게 되어 기도가 막힐 수 있다.

경추손상

경추손상 만으로 기도를 막지 않지만 경추고정은 기도관리를 더 어렵게 한다. 경추고정을 하는 동안에 환자의 기도가 폐쇄되지 않는지 확인 하는 게 중요하다.

위내용물흡인

많은 외상환자들은 위가 꽉 찬 상태이고, 위배출이 지연되고, 의식이 저하되면 방어적인 후두반사가 둔화된다. 위내용물 역류는 치명적인 흡인성 폐렴을 유발하게 된다.

산소

저산소증

산소는 세포대사와 장기기능에 필수적이다. 산소가 공급되면 세포는 유산소 생화학적 연료로 에너지와 이산화탄소를 만들어 낸다. 산소가 없으면 세포는 무산소 대사를 하게 된다. 이는 오래 지속되지 못한다. 에너지 생성에 비효율적이고 젖산을 생성시켜 지속적인 대사성 산증을 유발한다.- 세포는 기능을 멈추게 되고 영구적 손상을 받는다. *산소가 부족하면 기계가 중단되고 기계기능이 파괴된다.*

저산소증은 조직으로 산소가 충분이 공급되지 못하는 것을 의미한다. 이러한 원인은 호흡하는 공기에 산소가 적거나, 기도가 막히거나, 환기가 되지 않아 산소가 혈액내로 못 들어 가거나, 혈액내에 산소가 적은 경우(저산소혈증) 등이 있다. 일산화탄소나 시안화물 중독으로 세포 내에서 산소를 사용하지 못하는 경우도 있다. 과탄산혈증은 이산화탄소가 축적되는 것이다.

기도확보와 조직 산소공급은 다음에 의한다.

- 환기 - 폐로 공기를 밀어 넣는 기계적 작용
- 확산 - 산소가 폐포-모세혈관막을 통과하여 농도차에 의해 혈액내로 들어 가는 것, 이산화탄소는 산소와 반대로 된다.
- 관류 - 산소포화 혈액을 조직의 모세혈관으로 이동시켜 산소를 세포 안으로 이산화탄소를 세포 밖으로 이동시키는 것

정상 흡기는 횡격막과 외측 늑간근육이 수축하여 발생되고 호흡이 힘든 경우 목갈비근과 흉골유돌근도 사용된다. 호기는 일반적으로 폐탄성에 의한 수동적인 작용으로 발생한다. 숨을 들이 마시게 되면 인후근육은 음압에 대한 저항으로 긴장이 증가하고 성대는 벌어지게 된다. 이러한 근육긴장은 의식이 없는 환자에서는 감소하거나 없어지면서 흡기 시 인후근육이 처치게 되고 결과적으로 기도를 막게 된다.

기도 폐쇄와 환기저하는 저산소혈증과 과탄산혈증를 유발한다. 기도폐쇄가 해결되고도 폐쇄 후 폐부종이 생길 수 있다.

저산소혈증 원인

저산소혈증의 원인은 표 7-1에 있다.

심박출량이 감소하면 느려진 순환으로 체내에서 혈액내 산소를 더 사용하게 되어 혼합 정맥산소분압이 감소한다. 폐포-모세혈과 확산이 감소되면 이곳을 지나는 혈액은 산소를 받지 못하게 되는 단락(shunt)이 발생하여 저산소혈증이 발생된다. 이러한 경우는 폐좌상에서 나타난다.

표 7-1 | 저산소증의 원인

① **흡입산소의 낮은 분압**(예. 폐쇄공간에서 화재시)	② **기도폐쇄**
③ **무호흡이나 저환기** 중추신경계저하(두부외상이나 약물) 경추손상으로 인한 횡경막이나 늑간근육 영향 신경근차단제	④ **환기에 영향을 주는 기전** 동요가슴 긴장성 기흉 혈흉 병적인 비만
⑤ **폐-모세혈관 확산 장애** 폐부종 폐좌상 폐경화나 허탈 혈액, 물, 구토물 흡입	⑥ **심박출량 감소** 저혈량 쇼크 심장좌상 심장 눌림증 긴장성 기흉

저산소혈증의 영향

여러 장기들은 저산소혈증에 대한 민감도가 다르다. 심장과 뇌는 가장 민감하다. 저산소혈증의 주요 영향은 다음과 같다.

- 대사성 : 무산소 대사, 대사성 산증, 과칼륨혈증(스트레스 호르몬에 의해 저칼륨혈증이 일어 나는 게 더 흔하다.)
- 신경학적 : 뇌혈관확장과 뇌내압 상승으로 혼미, 초조, 졸음, 발작과 혼수
- 심혈관 : 심근수축감소, 부정맥. 심한 저산소증은 심각한 서맥을 일으키고 결국 무수축이 된다.
- 호흡 : 저환기로 인한 저산소증이 아니면 호흡충동이 증가
- 콩팥 : 콩팥기능 감소, 급성신부전
- 소화기 : 간기능저하, 장관막 투과증가로 전신 염증반응을 유발한다.

과탄산혈증영향

과탄산혈증 또는 혈액내에 이산화탄소가 많은 효과는 다음과 같다.

- 대사 : 호흡 산성, 과칼륨 혈증
- 신경 : 뇌혈관 확장과 뇌내압 상승으로 졸음과 의식저하
- 심혈관 : 교감신경계자극으로 고혈압, 빈맥, 부정맥 유발
- 호흡 : 고탄산혈증이 저환기에 의한 원인이 아니면 호흡충동 증가

산소투여

고농도 산소투여에 대한 의학적 금기는 적다. 만성폐질환환자에서 이산화탄소 증가위험도 과장되어 있다. 저산소증을 치료하는 것이 우선이다. 의심이 되면 먼저 산소를 주고 필요하면 환기도움을 하면 된다.

자발 호흡이 있는 환자는 NRRM을 사용하여 산소를 투여한다. 이는 고농도 산소를 주는 가장 좋은 방법이다. 적어도 85% 이상의 산소를 분당 10-15L로 줄 수 있다. NRRM을 사용하지 못하면 표준 허드슨타입 마스크로 사용할 수 있다. 60-70%의 산소공급이 가능하다. 비강케눌라는 비교적 산소농도가 적고 예측하기가 어려워 사용하지 않는 것이 좋다.

백밸브마스크(BVM)는 최소 85% 이상, 분당 10-15L를 공급할 수 있고, 보유주머니를 달 수 있다. 이산화탄소는 일방향 밸브로 제거된다.

재호흡이 안 되는 마스크를 사용하여 100% 산소를 투여한다.

중증외상에서 고농도산소를 모든환자에게 투여한다.

기도와 환기에 대한 검진

기도에 대한 전체적인 검진은 다음을 위해 필수적이다.

- 기도와 호흡 저하를 확인한다.
- 기도저하 가능성을 확인 한다.
- 다음의 경우
  - 의식이 저하되어 연부조직 폐쇄가 발생
  - 화상에 의해 부종 증가
  - 혈종
  - 혈액, 분비물, 구토물이 고임

경추손상, 인후손상, 기도삽관을 어렵게 하는 기도외상 등 기도처치 위험성을 확인한다.

기도 검진과 처치는 동시에 이루어 져야 하지만 명확하게 하기 위해서 조사에 대한 기록은 나누어 져야 한다. 악화위험이 있어서 지속적인 재조사는 중요하다. 만약 환자가 나빠지면 '〈 C 〉ABCDE' 기본으로 하고 기도재확인이 필수적이다(〈 C 〉는 적절하게 조정되는 것을 말한다). 만약 환자호흡수가 증가하는 것은 기도폐쇄, 기흉 증가, 저혈량성 쇼크 등이 원인이 될 수 있다.

지속적인 검진이 중요하다.

15초 검진

초기 빠른 검진 동안 명확한 기도 문제나 호흡곤란이 없는지 '신속하게 살핌' 이 중요하다. 질문에 잘 답하는 환자는 기도, 호흡, 뇌순환에 문제가 없고 신경학적으로 정상일 것이다.

자세한 검진

기도에 대한 자세한 검진은 세가지 단계로 나눈다. 보고, 듣고, 느낀다.

본다.

- 기도 : 폐쇄, 혈종, 부종, 이물질, 외상, 화상 등을 본다.
- 목과 가슴 : 호흡수, 깊이, 양상, 보조근 사용, 기관견인, 기관 치우침, 이상운동이나 보이는 외상

듣는다.

입에서 호흡소리를 듣고, 연부조직 폐쇄로 코고는 소음이 들리는지, 기도에 구토물, 침, 혈액 등으로 드렁거리

는지, 협착음(흡기시 나는 잡음), 상부기도 일부 폐쇄나 후두연축인 경우와 후두 폐쇄나 손상에 의한 쉰 목소리.

느낀다.

- 입에 공기 흐름이 있는지
- 목과 가슴에 동통, 비빔소리, 피하기종 등 손상흔적이 있는지

상부기도 폐쇄는 흡기시에 가슴이 나오고 배가 들어가고 호기시에는 반대로 되는 기이한 시소운동이 일어난다. 보조호흡근이 자극되고 기관견인이 일어나다. 소아에서는 늑간과 늑하오목이 보인다. 후두손상은 명백하지 않을 수 있다. 부종, 목소리변화, 후두마찰음, 피하기종이 보일 수 있다. 이러한 소견들은 숨을 쉬는 환자에서만 나타난다. 환자가 숨을 쉬지 않는다면 보이는 소견은 환기하기 힘들어 보이는 것이다.

'호흡곤란증' 은 기도나 호흡의 문제도 있지만 다음과 같은 것도 있다.

- 심한 쇼크가 호흡중추 자극
- 두부손상이 빠른 호흡, 느린 호흡, 불규칙한 호흡을 유발
- 저혈량증이나 폐혈증에 의한 산증

기본 기도 처치

모든 외상환자에게는 고농도산소를 투여하여라.

경추고정

환자가 고정되지 않았다면. 경추손상이 조금이라도 의심되면 신속하게 경추고정을 해야 한다. 나중에 경추손상이 없다는 것이 확인되면 고정을 제거하면 된다.

의식이 명료하고 기도가 깨끗하면 초기 안정화 이후 반경직 경추칼라, 척추보드, 머리블록이나 모래주머니, 머리끈으로 고정한다. 환자의식이 저하되고 기도저하가 있으면 수평수기안정(manual in-line stabilization(MILS))을 기도 확보 시까지 한다.

기본 기도처치

기도가 이물질, 피, 구토물이 없으면 기본 기도 처치법을 시행해야 한다. 턱 들기와 턱 올리기는 혀와 턱 앞조직, 후두개가 앞으로 끌어올려 진다. 환기가 필요한 경우 안면마스크를 사용하여 할 수 있다. 턱 들기시 보조자는 경추를 고정하게 하고, 너무 꽉 조이는 안면마스크 사용을 하지 않는다.

경구 기도유지기와 비인도 기도유지기가 도움이 되나 위의 방법들을 대체하지는 못한다. 이러한 기구 사용 시에는 환자를 재검하고, 필요하면 지속적인 턱 들어올리기를 계속한다.

계속적으로 턱들어올리기를 하지 않으면, 기도가 막힐 수 있다.

턱들기

턱을 한 손이나 두 손 엄지와 집게손가락으로 턱뼈결합 앞쪽을 잡아 앞으로 들어 올린다(그림 7-1).

환자 입에 엄지를 넣어 턱을 드는 방법은 위험할 수 있다. 환자가 양측 아래턱골절이 있는 경우를 제외 하고 사용하면 안 된다. 골절의 경우 장갑을 끼고 골절된 부위를 앞으로 끌어 올린다.

턱들어밀어올리기

방법 1

환자 머리위에서 양손을 위치시키고, 손바닥으로 압력을 주면서 머리를 안정시킨다. 양 엄지로 입을 턱뼈결

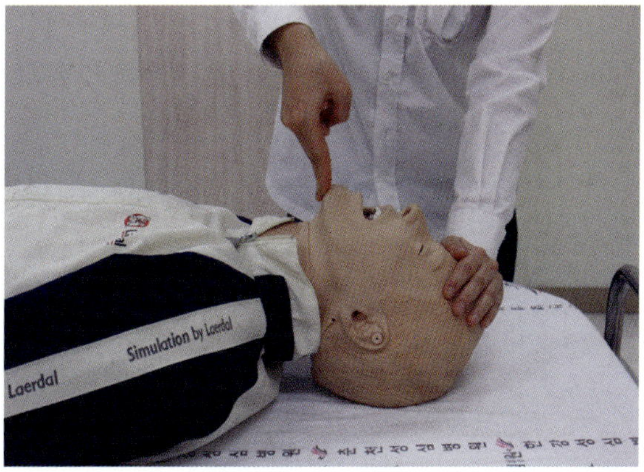

그림 7-1 | 턱들기

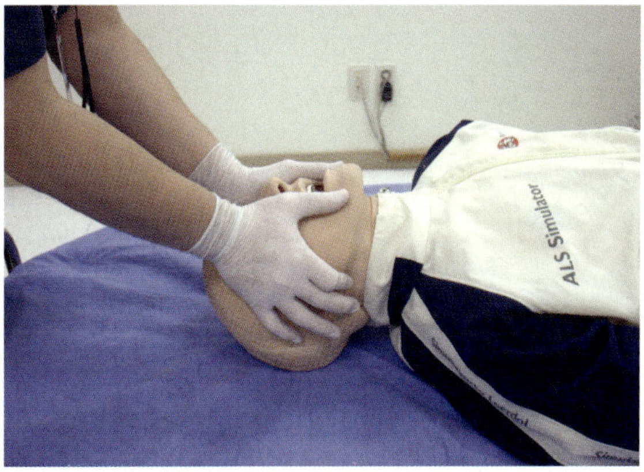

그림 7-2 | 턱밀어올리기 방법1

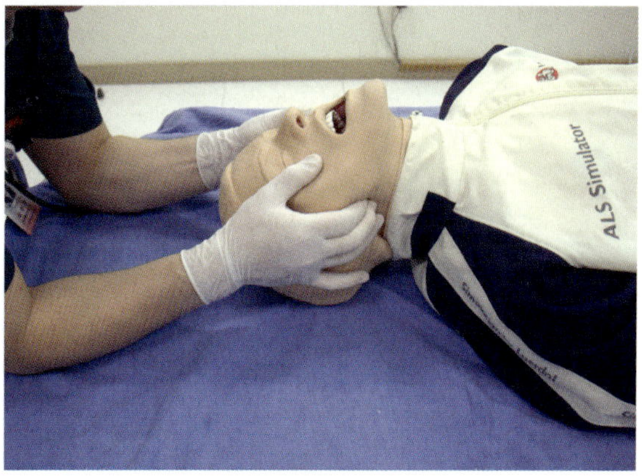

그림 7-3 | 턱밀어올리기 방법2

합부위 앞쪽으로 열고 아래턱각에 다른 손가락들로 아래턱을 앞으로 밀어 올린다(그림 7-2).

방법 2

환자 머리 위나 몸 쪽에서 양 엄지를 광대뼈에 위치시키고 아래턱 각에서 손가락으로 아래턱을 들어 올린다.

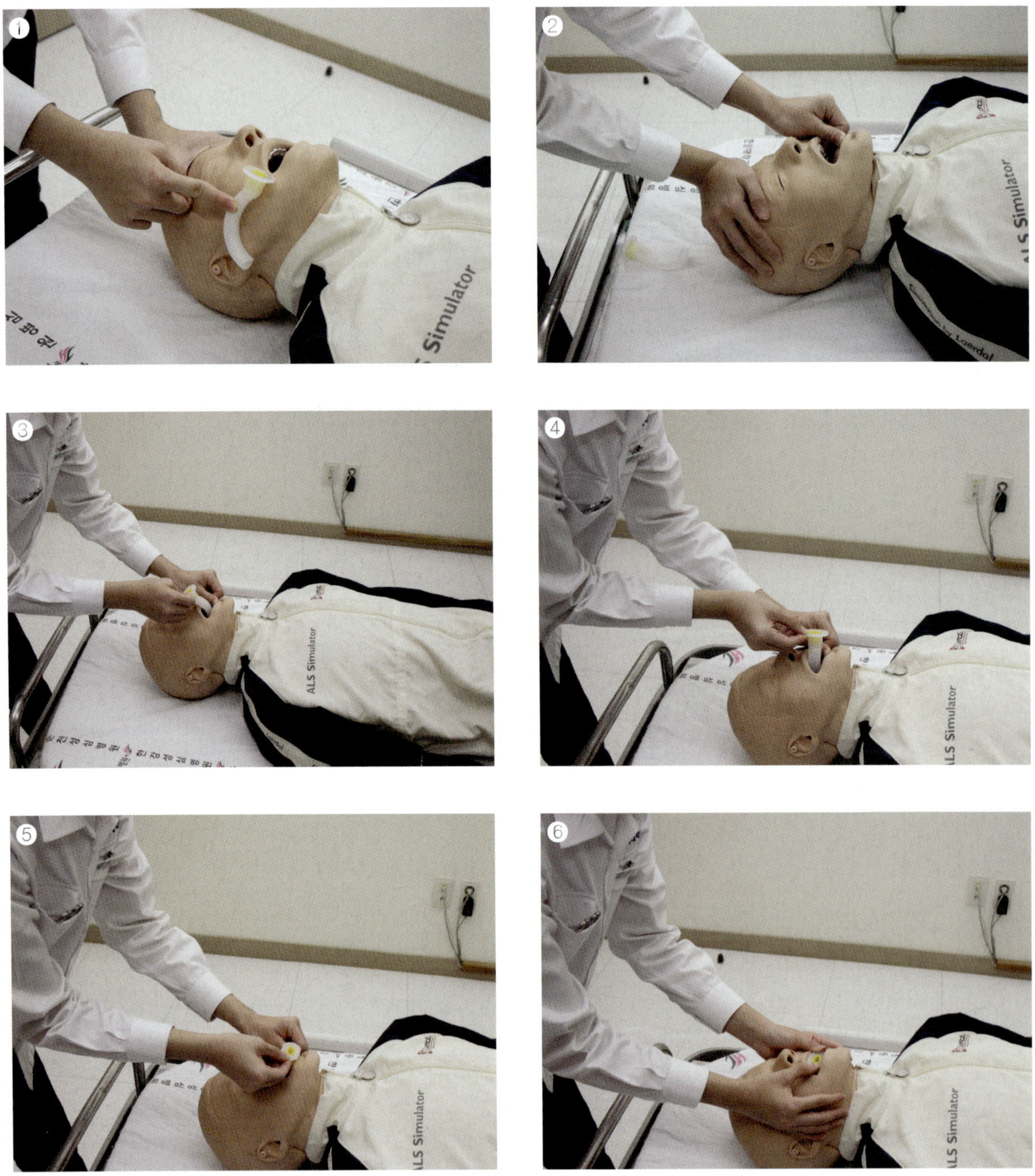

그림 7-4 | 경구기도기 삽입방법

기본기도장비

경구기도유지기(Guedel)

구역반사가 없는 의식저하환자에게 사용한다. 크기는 환자체구에 따라 선택한다. 작은 성인은 2, 중간은 3, 큰 성인은 4번을 사용한다.

다른 방법으로 앞니와 아래턱 각사이 거리를 재어 사용한다(그림 7-4). 입을 열고 볼록한 면이 아래로 가도록 뒤집어서 넣는다. 혀 뒤쪽으로 가면 기도를 180도 돌려서 테두리가 앞니에 올 때까지 진행시킨다. 환자 검진을 다시 하고 필요하면 턱 들기를 한다.

경구기도유지기의 합병증은 치아와 점막손상, 혀가 뒤로 밀려들어 기도를 막거나 큰 것을 사용하여 후두덮개까지 도달하면 구역, 기침, 후두 연축, 구토, 흡인 등이 있다. 이러한 합병증이 생기면 기도기를 제거하고 비인두 기도유지기를 고려해야 한다.

비인두기도유지기

구역반사가 있는 의식저하환자에서 경구기도유지기 보다 더 편안하고, 입벌림 장애나 안면부종으로 구강기도유지기를 사용하기 어려운 경우에 유용하다. 뇌기저부 골절, 위 턱뼈골절이 의심되는 경우에 체판을 관통하

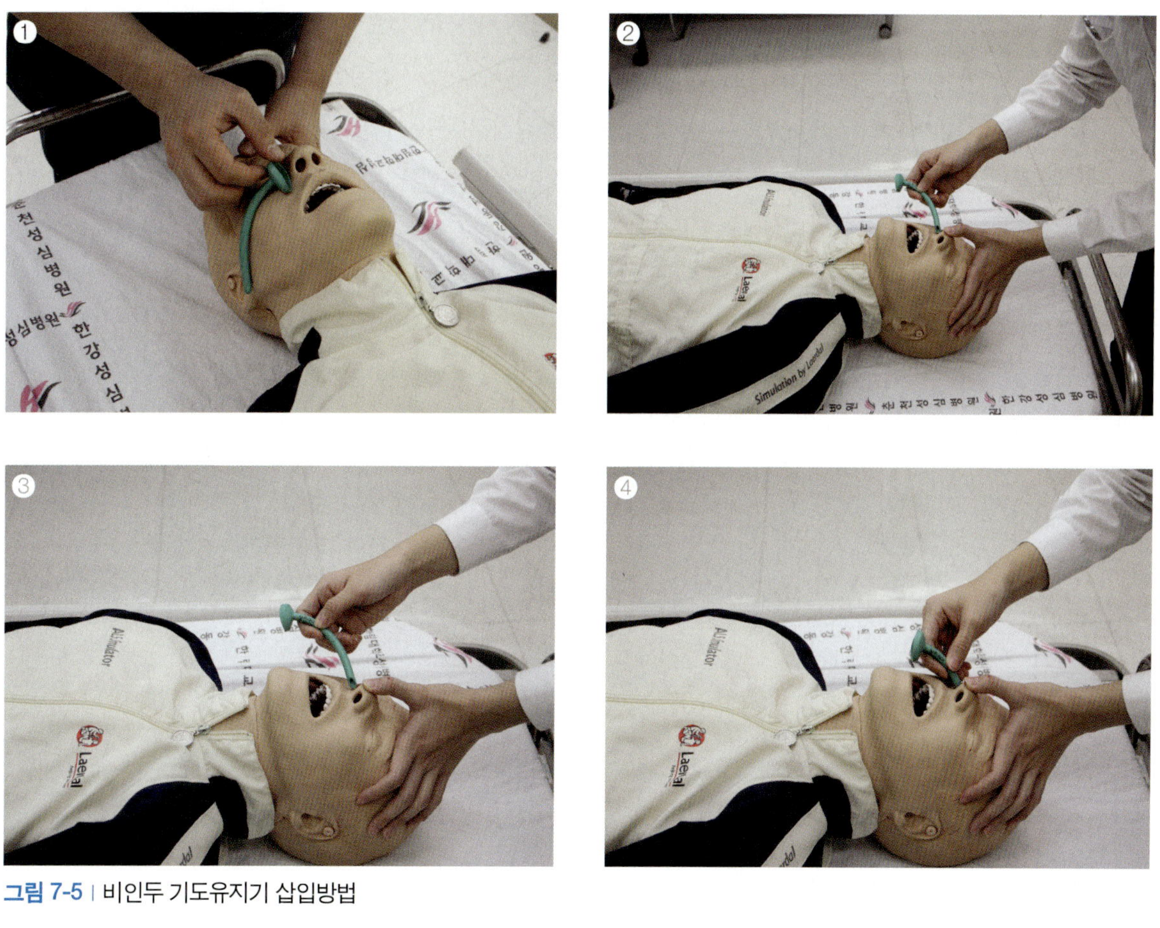

그림 7-5 | 비인두 기도유지기 삽입방법

여 두개강 내로 들어 갈 수 있어 사용하면 안 된다. 하지만 저산소증이 해결되지 않을 때 조심스럽게 사용할 수 있다. 두개강 내 손상 위험은 과장된 면이 있다.

크기는 다음과 같다.

- 여자 성인 : 6.0 - 7.0mm(내경)
- 남자 성인 : 7.0 - 8.0mm(내경)

비인두 기도유지기는 사용 전에 수용성 젤로 도포하고 기도 내 흡입되는 것을 막기 위해 안전핀 테두리 끝에 통과시키고 사용한다. 콧구멍으로 비인두 바닥을 따라 뒤로 들어가게 넣는다(그림 7-5). 엄지와 검지로 부드럽게 돌리면서 전진하면 쉽게 들어 간다. 만약 저항이 느껴지면 다른 쪽 콧구멍으로 하거나 더 작은 것으로 시도한다. 테두리가 콧구멍입구까지 오게 넣는다. 기침이나 후두 연축, 기도폐쇄가 생기면 1-2cm 뒤로 뺀다. 환자 검진을 다시 하고 필요하면 턱 들기를 한다.

부작용은 코 선반이나 코 점막손상, 코 출혈, 구역, 구토, 너무 긴 것을 사용으로 인한 기도폐쇄유발, 뇌기저골 골절에서 두개강 내 관통위험 등이 있다.

안면마스크환기

어떤 장비를 사용하더라도 비인두 기도와 경구 기도유지기의 사용은 필수적이다. 마스크는 입과 코를 덮는다. 한 손 사용보다 더 잘하려면 두 손을 사용하여 엄지와 검지로 마스크의 딱딱한 부분을 누른다(그림 7-6). 남은 손가락은 아래턱에 갈고리 모양으로 가능하면 새끼손가락은 아래턱 각 뒤로 하여 턱 들기를 같이 하면서 밀착시킨다. 분당 12회로 산소를 같이 하면서 환자가슴이 올라오도록 환기시킨다. 초보자들에게는 한 손으로 마스크를 잘 밀착시키기 어렵다. 이러한 경우 두 명이 같이 한다(한 사람은 마스크를 잡고 다른 사람이 호흡보조를 한다)(그림 7-7).

마취용 보유주머니('검정백')는 100% 산소를 고속으로 줄 수 있지만 조정 가능한 호기말 양압 밸브사용이

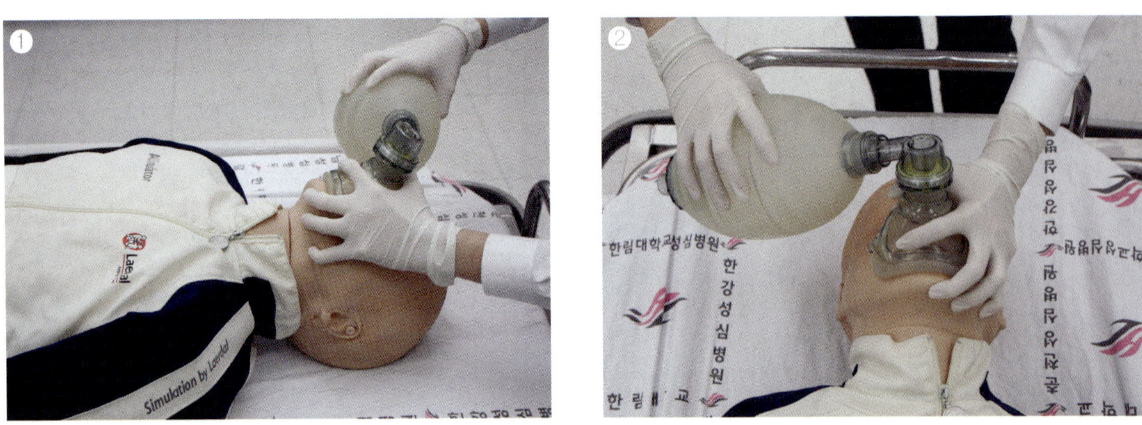

그림 7-6 | 한 손 안면마스크 환기

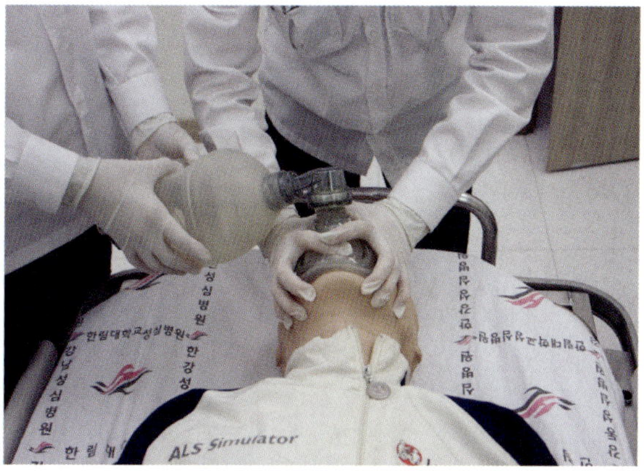

그림 7-7 | 두 손 안면마스크 환기

어렵고 이산화탄소를 재호흡한다. 이러한 이유로 잘 사용하지 않는다.

안면 마스크의 부작용

- 얼굴과 밀착이 되지 않아 환기가 안 된다.
- 위 팽창, 횡격막분리와 위 내용물 역류
- 위 내용물이나 인두내용물에 의한 흡입
- 목 움직임, 경추 손상 악화
- 뇌 기저부 골절환자에서 기뇌와(pneumocephalus), 뇌막염 위험

경추 손상이 의심되면 경추 고정을 해야 한다(그림 7-8). 적절한 환기가 되면 산소를 투여한다. 환기가 적절하지 않거나 맥박산소측정상 산소포화도가 낮거나 동맥혈가스분석에서 저산소증, 다른 저산소증 임상양상이 있으면 백밸브 마스크로 환기를 시켜야 한다. 백밸브 마스크는 연습이 필요하고, 해부학적 변형, 수염, 이가 없는 경우에는 숙련자도 시행하기 어렵다. 필요하면 2인 법을 사용한다. 한 사람은 두 손으로 마스크를 잡고 다른 사람은 백으로 환기를 한다. 백밸브 마스크가 필요한 사람은 기도 삽관도 필요할 수 있다. 모든 처치 이후에는 재검진을 한다. 처치에 대해 원하는 효과가 나타난다는 추정은 하지 않는 게 중요하다.

항상 초기에 전문가의 도움을 구하라.

전문기도처치

전문기도 처치는 다음과 같다.

- 기도삽관
- 후두마스크(LMA : laryngeal mask airway)
- 콤비튜브

- 반지방패연골절개술
- 수술적 반지방패연골절개술

전문기도처치는 산소공급과 적절 환기를 하는 확실한 방법이다. 표준적이고 친숙하며 환자를 위하고 가장 좋은 방법은 마취하에서 입으로 커프 기관튜브를 넣는 것이다. 이 방법은 기도가 '안전' 하다는 것이다. 예를 들어 위 내용물이나 분비물에서 보호된다. 100%산소를 공급할 수 있고 심폐소생술시에 약물을 투여할 수 있다. 하지만 기도 삽관은 훈련과 경험이 필요하고 저산소증이나 기도삽관이 필요한 경우에 시행하지 못함으로 인해 사망하는 것 같은 합병증이 있다. 그래서 적정하게 훈련되지 않은 사람이 기도 삽관을 하지 말아야 한다. 이런 상황에서 전문가가 도착할 때까지 기본적인 처치에 충실하면서 기도확보를 해야 한다. 기도관리에 중요점은 기도삽관이 된 환자는 부주의로 튜브가 빠져서는 안 된다. 튜브가 빠졌거나 잘못된 경우를 인지하고 처치하는 것이 가장 중요하다.

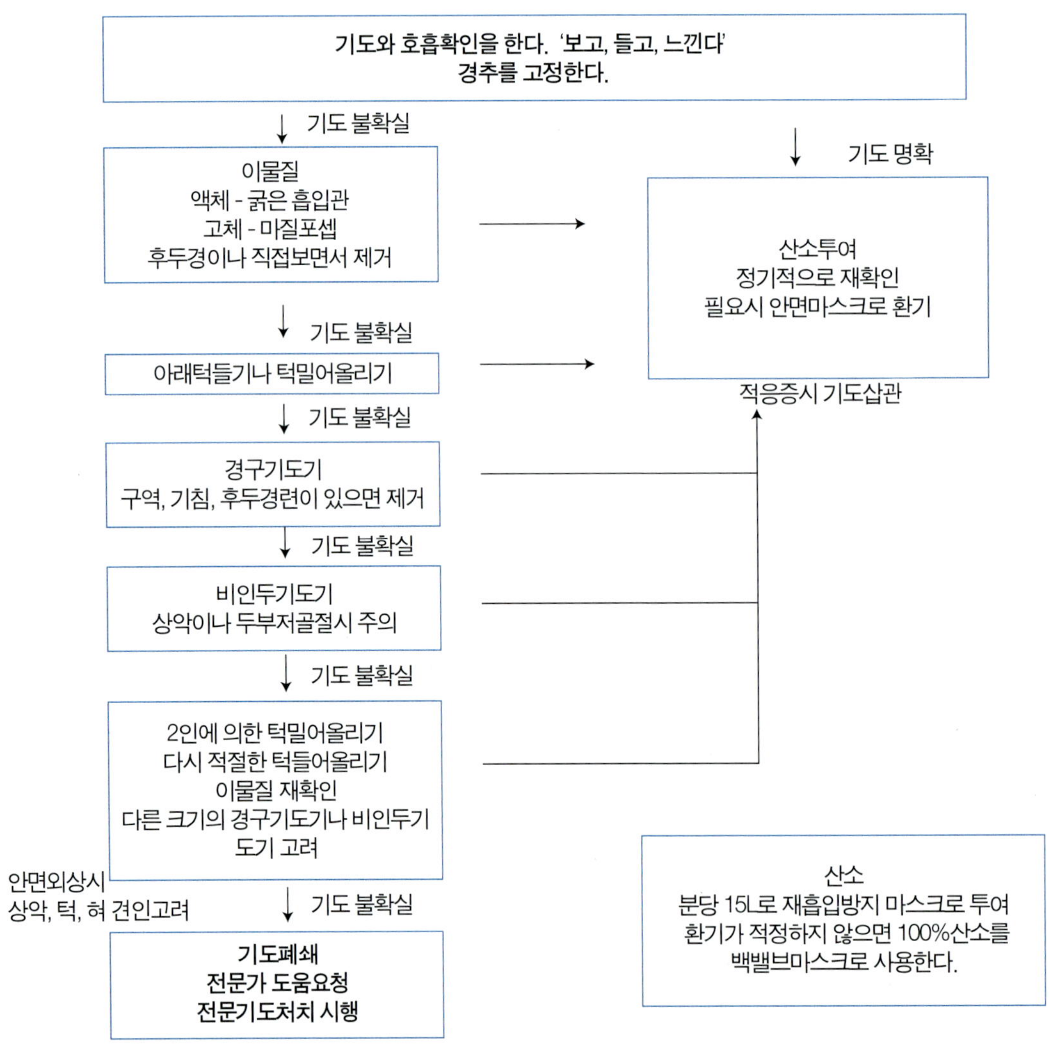

그림 7-8 | 기본 기도처치 알고리즘

튜브가 잘못되는 것에 항상 주의 해야 한다.

식도삽관을 인지하지 못할 경우 환자의 상태는 급격하게 나빠진다.

일부 환자에서는 의식하 기관지경 삽관, 의식하 코 기관삽관, 국소마취 수술적 기도관리 등이 적용 될 수 있다.

경추 고정은 모든 기도관리 시에 하여야 한다. 만약 기도손상이 없다면 환자 머리를 젖혀 코 기관삽관을 제외한 나머지 방법들을 쉽게 할 수 있다.

만약 전문기도처치가 필요하면, 전문가를 빨리 요청해야 한다. 전문가들은 경험 많은 응급의학의사, 마취과, 중환자의사들이다.

적절한 훈련이 되지 않은 상태에서 기도삽관을 시도하지 않는다.

기관삽관

기도삽관의 적응증은 표7-2와 3에 있다. 가장 중요한 금기는 훈련되지 않은 기도삽관이다.

가장 위험한 부작용은 식도삽관이다. 이것을 확인하지 못하면 호흡이 없는 환자는 저산소증이 발생하여 사망한다.

저산소증의 원인은 다음과 같다.

- 성공적인 기도삽관 후 튜브이탈
- 계속적인 기도삽관 시도

표 7-2 | 외상환자에서 기관 삽관하는 적응증

- 기도폐쇄
- 환기저하
- 산소를 공급해도 심한 저산소증
- 의식저하(GCS $\leq$ 8)
- 심정지
- 심한 출혈성 쇼크

표 7-3 | 흡입화상에서 기관삽관 적응증

- 기도폐쇄
- 의식저하(GCS < 8)
- 표피화상 $\geq$ 40%
- 긴 이송시간
- 중증 안면, 기도손상에 의해 기도폐쇄가 임박하거나 내시경으로 기도화상 확인
- 심한 출혈성 쇼크

- 기도삽관을 깊게 하여 기관지 삽관(주로 우측)
- 이전의 외상이 악화 : 후두, 기관 손상 이후 기도가 완전히 막힌 후

다른 부작용은 치아, 혀, 인후, 후두, 기관손상(경추손상 악화), 구역, 기침, 성문연축, 구토(두부손상 환자에서 두개내 압력상승), 부정맥(저산소증에 의한 빈맥, 서맥, 주기외수축) 등이다.

확실한 기도삽관 이후에는 BVM, 마취백, 인공호흡기로 환기를 해야 한다.

장비

표 7-4 | 성인 기관삽관을 위한 장비들

고농도 산소 연결된 백밸브마스크
후두경(메킨토시, 표준과 큰사이즈) - 2개 준비
구경이 큰 흡입장비
커프 기관 튜브 남자 : 7.0-8.0mm 내경, 23-25cm 길이 여자 : 6.5-7.5mm 내경, 20-22cm 길이
부지, 탐침
마질 포셉(이물질 제거나 튜브를 성문으로 보낼 경우)
10ml 주사기
환기 백(인공호흡기)
청진기
호기말 이산화탄소측정기
접착 테입이나 끈
고정기
마취약물, 이름표와 투여기구(예. 주사기와 주사기펌프)
어려운 기도삽관 장비, 후두마스크, 제트환기, 방패반지연골절개기 - 즉시 사용가능
장비들은 즉시 사용할 수 있고, 확인되고 작동해야 한다.

기도삽관 장비는 외상을 처치하는 병원이라면 모두 구비하고 있는 경우가 많다. 상황에 따라 정확하게 필요한 병원 전 장비는 성인과 소아 처치를 하는 응급센터의 장비와는 다르다. 팀의 상급자가 준비된 장비를 매일이나 규정된 기간 동안에 점검하는 시스템이 있어야 한다. 사용되거나 기간이 지나거나 망가진 장비들을 교체하는 효과적인 시스템이 있어야 한다. 마취약들은 같은 장소에 주사기, 이름표와 동반된 장비들이 즉시 사용될 수 있게 해야 한다. 일부 약물들을 미리 채워진 주사기에 있어 바로 사용할 수 있다. 가장 기본적인 기구들은 표 7-4에 표시 하였다.

모니터

산소화는 다음과 같은 방법으로 환자 감시를 시행한다.

- 임상적 : 저산소증을 발견하기는 힘들다.
- 맥박산소측정법 : 환자가 산소를 투여 받고 있으면 저환기를 확인 하지 못한다. 혈액관류가 적으면 오류가 발생한다. 일산화탄소헤모글로빈이 있으면 과다하게 측정된다. 맥박산소측정법은 조직산소화와 무관하게 유용한 정보를 제공한다. 하지만 일산화탄소 농도에 대한 정보가 없고 환기부전인 경우 잘못 측정될 수 있다. 산소공급의 변화나 기도 문제시에 늦게 측정될 수 있다.
- 동맥혈검사 : 모든 주요 외상환자에서 고려해야 한다.
- 심전도 감시 : 외상, 약물, 잘 나타나지 않는 무증상의 심근손상 등에 의한 부정맥을 발견하는데 필수적이다. 호기말 이산화탄소 모니터는 기도 삽관과 아래 사항들에 관련되어 중요하다.
- 침습적 동맥혈 혈압모니터 : 계속적으로 혈압을 측정하고 동맥혈검사를 해야 하는 중증 손상환자에 도움이 된다. 요골동맥 혈압은 저체온환자나 저혈량 환자에서는 유용하지 않을 수 있다. 이러한 경우는 넙다리동맥이나 위팔동맥에 생명을 살리기 위한 시술이 예정되어 있지 않는다면 여기에서 측정한다. 부작용은 적고, 어느쪽 혈관이나 비슷하다.

기관삽관을 위한 마취

의식이 없는 환자면 마취를 하지 않고 기관삽관을 할 수 있다. 하지만 외상 이후 기관삽관이 필요한 대부분 환자들은 구역반사, 근육긴장이 있고 이를 악물고 있다. 이러한 환자들에게 적절한 마취 없어 기도삽관을 하게 되면 구역, 후두연축, 구토, 저산소증, 서맥, 두부손상인 경우 두개압 상승이 나타난다.

기관삽관시 빠른순서로 기관삽관(RSI)을 시행하는 것이 일반적이다. 전산소화를 하고 정맥마취제, 근 이완제를 투여한다.

마취약은 적절하게 훈련되고 기관삽관에 능숙한 의료진에 의해 사용되어야 한다. 약 선택은 손상, 동반질환, 사용 경험 등 여러 가지에 의해 결정된다. 숙련자의 관찰이나 지도 없이 친숙하지 않은 약을 중환자에게 사용하는 것은 위험하다. 위험은 다음과 같다.

근육긴장소실

근육긴장소실이 되면 기도가 폐쇄되고 무소음이 될 수 있다. 기관 삽관과 환기가 안되면 심각한 저산소증이 발생한다. '어려운 기도' 가 예견되면 빠른 연속 기관삽관법은 금기가 되고 더 안전한 의식하 기관지경 삽관이나 국소마취 후 반지방패연골절개술을 시행한다.

저혈압

유도약물들은 혈관확장과 간혹 심근 기능저하를 일으킨다. 저혈압은 혈압수축제에 의해 혈압을 유지하는 저혈량환자에서 심하게 나타난다. 빠른연속기관삽관을 하기 전에 지침대로 큰정맥로를 확보하고 수액을 주입한다.

정맥혈관 확보가 안되면 골내경로를(Intra-osseus) 사용한다.

빠른연속기관삽관에 대한 지침은 표 7-5이다.

표 7-5 | 빠른연속기관삽관(RSI)

1. 활용가능하고 기능하는 장비를 확인한다. 산소, 흡입기, BVM, 후두경, 튜브(커프가 새지 않는지 확인한다.) 부지, 탐침, 약물을 정리하고 라벨을 부착하고 확인하다. 심폐소생술 약물이 있는지 확인한다. 약물주입과 마취약에 의한 저혈압시에 처치할 수 있는 수액을 확인하다.
2. 추가 후두경, 인공호흡기, 여분의 산소공급기, 어려운 기도장비 등이 가능한지 확인하다.
3. 환자감시장비를 확인한다. 맥박산소측정기, 심전도, 호기말 이산화탄소측정기, 혈압기, 필요하다면 침습적 혈압감시장비 등이 포함된다. 알람이 적정수준으로 되어 있는지 확인하고 맥박산소측정기는 저산소시에 경고음이 들리게 한다.
4. 보조자는 손으로 선상고정을 한다. 블록이나 경추 고정의 앞면을 푼다. 머리를 적절히 고정한다.
5. 가능하고 상황이 되면 안면마스크를 밀착하여 4-8분간 전산소화를 한다.
6. 정주 되는 수액에 유도약물을 적정량 투여한다.
7. 정주 되는 수액에 근이완제를 투여한다.
8. 마취효과가 나타나거나 예상시간까지 기다린다.
9. 머리를 적절하게 위치시키고 경추 손상이 의심되는지 확인한다.
10. 후두경을 입 오른쪽으로 삽입하고 혀를 좌측으로 민다. 후두경을 후두덮개 계곡까지 삽입하고 들어 올린다. 치아를 지렛대로 사용하면 안된다. 입술, 혀, 인후에 손상을 주지 않게 한다.
11. 성문이 보이는지 확인한다. 성문이 보이지 않으면 시야를 좋게 하기 위한 행동을 한다. 보조자에게 후두를 뒤쪽, 윗 방향, 오른쪽방향으로 누르게 하면 시야가 좋아 진다. 성문이 보이지 않으면 기관 삽관 시도를 하지 않는다.
12. 튜브를 시야가 가리지 않게 오른쪽으로 삽입하여 성문을 통과하는 것을 확인한다. 튜브를 너무 깊게 넣지 않는다. 성문을 통과하면 된다. 필요하면 부지나 탐침을 사용한다.
13. 100%산소로 환기한다. 커프를 환기 동안에 공기가 새지 않을 정도로 부풀게 한다. 튜브가 잘못 위치하지 않게 한다.
14. 환기하면서 양쪽 겨드랑이에서 청진하고, 위부위에서 공기소리가 나지 않는지 확인하다. 비대칭적인 호흡음은 튜브가 우측 주기관지에 위치한 경우이다. 호기말 이산화탄소를 확인한다. 식도삽관이 의심되면, 튜브를 뽑고 실패한 기도 기술을 시행한다.
15. 튜브를 테이프나 타이로 고정한다. 환자가 의식이 회복되어 튜브를 무는 것을 막기 위해 경구기도유지기를 삽입한다.
16. 환자를 재조사 한다.
17. 필요하면 인공호흡기를 연결한다. 연결 후에 환기와 산소화를 재확인 한다.
18. 위 팽만을 막기 위해 위장관 튜브를 삽입한다. 동맥혈가스검사를 시행한다. 가슴사진으로 튜브위치를 확인한다. 적절하게 산소농도를 낮춘다. 기록한다.

기관삽관시에 저산소증을 예방하는 것이 중요하다. 맥박산소측정법이 안되면 최대 30초간만 시도해야 한다. 실패하면 다시 마스크로 산소화를 하고 시도한다. 삽관 시도시에 다른 사람이 시간을 측정하게 한다.

기관삽관이 힘든 이유는 근육긴장, 기도 부종, 혈종, 이물질, 경추 안정이 필요한 경우, 해부학적 이상이 원인이다.

환자 머리와 목의 위치가 기관삽관을 위해 매우 중요하다. 반지연골에 압력을 주거나 풀어서 방향을 바꿀 수 있다. 후두조작도 도움이 된다. 지속적인 근육긴장이 있으면 전문가 도움이 필요하다. 후두경날로 성문이 보이지 않을 때 길고 유연한 부지(Bougie)를 사용하여 성문을 보지 않고 넣을 수 있으면 부지를 통해 튜브 삽관이 가능하다. 이 방법은 삽관이 어려울 때 언제든 사용할 수 있고 속심보다 효과적이다. 후두경 날 끝이 들리는 맥코이 후두경이나 후두마스크도 어려운 기도 관리에 도움이 된다. 적절한 훈련을 받았다면 기관경 삽관, 맹목 삽관, 콤비튜브 등도 도움이 된다. 이러한 기구들은 훈련을 꼭 받아야 한다.

위의 것들이 공식적인 마취기술을 대체하지는 못한다. 기관삽관을 자주하지 않는 사람은 기술이 빨리 저하되기 때문에 지속적인 경험이 필요하다.

안면부위에 심한 화상을 입은 환자는 안면부종이 튜브고정을 변형시키거나 고정이 안면부에 손상을 줄 수 있다. 기관절개술은 목 화상환자에서 매우 어렵다.

환자 해부학과 손상과 관련된 요소들을 고려한다. 만약 기관삽관이 어려울 것으로 예상되며 전문가에게 도움을 요청해라.

어려운 기관 삽관이 예상되는가?

튜브위치 확인

기도삽관 튜브위치 확인은 식도삽관에 의한 사망을 피하기 위해 중요하다. 다음 과정들이 습관화 되어야 한다.

- 삽관시에 튜브가 성문을 통과하는 것을 확인한다.
- 호기말 이산화탄소 분압을 확인한다.
- 환기백이 부풀어 오르는지 확인한다. 폐는 탄성이 있다. 식도 삽관인 경우 부풀어 오르지 않거나 백이 찌그러지는 듯이 눌려진다.
- 환기시에 가슴이 오르내리는지 확인(양쪽이 같게) 하고 배가 팽창 안되는지 확인 한다.
- 양쪽 가슴에서 호흡음을 청진하다. 겨드랑이에서의 청진은 주기관지로 삽관이 되었을 때도 확인이 안되고 기관음이 전달 될 수 있어 피한다. 윗배에 청진하여 확인한다.

임상적인 튜브 확인은 어려울 수 있고 특히 비만한 환자에서는 더 어렵다. 가장 믿을 만한 임상 소견은 튜브가 성문을 통과하는 것을 확인하는 것인데 초보자는 식도와 기도를 판단하기 어려울 수 있다. 움직임 확인과

가슴과 배에서 청진하는 것도 정확하지 않을 수 있다. 튜브내로 습기가 차는 것은 믿을 수 있는 소견이 아니다. 식도삽관은 결국 청색증을 유발한지만 전산소화 후에는 수분 늦게 나타나고, 이를 확인하지 못하면 너무 늦게 발견된다.

호기말 이산화탄소분압 측정은 기관 삽관의 의무 요소이다. 환자가 탄산음료를 먹은 경우에는 식도삽관시에도 이산화탄소가 측정될 수 있다. 이러한 경우에도 몇 차례 호흡 뒤에는 올바른 결과가 나온다. 심정지 상태나 심박출량이 적으면 폐로 순환이 안되어 이산화탄소측정이 안되어 기도삽관이 잘되어도 잘못된 것으로 판단할 수 있다. 임상적 검진과 침습적인 혈압측정이 도움이 된다.

식도삽관이 의심되면 튜브를 제거한다.

환기관리

환기는 이 분야에 지식을 가진 전문가가 관리해야 한다. 인공호흡기와 환자에서 산소공급이상, 기계이상, 튜브이상, 과환기 등 여러 가지 문제가 있을 수 있다.

기존의 10-15ml/kg 일회호흡량은 폐손상과 다발성 장기 기능부전, 사망률을 증가 시킨다. 변화된 기계환기는 사망률을 감소시킨다. 폐좌상, 중증외상, 수혈이 많이 필요한 환자들은 급성호흡곤란증후군발생 위험이 높다. 가능하면 일회호흡량을 6ml/kg로 한다. 산소농도는 8-10kPa, 산소 포화도는 93% 이상, 정상 이산화탄소농도를 유지해야 한다. 뇌 손상이 없는 폐 손상환자는 고탄소혈증이 용인된다. 날숨끝 양압이나 투여 산소농도는 환자 산소농도에 따라 조정한다. 날숨끝 양압은 뇌 손상이 있는 환자에서 뇌내 압력을 증가 시킬 수 있어 주의해야 한다. 높은 날숨끝 양압은 정맥순환을 줄여 심박출량 감소의 원인이 될 수 있다.

기계환기시 주의 할 점은 다음과 같다.

- 인공호흡기를 잘 조절한다. 일회호흡량을 6ml/kg, 분당호흡수는 12-14회, 호기최대압은 30cmH2O 이하, 초기 산소농도는 1.0으로 하고 필요하면 줄인다.
- 필요하면 진정과 근 이완을 한다. 전문가에 의한 투여가 필수이다. 근 이완이 필요하지 않은 환자에게 신경근 이완제를 투여하면 근육병의 위험이 있다.
- 기도삽관 튜브가 빠지거나 밀려들어 가지 않게 한다.
- 임상적, 맥박산소측정, 호기말 이산화탄소 분압측정, 기도압 확인, 지속적인 동맥혈가스분석 등을 확인한다. 기계환기 환자들은 동맥혈관라인을 하고 인공호흡기와 연결을 항상 확인한다.
- 기도분비물이 있으면 흡입을 시행한다.
- 양압호흡기의 부작용 확인에 주의를 기울인다.

방사선검사나, 수술방, 중환자실로 이송중의 환기관리는 다른 장에서 다루게 된다. 이때는 사고적인 튜브 발관이나 기계고장을 의료진만이 확인하고 처치할 수 있다.

우선 튜브가 빠진 것을 의심해라.

기계환기 환자가 나빠지는 경우

기타 전문기도관리 방법들

후두마스크(LMA)

LMA는 큰관과 스푼모양의 확장 커프로 되어 있다. 입으로 넣으면 후두입구에 커프가 위치하여 기도를 유지하고 자발호흡이나 환기가 가능하게 한다. 삽입이 쉽다. 경추 고정을 한 경우 조금 어렵다.

LMA는 '어려운 기도'가 예상되거나, 전문가가 없을 때, 백마스크환기 대용일 때 환기할 수 있게 한다. 금기증은 훈련이 되지 않은 경우, 구역반사가 심한 환자, 이물질에 의한 기도폐쇄이다.

제한점은 다음과 같다.

- 의식저하 환자에서 구역, 기침, 구토를 자극할 수 있다.
- 삽입 후 쉽게 빠질 수 있다.
- 적절하게 위치 하지 못하면 기도확보와 환기를 보장할 수 없다.
- 위 내용물에 대한 흡인을 막을 수 없다.
- 높은 압력 환기시에 위 팽창, 역류, 흡인 될 수 있다.
- 반지연골누르기가 삽입을 방해한다.

LMA는 기관삽관이 안되고 다른 방법으로 환기가 안 되는 경우 생명을 살리는 도구가 될 수 있다.

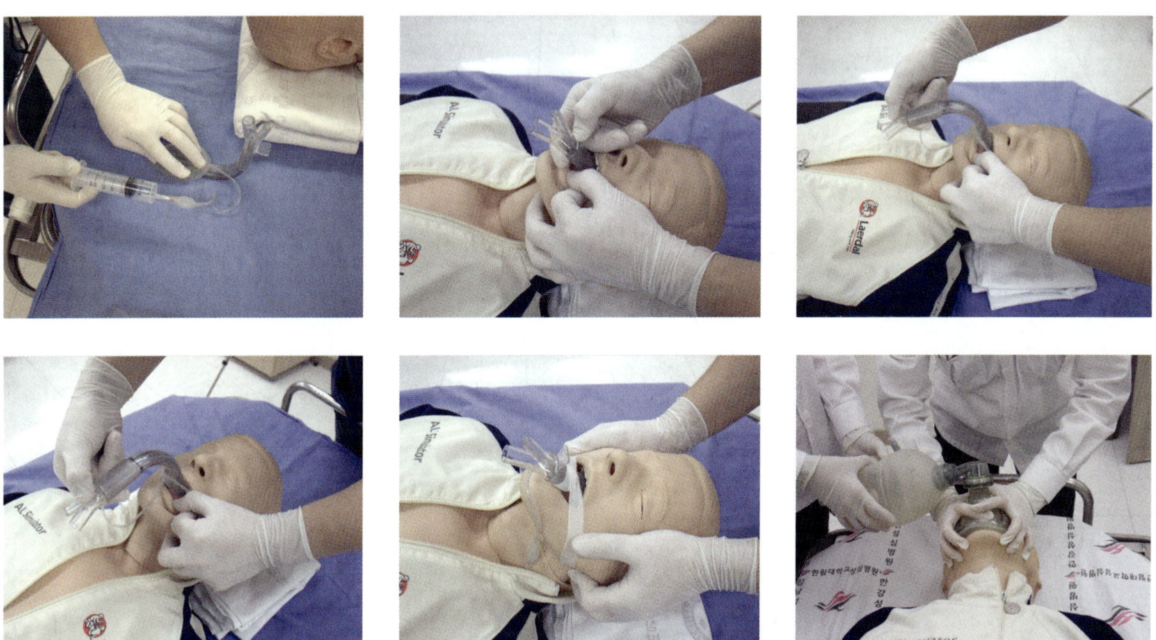

그림 7-8 | LMA Supreme 사용법

LMA는 환기를 절대적으로 보장하지는 않는다.

후두마스크 슈프림(LMA supreme)

후두마스크는 다양한 종류가 회사별로 제품이 개선되어 나왔다. LMA Supreme은 기존의 제품들의 장점을 가지면서 1회용으로 나온 제품이다. 삽입이 쉽고 후두밀착이 잘되는 장점을 가지고 있다.

사용법

1. LMA와 같이 체중에 맞는 크기를 선택한다(기구에 쓰여져 있다).
2. 커프로 공기를 제거 한다.
3. 수용성젤을 LMA 뒷부분에 바른다.
4. 환자를 가능하다면 스니프자세를 유지하면서 마스크 뒷부분이 입천정에 닫게하면서 기구의 곡선을 따라 밀어 넣는다.
5. 저항이 있을 때 까지 밀어 넣고 기구가 권장하는 양 만큼만 커프 공기를 주입한다(기구에 써 있음).
6. 고정기구나 테이프로 고정한다.

아이 겔(i-gel)

후두마스크와 같이 후두를 덮어 환기가 가능하게 한다. 후두마스크와 달리 공기를 부풀이지 않는 장점이 있어 삽입이 쉽다. 1회용이다. 환자 몸무게에 맞추어 사용하며 50kg 이상에서는 4번을 사용하면 된다.

표 7-6 | 아이 겔(i-gel)

i-gal size	Patient size	Patient weight guidance(kg)
1	Neonate	2-5
1.5	Infant	5-12
3	Small paedatric	10-25
2.5	Large paediatric	25-35
3	Small adult	30-60
4	Medium adult	50-90
5	Large adult+	90+

1, 장비준비

장비포장에서 꺼내어 case에서 분리한다(그림 7-9 ①, ②).

2.수용성젤 바르기

수용성젤을 케이스에 짜놓고 뒤쪽부분, 옆부분, 꼭지부분에 겔을 바른다(그림 7-9 ③).

1. 열린 부분이 턱쪽으로 방향으로 하여 삽입한다(그림 7-9 ④).

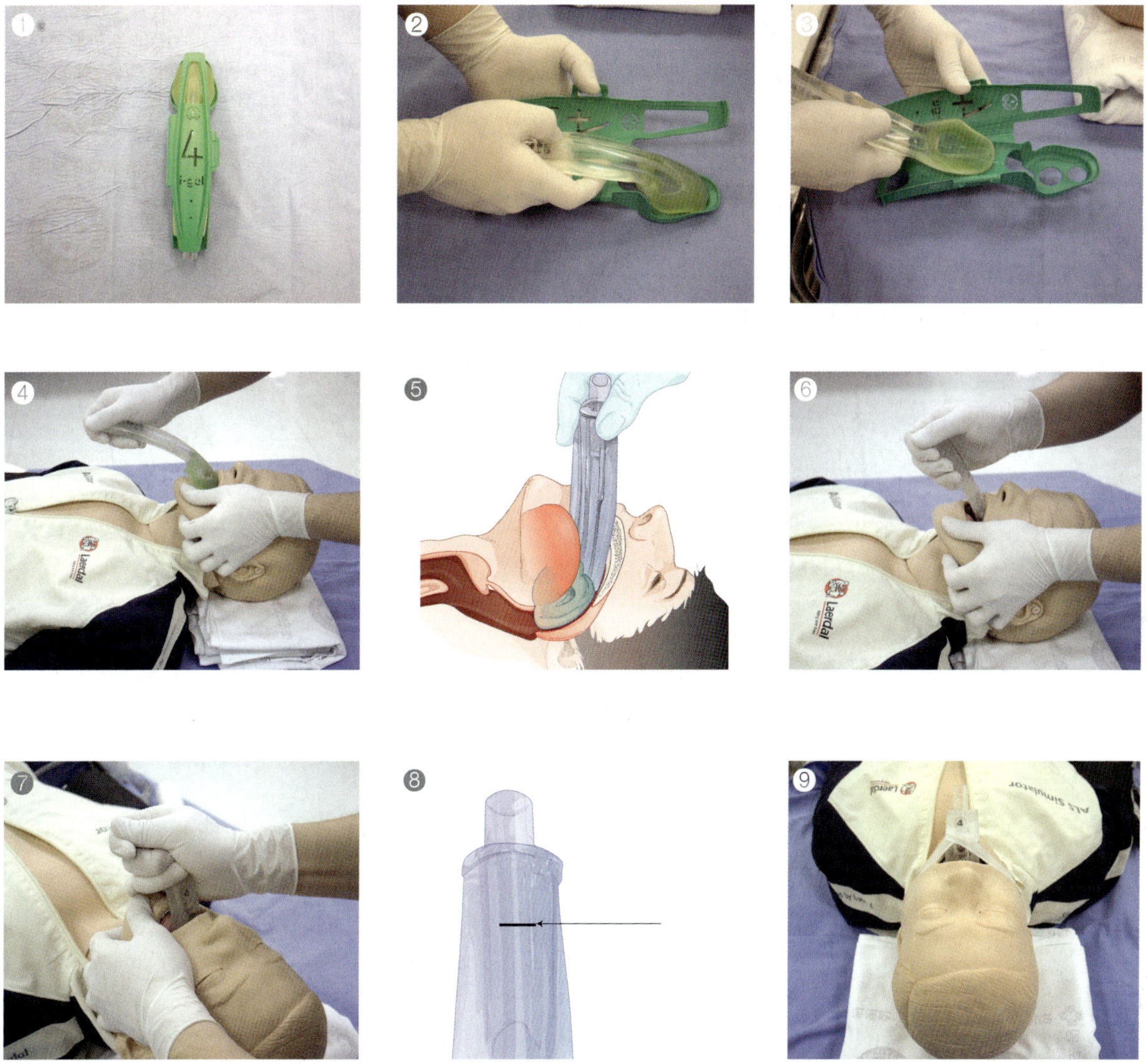

그림 7-9 |

2. 환자는 'sniff position' 을 하면 도움이 된다.
3. 턱을 부드럽게 아래로 내려 입을 벌린다.
4. 경구개를 따라 아래쪽, 뒤쪽방향으로 저항이 있을 때까지 서서히 넣는다.
5. 무리한 힘을 가하지 않고 환자 입에 손가락을 넣을 필요는 없다.
6. 턱밀어올리기자세에서 넣는 동안 저항이 생기면 깊이넣어 옆으로 돌리거(그림 7-9 ⑤)나 머리젖히고 턱들기를 한다.
7. 기구 앞쪽선이 앞니에 올때까지 넣는다(그림 7-9 ⑥, ⑦, ⑧).
8. 테이프로 상악 사이를 고정한다(그림 7-9 ⑨).

코기관삽관

코기관삽관은 후두경일 필요 없고 목 움직임이 적다. 구역반사가 있는 의식저하환자에서도 가능하다. 경추 손상 환자에서 기관삽관보다 더 좋은 점은 있지만 더 안전하다는 증거는 없다. 다음과 같은 결점이 있다.

- 자발호흡이 있어야 한다.
- 구역, 구토, 성문연축, 저산소증, 뇌 내압력 상승의 가능성은 있다.
- 기관삽관보다 구경이 작은 튜브를 사용해야 한다.
- 식도삽관 위험이 높다.
- 두개 저부골절이나 안면중앙부 골절은 상대적 금기이다. 체판을 통해 튜브가 두개 내로 들어 가거나 뇌막염 위험이 있다. 다른 방법으로 저산소증이 해결 안되면 튜브를 뒷 방향으로 넣는다면 인정될 수 있다.

코기관 삽관은 숙련된 사람인 경우에만 기관삽관 대체로 할 수 있는 방법이지 일반적으로 권장되지는 않는다.

맹목적 코기관 삽관은 훈련되고 숙달된 사람만이 시도될 수 있다.

수술적 기도관리

수술적 기도관리는 바늘이나 수술적 방법으로 반지 방패연골 절개술을 하거나 기관절개술을 하는 것이다. 기관절개술은 기술적으로 어렵고, 시간이 많이 걸리고, 주변의 신경혈관다발이나 흉막손상으로 위험한 부작용이 있을 수 있어 응급상황에서는 맞지 않다. 반지방패 연골막은 방패연골과 반지연골 사이에 피부 가까이에 있고 큰 혈관이나 신경이 없다.

바늘 반지방패연골 절개술(Needle cricothyrotomy)

바늘 반지방패연골 절개술은 일시적으로 생명을 구하는 방법이고 가능한 빨리 기관삽관이나 기관절개술을 해야 한다. 수술적 반지방패 연골절개술은 적절한 환기를 계속할 수 있지만 오래 사용하지 못한다. 반지방패 연골 절개술은 심한 안면손상, 기도혈종, 부종, 이물질로 기도와 환기가 어떠한 방법으로도 안될 때 즉각적으로 시행될 수 있는 방법이다. 수술적 반지방패연골 절개술은 화상, 부종, 혈종에 의해 기도가 막힐 위험이 있거나 마취 받으려는 환자가 비가역적인 기도폐쇄가 예상되고 의식하 기관지 내시경이 가능하지 않을 때, 어떠한 방법으로도 기도확보가 안될 때 국소 마취하에서 시행한다. 기관절개술보다 안전하고 빠르다.

후두외상은 상대적 금기이다. 소아에서 상부기도 폐쇄에 인 경우 피해야 한다. 기도가 완전히 막인 경우 저산소 뇌손상을 막기 위해 기술과 속도가 중요하다. Nu-trach이나 Patil 같은 세트도 있다. 이 도구들은 반지방패연골을 뚫고 15mm 커넥터가 있는 큰 튜브를 넣고 백이나 인공호흡기에 연결한다.

부작용은 초기와 후기로 나누어지다.

- 초기 부작용은 삽입이 실패하거나 지체된 경우, 잘못 삽입, 부적절한 환기와 공기 걸림에 의한 저산소증, 고탄산혈증
- 혈종, 외부나 목의 연부조직내부나 기도내에 있을 수 있다. 기도내 혈종은 저산소호흡 정지를 유발 할 수 있다.

표 7-7 | 바늘 반지방패연골 절개술

- 준비기구 : 14G 혈관 삽입관, 주사기, 산소, 산소연결기구와 시스템, 청진기
- 환자자세, 반지방패 연골막을 확인한다. 후두를 안정화 시킨다.
- 반지방패 연골막의 중앙선에 혈관 삽입관과 주사기를 연결하여 삽입한다.
- 30-45도 머리방향으로 향하고 중앙선을 유지한다. 주사기를 당기면서 삽입관을 진행한다.
- 공기가 흡입되면 삽입관을 기도 안쪽으로 밀어 넣는다.
- 삽입관에 환기시스템을 연결한다.
- 환기가 적절이 되는지 산소화가 되는지 확인한다.
- 삽입관을 고정한다.

- 바늘을 통한 호기가 안되어 공기걸림, 기흉, 종격동기종, 폐기종을 유발하고 이는 정맥혈순환을 감소시켜 심박출량감소, 저혈압을 유발 할 수 있다.
- 식도 파열

후기 부작용은 감염, 성대문밑 협착(특히 소아), 성문이나 반지방패연골 근 손상에 의한 발성장애 등이다.

반지방패연골 절개술이 간단해 보이지만 이산화탄소와 공기걸림으로 심각한 부작용이 생길 수 있다. 상부 기도가 열려있지 않으며 날숨이 좁은 관으로 통과해야 되서 결국 환기가 안된다. 수술적 방법이 상처를 많이 생기게 하지만, 적절한 환기와 산소화를 할 수 있다. 바늘 반지방패연골 절개술의 호기가 안되면 수술적 방법으로 해야 한다. 바늘 반지방패연골 절개술은 흡인을 막지 못하고 자발호흡을 할 수 있게 하는 것은 아니다.

산소전달과 환기시스템

바늘 반지방패연골절개술 환기시스템을 현장에서 사용하기는 어렵다. 훈련된 사람이 외상환자 마취를 다루는 곳에 있는 벽에서 공급되는 고압력산소(50-60psi)에 적합한 시스템이다. 전형적인 젯(jet ventilator) 장비(그림 7-10)가 없다면 대체법이 즉시 필요하다. 산소튜브를 잘라 2ml 주사통에 꽉 끼우고 주사기를 반지방패연골 삽입관에 연결하고 간간히 막아준다(1초간 열고, 4초간 닫는다).

이러한 방법은 낮은 압력(10-15l/min 벽공급)으로 공급하고 산소화에 적절하나, 이산화탄소가 축척될 수 있다. 이 방법은 기관삽관이나 기관절개술이 이루어 지기 전 20-40분간 만 사용한다.

위의 어떠한 것도 없는 경우에는 백밸브마스크로 환기를 할 수 있다.

- 3mm 기관튜브 연결기의 작은 끝을 삽입관에 연결한다.

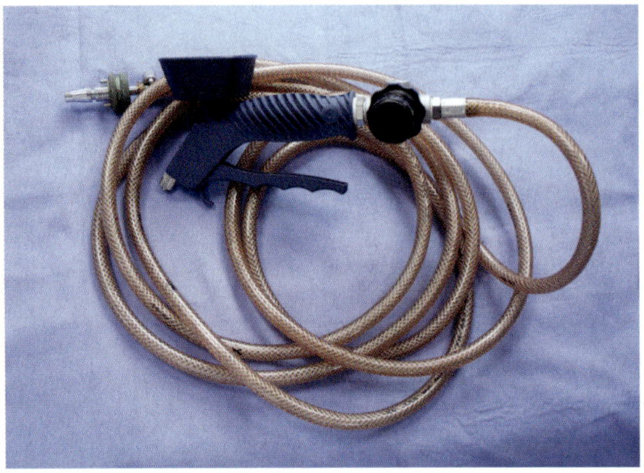

그림 7-10 | 젯시스템

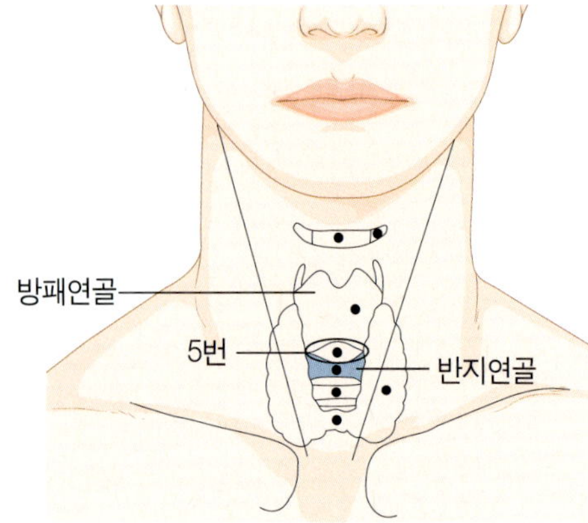

그림 7-11 | 반지방패연골절개술 해부학(5번)

- 7mm 기관튜브 연결기의 작은 부분을 2ml주사기 몸통에 연결하고 주사기를 삽입관에 연결한다.
- 커프가 있는 성인튜브를 큰 주사기에 통 안에 넣고 커프를 확장 시키고 주사기를 삽입관에 연결한다.

표 7-8 | 수술적 반지방패연골절개술

- 준비기구 : Spencer-Wells 포셉, 외과용 메스, 면봉, 튜브(6.0 기관절개튜브나 기관삽관 튜브) 백, 산소
- 보조자는 환자머리를 중앙에 위치하게 한다. 경추 손상이 없으면 목을 신전시킨다.
- 반지연골과 방패연골사이 반지방패연골을 만지면서 엄지와 검지로 후두를 잡는다.
- 복장꼭지 바깥쪽 반지방패연골막에 아드레날린이 섞인 국소마취를 시행한다.
- 막 아래쪽 반을 따라 수평으로 절개를 한다. 작은 반지방패 도맥이 위쪽 1/3을 따라 가로로 주행한다.
- 막을 수평으로 절개하고 메스핸들을 넣고 90도 돌려서 확장시키거나 포셉을 사용하여 확장시킨다.
- 윤활제를 바른 튜브를 삽입한다.
- 커프를 확대하고 튜브 연결자에 연결하여 환기를 시킨다.
- 적정환기가 되는지 확인하다.

이러한 조립은 빠르게 할 수 있지만 작은 압력과 많이 압박해야 하는 공기 때문에 환기가 매우 어렵다. 이산화 탄소가 쉽게 축척 되고, 산소화도 안될 수 있다. 증례에 의하면 이러한 임시방법들이 젯(jet) 환기나 확실한 기도관리가 되기 전까지 시간을 확보할 수 있다 한다.

반지방패연골 위치는 방패연골 아래에서 반지연골위쪽이다(그림 7-11).

바늘 반지방패연골절개술은 가능한 빨리 확실한 기도확보로 대체해야 한다.

수술적 반지방패연골절개술

표 7-8에 단계적인 방법들이 기술되어 있다.

수술적 기관절개술 이후에는 15mm 연결기를 기관절개술이나 기관삽관 튜브에 연결하여 자발이나 기계호흡을 하게 한다.

콤비튜브

콤비튜브는 두개의 관으로 되어 있는 기도기로 기도를 유지한고, 환기, 흡인방지를 한다. 맹목적으로 인두에 삽입하면 끝부분이 식도에 위치하고 근위부관을 통해 환기를 한다. 환기는 적절한 관을 선택해야 하고 위치확인은 기관삽관시와 유사하다. 원위부 커프에 공기를 빼고 후두경을 사용하여 기관삽관이 가능하다. LMA와 같이 의식이 없는 환자에서 어려운 기도가 예견되거나 경험적은 경우 기관삽관의 대체방법이다. 금기증도 LMA와 유사하다.

단점은 소아에서 사용이 안되고 삽입시 LMA보다 손상이 많다. 튜브확인을 잘 하지 않으면 위팽만이 일어날수 있고, 삽입시에 날카로운 치아에 의해 원위부 커프가 손상될 수 있다.

기관지경삽관

기관지경 삽관은 훈련된 사람이 사용하는 경우만 적절하다. 기관삽관과 비교해 성공율이 낮고 부작용이 많다.

어려운 기도

어려운 기도에 대해서는 여러 정의가 있지만 중요점은 경험이 많은 시술자가 기도를 유지하거나 기관삽관이 어려운 상황이다.

어려운 기도삽관 훈련은 전문가에 의해 실제적인 훈련이 되는 것이 효과적이다.

어려운 기도나 실패한 기도처치의 중요점은 단계적으로 침습적인 방법을 사용하면서 산소화를 유지 하는 것이다. 일상적인 마취에서는 산소화가 유지되고 가능하면 환자를 깨워 자발호흡을 하게 한다. 외상이나 화상환자에서 기관삽관시 이차적인 전산소 뇌 손상을 막고, 기도폐쇄를 막고, 생명을 살리는 수술을 위해서는 일상적인 마취와 같이 하는 것은 어렵다. 이러한 이유로 어려운 기도관리에는 이전 환자나 시뮬레이터에서 사용한 친숙한 장비를 사용해야 한다.

마지막으로 어려운 삽관을 시행한 환자는 후송될 병원과 연락을 하고 환자처치에 대한 내용을 자세하게 기술해야 한다.

경추고정

경추손상은 일정이상 손상환자 모두에서 고려되어야 한다. 경추손상은 방사선학 검사와 의식이 있는 환자에서 임상적 검사 이후에 배제한다.

경추방사선 검사로 생명을 살리는 시술을 연기시켜서는 안 된다.

흉추 4번에서 후두까지 컴퓨터촬영으로 정상을 확인하기 까지 의식저하 환자에서는 의심해야 한다.

경추고정의 적절한 방법은 다음과 같다.

MILS

- 경추보드, 경추칼라, 머리 블록과 머리끈
- 경추칼라, 모래주머니나 머리 블록과 머리끈

수액백은 모래주머니를 대체하기에 적당하지 않다.

도착 전에 환자가 미리 고정되지 않았다면, MILS를 바로 시작한다. 경추 칼라를 하게 되면 기도관리와 기관삽관이 어렵고, 입이 열리지 않거나, 방패연골압박이나 반지방패연골절제술에 제한이 된다. 그래서 다음 과정들이 권장된다.

소생술실에 도착하게 되면, 환자는 초기 분석 동안 긴 척추판에서 이동된다. 특히 저혈압환자에는 척추보드에서 압박에 의한 욕창 위험이 크고, 방사선 검사를 방해하고, 통증과 호흡저하를 유발한다.

모래주머니나 머리블록과 테이프는 환자 의식이 있고 호흡위험이 없을 때만 MILS를 대체 할 수 있다. 이외의 경우에는 기도확보 때까지 MILS를 시행한다. 환자가 이미 칼라나 블록을 하고 있으면서 기도위험이 있으면 조심스럽게 MILS를 시행한다. 기도삽관시 MILS는 지속적으로 하고 경추칼라 앞쪽을 열어 입이 적절히 열리게

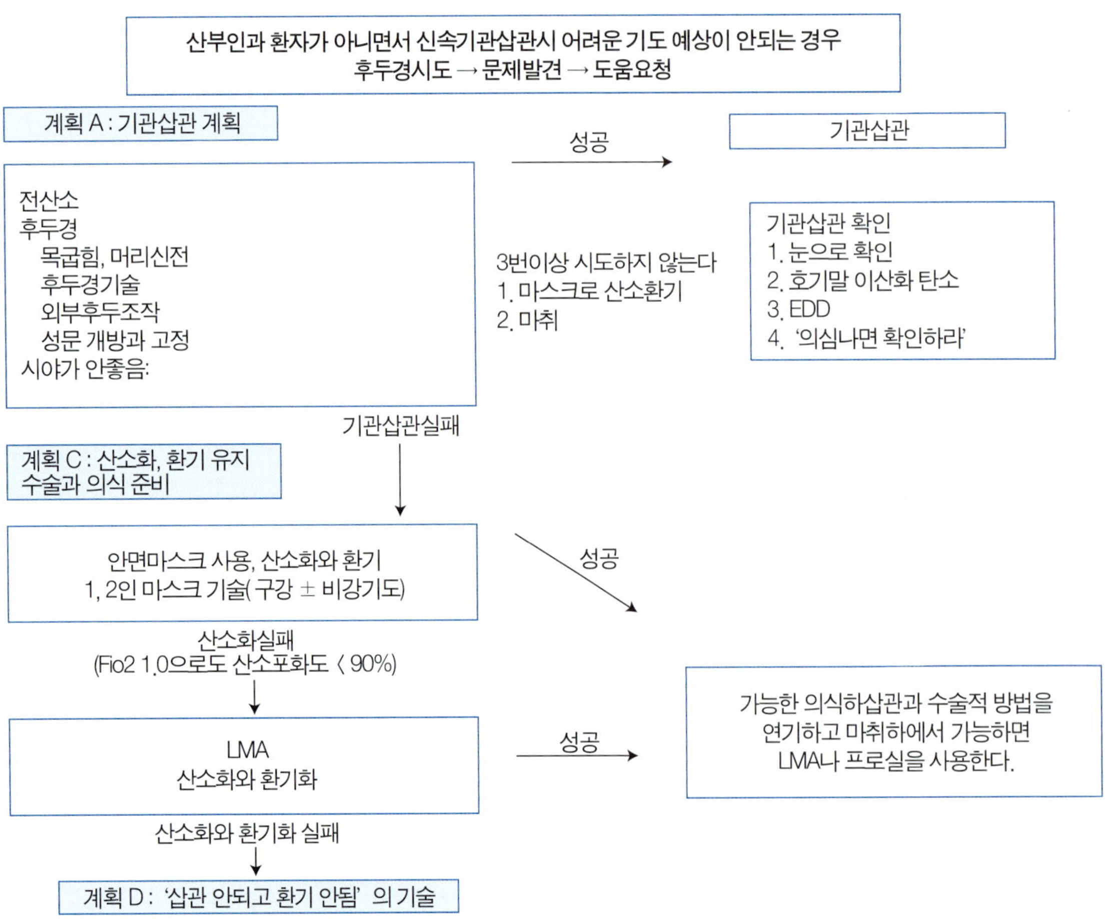

그림 7-12 | 어려운기도의 신속삽관지침

마취된환자에 서 실패한 기관삽관, 저산소증증가 환기가 어려움 : '삽관이 안되고, 환기가 안되는' 상황의 구조법

기관삽관 실패와 환기어려움
안면마스크
산소화와 환기
환자머리 최대신전
최대 아래턱견인
마스크 밀착 증가
구강 ± 6mm비강기도

마스크산소화실패 (Fio2 1.0)으로도 산소포화도 < 90%
도움요청

↓

LMA 산소화, 환기와 최대 2번 시도 → 실패 → 산소화와 안정: 산소화 유지와 환자 깨움

계획 D: '삽관이 안되고, 환기 안됨' 구조기술

'삽관이 안되고, 환기 안됨' 저산소증 증가

케눌라 반지방패연골절개술
장비 : 꼬이지 않는 케눌라
예. Patil(cook)이나 Ravussin(VBM)
고압력환기장치(예. Manujet II(VBM)
기술
반지방패연골막에 케눌라를 삽입하다.
도움자에게 케눌라 위치를 고정
20ml 주사기로 공기를 빨아들여 기도내에 있는지 확인
케눌라에 환기장치를 연결
조심스럽게 환기를 시작
폐환기 확인
상기도로 공기가 나오는지 확인
환기가 실폐하거나 피하기종이 생기면 즉시 수술적 반지방패연골술을 시행

→ 실패 →

수술적 반지방패연골절개술
장비 : 짧고 둥근 메스(no.20)
작은 (예. 6-7mm) 커프있는 튜브

4단계 기술
반지방패연골막을 확인
피부를 통해 작게 절개를 하고 핸들, 포셉, 확장기로 확장
기관지 갈고리로 반지연골을 머리쪽으로 들어 올린다.
튜브를 삽입하고 커프를 팽창
낮은 압력으로 환기
튜브위치와 폐환기를 확인

1. 이 방법들은 심각한 부작용이 있을 수 있다.
   - 생명이 위급한 상황에서만 한다
2. 가능한 빨리 확실한 기도처치로 교체
3. 수술후 처치
4. 4mm 케눌라에 낮은 압력이 자발호흡이 있는 환자에서 성공적

그림 7-13 | 실패한 기도삽관과 어려운 환기에 대한 어려운기도 지침

한다. MILS는 사람을 고정하는 것이지만 중요한 것은 적응시에 기도확보를 하는 것이다.

기도삽관 전에 경추칼라 앞부분, 모래주머니와 테입을 제거한다.

가능한 경추 움직임은 피해야 하지만 기도가 우선이다. 기본적인 방법이 실패하면 전문기도유지술을 사용

해야 한다. 기도가 다른 방법으로도 확보되지 않으면 목 움직임이 허용된다. 의식 없는 환자에서 많이 경추손상이 있고, 경추손상이 있어도 적은 목 움직임으로 악화되지는 않는다. 하지만 기도가 막히면 사망하게 된다.

기도가 경추보다 우선되어야 한다.

요약

저산소증은 갑자기 사망할 수 있고 다른 손상과 연관되거나 심한 손상시 저혈압과 동반될 수 있다. 기도관리는 손상환자관리에 가장 중요한 처치이다. 체계적이고 단계적으로 기도처치를 하면 예방 가능한 손상이나 사망을 방지하고 저산소증을 예방하여 환자의 사망률을 감소 시킬 수 있다. 기도 관리에 대한 지속적인 훈련과 경험이 필요하다.

CHAPTER 08 쇼크

개요

외상 후 다양한 원인의 쇼크가 발생할 수 있다. 이 장에서는 외상 급성기에 발생할 수 있는 쇼크의 평가와 처치에 대해 주로 다루고자 한다. 쇼크 상태의 환자는 신속한 평가와 동시에 처치가 이루어져야 한다. 외상 후 쇼크의 경우 가장 흔한 원인은 출혈성 쇼크이지만 손상의 기전과 환자의 상태를 모두 고려하여 쇼크의 다른 원인을 감별하고 손상을 치료해야 한다. 출혈성 쇼크의 주된 치료는 수액 소생술 및 수혈, 원인 치료이며, 수액의 종류 및 관련술기에 대해서는 다음 장에 다루기로 한다.

정의

쇼크의 정의를 물으면 저혈압, 혈압감소로 대답하는 경우가 흔하다. 비의료적으로 심한 정신적인 충격을 의미하기도 하지만 의료적인 의미의 쇼크는 단순히 혈압이 감소한 상태를 의미하지 않는다. 쇼크는 산소와 에너지 대사에 필요한 영양분과 산소가 조직과 세포가 부족한 상태와 이로 인한 기관의 기능부전을 의미한다. 조직관류와 산소화가 적절하게 이루어지지 않으면 혐기성 대사가 발생하고 복잡한 세포성, 면역매개성 경로가 활성화되어 세포 손상이 발생한다.

병태생리

신체조직과 세포가 정상적으로 기능하기 위해서는 정상적인 관류가 이루어지고 영양분과 산소가 조직으로 적절하게 공급되어야 한다. 즉 적절하게 산소화된 혈액이 혈관계를 거쳐서 조직에 전달되어야 하고 이를 위해 호흡기계, 혈관계, 심장의 기능이 유지되어야 한다. 쇼크의 진단과 처치를 위해서는 인체에서 발생하는 이러한 정상적인 생리기전에 대한 이해가 선행되어야 한다.

순환 조절

일정한 혈압 범위 내에서는 인체의 자동 조절능에 의해 뇌, 신장과 같은 주요 장기로의 관류가 일정하게 유지된다. 심박출량(cardiac output)은 1분간 심장이 내보낸 혈액량으로 분당 심박동수와 일회박출량(stroke volume)을 곱하여 구할 수 있다 [Cardiac output = Heart rate × Stroke volume]. 일회박출량은 전부하, 심근수축력, 후부하의 영향을 받는다.

전부하는 정맥용량(venous capacitance), 전체 혈액량(volume status), 평균 정맥압과 우심방 압력의 차이에 의해 결정된다. 스탈링 법칙에 따라 전부하량이 많을수록 증가한 정맥환류로 인해 이완기 동안 심근이 많이 늘어나고 심근 수축력이 증가하고 일회박출량이 증가하지만 심근의 신전한계를 넘어서면 오히려 수축력은 감소하고 심부전이 발생한다.

정맥계는 순환계 용적의 50% 이상을 차지하는 저장소로 작용하며 정맥의 크기가 증가하면 저장량도 증가한다. 정맥의 크기는 국소인자와 교감신경계의 상호작용에 의해 조절되며 신경인성 쇼크의 경우 혈관 긴장도가 완전히 소실되어 정상 혈류량을 보여도 상대적인 저혈량 상태가 발생하고 정맥환류가 감소하게 된다.

심근수축력은 쇼크로 인해 발생한 저산소혈증, 산증, 패혈증 등 다양한 생리적 변화로 인해 저하된다. 카테콜아민 같은 수축촉진제는 동일한 근섬유길이에서 심근의 수축력을 증가시켜준다. 처치 과정 중 투여되는 항부정맥제, 마취제, 진정제는 심근수축력을 저하시킬 수 있어 주의를 요한다.

후부하는 심실 근육이 수축하여 혈류를 박출시키려는 힘에 대한 저항이다. 우심실과 좌심실의 후부하는 큰 차이를 보이며 좌심실의 후부하는 대동맥 판막과 전신 동맥에 의한 저항이며 전신혈관저항으로 알려져 있다. 대동맥과 큰 동맥의 긴장도는 국소 인자와 교감신경계의 상호작용에 의해 유지되며 주요 장기로 혈류가 유지되도록 작용한다. 쇼크 환자에서는 피부, 장관으로 가는 혈관이 수축되어 뇌, 심장, 신장 등의 중요 장기로 혈류가 유지된다. 동맥이 이완되면 일회 박출량과 심박출량이 증가되며 초기 패혈증성 쇼크에서 이러한 현상이 발생한다. 따라서 환자의 혈색이 분홍색을 띠고 따뜻하며 심박출량이 증가되어 도약 맥박(bounding pulse)을 보인다.

분당 심박수는 자율신경계의 영향을 받는다. 쇼크 상태가 되면 인체는 관류를 유지시키기 위한 보상작용이 발생한다. 일반적으로 급속한 출혈이 일어나면 맥박과 심근수축력이 증가하고, 혈관이 수축된다. 가장 초기에 나타나는 징후는 빈맥이다. [Cardiac output = Heart rate × Stroke volume] 공식에서 보듯이 순환량은 감소하였으므로 심박출량을 유지하기 위해 심박동수가 증가하게 된다. 대부분의 경우 빈맥이 출혈성 쇼크에서 가장 초기에 나타나는 징후이다. 하지만 심장이 지나치게 빨리 뛰게 되면 심장의 이완기가 짧아져 심실 충만이 발생할 수 없어 오히려 심박출량이 떨어지게 된다. 정상인에서는 분당 심박수가 40~150회 사이일 경우 일회박출량이 심박수에 따라 영향을 받지 않는다.

산소 운반

조직에 산소화된 혈액이 적절하게 제공되지 않는 것이 쇼크의 주된 병태생리이다. 조직에서 전달되는 산소(

DO_2)는 동맥혈내 산소량(CaO_2)과 심박출량(CO)에 의해 결정되며 정상인에서는 500~720ml/min/m²이다. 조직에 전달되는 산소는 폐의 산소화 능력, 혈액의 산소 운반능, 심박출량, 혈색소 농도, 조직의 산소 소비, 혈류의 영향을 받는다.

[DO_2= CaO_2 × CO, CaO_2=Hb × 1.34 × 산소포화도 + 0.0034 × PaO_2]

쇼크의 세포 효과

정상적으로 손상이 발생하면 보상적인 항염증반응이 발생하여 균형을 유지하지만, 쇼크가 반복되고 지속될 경우 균형이 깨지게 되고 이러한 불균형은 전신적 염증반응 증후군(systemic inflammatory response syndrome, SIRS)을 야기한다. 쇼크로 인해 허혈과 재관류 손상이 발생하면 독성매개체에 의해 SIRS이 발생한다. SIRS 시 염증과 항염증 반응이 동시에 진행되고 추가적인 혈관내관 손상, 파종혈관내 응고증, 미세순환 장애, 조직 백혈구 축적이 발생하고 적혈구와 혈류가 저류되며 추가적인 조직관류장애가 발생하고 조직 손상이 악화된다. 쇼크를 조기에 교정하고 처치해야 SIRS으로 진행하는 것을 막을 수 있다.

외상 후 쇼크의 기전

일반적으로 쇼크는 저혈량성, 혈관성, 신경성, 심장성 쇼크로 분류하였으나 최근에는 저혈량성, 혈관성, 신경성, 심장성, 폐쇄성, 패혈성으로 분류하기도 하며 기준에 따라 다양하게 분류할 수 있다. 외상 환자에서 쇼크는 출혈성 쇼크와 비출혈성 쇼크로 나뉠 수 있다. 초기 수액 치료에 대한 환자의 반응을 살피면서 쇼크의 원인을 감별해보아야 한다. 비출혈성 쇼크도 초기 수액 소생술에 얼마간 반응이 있을 수 있다. 그리고 쇼크의 원인을 알아내기 전까지는 출혈성 쇼크로 간주하고 치료한다. 외상으로 인한 쇼크 중 출혈이 원인이 아닌 경우는 신경성(neurogenic), 심인성(cardiogenic), 폐쇄성(obstructive) 쇼크 등이 있고, 급성기 이후에는 패혈성(septic) 쇼크도 생길 수 있다.

일차 평가시 환자의 사고 기전이나 신체검사로 쇼크의 원인을 생각해보아야 한다. 하지만 원인 감별을 위해 신체검사를 비롯한 피검사, 영상검사로 초기 처치를 지연시켜서는 안 된다.

출혈성 쇼크

출혈성 쇼크의 궁극적 처치는 출혈의 원인을 알아내고 출혈을 멈추게 하는 것이다. 출혈은 우리 몸을 순환하는 혈액의 급성 소실이다. 성인은 몸무게의 약 7%가 혈액량이다. 예를 들어 70kg의 남성은 5L의 혈액을 가지고 있다. 소아는 몸무게의 8~9%, 또는 80~90mL/kg을 혈액량으로 계산한다.

표 8-1는 임상적 징후를 기준으로 출혈량을 짐작할 수 있는 출혈성 쇼크의 분류이다. 분류에 따라 수액 투여, 수혈 요법을 제시하고 있지만 이는 단순히 분류에 따르기보다는 환자의 초기 치료 반응을 따라 결정하는 게 좋다. 적극적인 수액 투여 및 수혈을 미루지 않도록 한다. 수액 소생술은 출혈의 증상이나 징후가 의심되거나 나타나면, 혈압이 감소하기 전에 미리 시작되어야 한다.

실혈량은 양극단 연령, 약물 작용, 인공 심박기, 운동선수, 임산부, 저체온, 조직 손상 상황에서 더욱 추정하기 어렵다.

표 8-1 | 환자의 초기 징후에 따른 예상 실혈량(*70 kg 성인 남성 기준)

구분	Class I	Class II	Class III	Class IV
실혈량*(ml)	~750	750~1500	1500~2000	>2000
실혈량 비율(%)	~15%	15%~30%	30%~40%	>40%
맥박(회/분)	<100	100~120	120~140	>140
혈압(회/분)	정상	정상	감소	감소
맥압(mmHg)	정상 또는 증가	감소	감소	감소
호흡수(회/분)	14~20	20~30	30~40	>35
소변량(ml/hr)	>30	20~30	5~15	거의 없음
의식	명료, 약간 불안	불안	불안, 혼돈(confused)	혼돈, 기면(lethargic)
수액, 수혈	정질액	정질액	정질액, 혈액	정질액, 혈액

신경성 쇼크

척수 손상 환자는 교감신경 반응이 감소하거나 사라져서 저혈압을 일으킨다. 교감신경긴장(sympathetic tone)이 사라져서 빈맥이나 피부 등의 말초혈관 수축을 동반하지 않은 저혈압이 생겨 상대적으로 저혈량증 소견을 보인다. T1-L3 척수에서 교감신경이 나오며 T4 이상의 높이에서 손상된 경우 전신 혈관이 확장될 정도로 심한 교감신경 장애가 발생한다.

출혈성 쇼크의 초기에서 보이는 맥압이 감소하는 현상은 나타나지 않는다. 뇌출혈에 의해 저혈량성 쇼크가 발생하지 않으며 경추 손상과 저혈압이 동반된 경우에는 신경성 쇼크 외에 다른 쇼크의 원인을 찾기 위해 노력해야 한다. 척수 손상은 단독으로 생기지 않고 체간의 외상과 동반되는 경우가 많으므로 척수 손상이 확진되기 전에는 저혈량성 쇼크에 준해 치료한다. 초기에 수액 소생술에도 쇼크가 지속되는 경우 지속적인 출혈 병소를 찾거나 신경성 쇼크의 가능성을 고려해야 한다.

심인성 쇼크

심인성 쇼크는 심장의 수축 기능이 떨어져 쇼크가 발생하는 것이다. 흉부 둔상으로 인해 심근 좌상, 심근 경색, 판막 손상이 발생할 수 있고, 특히 심근 좌상은 손상기전이 흉부에 빠른 속도의 감속이 일어난 경우 의심해 보아야 한다.

외상으로 인한 스트레스로 심근경색, 부정맥 등이 발생할 수 있다. 심질환을 가지고 있는 노인 환자에서 심인성 쇼크가 발생할 가능성이 높지만, 흉부 둔상 환자에서 쇼크가 있다면 의심해보아야 한다. 진단을 위해서는 다른 원인에 의한 쇼크를 배제하고도 심각한 심기능 저하가 있을 때 의심할 수 있다. 흉부 둔상을 입은 모든 환자는 손상 여부와 부정맥을 감지하기 위해 지속적인 심전도 모니터가 필요하다. 심근효소 검사는 환자 진단과 치료에 도움이 되지 않는다. 심초음파나 폐동맥압 측정(pulmonary artery catherization)을 통해 확진할 수 있다. 흉관 삽입, 흉부의 피하 기종, 흉부 상처 드레싱 등으로 경흉부 심초음파가 어려우면 경식도 심초음파가 필요할 수도 있다. 심초음파는 심낭압전이나 판막 손상을 감별하는데 유용하지만, 응급실에서 즉시 가능하지 않을 수도 있다. FAST는 심낭 삼출액 여부를 확인하고 쇼크의 원인이 심낭압전에 의한 것인지 확인할 수 있다.

폐쇄성 쇼크

심장으로 돌아오는 정맥환류가 물리적으로 폐쇄되어 충분한 양의 혈액이 심장에 들어가지 못하게 되어 심박출량이 감소되고 결국 쇼크가 발생한다. 가장 흔한 폐쇄성 쇼크는 긴장성 기흉과 심낭압전이며, 이 경우 쇼크에도 불구하고 중심정맥압은 증가하며 심박출량이 감소한다.

심낭압전은 주로 흉부 관통상에서 잘 생기지만 둔상에서도 생길 수 있다. 전형적인 징후인 Beck' s triad, 즉, 빈맥, 잘 들리지 않는(muffled) 심음, 경정맥 울혈이 나타나고 수액 소생술에도 반응 없는 저혈압은 심낭압전을 의미할 수도 있다. 그러나 이런 전형적인 징후가 없다고 해서 심낭압전을 완전히 배제할 수는 없다. 심낭압전은 흉부절개술이 필요하다. 심막천자(pericardiocentesis)는 흉부절개술이 당장 불가능할 때 임시로 증상을 완화시킬 수 있다.

긴장성 기흉은 흉강에 공기가 차오르면서 공기가 빠져나오지 못해 흉강내 압력이 증가하고 폐가 완전히 허탈(collapse)되어 종격동이 기흉이 생긴 반대 측으로 밀려서 정맥 환류(venous return) 감소로 심박출량이 감소하여 쇼크가 생긴다. 긴장성 기흉도 심낭압전과 비슷한 양상을 보이지만 한 쪽 호흡음이 전혀 들리지 않고 타진시 과공명음(hyperresonance)이 들린다. 또한 피하 기종, 기관지 편위 등을 관찰할 수 있다. 흉부 x-ray 결과를 기다리지 말고 굵은 바늘로 흉강개구술(needle thoracostomy)을 시행하여 임시 치료를 한 뒤 폐쇄흉강삽관술(closed thoracostomy)을 한다.

아나필락시스 쇼크

항원에 의해 유발되는 IgE 매개성 면역반응으로 비만세포에서 히스타민 같은 혈관활성 물질이 유리되어 전신적인 혈관이완이 발생하고 후부하가 감소된다. 동시에 혈관투과도도 증가하여 혈관밖으로 수액이 유출된다.

패혈성 쇼크

손상 후 즉시 감염으로 인한 쇼크가 생기는 것은 매우 드물다. 그러나 만약 환자가 손상 후 수 시간이 지난 뒤 응급실에 도착하였다면 가능성은 있다. 패혈성 쇼크는 관통성 복부 손상으로 복강이 장 내용물 등으로 오염되었을 경우에 생길 수 있다. 초기 패혈성 쇼크 환자는 순환량이 정상일 수 있고, 심하지 않은 빈맥, 따뜻하고 혈색있는 피부, 거의 정상인 수축기압, 넓은 맥압 등이 있을 수 있다.

증상 및 징후, 진단

환자의 수축기 혈압이 90mmHg 이하가 아니더라도 외상 환자의 일차 평가 과정에서 신체검사로 환자가 쇼크 상태인지를 초기에 감별해야 한다. 환자가 불안해하거나, 창백하고, 식은 땀이 나며, 빈호흡을 보이면 이는 쇼크의 초기 징후일 수 있다. 빈맥은 이런 징후보다 늦게 나타날 수도 있다. 심박동수의 정상 범위는 나이에 따라 다르다. 영아에서는 160회/분 이상, 유아에서는 140/분 이상, 사춘기 이전 소아에서는 120/분 이상, 성인에서는 100/분 이상이 빈맥이다. 노인에서는 카테콜아민에 대한 심장 반응력이 떨어지고, 베타 차단제를 복용하거나 심장박동기를 하고 있는 환자에서는 정상적인 빈맥 반응이 나타나지 않을 수도 있다. 혈압은 실혈량이 30% 이상일 때 비로소 감소하므로 혈압으로 쇼크를 판단해서는 안 된다. 표 8-2는 쇼크 환자의 진단 기준을 요약한 것인데, 이 기준에도 혈압은 포함되어 있지 않다.

적혈구용적율(hematocrit)이나 혈색소(hemoglobin)는 급성 출혈의 정도를 측정할 수 없으므로 쇼크를 진단하기에는 부적절한 검사소견이다. 대량 출혈이 있더라도 초기에는 혈색소 농도의 변화가 미약할 수 있다. 그러므로 손상 직후 혈색소가 매우 낮다면 이는 아주 심한 대량 출혈이나 빈혈을 의미할 수도 있으며, 혈색소가 정상이라 하더라도 출혈을 배제할 수 없다. 혈색소로 출혈의 정도를 판단하는 경우가 있는데, 이는 매우 위험하다. 차라리 동맥혈 가스 검사로 염기 결핍과 젖산 농도로 출혈성 쇼크로 인한 장기 부전을 판단하여야 한다. 염기 결핍과 젖산 농도는 쇼크의 진단이나 중증도를 반영한다. 염기 결핍과 젖산 농도를 주기적으로 측정하면 치료에 대한 반응을 모니터할 수 있다. 소변량의 감소는 출혈성 쇼크로 인한 장기 부전을 아는 좋은 방법이나 이는 일차 평가 동안 알 수 없고 도뇨관을 삽입한 후에 측정 가능하다.

표 8-2 | 쇼크의 진단 기준 : 네 가지 이상이 환자에게 나타나면 쇼크로 진단함.

쇼크의 진단 기준
급성 병색이 있거나 의식이 저하되었을 때
맥박수 > 100/분
호흡수 > 22/분 또는 PaCO2 <21mmHg
동맥 염기결핍 < -5mEq/L 또는 젖산 > 4mM/L
소변량 < 0.5mK/kg/hr
20분 이상 저혈압 지속

쇼크의 치료

쇼크의 진단과 치료는 거의 동시에 이루어져야 한다. 대부분의 외상 환자는 처음 치료를 시작할 때 다른 원인의 쇼크라는 증거가 없는 한 저혈량성 쇼크 환자로 치료한다. 기본적인 치료 원칙은 출혈을 멈추고 소실된 순환량을 보충하는 것이다.

일차조사와 소생술

신체검사는 일차 조사는 ABCDE의 원칙에 따른다. 치료에 대한 반응을 보기 위해 모든 기본적인 사항을 기록한다. 특히 활력징후, 소변량, 의식 수준 등은 필수이다.

기도 및 호흡

기도가 정상인지와 환기와 산소화가 적절한지 평가하는 것이 최우선이다. 산소 공급으로 환자의 산소 포화도를 95% 이상 유지한다.

순환 및 지혈

눈에 보이는 출혈을 멈추고 적절한 혈관을 확보하고 조직 순환을 평가한다. 외부 상처는 직접 압박하여 지혈한다. PASG는 골반골이나 하지 골절로 인한 출혈 조절에 사용될 수도 있지만 수액 소생술이 PASG보다 우선이다. 최근 PASG 사용에 대한 명백한 증거에 대해서는 명확하지 않다. 조직의 순환 정도에 따라 수액 공급량을 결정한다. 내부 출혈은 현장이나 병원 전 단계에서 조절할 수 없으므로 의심될 경우 신속하게 적절한 의료기관으로 이송한다.

의식 수준 - 신경학적 검진

간단한 신경학적 검진으로 의식 수준, 안구 운동, 동공 반사, 근력, 감각 등을 평가한다. 이 검사는 뇌의 혈액 순환이 적절한지 평가하고 추후 신경학적으로 어느 정도 회복할 수 있는지 예측해 볼 수 있다. 저혈량으로 인한 저혈압으로 중추신경 기능이 저하된 환자는 실제 뇌 손상이 동반되기보다 부적절한 뇌 혈액 순환이 원인인 경우가 많다. 쇼크면서 의식이 저하된 환자는 뇌 손상으로 결론짓기 전에 뇌 혈류를 회복시키고 적절한 산소를 공급한다.

노출 및 최종 신체검사

생명 유지에 중요한 손상이 확인된 후 환자를 완전히 탈의시켜서 머리부터 발 끝까지 다른 손상이 없는지 확인한다. 환자를 탈의시켰을 때 저체온에 빠지지 않도록 주의해야 한다. 40℃의 수액을 사용하거나 외부 능동/수동적 가온 장치를 사용하여 저체온을 예방한다.

위장관 감압

외상 환자에서, 특히 소아에서 위장관 팽창이 생길 수 있다. 위장관 팽창이 원인 모를 저혈압, 부정맥, 과도하게 미주신경을 자극하여 서맥이 생길 수 있다. 의식이 없는 환자에서 위장관 팽창이 있다면 구토로 위 내용물의 흡인을 일으켜 치명적인 합병증을 일으킬 수 있다. 비위관을 코나 구강으로 삽입하여 위 내용물을 흡입기로 제거하여 감압시켜야 한다.

도뇨관 삽입

도뇨관을 삽입하여 혈뇨가 있는지 확인하고 소변량을 측정하여 신장의 순환 상태를 평가한다. 남자 환자에서 요도 끝부분에 피가 묻어나거나 전립선의 위치가 바뀌었거나, 만져지지 않는다면 역행성 요로조영술로 요로 손상을 확인할 때까지 도뇨관 삽입을 미루어야 한다.

혈관카테터 삽입

말초 혈관 중에 가장 좋은 곳은 성인에서는 전완부와 전주와(antecubital area)이다. 팔의 외상으로 팔에 말초 혈관을 확보할 수 없다면 대퇴정맥, 경정맥, 쇄골하정맥 등 굵은 정맥에 중심정맥관을 삽입하거나 복재정맥(saphenouss vein)을 절개(cutdown)하여 정맥카테터를 삽입하여야 한다.

중심정맥관에 카테터를 삽입하더라도 그 전에 두 개의 굵은, 적어도 16 게이지 이상의 정맥관을 말초 혈관에 삽입하여야 한다. 심각한 출혈과 심한 저혈압인 환자에서는 수액 가온기와 급속 주입기를 사용한다.

6세 미만의 소아에서는 골간주사를 중심정맥관 삽입 전에 시도한다. 하지만 어떤 종류의 카테터를 삽입할지는 치료하고 있는 의사의 경험과 기술에 달려있다. 성인에서도 골간주사가 가능한데 골간주사전용 키트를 사용하면 된다.

혈관에 카테터를 삽입한 후 혈액형과 교차시험, 약물 검사, 임신 검사 등 필요한 피검사를 해야 한다. 동맥혈 분석도 시행한다.

초기 수액 소생술

생리식염수나 링거젖산수액 등의 등장성 정질액을 데워서 초기 소생술에 사용한다. 처음 수액으로는 가능한 빨리 따뜻한 수액을 급속 주입한다. 성인에서는 보통 1~2L, 소아에서는 20mL/kg를 정주한다. 초기 수액에 대한 반응을 보고 환자에 대한 다음 단계 치료나 진단을 위한 검사를 결정한다. 정질액은 일시적인 혈관내 부피 증가와 간질내, 세포내 공간에서 소실된 체액도 보충할 수 있다.

환자를 치료하는 초기에는 어느 정도의 수액과 수혈이 필요한지 가늠하기 어렵다. 그래서 표 8-1에 나와있는 실혈량에 따른 임상 증상과 징후를 보고 판단하여야 한다. 보통 실혈량의 약 3배의 수액이 필요하다. 앞에서 언급했듯이 수액의 일부는 간질과 세포 내로 이동하여 체액 소실을 보충하기 때문이다. 이는 수액 소생술에 대한 환자의 반응과 소변량, 의식, 말초 순환이 적절한지 판단하는 데 매우 중요하다. 만약 필요한 수액의 양이 너무 많으면 확인되지 않은 다른 손상이 있는지, 출혈성 쇼크가 아닌 다른 종류의 쇼크는 아닌지 확인해 보아야 한다.

수액 소생술과 환자가 저혈압에 빠지지 않도록 하는 것은 둔상, 뇌손상 환자에서 특히 중요하다. 관통상인 경우에는 수액을 다량 주입하기 전에 원인부터 치료해서 출혈을 막는 것이 우선시된다.

쇼크 치료에서 소생술의 목표는 적절히 산소화된 혈액으로 세포와 주요 장기의 순환을 회복시키는 것이다. 출혈성 쇼크의 치료 목표는 출혈의 원인을 치료하고 적절한 순환량을 회복시키는 것이다. 그러기 위해서 실혈량만큼 수액을 보충하고 정상 혈압으로 회복시켜야 한다. 그러나 출혈의 원인을 치료하기 전에 혈압을 너무 빠르게 올리면 출혈이 더 심해질 수도 있다. 정상 혈압으로 유지하기 위해 계속 수액을 주입하는 것으로 출혈 원인 치료를 대신할 수는 없다. 그리고 혈압을 회복시키기 위해 혈압상승제를 사용하면 조직 허혈을 더욱 악화시키므로 출혈성 쇼크에서는 금기이다. 그래서 환자의 치료에 대해서는 세심하고 균형된 접근이 필요하고 재평가는 자주하여야 한다.

결론적으로 주요 장기의 순환을 회복하되 재출혈은 최소화하도록 정상 혈압보다 약간 낮게 유지하여야 한다. 대부분의 출혈성 쇼크 환자는 초기에 수술적 치료를 필요로 한다. 그러므로 응급실에 출혈성 쇼크를 동반한 외상 환자가 내원하였을 때는 외과의사가 처음부터 환자의 진료에 참가해야 한다. 더불어 출혈성 쇼크 환자가 내원한 초기에 수액 치료와 저체온으로 인한 응고 장애를 예방하기 위해 신선동결혈장이나 농축적혈구를 초기에 처방하여야 한다. 이 세 가지가 출혈성 쇼크 환자를 치료하는데 가장 중요한 요소이다.

치료(PASG) : 쇼크방지하의

쇼크에 대한 처치는 외부 출혈에 대한 처치, 정맥로 확보, 수액 소생술, 조사와 감시, 수술 또는 중재적 시술을 통한 최종 처치로 크게 나눌 수 있다. 병원 전 단계와 초기 응급실 단계에서부터 명백한 외부 출혈 병소가 있다면 이에 대한 지혈을 즉시 시작해야 한다. 수액 소생술을 위한 여러 가지 시술과 치명적인 출혈을 지혈하기 위한 방법들은 다른 장에서 자세히 기술하고 이 장에서는 PASG에 대해서만 다루기로 한다. PASG(Pneumatic antishock garment), 쇼크방지하의는 공기를 주입하여 복부와 다리를 감싸며 압박하는 장비로 복부와 다리의 동맥을 압박하여 말초혈관저항을 증가시켜 혈압을 상승시키는 효과를 나타낸다. 과거에는 병원 전 단계에서 쇼크 환자에서 흔하게 사용되었으나 최근에는 몇몇 임상 실험 후 적응증과 금기증이 변하고 있다. 몇 가지 특수한 상황에서 적절하게 사용할 경우 생존율을 높이는 것으로 보고된다. 골반골 골절이 의심되고 쇼크가 있는 상황에서 특히 하복부 압통이 존재하고 흉부 손상이 없는 경우 사용될 수 있고 일부에서는 이러한 경우에도 이송 시간이 지체되고 골반이 불안정할 경우에만 사용할 것을 권한다.

PASG는 하지에 연부조직 손상에서 대량 출혈이 발생한 경우 지혈을 위한 압력 부목으로 사용할 수도 있다. 하지만 구획증후군이나 동맥 압박으로 인한 다른 조직의 추가 손상을 유발할 수 있어 다른 방법으로 지혈이 불가능한 치명적인 손상에만 사용할 것을 권한다.

심한 저혈량성 쇼크(수축기 혈압이 50mmHg 미만)나 혈압이 측정 불가능한 경우에만 사용하도록 하는 곳도 있으며 수축기 혈압이 50mmHg 미만의 경우 생존율에 도움이 된다는 보고가 있다.

PASG는 착용된 부위의 모든 조직을 압박하므로 출혈 병소가 복부나 골반이라면 압박효과에 의해 출혈이 감소할 수 있다는 이론적 근거 하에 복부대동맥류 출혈과 같은 내과적 원인의 출혈에 사용하자는 주장도 있다.

PASG를 한번 적용한 경우 의료진의 별도의 지시가 없는 한 절대로 현장에서 제거해서는 안되며 지시에 의해 제거할 경우에도 복부부터 시작하여 단계적으로, 생체 징후를 감시하며 제거해야 한다.

흉부의 관통상은 PASG의 명백한 금기증이며 횡경막 파열, 심낭압전도 금기증이다. 현장에서는 이에 대한 진단이 어려워 심한 흉부 손상과 호흡음이 비정상일 경우 PASG가 금기일 수 있다.

PASG는 전신혈관저항을 증가시켜 심장의 후부하를 증가시키므로 심인성 쇼크, 급성심근경색, 폐부종 시에도 사용하면 안 된다. 복부 장기가 노출되어 있거나 이물 삽입 상태, 임신도 금기이다.

국가와 지역에 따른 PASG의 적응과 금기를 명심해야 하고 적용으로 인한 위험도 이익을 항상 고려해야 한다.

요약

외상성 쇼크 환자는 일단 쇼크의 원인을 알아야 치료할 수 있으므로 일차 평가와 소생술을 시작하면서 원인 감별을 동시에 진행해야 한다. 가장 흔한 출혈성 쇼크 환자는 출혈을 막는 것이 가장 중요한 치료이므로, 일찍 외과의에게 협진을 구해야 한다. 그리고 혈압을 정상화시키기 위해서 수액 공급과 수혈을 하는 것이 아니라, 혈압이 정상에 도달하지 않더라고 환자가 안정되면(permissive hypotension) 수술이나 혈관촬영술 및 색전술을 시행하여 출혈의 원인을 치료하는 것이 중요하다. 환자가 전혀 치료에 반응하지 않을 때 심낭압전, 긴장성 기흉, 환기 문제, 발견하지 못한 수분 소실 또는 출혈, 급성 위장관 팽창, 심근 경색, 당뇨성 케톤 산증, 저아드레날린증, 신경성 쇼크 등을 고려해보아야 한다. 특히 환자의 상태가 기대했던 것과 다를 때는 지속적인 재평가로 최대한 빨리 환자의 문제점을 파악해야 한다.

참고문헌

1. Trauma. Chapter 13. Management of shock

2. Advanced trauma life support, student course manual, 7th, Chapter 3. Shock

3. Advanced trauma life support, student course manual, 8th, Chapter 4. Shock

4. Rosen' s Emergency Medicine: Concepts and clinical practice, 6th ed. Chapter 4. Shock

CHAPTER 08 수액 소생술 관련 술기

개요

쇼크 상태의 중증 환자에게 적절한 수액과 약물을 투여하기 위해서는 적절한 투여 경로를 확보해야 한다. 일차적으로 사지에서 가장 크고 구부러지지 않은 말초정맥을 선택하여 정맥로를 확보하지만 쇼크 상태나 사지손상, 소아 환자의 경우 신속한 확보가 불가능할 수 있다. 병원 단계에서 시술에 능한 사람이 있다면 중심정맥관 삽입을 시행할 수 있지만 병원 전 단계와 시간을 다투는 경우에는 신속하게 시행할 수 있는 외목정맥 확보와 골내 주사법을 시행할 수 있어야 한다. 대개의 경우 정맥로 확보를 시도하고 실패하는 경우에 골내 주사를 시도하게 되는데, 정맥로 확보의 실패는 90초 이내에 성공하지 못하거나 세 번의 정맥로 확보 시도에도 성공하지 못하는 경우로 정의한다.

말초정맥로의 확보

말초정맥관삽입술은 1945년 의료시술에 도입된 이후로 가장 흔히 사용되는 시술 중 하나이다. 정맥관은 혈류에 대한 직접적인 통로로써 약물이나 수액 투여, 채혈을 위해 사용된다. 사지에서 가장 크고 구부러지지 않은 정맥을 선택하여 삽입하는 것이 중요하고, 다양한 위치에 삽입할 수 있지만 기본적인 술기는 동일하다. 정맥벽은 내막, 얇은 근육층, 결합조직으로 구성된다. 동맥에 비해 상대적으로 근육층이 얇아 근위부에 압박띠를 사용할 경우 쉽게 팽창되어 삽입이 용이하지만, 저혈압이나 저혈량 상태일 경우 쉽게 허탈되어 삽입이 어렵다. 가능하면 상지의 정맥에 삽입하고 불가피할 경우 하지에 시행한다. 하지의 경우 정맥염의 빈도가 더 높고, 환자가 불편하다.

적응증

- 약물 투여(수액, 혈액, 약물, 조영제)
- 채혈

금기증

- 피부이상(연조직염, 화상, 심한 부종)
- 사지의 이상(심한 외상이 동반, 광범위 유방절제술을 시행한 쪽, 투석을 위한 동정맥루 시행예정)
- 말초정맥 손상을 유발하는 약물의 투여

해부학

촉지가 되는 상지의 모든 표재성 정맥에 삽입할 수 있지만 손등의 손허리정맥(metacarpal vein), 아래팔의 자쪽 피부정맥(basilic vein), 머리쪽 피부정맥(cephalic vein), 정중정맥(median vein)을 흔히 사용한다(그림 8-1). 근위부 자정맥은 크고 곧아 쉽게 삽입할 수 있다. 정중 팔꿈치 정맥(median cubital vein)은 크고 얕아 삽입이 쉽지만 관절 부위의 도관을 삽입하면 환자가 불편하고 관절운동에 따라 수액 투여가 좌우되므로 피하는 것이 좋다. 하지는 발등의 발허리정맥(metatarsal vein)과 큰 두렁정맥(great saphenous vein), 작은 두렁정맥(small saphenous veins)에 삽입한다(그림 8-2).

준비기구

- 장갑
- 소독약(povidone-iodine or chlorhexidine)
- Elastic tourniquet
- 국소마취제와 바늘(1% lidocaine, EMLA with 25-gauge needle and small syringe(1 to 3ml))
- IV catheter
- IV fluid 또는 saline "lock" setup
- IV tubing

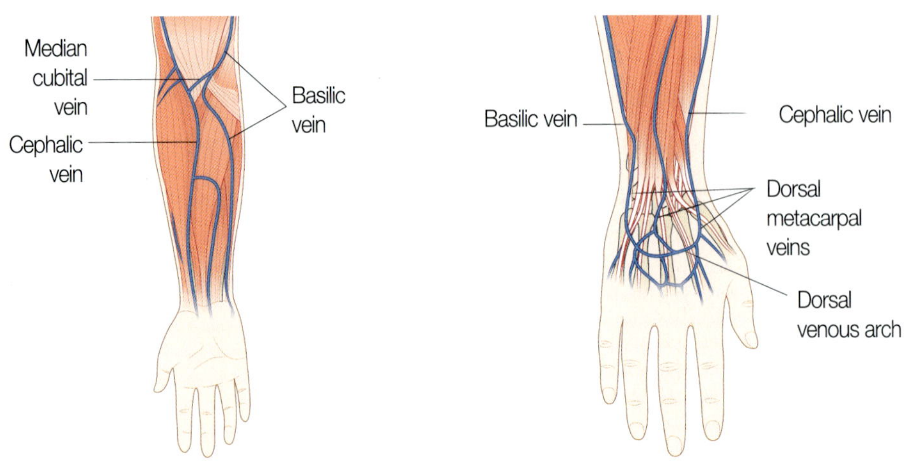

그림 8-1 | 상지의 정맥

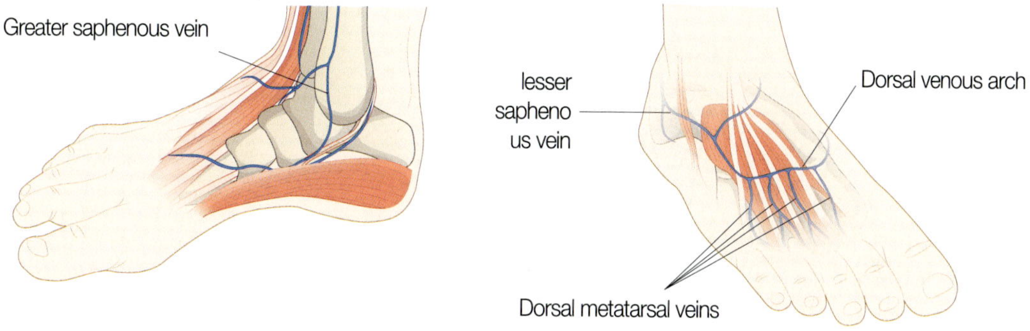

그림 8-2 | 발의 정맥

- 지혈용 Cotton balls 또는 gauze
- 멸균 드레싱 준비(gauze or transparent dressing)

술기

1. 수액과 튜브를 포함한 모든 기구를 미리 준비한다.
2. 환자를 앙와위로 눕힌 상태로 모든 기구를 손이 닿는 곳에 배치한다.
3. 적절한 정맥을 선택한다.

   가능하면 비 우세 팔에 먼저 시도한다. 준비된 도관이 쉽게 삽입될 정도로 충분한 크기의 혈관을 선택하며 손등 정맥에서는 20, 22게이지가 적당하며 더 큰 도관은 근위부에 삽입한다. 관절부위는 피한다. 혈관은 부드럽고 촉진 시 스폰지처럼 말랑거려야 한다. 단단한 혈관은 혈전이 차 있거나 힘줄일 가능성이 높아 피한다.

   적절한 정맥이 보이지 않거나 삽입이 어려울 경우 아래와 같은 시도를 해 볼 수 있다.
   - 사지를 아래로 내려서 중력에 의해 정맥이 충만되게 한다.
   - 정맥 위 피부를 가볍게 두드려 정맥이 팽창되게 한다.
   - 주먹을 쥐었다 폈다 반복한다.
   - 해당 정맥 부위를 2-3분간 따뜻하게 압박하여 열에 의해 정맥이 확장되도록 한다. 따뜻한 물에 담그는 것도 효과적이다.
   - 압박띠 대신 혈압계를 이용하여 이완기 혈압 직전까지 커프를 부풀린다.
   - 환자에게 이전에 정맥도관이 성공한 부위를 확인한다.
   - 국소 니트로글리세린 연고(nitroglycerin paste)를 발라 혈관을 확장시킨다. 2% 연고를 0.5-1cm 바르고 2분간 기다린다.
4. 천자할 정맥보다 5-10cm 상방에 압박띠(tourniquet)를 위치한다(그림 8-3A).
5. 천자부위를 소독한다. 소독 후에는 천자 부위를 다시 만지지 않도록 한다.
6. 필요할 경우 국소마취제를 사용한다.

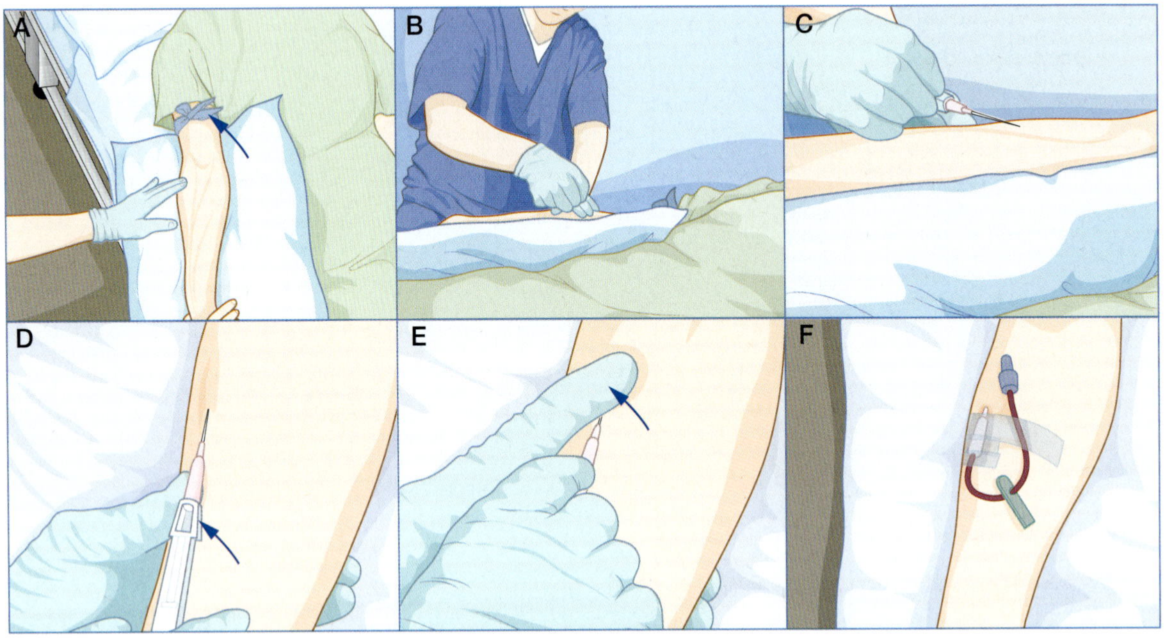

그림 8-3 | 술기과정

삽입 성공률에서는 영향을 미치지 않으면서 환자의 통증을 감소시킬 수 있다. 1% 리도카인이 적당하며 에피네프린은 사용하면 안 된다. 0.5ml 정도를 투여하여 작은 진피 내 팽진을 만든다. EMLA 같은 표피 마취제도 효과적이지만 도포 후 30-60분 정도 기다려야 하므로 응급 상황에서 사용은 제한적이다.

7. 비 우세 손으로 정맥의 원위부를 당긴다(그림 8-3B).
8. 엄지와 중지로 도관의 flash chamber 부위를 잡는다. 베벨이 위로 향하도록 한다(그림 8-3C).
9. 부드럽고 빠르게 정맥 내로 삽입한다. 삽입각은 정맥에 따라 달라진다. 작은 표재성 정맥의 경우 15도 미만으로 하고 거의 수평으로 삽입하기도 한다. 중간 크기의 정맥은 30-45도가 적당하며 깊이 위치한 경우 삽입각을 크게 한다. Flash chamber에 혈액이 역류되는 것이 보이면 즉시 멈춘다(그림 8-3D, E). 혈액이 빠르게 완전히 채워지지 않으면 혈관 내에 위치하지 않았을 가능성이 높다. 위치를 조정하거나 새로운 도관으로 다시 시도한다. 위치를 조정할 경우 바늘을 후진시켜 바늘 끝이 표피 아래에 위치한 상태에서 방향을 바꾸어 다시 전진시킨다.
10. 도관의 각도를 15도 미만으로 낮추고 정맥과 평행을 유지한 상태로 전체 도관을 1-2 밀리미터 더 전진시킨다.
11. 우세 손의 둘째 손가락을 이용하여 바늘 위로 도관만 혈관 내로 밀어 넣는다. 바늘을 같이 전진시키면 정맥의 후벽에 손상을 주거나 수액이 혈관 밖으로 유출될 수 있다. 도관은 저항이 없이 부드럽게 전진시켜야 한다. 저항이 있는 상태에서 억지로 밀어 넣으면 혈관이 손상되므로 아래와 같은 술기를 이용한다.
    - 정맥을 당기는 힘을 조절한다.
    - 도관이 부분적으로 삽입된 후 전진이 되지 않는 경우 소량의 수액을 투여하며 전진시킨다. 수액이 정맥을 확장시키고 판막을 열어주는 역할을 한다.

- 1인치 이상의 긴 도관을 사용한 경우 다른 정맥관을 삽입할 수 없는 상태라면 부분적으로 삽입되었어도 약물 투여 경로로 이용할 수 있다. 대신 약물의 유출 여부와 수액 속도를 주의 깊게 관찰해야 한다.

12. 바늘을 제거하고 피부를 당기던 손으로 도관의 끝이 위치한 부분의 피부를 압박하여 혈액이 유출되지 않도록 한 생태에서 바늘을 제거한다(그림 8-3E). 채혈이 필요하면 시행한 후에 압박띠를 제거한다.
13. 정맥관(tube)이나 잠금장치(saline lock)를 연결한다.
14. 도관과 튜브를 환자에게 고정하고 적절하게 주입되는 지 확인한다. 투명 드레싱이나 거즈를 이용하고 연결관을 피부에 함께 고정한다. U 자형의 고리를 만들어 도관이 당겨 빠지지 않도록 한다(그림 8-3F).

합병증

- 침윤, 혈관 밖 유출(Infiltration and Extravasation)
- 동맥 삽입(Arterial placement)
- 공기색전증(Air embolism)
- 도관 절단 및 색전(Catheter fracture and embolism)
- 감염
- 혈전정맥염(Thrombophlebitis)

치명적인 부작용은 드물지만 도관 관련 감염이나 혈전정맥염은 매우 흔하게 발생하고 예방지침을 지킬 경우 발생률을 낮출 수 있다.

정맥도관 관련 감염과 혈전정맥염을 예방하기 위한 지침(CDC)

- 도관을 삽입하기 전에 손을 씻는다.
- 삽입 전 주의 깊게 피부를 소독하고 소독 후에는 촉지하지 않는다.
- 멸균거즈나 투명드레싱을 시행한다.
- 2-3일에 한 번씩 도관을 교환한다.
- 포트를 연결 전에 소독한다.
- 상지 정맥을 사용한다.
- 정맥염이 발생하면 도관을 즉시 제거한다.

골내 주사법

연령에 무관하게 정맥로 확보가 어려운 경우에 신속하게 투여경로를 확보할 수 있으며 최근에는 골내 주사 기구의 발달로 더욱 신속한 시술이 가능해지고 있다. 초기에는 골수 조직 검사용 바늘이나 뇌척수액 검사용 바늘을 사용하였으나 최근에는 골내 주사 전용 바늘과 전동식 삽입장치 등이 시판되고 있다. 연구를 통해 약물, 수액 그리고 혈액제제 등 정맥내로 주입할 수 있는 모든 물질은 골내주사법을 통해 주입할 수 있는 것으로 확인되었으며 채혈 및 검사도 가능하다. 전체혈구계산 결과는 말초혈액과 차이를 보인다. 새로운 기구의 발달과 함께 신속하고 편리한 술기가 가능해졌으나 정확한 삽입을 위해서는 정확한 해부학적 지식과 기구의 사용법을 숙지하는 것이 필요하다.

적응증

즉각적인 약물처치나 수액투여를 위해서 정맥로가 필요하지만 정맥로 확보에 실패하거나 이를 시행하기 어려운 경우가 적응증에 해당한다. 이러한 경우는 주로 영아나 소아의 심정지 상황에서 자주 접하게 되며, 심정지 뿐만 아니라 탈수나 패혈증, 쇼크인 경우에도 정맥로 확보가 어렵다. 영아나 소아뿐만 아니라 어른에서도 화상, 외상, 쇼크, 간질 중첩증의 경우에 정맥로 확보가 어려운 경우가 있어 골내 주사의 적응증이 된다.

금기증

- 시술 대상이 될 수 있는 부위의 질환이나 변형, 손상이 있는 경우
- 같은 뼈에서 그 전에 골내 주사를 실패한 경우에도 다시 골내 주사를 시도하는 것은 피한다.

해부학

골격은 동맥을 통해 혈액공급을 받고 다시 정맥을 통해 혈액을 돌려보낸다. 따라서 골내 주사로 투여된 약물도 전신순환으로 유입되어 심장에 전달되게 된다.

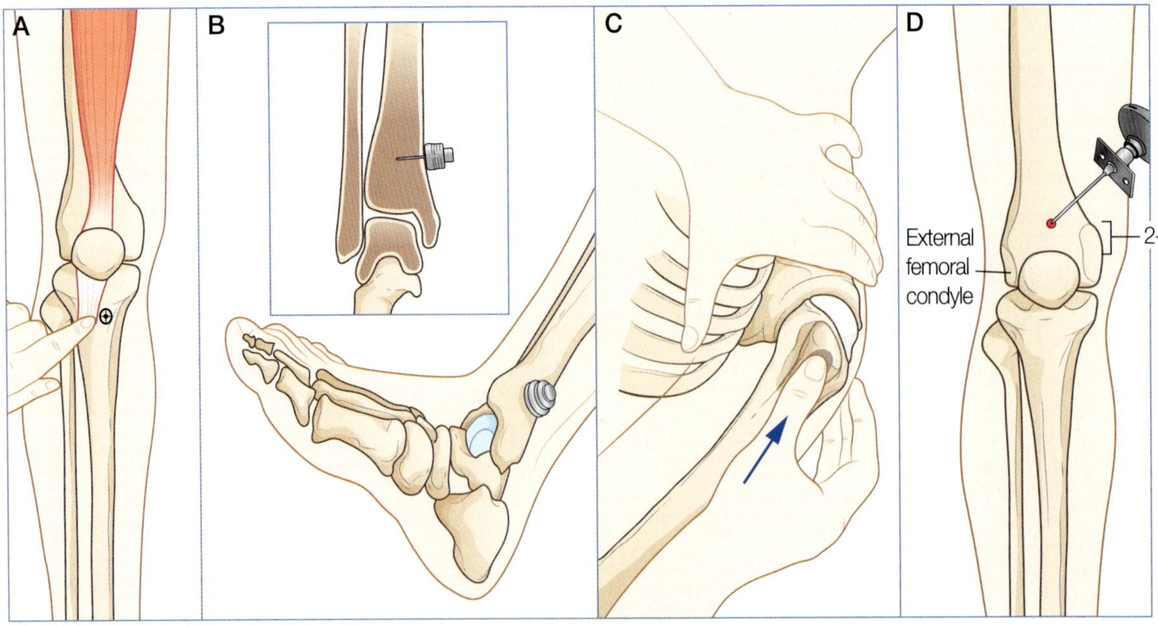

그림 8-4 | 골내 주사의 다양한 접근위치
A : 몸쪽 정강뼈, B : 정강뼈 말단, C : 몸쪽 윗팔뼈, D : 넙다리뼈 말단

다양한 위치에 삽입할 수 있으며 6-8세까지의 영유아에서는 몸쪽 정강뼈(Proximal tibia)가 가장 선호되는 위치이다. 그 이외에도 먼쪽 넙다리뼈(Distal femur), 복사뼈(malleolus), 몸쪽 윗팔뼈(Proximal humuerus), 복장뼈(Sternum), 장골능선(Iliac crest) 등에 골내 주사를 시술할 수 있다(그림 8-4).

준비기구

- 소독된 포, 장갑, 마스크, 보안경
- 모래주머니, 수건
- 소독약
- 마취용제, 바늘, 주사기, 수액, 세 방향 콕마개(3-way stopcock)
- 반창고, 거즈
- 골내 주사 바늘

골내 주사 바늘

수동 바늘

Jamishidi needle(그림 8-5)과 Cook IO Needle(그림 8-6)이 대표적이다. Jamishidi Disposable Sternal/Iliac Aspiration Needle(Cardinal Health, Dublin, OH)은 골수조직검사를 위해 만들어진 바늘이지만, 손잡이와 몸통이 상대적으로 작아 다루기 쉽다는 장점이 있으며, 뼈를 관통하지 않도록 몸통이 고안되어 있다. Cook IO needle(Cook Critical Care, Bloomington, IN)은 골내 주사를 위해 고안된 바늘이다.

기계장치(Mechanical devices)

EZ-IO(VidaCare, San Antonio, Tx, US), Bone Injection Gun(BIG; WaisMed, Yokenam, Israel), FAST 1(Pyng Medical Corporation, Richmond, British Columbia, Canada)이 시판되고 있다.

EZ-IO는 드릴과 비슷한 형태로 작동하며 연령과 삽입부위에 따라 바늘의 사이즈를 선택한다. Bone Injection Gun은 스프링을 이용해 총처럼 바늘을 뼈에 쏘는 방식이다. 뼈를 뚫는 동안 느껴야 하는 시술자의 불쾌감은 없으나 잘못된 위치에 바늘이 삽입될 위험이 높은 단점이 있다. FAST는 First Access for Shock and

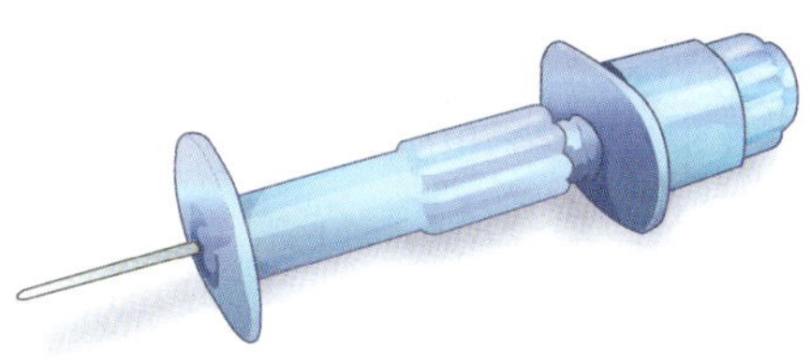

그림 8-5 | Jamishidi needle

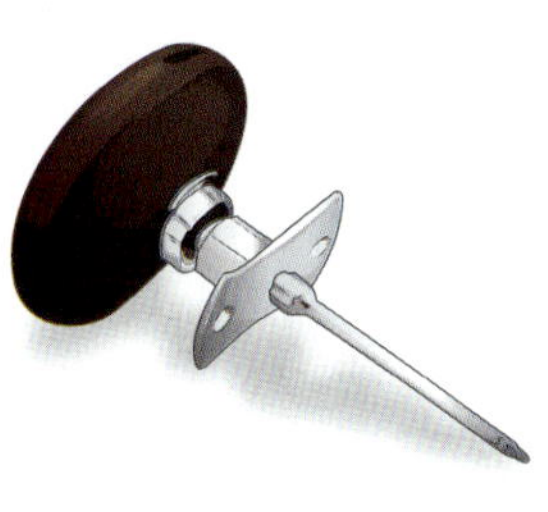

그림 8-6 | Cook Critical Care Intraosseous Needle

Trauma의 줄임말이다. 복장뼈에만 사용할 수 있도록 특화된 장치이며, 성인에게 사용할 수 있으나 12세 이상의 소아에서도 사용 가능하다. 다른 위치의 골내 주사와 비교하였을 때 약물이나 수액의 전달 속도가 훨씬 빠르다는 장점이 있다.

술기 : 몸쪽 정강뼈 골내 주사(수동 바늘을 이용한 방법)

골내 주사를 할 부위는 이물을 제거하고 소독 후 국소마취를 시행한다.

다리 아래에 수건이나 모래주머니를 놓아서 고정하고, 다리를 바깥회전(External rotation)시켜 접근이 용이하도록 한다. 정강뼈 결절(Tibial tuberosity)의 위치를 확인한다. 여기서 1-2 cm 하방 내측의 비교적 편평한 부위를 뼈의 종축에 대해 수직으로 찌른다. 바늘이 뼈에 닿게 되면 약간 발쪽 방향으로 바늘을 좌우로 비틀면서 적당한 압력을 가하면서 진입한다. 이 때 환자의 다리 뒤에 시술자의 손이 위치하지 않도록 한다. 갑자기 저항이 완화되는 지점까지 바늘을 진행시키면 골강 내로 바늘이 들어간 것이다. 올바른 위치에 들어가게 되면 바늘이 지지 없이도 똑바로 세워진 채로 유지된다(그림 8-10).

속심(Stylet)을 제거하고 주사기로 흡인하여 혈액이 나오면 골강 내에 바늘이 위치한 것으로 추정할 수 있으며, 혈액이 흡인되지 않는 경우 5~10ml의 수액을 주입하여 부종 없이 수액이 잘 들어가는가를 확인한다. 초음파나 C-arm을 이용하여 위치를 확인하는 방법도 있다. 위치가 확인되면 수액을 연결한다.

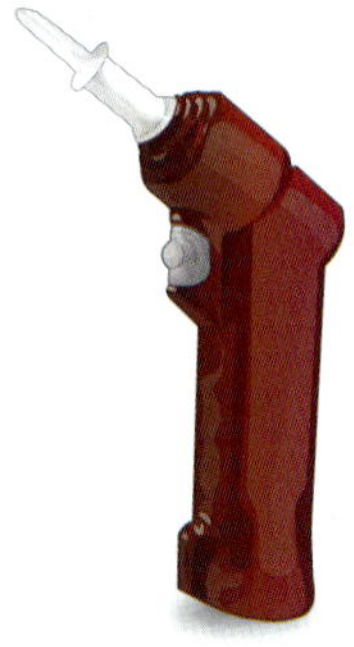

그림 8-7 | The EZ-IO, powered drill

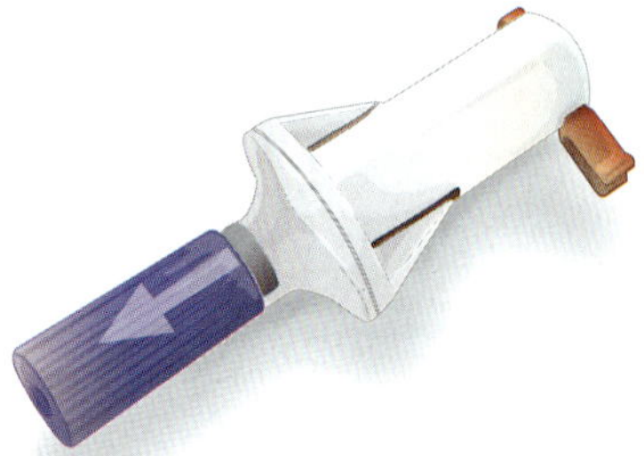

그림 8-8 | Bone Injection Gun

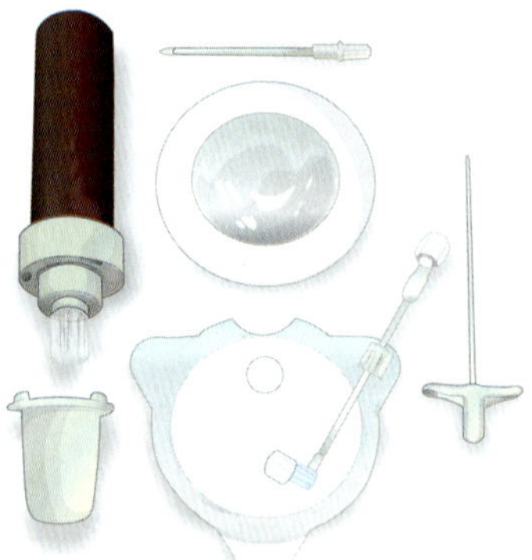

그림 8-9 | First Access for Shock and Trauma(FAST) 1 system

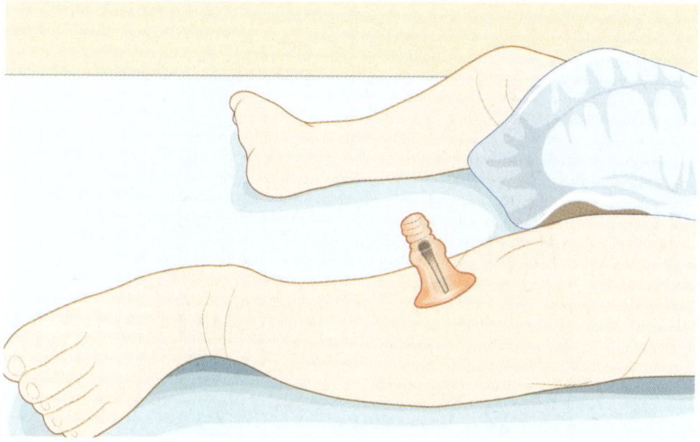

그림 8-10 | 몸쪽 정강뼈에 골내 주사 삽입

거즈를 이용해 바늘 양쪽에서 지지를 해준 상태로 반창고를 이용하여 고정한다. 임시방편인 것이므로 정맥로가 확보된다면 바로 제거한다.

합병증

- 기술적인 어려움 : 불완전 통과 혹은 관통
- 혈관 밖 유출
- 연부조직 및 뼈 관련 합병증
- 감염
- 가피와 근육괴사
- 구획증후군
- 성장판 손상 : 바늘을 삽입할 때 관절방향으로 바늘이 향하지 않게 해야 한다.
- 지방색전증(Fat embolism) : 드물며, 어른들에서만 그 발생이 보고되었다.

외목정맥로의 확보

적응증

정맥로 확보가 필요한 환자에서 말초정맥로 확보가 불가능하거나 실패한 경우에 성인과 소아 모두에서 시도할 수 있다.

금기증

일반적인 정맥로 확보 금기증과 유사하다.

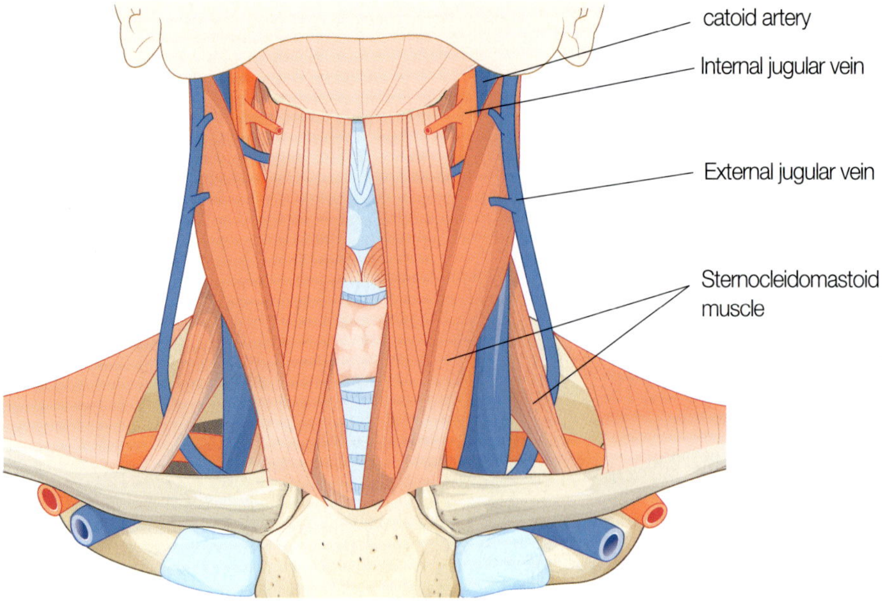

그림 8-11 | 외목정맥(external jugular vein)과 그 주위 구조물들의 해부학적 위치

해부학

외목정맥은 쇄골의 내측 중간 1/3 에서 하악각을 연결하는 선을 따라 주행하여 쇄골하 정맥으로 연결된다. 중심정맥관 삽입에 이용되는 내목정맥이나 쇄골하 정맥이 해부적으로 깊숙히 위치하여 육안적으로 보이지 않는데 반해 외목정맥은 대부분의 경우 쉽게 피부를 통해 관찰할 수 있어 상대적으로 삽입이 용이하다. 잘 보이지 않을 경우 쇄골의 직상방으로 누르거나 두부를 아래로 향하게 하여 정맥을 울혈시킬 경우 더욱 잘 관찰할 수 있다.

술기

누워있는 자세에서 머리를 약간 낮추어 정맥을 팽창시켜 잘 보이게 한다. 경추 손상이 배제된 경우에는 정맥의 반대편으로 머리를 돌리는 자세를 취한다. 경추 손상이 배제되지 않은 경우 경추 보호대의 앞쪽은 열고 보조자가 경추를 고정한 상태에서 시행한다.

피부를 소독하고 필요한 경우 국소마취를 시행한다. 도관을 정맥에 평행하게 맞춘다. 이후의 삽입방법은 말초정맥 확보법과 동일하다.

Broselow Pediatric Emergency Tape 사용법

Broselow Pediatric Emergency Tape은 키에 근거한 소생 테입이다. 소아 환자의 경우 약물과 수액투여량은 체중에 의해 결정된다. 하지만 응급상황에서 체중에 대한 정확한 정보가 없거나 계측이 불가능한 경우가 많다. Broselow tape에는 색깔, 체중별로 소아에게 필요한 약물, 기구, 수액량이 표기되어 있다. 체중은 3~36 kg까지 1 kg 단위로 분류되어 있으며 색상별로 한쪽면에는 소아소생술에 필요한 약물, 제세동 용량과 신속기도 삽관에 필요한 약물의 용량이 표기되어 있고 반대쪽에는 경련, 약물중독, 뇌압증가 시 사용하는 약물과 수액 소생술과 유지요법의 용량, 기도유지와 환기를 위한 기구의 크기가 표기되어 있다. 체중에 따른 약물 용량 결정 외에 체중을 측정하지 못하는 상황에서 테이프를 이용하여 길이를 통해 체중을 추정하여 투여량을 결정한다. 장비와 약물을 신속하게 사용할 수 있도록 소생테입의 색상에 맞추어 소아소생카트도 판매되고 있다(그림 8-12).

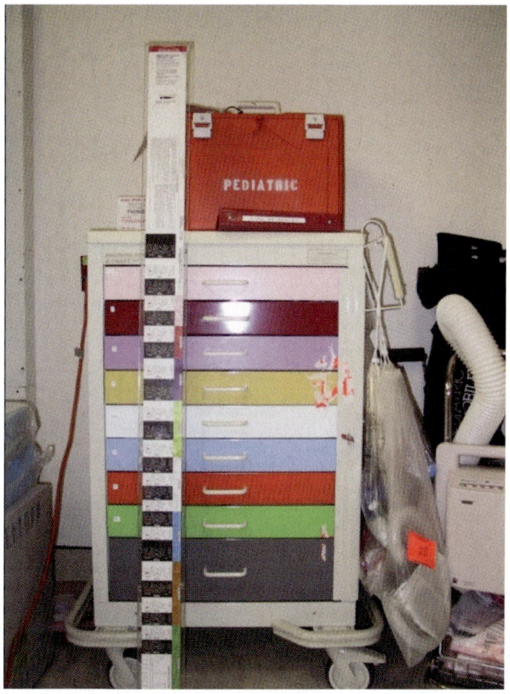

그림 8-12 | 소아 소생 카트 : 소생 테입의 색상에 맞춘 카트

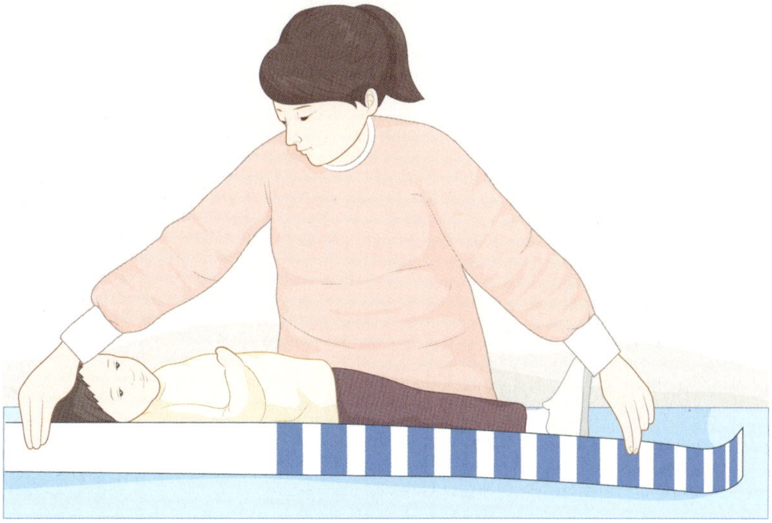

그림 8-13 | Broselow Tape을 이용한 신체계측법

환아의 체중 측정법

1. 환아를 앙와위로 눕힌다.
2. 환아의 두정부에서 발꿈치까지의 길이를 테입으로 측정한다(그림 8-13).
3. 해당되는 테이프 안의 박스를 보고 소생술에 사용할 장비와 수액, 약물의 양을 알 수 있다.

CHAPTER 09

기본외상소생술

병원 전 단계에서 응급초음파의 활용

개요

많은 다발성 외상환자에서는 초기 신체검진에서 명확하지 않거나, 특별한 전조증상을 보이지 않더라도 심각한 복강내 출혈, 혈흉 등을 가질 수 있다. 결국 이러한 환자들은 초기처치가 제대로 이루어지지 않으면, 예후에 지대한 영향을 끼치는 것은 자명한 일이다. 따라서, 외상환자 처치의 황금시간(Golden time)내에 빠른 처치가 이루어지기 위해 전문외상소생술(ATLS, Advanced Trauma Life Support)의 적용 등과 같은 많은 노력을 해오고 있으며, 최근에는 응급 초음파를 활용하여 병원내 외상환자의 처치에 많은 도움을 받고 있다.

'FAST(Focused Assessment with Sonography in Trauma)' 는 '외상환자의 초음파를 이용한 제한적 적용' 이란 뜻이지만, 현재는 외상환자의 침상에서의 초음파검사를 통칭하는 뜻으로, 외상환자의 일차조사(primary survey) 이후 즉시 초음파를 이용하여 복강, 흉곽, 심낭 내 출혈의 유무를 검사하는 것을 말한다. 이미 독일과 일본에서는 지난 1970년대부터 의사들에 의한 외상환자에 대한 침상 옆에서 초음파(bedside ultrasound)의 활용이 이루어졌으며, 미국에서도 1980년대 이후부터 널리 활용되어 왔고, 이제는 외상환자의 초기 처치 중 가장 중요한 술기로 인식되고 있다.

이러한 초음파를 이용한 외상환자의 초기 검사는 아직까지는 병원단계에서 적극적으로 이용되고 있지만, 미국과 독일 등에서는 병원 전 단계에서의 활용을 시도하고 있다. 하지만, 아직 국내에서는 활용범위가 병원 전 단계까지 펴지지는 못했지만, 이번 단락을 통해 병원 전 단계, 다시 말해 현장에서 외상 환자들에게 적용할 수 있는 응급초음파의 활용 및 적용법을 알아보고자 한다.

FAST의 임상적용 프로토콜

앞서 밝혔듯이 FAST는 체강내에 자유체액의 존재 유무를 비침습적으로 확인하는 방법이며, 과거의 침습적인 진단적 복강세척법(Diagnostic peritoneal lavage)을 통해 복강내 출혈의 유무를 확인하였던 방법을 대신하게 되었다. 하지만, FAST는 고형장기의 손상여부는 진단범위에서 벗어나기 때문에 혈역학적으로 안정하다면 컴퓨터단층촬영을 실시하여 보다 자세한 손상의 범위를 파악하는 사실이 중요하다는 것을 잊어서는 안 된다(표 9-1).

표 9-1 | Comparison for different technique in blunt abdominal trauma

	Sensitivity	Diagnostic ability	Ease / Speed	Safety	Repeatability
DPL	+++	+	+	+	+
FAST	+++	++	+++	+++	+++
CT	+++	+++	++	++	++

DPL ; Diagnostic Peritoneal Lavage
FAST ; Focused Assessment with Sonography in Trauma
CT ; Computed tomography

아직까지는 각 병원마다 FAST의 결과가 음성으로 나온 경우 어떻게 할 것 인가는 차이가 있으나, 지난 1999년에 열린 International Consensus Conference에서는 그림 9-1과 같은 프로토콜을 제안하였다. 이 프로토콜에 따르면, FAST의 결과가 양성인 경우 환자가 혈역동학적으로 안정적이라면 고형장기의 손상을 파악하기 위해 컴퓨터단층촬영을 실시하며, 불안정한 경우라면 수술적 처치가 바로 필요한 경우이며, FAST의 결과가 음성인 경우는 환자의 혈역동학적 상태에 따라서 안정적인 경우는 수 시간 관찰뒤 재검사를 시행하거나, 바로 컴퓨터단층촬영을 실시하여 미처 인지하지 못한 손상을 찾는 노력을 기울이도록 한다. 하지만, 불안정한 혈역동학적 상태를 보인다면, 복강외의 다른 원인을 찾는 노력, 다시 말해 혈흉, 척수손상으로 인한 신경성쇼크(neurogenic shock), 사지출혈, 두부외상 등을 찾아야 한다. 만약 피하기종(subcutaneous emphysema)이나 장내가스로 인해 FAST의 적절한 영상을 얻지 못한다면, 진단적 복강내 세척술을 고려할 수도 있다.

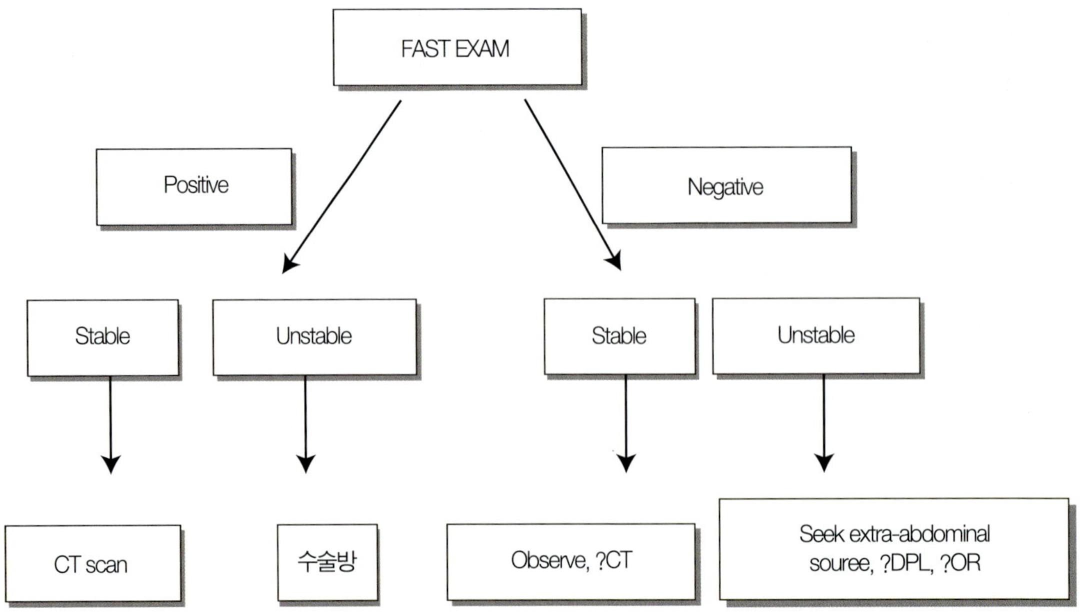

그림 9-1 | Consensus FAST protocol

초음파스캔방법

정확한 진단을 위해서는 우선 정확한 해부학을 이해하고 있으면 도움이 되며(그림 9-2), 외상환자의 응급초음파(이하, FAST)를 시행하는 목적은 저류된 자유액체(free fluid)가 체강내 존재하느냐는 것이다. 따라서, 출혈이 있다면 가장 많이 저류되는 곳을 선택적으로 조사하면 된다. 여기서 이야기한 '선택적' 이란 말의 의미는 모든 장기를 두 번 이상 서로 다른 면을 검사해야만 하는 '포괄적' 인 검사를 뜻하는 게 아니라는 것이다. 결국, 시술자는 외상이 있는 모든 장기를 초음파로 살펴보는 것이 아니라, 제한된 스캔만으로 단지 자유액체를 찾는 노력을 하면 되는 것이다. 또한, 초음파에서는 자유액체는 무에코(anechoic)로 나타나기 때문에 쉽게 감별할 수 있다. 따라서, 이러한 장점 때문에 FAST는 의료진이면 누구나 쉽게 배울 수 있고, 짧은 시간 안에 시행할 수 있다.

FAST를 시행하기 위해서는 환자는 누워있는 자세이어야 하며, 초음파 탐촉자는 2.5~5 MHz의 phased array 또는 curvilinear probe를 주로 이용한다. 이때 탐촉자의 마커(marker)는 환자의 머리쪽이나 오른쪽을 가리키도록 하여, 초음파 화면의 왼쪽에 마커가 나타나도록 미리 정해두어야 한다. 그렇지 않으면, 초음파 화면에서 나타난 영상의 좌우 혹은 상하가 시술자마다 다르게 나타나기 때문에 혼동을 일으킨다. 환자와 초음파 기계가 준비가 되면, FAST를 시행하는 동안 반드시 관찰해야만 하는 부위는 4 군데인데, 첫째 늑골하(subcostal) 부위, 둘째, 모리슨씨 낭(Morison' s pouch)으로 알려진 간콩팥 오목(hepatorenal recess) 부위, 셋째, 비신장 오목(splenorenal recess) 부위, 마지막으로 넷째, 골반강(pelvic cavity) 부위이다.

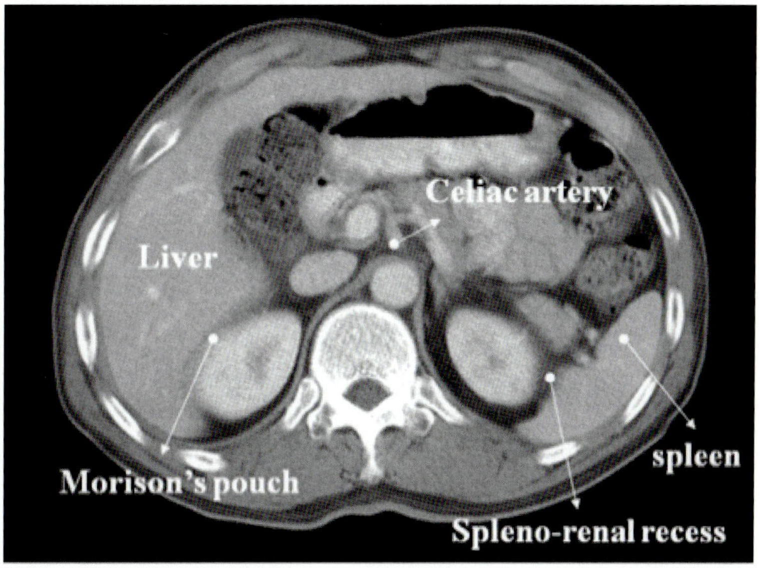

그림 9-2 | 상복부의 해부학

1. 늑골하 부위

초음파의 탐촉자를 누워있는 환자의 늑골아래 부위에 그리고 마커는 환자의 오른쪽을 향하도록 하며, 방향은 환자의 왼쪽 어깨를 향하도록 하여 조사한다. 이때 보이는 구조물은 간의 좌엽에 맞닿아 나타나는 우심실을 포함한 에코검사의 4심방상(four chamber view)을 모두 확인할 수 있다. 이곳에서 관찰해야 될 사항은 심낭삼출액의 유무를 확인한다. 만약 이곳에 심낭삼출액이 있다면, 심낭과 심장벽 사이에 무에코의 소견을 관찰하게 될 것 이다.

2. 모리슨씨 낭 부위

간콩팥 오목부위를 '모리슨씨 낭(Morison' s pouch)' 라고 부르며, 이곳은 정상적으로는 고에코의 선상으로 보인다. 초음파 탐촉자를 7~9번째 늑간강(intercostals space)과 앞겨드랑이선(anterior axillary line)이 만나는 지점에 위치하며, 마커는 환자의 머리쪽을 향하게 하고 스캔을 시작한다. 이곳에 자유체액이 있다면 정상적으로 보이던 고에코의 선사이에 무에코의 병변이 관찰될 것이다.

3. 비신장 오목 부위

비신장 오목부위는 모리슨씨 낭 부위보다 묘사하기 힘들 때도 있지만, 좌신(left kidney)가 우신(right kidney)에 비해 보다 위쪽 그리고 뒤쪽으로 위치하고 있다는 것을 이해한다면 보다 쉽게 스캔이 가능하다. 초음파 탐촉자를 5~7번째 늑간강과 뒤겨드랑이선(posterior axillary line)이 만나는 지점에 위치시키고 마커는 역시 환자의 머리쪽을 향하게 하여 스캔을 시작하면, 정상적으로는 비장과 신장의 사이에 고에코의 선이 관찰되지만, 자유체액이 있다면 이 곳에 무에코의 병변이 관찰된다. 이때, 갈비뼈로 인해 묘사가 어렵다면, 탐촉자의 방향을 뒤쪽으로 10-20도 가량 기울여 갈비뼈와 평형이 되도록 두면 보다 깨끗한 영상을 얻을 수 있다.

4. 골반강 부위

골반강 부위를 관찰할 때 방광이 중요한 음향창(acoustic window)의 역할을 담당하기 때문에, 방광이 충분히 팽창이 되어 있어야 병변의 관찰이 쉽다. 그리고 방광은 골반강내에 위치하며, 팽창이 되어야 치골결합(symphysis pubis) 위쪽으로 나타나기 때문에 초음파 탐촉자를 너무 배꼽쪽으로 향하게 하면 관찰이 되지 않음을 명심해야 한다. 탐촉자를 세로(longitudinal) 혹은 가로(transverse) 방향으로 두어 검사를 시행한다. 이때 마커의 위치는 환자의 오른쪽 혹은 머리쪽이 되도록 하는 것을 잊지 말아야 한다. 이 부위에서 관찰해야 하는 부분은 방광 뒤쪽, 자궁의 뒤쪽, 그리고, 창자사이의 공간이며, 이곳에 무에코의 자유체액이 존재하는지 확인한다.

고려사항

FAST 검사는 분명 쉽고 빨리 시행할 수 있는 장점이 있다. 그리고, 시술자에 따라 결과의 차이가 날 수 있으며, 시간의 경과에 따라 양상이 달라질 수 있기 때문에 반복적인 검사를 시행할 것을 강력히 추천한다. 또한, FAST의 약점인 고형장기의 손상을 알 수 없기 때문에 단순히 음성 결과로 환자의 상태를 판단할 것이 아니라 임상상황을 모두 고려해서 결정해야 함을 잊지 말아야 할 것이다.

참고문헌

1. Scalea TM, Rodriguez A, Chiu WC, Brenneman FD, Fallon WF Jr, Kato K, McKenney MG, Nerlich ML, Ochsner MG, Yoshii H. Focused Assessment with Sonography for Trauma(FAST): results from an international consensus conference. J Trauma 1999;46:466-72.
2. Rozycki GS, Shackford SR. Ultrasound, what every trauma surgeon should know. J Trauma 1996;40:1-4.
3. Tiling T, Bouillon B, Schmid A. Ultrasound in blunt abdomino-thoracic Trauma. in: Border J, Allgoewer M, Hansen S(eds.), Blunt Multiple Trauma: Comprehensive Pathophysiology and Care. Marcel Dekker: New York 1990;415-433.
4. Jehle D, Davis E, Evans T, Harchelroad F, Martin M, Zaiser K, Lucid J. Emergency department sonography by emergency physicians. Am J Emerg Med 1989;7:605-11.
5. Walcher F, Kortum S, Kirschning T, Weihgold N, Marzi I. Optimized management of polytraumatized patients by prehospital ultrasound. Unfallchirurg. 2002;105:986-94.
6. Price DD, Wilson SR, Murphy TG. Trauma ultrasound feasibility during helicopter transport. Air Med J. 2000;19:144-146.
7. Scalea TM, Rodriguez A, Chiu WC, et al. Focused assessment with sonography for trauma(FAST): results from an international consensus conference. J Trauma 1999;46(3):466-72.

CHAPTER 10 기본외상소생술

두부외상

서론

모든 외상환자의 20% 이상이 두부외상을 보이며 두부외상만 있을 경우 사망률은 20-30%로 보고 되고 있으나 다발성 손상을 동반한 경우는 사망률이 40% 이상까지 증가된다고 보고되고 있다. 이는 두부손상환자에서 다발성 손상이 동반되면 진단 및 치료가 늦어지고 어려워지며, 저혈압이나 저산소증 등에 의한 이차 손상이 잘 동반되기 때문이다. 두부손상 환자는 의식이 명료부터 혼수까지, 단순손상에서 생명을 위협하는 정도까지 다양한 양상을 보일 수 있으므로, 사고 현장에서의 즉각적이고 적절한 처치와 빠른 이송체계가 중요하며, 응급실에서 신속하고 적절한 치료 등의 모든 과정이 환자의 사망률 및 유병율 감소에 영향을 미친다고 볼 수 있다. 따라서 두부의 해부학적 생리학적 지식 습득과 환자 평가에 대한 술기를 습득하는 것이 이러한 환자 치료에 큰 도움이 될 것으로 생각한다.

I. 머리의 해부학

1. 두피(Scalp)

두피는 ① 피부(skin), ② 피하층(subcutaneouslayer), ③ 모상건막(galea aponeurotica), ④ 모상건막하 결체조직(subgaleal looseconnectivetissue), ⑤ 두개골막(pericranium, periosteum)의 5가지 층으로 이루어져 있으며, 주로 외경동맥의 분지들로부터 혈류를 받는데 앞뒤, 좌우로 연결되어 혈류가 풍부하다(그림 10-1).

2. 두개골(Skull)

두개골은 앞쪽에 전두골, 옆면에 측두골, 측두골 상방에 두정골, 뒷면에 후두골, 그외에 전두골과 측두골 사이에 접형골이 있으며, 이들은 여러 봉합선으로 연결되어 있는데, 전두골 사이에 전두봉합, 두정골 사이에 시상봉합, 전두골과 두정골 사이에 관상봉합, 두정골과 후두골 사이에 삼각봉합, 두정골과 측두골 사이에 비늘봉합이 존재한다(그림 10-2).

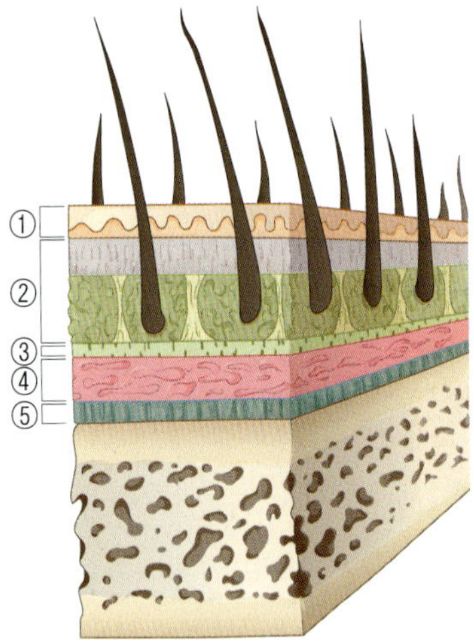

그림 10-1 | 두피

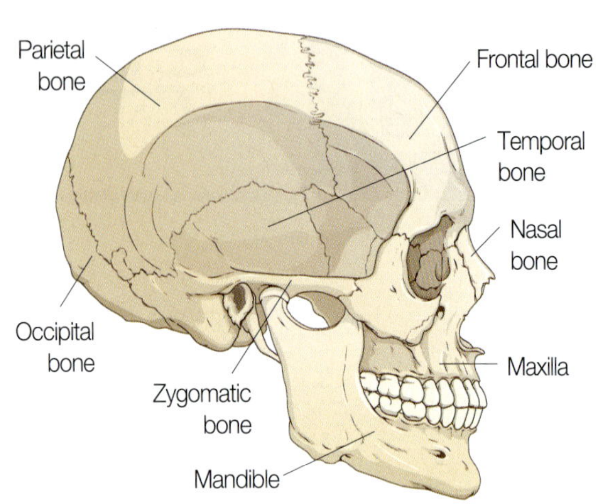

그림 10-2 | 두개골

3. 뇌(Brain)

뇌는 크게 대뇌반구(cerebral hemisphere), 간뇌(diencephalon), 중뇌(midbrain), 뇌교(pons), 연수(medulla)로 이루어진 뇌간(brain stem), 소뇌로 나눌 수 있다. 대뇌반구는 다시 전두엽, 두정엽, 측두엽, 후두엽으로 구성되며, 중심구(central sulcus)전두엽과 두정엽을 나누고, 대뇌 측구(lateral sulcus)가 앞쪽으로는 전두엽과 측두엽, 뒤쪽으로는 두정엽과 측두엽을 나눈다(그림 10-3 A).

뇌는 3개의 막으로 구성된 뇌막으로 싸여 있다. 뇌막은 가장 바깥쪽에 경막(dura mater), 가운데 막인 지주막(arachnoid membrane), 가장 안쪽에 얇고 투명한 막인 연막(pia mater)으로 구성되어 있다. 지주막아래와 연막사이에 뇌척수액이 차있고 뇌의 큰 혈관들이 지나가는 공간이 있는데 이를 지주막하공간(subarchnoid space)라고 부른다.

뇌속에는 뇌척수액이 생산되고 고여있는 뇌실(ventricle)이 있는데, 좌우 대뇌반구속에 각각 측뇌실(lateral ventricle)이 있고, 좌우 뇌반구 가운데에 제 3뇌실(third ventricle)과 실비우스 수도(aqueduct of Sylvius)를 통해 아래쪽으로 제 4뇌실(forth ventricle)이 있다(그림 10-3 B). 뇌척수액은 이들 뇌실에서 생성되어 3개의 구멍을 통해 지주막하 공간으로 나오며 대뇌를 싸고 돈 뒤 상시상정맥동(superior sagittal sinus)내로 내밀고 있는 거미막융모(arachnoid villi)를 통해 대부분 흡수되고 일부는 척수주위 지주막하 공간을 통해 경막외정맥으로 흡수된다.

II. 병태 생리학(Pathophysiology)

두부 손상은 크게 일차손상(primary injury)과 이차손상(secondary injury)으로 나눌 수 있다. 일차 손상은 사고 당시 두부에 직접적으로 가해지는 힘에 의한 손상으로 기계적인 힘의 정도와 작용기전, 힘을 받은 머리의 구조와 상태에 따라 손상 정도가 달라진다. 일차손상으로 인해 두피와 두개골 손상과 두부의 자창이나 탄환창

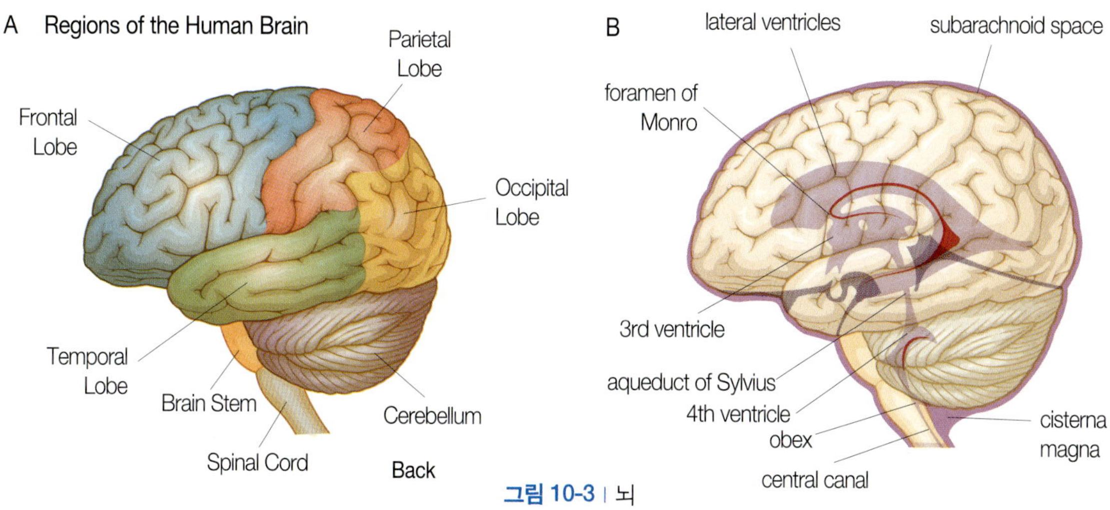

그림 10-3 | 뇌

에 의한 뇌실질의 손상이 발생할 수 있다. 둔상(blunt injury)에 의해서 국소 또는 미만성 손상이 발생할 수 있는데, 국소 손상으로는 뇌좌상, 열창, 혈종, 뇌간손상, 뇌신경 손상등이 있으며, 미만성 손상에는 뇌진탕과 미만성 축삭손상등이 있다. 이차손상은 일차손상의 결과에 생체의 병태생리학적 반응이 더해져 나타나는 결과를 말한다. 이러한 이차적 손상은 수상 후 수분, 수시간 혹은 수일 후에 일어나며 신경조직을 더욱 손상시킨다. 이차손상의 원인으로는 저혈압과 저산소증이 대표적이며, 그 외에 고체온, 과탄산가스증, 비정상혈당증, 전해질 불균형, 패혈증 등이 있다.

외상의 기전

두부외상의 기전을 이해하는 것은 두부외상 환자를 이해하고 다루는데 중요하다. 두부에 가해진 힘은 동적인 힘과 정적인 힘으로 나눌 수 있는데, 정적인 힘은 미는 힘을 말하고 작용시간이 200msec 이상인 힘을 말하고, 동적인 힘은 때리는 힘이며 200msce보다 짧은 힘이다. 동적인 힘은 다시 충돌(impact)과 충동(impulse)으로 나눌 수 있다. 충동은 빠르게 달리다 갑자기 정지할 때와 같은 관성의 힘을 말하고 관성 효과(inertial effect)만 갖는다. 반면 충돌은 접촉현상(contact phenomenon)과 관성효과 두 가지 모두를 갖게 된다. 이러한 접촉이나 관성은 조직의 변형을 초래하는데, 조직의 변형은 누르기(compression), 당기기(tension), 자르기(shearing)등의 기전에 의해 발생한다. 이러한 변형력에 대하여 두개골, 혈관, 뇌실질 등이 얼마나 견디느냐가 두부손상의 정도를 결정하게 된다.

두부손상은 접촉현상과 관성효과에 의해 발생한다. 접촉현상에 의한 손상은 접촉 부위의 손상뿐만 아니라 멀리 떨어진 부위에도 손상을 초래할 수 있는데, 이를 원격 접촉손상(remote contact phenomenon)이라 부른다. 이는 두개골 변형이나 충격파에 의해 발생하는데 두개골의 변형은 때로는 접촉부위가 아닌 가장 장력에 약한 부위에 골절을 만들기도 하며 이를 반충골절(countre coup fracture)이라고 한다. 접촉현상에 의해서 골절, 좌상, 경막외혈종 등이 발생할 수 있다. 관성효과는 가속에 의한 손상을 말하며, 전위(translation), 회전(rotation), 각 가속(angular acceleration)으로 나눌 수 있는데 대부분의 두부손상은 각 가속에 의해 발생한다. 관성효과에 의해 미만성 축상 손상이나 경막하혈종 등이 발생할 수 있다.

III. 두피손상(Scalp injury)

두피는 앞서 말한 5가지 층으로 구성되는데 건막하 결체조직에는 혈관이 풍부하여 상처가 큰 경우 대량출혈에 의한 저혈압을 일으킬 수 있고, 특히 소아에서는 저혈량성 쇼크(hypovolemic shock)에도 빠질 수 있다. 이 부위에 생긴 혈종을 모상건막하혈종(subgaleal hematoma)이라 부르며 봉합선과 무관하게 생긴다. 신생아 출산과 관련하여 생긴 경우는 산류(caput succedaneum)라 부르는데 피부층 및 모상건막 층 사이의 피하조직에 혈종이나 수액이 모여있는 상태로 질분만 후에 잘 관찰된다. 두혈종(cephalohematoma)는 두개골과 골막층 사이에 출혈이 생긴 경우를 말한다. 이들 혈종은 대개 2주 이내에 자연적으로 흡수된다. 상처가 깊은 경우는 상처 안으로 골절 유무를 확인하는 것이 중요하며, 상처부분의 불안정성 골절만 없으면 대부분의 지혈은 압박하여 지혈 할 수 있다.

IV. 두개골 골절(Skull fractures)

두개골 골절은 모양에 따라 선상골절, 분쇄골절, 함몰골절, 두개저골절 등으로 나눌 수 있다.

1. 선상골절(Linear fracture)

두개골을 통과하는 단일 골절선을 말하며, 혈관파열로 인해 경막외혈종(epidural hematoma)를 일으킬 수 있고, 부비동이나 유양돌기를 침범한 경우 감염이 발생할 수 있다. 두개골 봉합선이 2mm 이상 벌어진 경우가 있는데 이를 이개골절(diastatic fracture)라 부르며 주로 3세 이하 소아에서 삼각봉합이나 관상봉합에서 잘 발생한다. 선상골절 자체는 치료를 요하지 않으며 개방성 골절시에는 이물질이나 괴사조직을 제거한 뒤 철저히 세척하는 것이 중요하다(그림 10-4-1).

2. 분쇄골절(Comminuted fracture)

한 개 이상의 선상골절이 있을 때 분쇄골절이라 부른다(그림 10-4-2 A, B).

3. 함몰골절(Depressed fracture)

두개골의 외판(outer table)이 주위의 정상 두개골의 내판(inner table) 아래로 가라앉은 경우를 말하며, 단순촬영에서 이중음영이나 원형골절로 보인다. 대개 분쇄골절을 동반하는 경우가 많으며 개방성인 경우가 많기 때문에 뇌조직 보호, 감염예방 및 미용상의 문제를 해결하기 위해 수술을 요한다(그림 10-4-3 A, B).

4. 두개저골절(Basal skull fracture)

두개저 부위의 충돌이나 안면부의 충격이 두개저로 전달되어 발생할 수 있으며 전두와에서는 안와면(orbital surface), 중두와에서는 측두골의 추체부(petrous portion) 후두부에서는 후두골의 기저부에 잘 생긴다. 단순촬

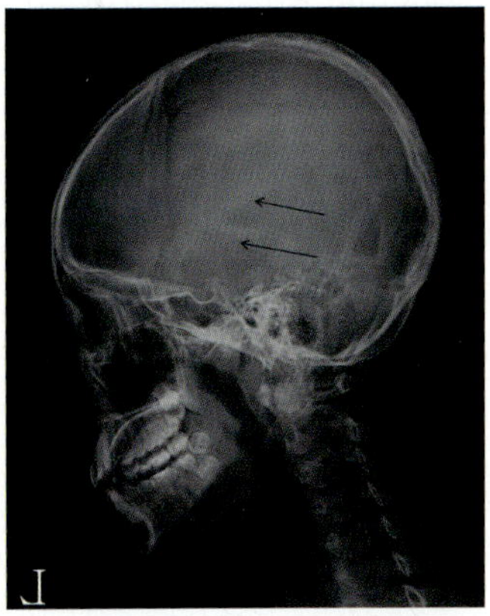

그림 10-4-1 | 선상골절

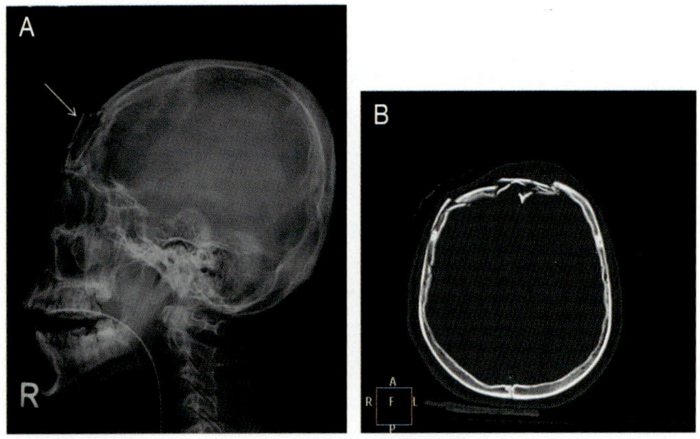

그림 10-4-2 | 분쇄골절

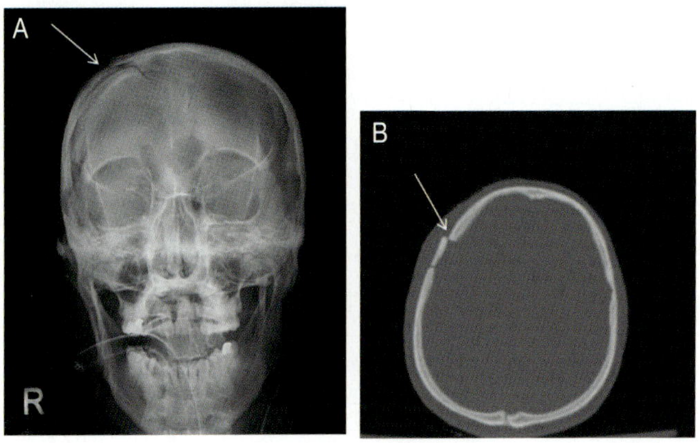

그림 10-4-3 | 함몰골절

영으로 진단이 어려울 수 있어서 임상적으로 진단하기도 하는데 안와주위에 점상출혈이 보이는 "raccoon' s eyes" 소견이나 이개후부에 점상출혈이 보이는 "battle' s sign" 이 있으면 두개저골절을 의심하여야 한다.

V. 뇌손상(Brain injury)

1. 뇌진탕(cerebral concussion)

뇌진탕이란 뇌조직의 구조적 변화를 일으키지 않는 뇌기능이 일시적으로 정지한 상태를 말한다. 의식소실은 뇌간에 위치한 상행망상활성계(ascending reticular activating system)가 일시적으로 기능을 잃기 때문으로 알려져 있다. 외상 전후로 기억상실을 동반하는 경우가 있으나 전형적인 뇌진탕환자는 사고와 관련된 기억상실 외에는 후유증이 없다.

2. 뇌좌상(cerebral contusion)

뇌실질이 좌상을 입은 것을 말하며 주로 전두엽이나 측두엽에 발생하지만 소뇌나 뇌간에도 발생한다. 발생기전과 위치에 따라 충좌상, 간충좌상, 반충좌상으로 구분한다. 충좌상은 접촉부위에 생긴 좌상을 말하고, 접촉부위의 반대쪽에 생긴 좌상을 반충좌상이라 하는데 주로 가속에 의해 생기며 공동설로 설명하기도 한다. 간충좌상은 뇌의 가운데 부위에 생긴 좌상을 말하고 기전은 명확하지 않다.

3. 미만성 축삭 손상(diffuse axonal injury)

미만성 축삭 손상은 신경의 축삭 부위가 손상된 후 수시간에 걸쳐 이차적으로 절단에 되어 생기는 현상으로 관성효과에 의해 발생하고 주로 자르기의 기전이 작용한다고 알려져 있다. 뇌 CT에서 혼수의 원인이 될 만한 소견이 보이지 않으나 임상적으로 혼수가 6시간 이상 지속되는 경우를 말한다. 특징적인 소견은 CT나 MRI에서 뇌량(corpus callosum), 뇌기저핵(basal ganglia), 뇌실주위(the walls of ventricles), 뇌간(brain stem)에 작은 점상 출혈이 보인다(그림 10-5).

4. 경막외 혈종(epidural hematoma)

충격에 의해 두개골 변형이나 골절이 발생하여 뇌경막이 두개골에서 박리되면서 주위의 혈관이 손상되어 혈종이 발생한 것을 말한다. 주로 중경막동맥(middle meningeal artery)이 잘 손상되는 것으로 알려져 있고 중경막 정맥이나 뇌막 정맥의 손상으로도 발생한다. 혈종이 발생하면 주위의 뇌조직이 압박되고 시간이 지나면 뇌조직의 부종이 생겨 의식이 저하될 수 있다. 충격으로 인한 뇌기능 소실로 의식을 잃었다가 곧 회복되어 일정기간동안 의식이 좋은 상태로 지내다가 혈종이 형성되어 진행함에 따라 다시 의식저하를 보이게 되는데 이를 의식 명료기(lucid interval)라 부른다. 이러한 현상이 약 20-50%까지 보고되고 있으며 경막하혈종이나 뇌실질내 출혈환자에서도 볼 수 있다. 증상은 두통, 오심, 구토, 의식 저하, 동공산동, 손상부위의 반대편으로 편마비가 나타날 수 있으나 드믈게는 Kernohan' s notch 에 의해 동측 마비가 올 수 있다. 두개강내압이 급격히 상승하면 서맥, 혈압상승(쿠싱반응; cushing response)이 나타나기도 한다(그림 10-6).

5. 경막하 혈종(subdural hematoma)

뇌경막과 지주막 사이에 출혈이 생긴 것으로 대부분 심한 두부외상 후에 발생하며 뇌조직의 손상이 잘 동반된다. 주로 교정맥이나 뇌표면의 작은 혈관이 손상되어 발생한다. 대부분 외상에 의해 발생하지만 출혈 소인이 있는 사람이나 항응고제 사용한 경우, 뇌동맥류 파열에도 발생할 수 있다. 두통 및 오심, 구토 등이 발생하고 의식의 변화는 손상 정도에 따라 명료에서 혼수까지 다양하게 나타날 수 있다. 양측 동공의 산동이나 제뇌경직 등의 징후가 있을 때는 적극적인 치료에도 불구하고 예후가 불량하다. 외상 후 3주 이상이 지나서 혈종이 확인된 경우를 만성 경막하혈종(chronic subdural hematoma)라 부른다. 경미한 두통 또는 한쪽으로 편마비가 있어 지켜보다가 뒤늦게 CT나 MRI 검사에서 확인되는 경우가 많은데 본인은 외상의 병력이 없다고 말하는 경우도 많다. 알코올중독자나 간질 환자에게서 발생 빈도가 높다(그림 10-7).

6. 뇌내 혈종(intracerebral hematoma)

뇌내 혈종은 뇌실질에 출혈이 생기는 경우인데, 두부에 충격이 가해질 때 발생하는 뇌실질의 좌상이 원인이

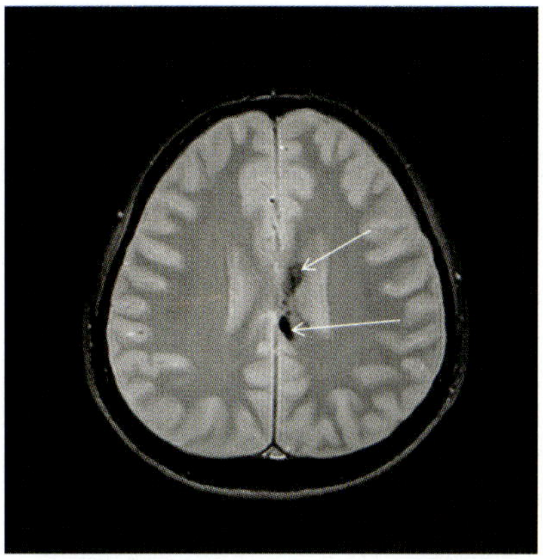

그림 10-5 | 미만성 축삭 손상두피

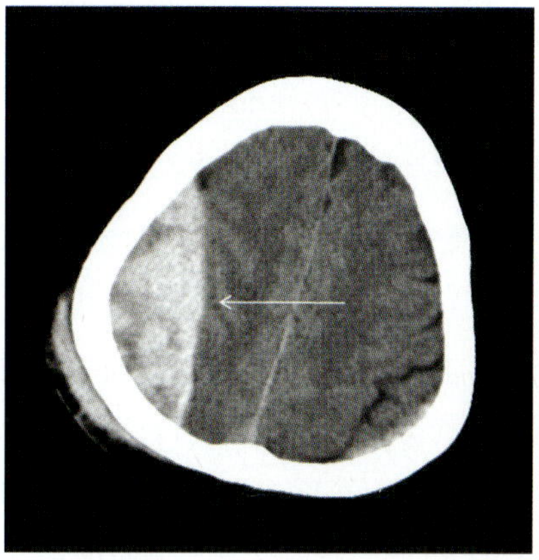

그림 10-6 | 경막외 혈종

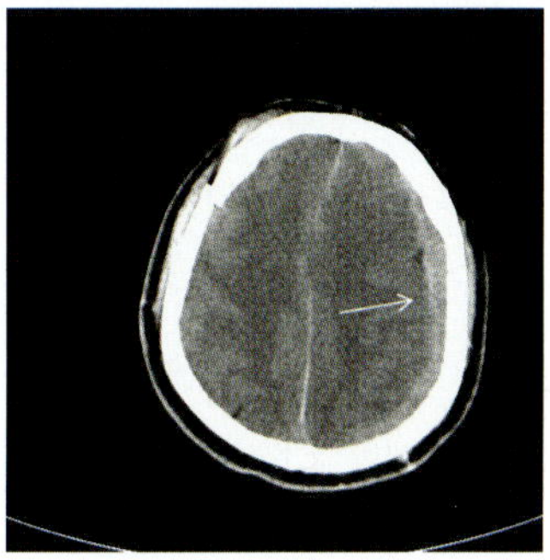

그림 10-7 | 경막하 혈종

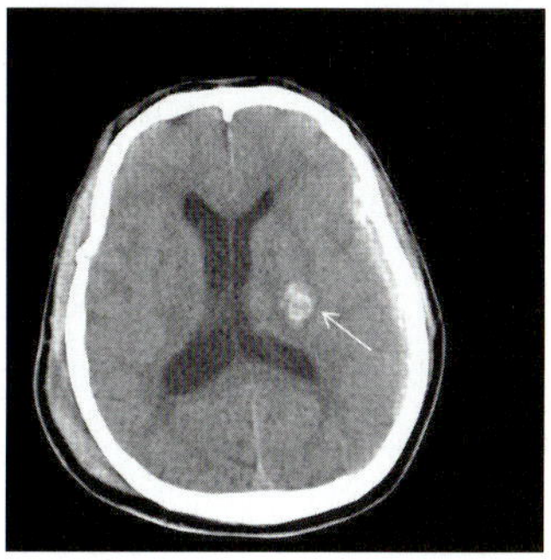

그림 10-8 | 뇌내 혈종

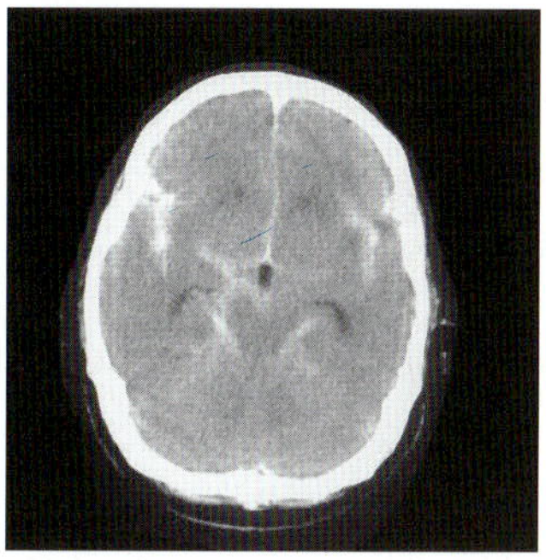

그림 10-9 | 외상성 뇌지주막하 출혈

되는 경우가 많다. 혈종의 위치는 측두엽, 전두엽에 잘 발생하며 약 20%는 다발성으로 발생한다. 부딪히는 위치뿐 만 아니라 반충손상의 위치에도 잘 생긴다(그림 10-8).

7. 외상성 뇌지주막하 출혈(traumatic subarachnoid hemorrhage)

외상에 의해 뇌지주막에 있는 작은 혈관들이 파열되어 지주막하 공간에 출혈이 발생한 경우를 말한다. 외상으로 지주막하 출혈의 빈도는 높은 편이지만 출혈량이 적은 경우는 특별한 치료가 필요하지는 않으나 지속적 CT 촬영을 통해 수두증의 발병 여부를 확인하여야 한다. 뇌기저조나 뇌내 출혈이 있는 경우는 외상시 이미 존재하던 동맥류가 파열되는 경우도 있을 수 있으므로 뇌혈관 조영술이 필요할 수도 있다(그림 10-9).

VI. 이차적 뇌손상(Secondary brain injury)

1. 전신적 요인

1) 저산소증 : 동맥혈의 산소분압이 60mmHg 미만인 경우를 말하며, 사고시 기도폐색, 기도흡인, 흉곽 손상으로 발생하며 이차적 뇌손상의 대표적 원인의 하나로 사고 현장에서 이송과정이나 응급실에서 치료시

기도확보 및 산소포화도 측정 및 감시가 필요하다.

2) 저혈압 : 수축기 혈압이 90mmHg 미만인 경우이며, 저산소증과 함께 이차적 뇌손상을 일으키는 주원인이다. 다발성 손상에 의한 저혈량성 쇼크에 의해 잘 발생하며 저혈압과 저산소증이 동반된 중증 두부손상 환자는 사망률이 두배로 증가한다고 알려져 있다.

3) 고탄산증 : 혈액속에 PaCO2가 증가하면 뇌혈관이 확장되어 뇌압상승을 일으키고 대사성 뇌산증을 일으켜 뇌손상을 유도한다. 이 때문에 간혹 과호흡요법을 사용하기도 하는데 지나친 과호흡요법은 저탄산증을 발생시키고 뇌혈관이 수축하므로 뇌의 허혈성 손상을 일으킬 수 있어 오히려 위험하다. 따라서 PaCO2 〈 25mmHg 이하의 예방적 과호흡요법은 더 이상 추천되지 않으며, 뇌압상승을 감소시키기 위해 일시적으로만 사용해야 한다. 또한 두부손상 후 24시간 이내에는 뇌혈류가 급격히 감소하므로 24시간 이내에 과호흡요법은 피해야 한다.

4) 고체온

시상하부 손상으로 인한 중심성 체온 조절 기능이 손상되거나 감염으로 인해 고체온이 발생할 수 있는데 뇌손상을 가속화 시키므로 반드시 체온을 정상화 시키는 것이 중요하다.

2. 두개강내 요인

1) 두개강 내압 상승(increased intracaranial pressure)

두개강내의 구성 요소는 뇌실질, 혈액, 뇌척수액으로 나눌 수 있다. 두개강내의 이들 구조물들의 압력을 두개강내 압력(intracranial pressure)이라 하며 정상범위는 50~150mmHg 이며 200mmHg 이상이면 두개강 내압이 상승된 것으로 본다. 두개강 내압의 상승의 기전은 몬로-켈리(Monro-Kellie)학설을 근거로 설명한다. 즉, 두개강내 용적은 고정되어 있으며, 이들을 구성하는 뇌실질, 혈액, 뇌척수액 중 어느 하나라도 증가하면 다른 요소들의 용적이 감소함으로써 일정하게 유지된다는 개념이며, 이 균형이 무너지면 두개강내압이 상승한다는 것이다. 실제로 뇌실질의 변화는 크지 않으므로 대부분 혈액과 뇌척수액의 변화가 주된 완충요소가 된다. 예를 들어 두개강내 혈종이 발생하면 뇌척수액의 용적이 감소되어 일정한 두개강내 압력을 유지하는 것이다. 두부외상환자에서 두개강내압을 상승시킬 수 있는 요인들로는 두개강내 혈종, 뇌좌상, 뇌혈관에 변화를 주는 요인들(혈액가스, 혈압, 흉곽내 압력, 체위 및 경부위치, 의식상태, 체온변화 등)이 있다.

뇌에 혈액이 공급되는 압력을 뇌관류압(cerebral perfusion pressure)이라고 하는데 중간 동맥혈압(mean arterial pressure; MAP)에서 뇌압(ICP)을 뺀 값이며 다음과 같이 계산할 수 있다.

뇌관류압(CPP)= 중간동맥혈압(MAP) - 뇌압(ICP)

정상 상태에서는 동맥혈압과 두개강내압의 차이가 40mmHg로 감소할 때까지 두개강내압이 상승하여도 뇌혈류는 40~50ml/100g/min로 일정하게 유지되나, 그 이상으로 압력이 증가하면 뇌혈류가 급격하게 감소하게 된다. 따라서 일정한 뇌혈류를 유지하는 것이 중요한데, 이와 같이 변화하는 뇌관류압에도 혈류가 일정하게 유지되게 하는 능력을 압력자동조절(pressure autoregulation)이라 부른다. 이뿐 아니라 뇌에는 뇌혈류-대사결합을 통한 대사 요구에 따른 뇌혈류 조절기능이 있는데 이를 대사성자동조절(metabolic autoregulation)이라 한다.

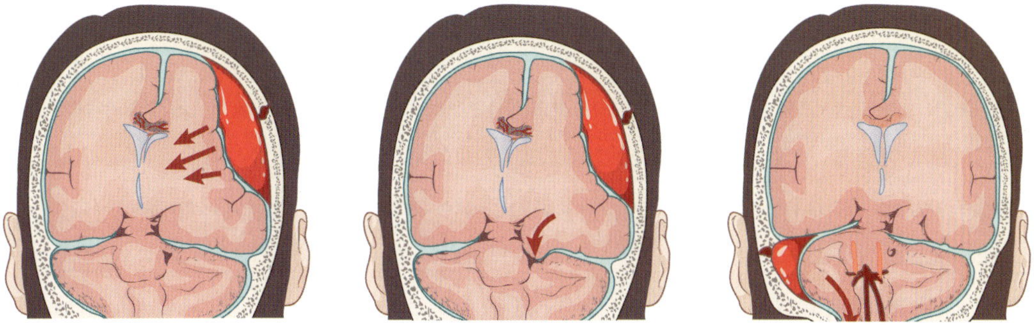

그림 10-10 | 뇌탈출

2) 뇌종창(cerebral swelling)

뇌종창은 뇌부종(cerebral edema)과 뇌충혈(cerebral hyperemia)로 발생하는데, 뇌조직내에 수분이 증가한 것을 뇌부종이라 하고, 뇌혈관의 울혈을 뇌충혈이라 한다.

3) 뇌탈출(cerebral herniation)

두개강내의 혈종이나 부종이 한쪽 대뇌반구에서 증가하면 중앙부의 구조물들이 반대쪽으로 이동하여 병소가 없는 구획으로 뇌 탈출이 일어나며, 이때 압박된 뇌조직에서는 허혈성 변화가 발생한다(그림 10-10).

(1) 정중탈출(midline herniation, subfalcine herniation)

한쪽의 대뇌반구의 병소로 인해 뇌압이 증가하면 반대쪽으로 대뇌겸 아래로 뇌탈출이 일어난 경우를 말하며 대상회(cingulate gyrus)와 전대뇌동맥이 압박되어 하지 마비가 올 수 있다.

(2) 구회탈출(uncal herniation)

구회(uncus)와 해마회전(hippocampus)의 내측이 천막과 중뇌사이로 탈출한 상태를 말하며 병소의 반대측에 편마비, 동측의 동공산대 및 후두엽 뇌경색에 의해 시야장애가 발생할 수 있다.

(3) 중뇌개 탈출(tectal herniation)

측두엽 내측의 뇌조직이 사구판을 압박하여 상부응시마비를 보이는 Parinaud 증후군을 일으킨다.

(4) 중앙탈출(central herniation)

뇌간 전체가 후두와와 대후두공하방으로 밀려 내려간 상태를 말하며, 뇌간장애, 동안신경마비, 소뇌장애, 혼수 및 제뇌경직이 나타나며 가장 위험한 상태이다.

(5) 편도 탈출(cerebellar tonsil herniation)

소뇌 편도가 대후두공을 통해 탈출한 상태로 급성 수두증, 호흡마비, 의식장애 등을 일으킨다.

VII. 두부외상환자의 평가

두부외상환자의 치료는 사고현장에서부터 이루어져야 한다. 사고현장에서의 적절한 조치와 신속한 이송체계, 응급실에서 조기 진단 및 치료가 사망률을 감소시키고 환자의 예후를 좋게 할 수 있다. 두부손상 환자에 있어서 일차손상의 치료뿐만 아니라 이차적 손상을 예방하거나 줄이려는 노력이 병행되어야 할 것이다.

1. 사고 현장 대응과 이송체계

응급실내에서 치료만큼이나 중요한 부분이 사고현장에서의 조치와 환자의 상황에 맞는 병원으로 신속한 이송이다. 뇌소생술은 응급실에서 시작하는 것이 아니라 사고 현장에서부터 시작되어야 하고 이송 중에도 이루어져야 한다. 환자의 평가를 시행하고, GCS와 생체징후에 대한 기록을 해야 한다. 사고 현장에서 할 수 있는 가장 중요한 처치는 이차적 뇌손상을 예방하기 위해 저혈압과 저산소증을 방지하는 것이다. 따라서 호흡과 혈압에 대한 소생술과 초기 손상에 대한 평가를 사고 현장에서 실시하여야 하며, 전문 외상처치술의 지침에 따라 ABCs를 시행하고 이차손상을 최소화하는 조치를 취해야 한다. 또한 신속한 이송체계를 통해 중증 환자를 치료 할 수 있는 의료 기관으로 이송하는 것이 중요하다.

2. 일차평가

뇌는 타장기와 달리 진찰과 검사를 모두 시행한 후 판단할 수 있는 시간적 여유가 없기 때문에 즉각적인 치료를 요하는 경우가 많고 진찰과 치료를 거의 동시에 하여야 하기 때문에 신속하고 정확하게 대응하여야 한다. 두부손상의 환자는 평가는 자발적 움직임, 호흡양상, 눈을 뜨는지 여부, 안절부절 못하는 상태(agitation) 여부를 관찰하며, 말을 시켜 대답을 하지 않을 경우 자극을 주어 반응을 확인하여 초기의 의식수준과 운동상태를 파악한다. 두부외상의 일차평가의 목적은 생명을 위협하는 손상을 찾아 치료하며 이차손상을 일으킬 만한 원인을 찾아 교정하는 것이다. 두부외상의 일차평가는 응급소생(기도유지, 호흡, 산소공급, 혈압, 맥박유지), 신경학적 검진(의식, 동공크기 및 대광반사, 운동반응 등), 전신적 검진, 방사선학적 검사(두부, 경추부) 등의 순으로 시행한다. 처음에 의식이 있더라도 빠르게 변화할 수 있으므로 가능한 모든 임상상태를 기록하는 것이 중요하다.

3. 두부외상환자의 진찰

두부 손상환자에서 의식이 비교적 좋은 환자는 시간을 두고 자세한 신경학적 검사를 할 수 있지만 의식저하가 있는 경우는 제한된 신경학적 검사를 하게 되며, 그보다 먼저 ABCs를 시행하여 생체징후가 안정된 상태에서 신경학적 검사를 시행하여야 한다. 심한 의식장애 환자에서는 생체징후, 의식상태, 동공, 안구운동, 운동기능을 검사하고, 두부의 상처 및 전신을 살펴보아야 한다. 두부외상 환자에서 20-50%의 동반된 손상이 보고되고 있고, 중증 두부손상환자는 50% 이상에서 동반손상이 있으므로 반드시 확인이 필요하다. 보고에 따르면 사지골 골절이 11.2%로 가장 많고, 안면골 골절, 쇄골 및 견갑골 골절, 늑골 골절, 척추 골절 순으로 손상이 보고되고 있다.

1) 생체징후(vital sign)

생체징후는 환자의 상태 변화를 파악하는데 매우 중요한데, 이는 생체징후의 변화가 뇌압의 변화와 연관이 있기 때문이다. 뇌압을 올릴만한 두개강내 혈종이나 부종이 있으면 혈압 상승과 서맥이 나타나는데 이를 쿠싱 반응(cushing response)라고 한다. 혈압의 상승은 제4뇌실 바닥에 압력을 느끼는 중추(승압중추; pressor center)가 압박되어 맥압(pulse pressure)이 상승하기 때문이다. 뇌압상승이 더욱 심해지면 뇌간의 비가역적 손상으로 인해 혈압은 오히려 떨어지며 소생이 불가능한 상태로 변한다. 뇌압의 변화에 따라 호흡의 변동도 일어나는데, 간뇌(diencephalon)가 손상되면 Chyne-Stoke호흡, 뇌교나 연수가 손상되면 실조성 호흡(ataxic respiration)이 나타난다. 체온의 변화도 나타날 수 있는데, 시상하부의 체온조절 중추가 손상되면 이상고열증(hyperpyrexia)이 나타날 수 있다.

2) 두경부

두피손상이 두개강내 손상을 나타내기도 한다. 안와부 주위의 청색반을 raccoon' s eye라고 하며 전두개와 골절을 의미하고, 유양돌기 주위의 청색반인 battle' s sign은 중두개와 골절을 의미한다.

3) 흉부

다발성 늑골 골절 환자에서는 혈흉 또는 기흉을 동반하는 경우가 많다. 이로 인한 호흡부전에 의한 저산소증의 예방이 중요하며 흡인성 폐렴 등도 방지하여야 한다.

4) 복부

간장, 비장, 신장 등의 손상이 출혈에 의한 저혈량성 쇼크를 일으켜 뇌에 이차적 손상을 줄 수 있으므로 조기 진단 및 적절한 치료가 중요하다.

5) 골반부

골반부 골절로도 복강내 출혈을 일으킬 수 있고 골반골 골절 자체로도 저혈량성 쇼크의 원인이 될 수 있으므로 신속한 치료가 필요하다.

6) 척추

중증 두부손상환자의 5-10%에서 척추 손상이 동반된다. 두부손상에만 집중하다가 척추손상을 간과하게 되면 사지마비나 하반신 마비 등을 초래할 수 있으므로 의식이 저하된 환자는 반드시 경추부를 포함한 척추의 단순 방사선 촬영을 시행하여야 한다. 쇄골 상부위 손상이 있거나 사지중 하나라도 근무력증이 있을 때, 경부 동통 및 강직, 머리 자세가 비정상적일 때, 상지나 손에 통증, 감각이상이 있을 때는 경추 손상을 의심하여야 한다.

7) 사지

가장 많이 동반되는 손상으로 골절이 있는 경우 즉시 고정을 하고 지혈을 한다. 그러나 저혈압을 일으킬만 한 심한 손상이 아니라면 두부손상에 먼저 집중해야 한다.

4. 신경학적 검사

앞서 언급한 바와 같이 의식이 저하된 환자는 명료한 환자처럼 자세한 신경학적 검사를 할 수 없으므로 제한된 신경학적 검사만 가능한 경우가 많다.

1) 의식

의식은 자신과 주위에 대한 인지능력을 말하는 것으로 뇌간과 대뇌 반구가 관여한다. 의식의 변화는 두부외상의 가장 민감하고 중요한 표지자라 할 수 있다. 의식은 명료(alert), 기면(drowsy), 혼미(stupor), 반혼수(semicoma), 혼수(coma)등 5단계로 나눌 수 있다(표 10-1).

그러나 개인차가 많고, 각 단계의 구분이 모호하여 이러한 구분으로 정확한 환자의 상태를 기술하기는 어려운 경우가 많다. 이를 보완하고자 1974년에 글라스고우 혼수계수(Glasgow coma scale; GCS)가 도입되었다.

표 10-1 | 의식의 5단계

상태	특징
명료(alert)	의식이 정상인 상태
기면(drowsy, lethargy)	작은 자극에도 눈을 뜨고 명령에 적절한 반응을 하나 바로 잠에 드는 상태
혼미(stupor)	자발적 운동은 있으나 의사소통이 불가능한 상태. 통증자극에 국재적 또는 회피반응을 보인다.
반혼수(semicoma)	자발적인 운동이 없고 강한 자극에 최소한의 반응만 보인다.
혼수(coma)	외부 자극에 대한 반응이 전혀 없는 상태

표 10-2 | 글라스고우 혼수계수(Glasgow coma scale)

관찰반응	반응	점수
눈뜨기 (Eye opening)	자발적으로 눈을 뜬다(spontaneous)	4
	명령에 따라 눈을 뜬다(to command)	3
	통증을 주면 눈을 뜬다(to pain)	2
	전혀 눈을 뜨지 않는다(none)	1
언어반응 (Verbal response)	적절하고 지남력 있는 말을 한다(appropriate and oriented)	5
	지남력이 없고 혼돈된 말을 한다(disoriented and confused)	4
	부적절하고 혼란된 말을 한다(inappropriate words)	3
	이해할 수 없는 소리를 낸다(incomprehensive sounds)	2
	전혀 소리를 내지 못한다(none)	1
운동반응 (Motor response)	명령에 따른다(obey command)	6
	통증자극에 국재성 반응이 있다(localize to pain)	5
	통증자극에 도피성 반응을 보인다(withdraw to pain)	4
	통증자극에 이상굴곡 반응을 보인다(abnormal flexion)	3
	통증자극에 이상신전 반응을 보인다(abnormal extension)	2
	운동반응 전혀 없다(none)	1

표 10-3 | 글라스고우 혼수계수(5세 이하 소아용, 정상)

연령	눈뜨기	운동		언어		총점
0-6개월	4	굴곡(flexion)	3	운다	2	9
6-12개월	4	찾음(localize)	4	소리를 낸다	3	11
1-2세	4	찾음(localize)	4	단어	4	12
2-5세	4	따름(obey)	4	단어	4	13

GCS는 개안반응(eye opening), 언어반응(verbal response), 운동반응(motor response)의 세가지 항목으로 구분하여 최저3점에서 최고15점으로 나타낸다(표 10-2). 두부외상의 정도에 따라 GCS가 13-15점이면 경도(mild), 9-12점은 중등도(moderate), 3-8점은 중증(severe)으로 구분한다. 이러한 분류는 환자의 치료계획을 세우고 예후 판정에도 도움을 줄 수 있다. 보고에 의하면 경도가 80%, 중등도와 중증환자가 각각 10%정도를 차지한다고 한다. GCS분류의 단점은 동공의 대광반사나 뇌간반사 등이 고려되지 않았다는 점이다. 그리고 눈꺼풀의 부종이 심하거나 기관삽관이 되어 있는 경우 판단하기가 곤란하다. 그래서 눈꺼풀의 종창이 심할 때에는 C, 기관 삽관이나 기관절개 시에는 T로 표기한다. 또한 5세 미만의 환자에서는 소아용GCS를 적용한다(표 10-3).

2) 동공 및 안구운동(그림 10-11)

의식이 저하된 두부외상 환자를 대면하면 우선 동공의 크기, 모양, 대광반사의 반응을 관찰한다. 정상동공의 직경은 3-5mm이며, 양측의 크기가 1mm 이상인 경우를 동공부동증(anisocoria)이라 한다. 한쪽에 동공부동증이 있는 경우는 대개 동측의 천막상부에 병소가 있어 제 3뇌신경이 압박을 받고 있는 상태이므로 곧바로 치료

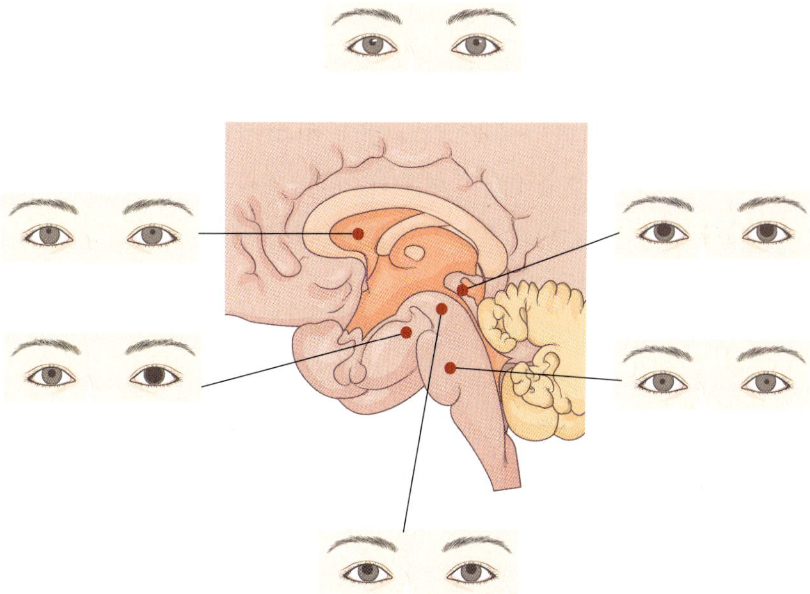

그림 10-11 | 동공 및 안구운동

가 필요하다. 양측동공이 축동(miosis)이고 혼수상태인 경우는 대뇌의 정중탈출을 의심하여야 하고, 양측동공이 침점(pinpoint)인 경우는 뇌교의 병소가 원인인 경우가 많다. 동공의 크기가 중등도이며 대광반사가 없으면 중뇌손상을 의심하여야 한다. 환자의식이 명료함에도 불구하고 한쪽 동공이 커져 있으면 외상 이외에도 뇌동맥류도 의심해보아야 한다. 간접대광반사는 있으나 직접 대광반사가 없으면 제 2뇌신경인 시신경의 손상을 의심하여야 한다.

3) 뇌간반사

의식이 없는 환자에서 뇌간반사를 측정함으로써 뇌간의 손상 정도와 위치를 가늠할 수 있다. 뇌간반사가 소실된 경우는 예후가 매우 나쁘다. 대표적인 뇌간 반사로는 안구두부반사(oculocephalic reflex)와 안구전정반사(oculovestibular reflex)가 있다.

4) 운동반응

의식저하환자에서는 의사소통이 안되므로 통증 자극을 주어 사지의 운동반응을 확인하여야 한다. 뇌손상에 의한 운동마비는 보통 병변의 반대측에 마비가 발생한다. 뇌손상이 대뇌 전반적이거나 뇌간손상이 심하면 사지 마비가 올 수도 있다. 하지만 양측 상지 마비나 하지 마비의 경우는 뇌손상보다는 척추 손상을 먼저 의심하여야 한다. 운동능력은 근육수축이 전혀 없는 경우에 0, 근육 수축은 있으나 관절운동이 없으면 1, 중력이 없으면 부분적으로 움직이면 2, 중력을 이길 수 있으나 저항을 이길 수 없는 상태는 3, 어느 정도의 저항을 이겨내고 운동이 가능하면 4, 정상인 경우는 5점으로 총 6단계로 나눈다. GCS상으로는 가장 좋은 반응을 선택하여 표기한다.

5. 방사선학적 검사

1) 단순 방사선 촬영(plain radiography)

응급실에서 1차 평가 및 처치가 끝나면 lateral cervical spine, chest AP, pelvis AP등의 필수 방사선 검사를 시행하고 추가로 skull x-ay및 다른 부위를 촬영한다. 이때 환자의 상태가 불안정하면 portable X-ray를 이용하여 검사하여야 하며 먼저 lateral cervical spine를 촬영하여 이상이 없다고 판단되면 다음 단계로 진행한다.

(1) 경추 측면상(lateral cervical spine view)

환자의 위치를 변화시키지 않는 것이 중요하며, 침대위에서 그대로 검사한다(cross-table). 어깨 때문에 하부 경추가(C6,7) 안 보이는 경우가 있으므로, 양측 상지를 아래로 잡아당겨 모든 경추가 촬영될 수 있게 하는 것이 중요하다. 하지만 너무 무리하게 잡아당기지 않도록 해야 하며 단순 촬영으로 진단이 어려울 경우 경추부 CT를 촬영한다.

(2) 두개골 촬영(skull radiography)

기본 촬영은 좌우 측면상(left and right lateral views), 전후상(anteroposterior view), 전후 반축위상(Towne view)의 4장의 사진으로 이루어지고 필요하면 두개저촬영상(basal view), Waters상, Caldwell상 등을 추가한다.

2) 전산화 단층 촬영(computed tomography; CT)

응급실에서 비교적 안전하고 신속하게 시행할 수 있는 진단법이다. 응급 CT촬영을 반드시 시행하여야 하는 경우는 다음과 같다.

① GCS가 8점 이하인 경우
② 양측 동공의 크기가 1mm이상 차이가 있을 때
③ 지속적인 신경학적 이상이 있을때
④ 의식저하가 진행될 때
⑤ 1cm이상의 함몰골절 있을때
⑥ 출혈성 경향이 있을때
⑦ 항응고제 치료를 받고 있을 때

3) 자기 공명 영상(magnetic resonance imaging; MRI)

CT에 비해 뇌실질의 병변을 더욱 민감하게 보여 주며, CT로 설명이 안되는 신경학적 이상을 발견 할 수 있어 많이 이용된다. 미만성 축삭 손상 및 뇌간과 후두개와 병소 발견에도 유리하다. CT에 비해 시간 및 비용이 많이 들기 때문에 외상환자의 응급검사로 부적합하므로 CT 촬영 후 추가적 진단 검사로 유용하다.

6. 두개강내압 측정

GCS 8점 이하인 환자, CT에서 두개강내 병소가 보이는 환자에서 두개강 내압을 측정함으로써 환자의 예후 판단과 치료에 많은 도움이 된다. 측정은 뇌실내, 뇌실질내, 지주막하강, 뇌경막하, 경막외에 감시장치를 삽입하여 측정할 수 있는데 뇌실내 도관법이 가장 정확하고, 지주막하강, 뇌경막하, 경막외 등의 감시장치법은 정확도가 떨어지는 것으로 알려져 있다(그림 10-12).

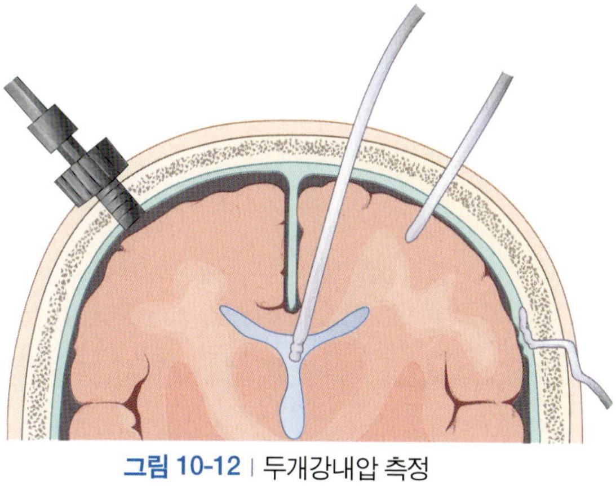

그림 10-12 | 두개강내압 측정

VIII. 결론

도로 및 차량의 발달, 안전 벨트 착용 등으로 교통사고가 줄어드는 것이 사실이지만 아직도 빈번하게 교통사고가 발생하며, 이뿐만 아니라 낙상 및 산업 및 자연 재해에 의한 사고 등으로 인한 두부외상은 여전히 환자들에게는 치명적인 결과를 낳을 수 있다. 두부 외상 환자의 치료 결과를 향상시키기 위해서 좋은 의료 시설과 치료 기술이 필요하지만, 사고 현장에서의 신속하고 적절한 대응과 외상센터로의 신속한 이송도 매우 중요하다. 또한 치료에 관여하는 모든 인원이 정확한 해부학 및 생리학적 지식을 습득하고 실제로 적용할 수 있도록 지속적인 훈련 및 관심이 필요하다.

흉부 외상

서론

외상으로 인한 사망환자의 25%가 흉부손상 때문이며 다발성 손상환자의 절반은 흉부손상을 동반한다. 치명적인 것이 될 수도 있는 흉부손상과 함께 다발성 손상을 입은 환자들 중 2/3 가 응급실에 도착할 때까지 생존하며 이들 중 15% 정도는 수술이 필요한 경우이다. 그래서 이들이 병원으로 이송하여 응급실에서 시술을 하여 생명을 구할 수 있는 "구조 가능한 외상 환자" 인 것이다. 흉부손상은 주로 자동차사고, 낙상, 총상, 압궤손상, 자상 등에 의하여 발생된다.

해부학

흉강(흉곽, thorax)은 골강(bony cavity)인데 뒤쪽으로는 흉추들과 앞쪽으로는 복장뼈(흉골)와 연결된 12쌍의 갈비뼈로 이루어진다. 갈비사이(늑간)신경혈관 다발(갈비사이 동정맥, 갈비사이신경)이 각각의 갈비뼈의 하면을 따라 주행한다(그림 11-1).

흉강의 내면과 폐를 흉막(가슴막)이라는 얇은 층의 조직이 덮고 있다(벽측흉막, 장측흉막). 이 두 흉막사이에 공간(흉막강(가슴막공간))이 생기는데 정상적으로는 두 막끼리 밀접하여 공간이 작아 보이지만 장차 공기나 혈액이 고일 수 있는 넓은 공간이다. 즉 이 공간에 공기가 차면 공기가슴증(기흉)이 되고 혈액이 차면 혈액가슴증(혈흉)이 된다. 성인의 경우 좌우측 각각의 흉막강(가슴막 공간)내에 약 3L의 액체가 고일 수 있다.

그림 11-2에서 보이는 바와 같이 폐는 각각의 흉강(가슴막공간)안에 위치한다. 두개의 흉강 사이를 종격동이라 하는데 이곳에는 심장, 대동맥, 상대정맥, 하대정맥, 기관, 주기관지와 식도가 위치하고 있다. 척수는 척추에 의하여 보호된다. 횡격막(가로막)은 흉부 장기와 복강을 분리하고 있다. 비장(지라), 간, 신장, 췌장(이자), 위 등 상복부 장기들은 하부 갈비뼈들에 의해 보호하고 있다(그림11-3). 그래서 양측 유두 사이 선(4번째 늑간(갈비뼈사이))상 또는 그 이하에 흉부 관통상을 입은 환자에서는 반드시 흉부손상뿐 아니라 복부손상도

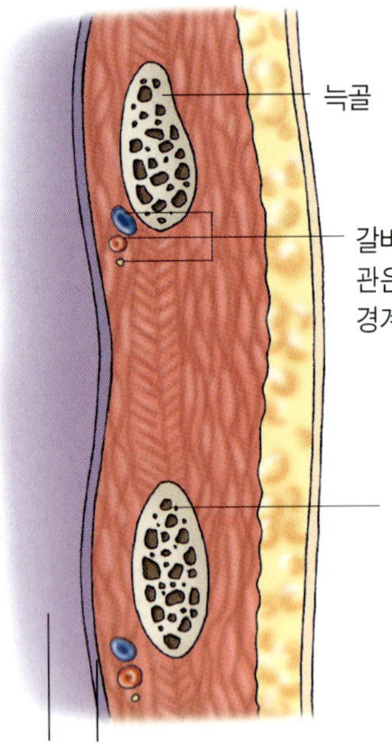

그림 11-1 | 통나무 굴리기법(Logrolling method)

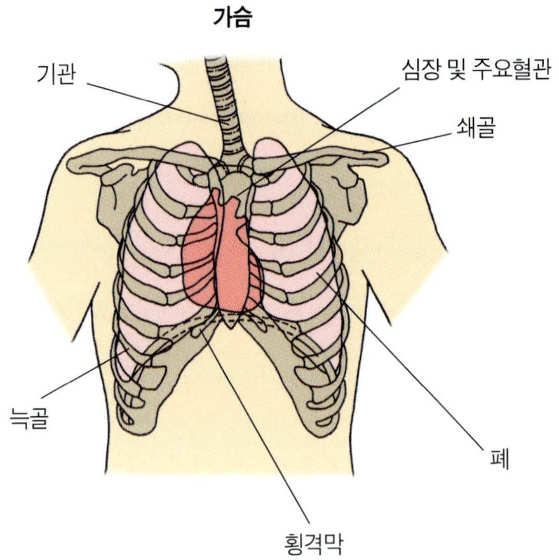

그림 11-2 | 가슴

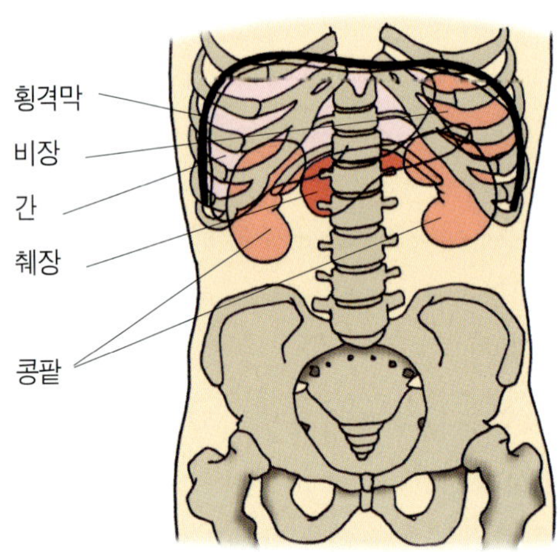

그림 11-3 | 가슴안 배(intrathoracic abdomen)

있지 않은지 염두에 둬야한다. 비슷한 이유로 감속 시 차량 운전대에 부딪힌 경우와 같은 흉부둔상에도 종종 흉부장기와 복부장기가 모두 손상을 받는 경우가 있다.

종격동을 통과하는 관통상을 입은 경우 이곳에는 심장 및 대혈관과 기관, 기관지등 중요한 장기가 있으므로 치명적인 손상이 될 가능성이 크다.

병태생리학

흉부외상을 입은 것으로 보이는 환자를 평가할 때 생명에 위중한 손상을 놓치지 않기 위하여 기본외상소생술(BTLS)에서의 우선순위에 따르는 환자평가를 행해야 한다. BTLS 1차평가를 하는 동안 환자의 생명을 구하기 위하여 가장 위험한 손상이 있는지를 우선적으로 찾아내야 한다. 다른 외상 환자처럼 손상의 기전을 아는 것이 흉부외상을 입은 환자를 다루는데 있어서 매우 중요하다. 흉부손상은 둔상 또는 관통상에 의해 생긴다. 둔상을 입을 때는 힘이 넓은 부분에 가해지게 되고 장기의 손상이 감속, 비틀기힘(전단력), 압박 또는 파열(폭발)에 의해 생긴다. 관통상은 일반적으로 총상 또는 자상인데 둔상보다 작은 부위에 힘이 가해지게 된다. 그러나 총알의 탄도는 여러 경우에 있어서 예측하기 힘든데다가 또한 흉강 안에 있는 모든 구조물들을 손상시킬 수 있다.

대개는 흉부손상의 결과로 조직의 저산소증이 생기게 된다. 조직 저산소증은 다음과 같은 것에 의해 생길 수 있다.

1. 숨 쉬는 통로가 막히게 되어서(기도 폐쇄) 조직에 부적절한 산소 공급
2. 실혈에 의한 혈량저하증
3. 폐실질의 손상에 의한 환기관류 불균형
4. 긴장성 공기가슴증(기흉)에 의한 흉강 내 압력의 변화
5. 심한 심근 손상에 의한 펌프작용 실패(심부전)

환자 평가

흉부손상의 주 증상들로는 숨참, 흉통, 호흡 곤란 등이며, 흉부손상이 있음을 나타내는 징후로는 쇼크, 객혈, 청색증, 흉벽 타박상, 동요가슴(동요흉, 연가양 흉곽), 개방창, 경부정맥의 팽창, 기관의 편위, 피부밑 공기증(피하공기증) 등이다. 양측 폐야(폐가 있는 위치의 흉벽)에서 호흡음이 있는지 그리고 양측이 같게 들리는지를 확인해야 한다. 생명을 위협하는 흉부 손상은 바로 규명할 수 있어야 한다. 밝혀진 대 흉부 손상은 "죽음의 12(deadly dozen)"로 기억할 수 있을 것이다.

다음의 손상은 외상 1차평가 동안 반드시 감지하여 치료해야 한다.

1. 기도폐쇄
2. 개방성 공기가슴증(기흉)
3. 긴장성 공기가슴증(기흉)
4. 심한 혈액가슴증(혈흉)
5. 동요가슴
6. 심장눌림증

또는 병원에서 감지되는 치명적인 손상은 다음과 같다.

7. 외상성 대동맥 파열
8. 기관 또는 기관지 나무의 손상
9. 심근 타박상
10. 가로막(횡격막) 파열
11. 식도손상
12. 폐의 타박상

1. 기도폐쇄(Airway obstruction)

기도관리는 다발성 외상 환자의 처치에 있어 중요한 문제이다. 기도를 확보할 때 언제나 경추손상의 가능성을 가정하고 경추부위를 움직이지 않도록 주의해야한다.

2. 개방성 공기가슴증(기흉)

흉부 관통상에 의해 생기는데 아기가 젖을 빨 때 내는 소리가 나는 흉부의 상처(sucking chest wound)로 보이기도 한다. 증상 및 징후는 대개 흉부에 생긴 상처(결손 부위)의 크기에 비례한다(그림 11-4).

정상적인 호흡은 가로막(횡격막)의 수축과 흉강 내에 생기는 음압에 의해 대기가 상기도를 통해 들어와서 폐가 팽창됨으로써 이루어진다. 흉부에 커다란 개방성 상처(환자의 기관보다 큰 상처, 즉 환자의 새끼손가락 크기만 한 상처)가 생기게 되면 공기의 흐름에 대한 저항이 적어지는 쪽은 흉벽에 생긴 결손부위를 통해 공기가 유입되는 쪽이 된다. 그래서 공기가 이 결손 부위를 통해 들락날락하게 되어 아기가 젖 빠는 소리를 내게 된다. 이로부터 'sucking chest wound' 라는 말이 생겨나게 되었다. 이런 공기 유입은 폐로 들어가지 않고 실제 호흡에 상관 없는 사강은 흉강으로 들어갈 뿐이므로 혈액의 산소투여가 되지를 않는다. 그래서 환기(ventilation) 저하(환기 장애)가 되고 결국 저산소증이 초래된다.

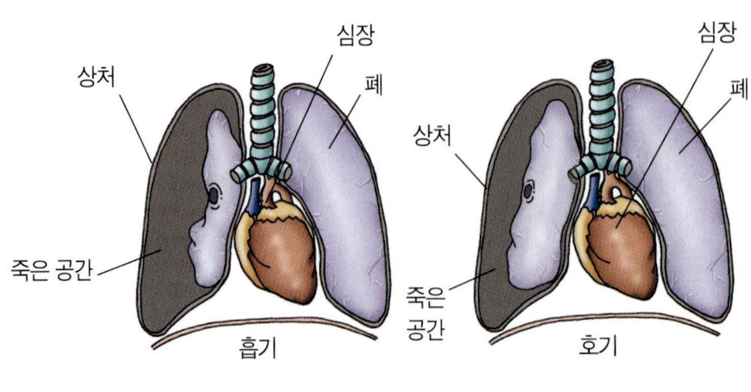

그림 11-4 | 개방성 기흉
기관부의 개구부보다 상처가 큰 경우에는 공기가 폐로 들어가기 보다는 죽은 공간으로(dead space) 잘 들어간다.

시술(Procedure)

개방성 공기가슴증의 처치

1. 기도(airway)를 확보한다.
2. 가능한 수단을 동원하여 흉벽에 난 상처(결손 부위)를 폐쇄시킨다. 여러분은 아마도 제세동기 패드, 바셀린 거즈, 고무장갑, 플라스틱으로 만들어진 처치용품 등을 사용 할 수 있을 것이다. 단, 밀폐를 시키면(occlusive dressing) 긴장성 공기가슴증(기흉)을 만들 위험이 있다. 이러한 문제를 피하기 위해 밀폐드레싱의 세 측면만 반창고로 붙여 떨림판막(flutter valve)의 기능을 하게한다. 그래서 흉강으로부터 공기가 밖으로 나가기만 하고 들어오지 못하게 한다(그림 11-5). 현재는 일방판막(one-way valve)이 있는 상품화한 흉부 봉쇄도구(Asherman Chest Seal®)가 있는데 이것을 사용하여 개방성 흉부 상처를 밀폐하는 가장 좋은 것으로 여겨지고 있다(그림 11-6). 궁극적으로는 흉관을 삽입하고 수술적으로 흉벽 상처를 봉합하여야 한다.
3. 산소를 공급해 준다.
4. 굵은 바늘로 정맥로를 확보한다.
5. 심장상태를 모니터 한다.
6. 맥박산소측정기(pulse oximeter)로 산소포화도를 계속 측정한다.
7. 환자를 치료할 수 있는 병원으로 빨리 후송한다.

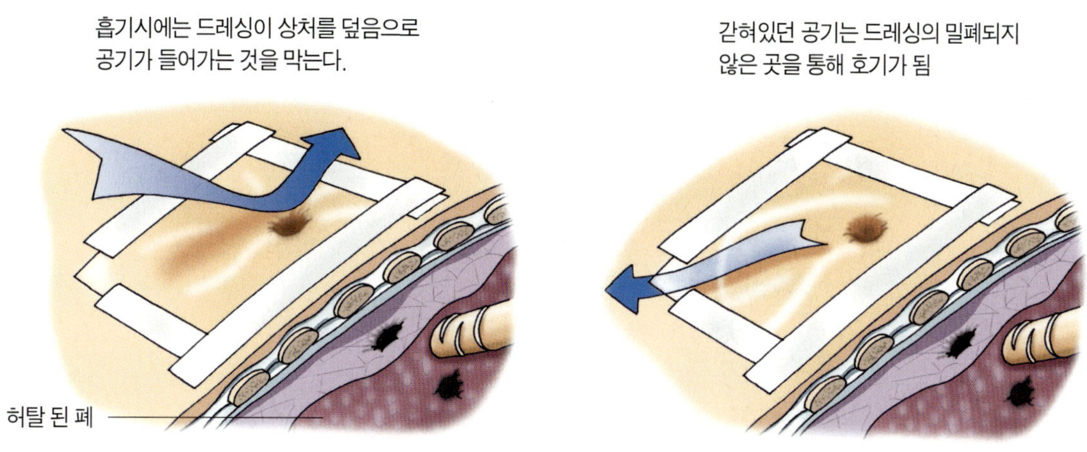

그림 11-5 | 흡인 가슴 상처의 치료

3. 긴장성 공기가슴증(기흉)(Tension pneumothorax)

긴장성 공기가슴증(기흉)은 둔상이나 관통상에 의하여 일방판막(one-way valve)이 형성되었을 때 발생한다. 공기가 흉막강(가슴막공간)으로 들어갈 수는 있으나 빠져나올 수가 없다(그림 11-7). 이러한 현상은 흉강내 압력을 증가시켜서 동측 폐를 허탈시키고 종격동에 압력을 가하여 반대측으로 밀게된다. 이 압력으로 상대

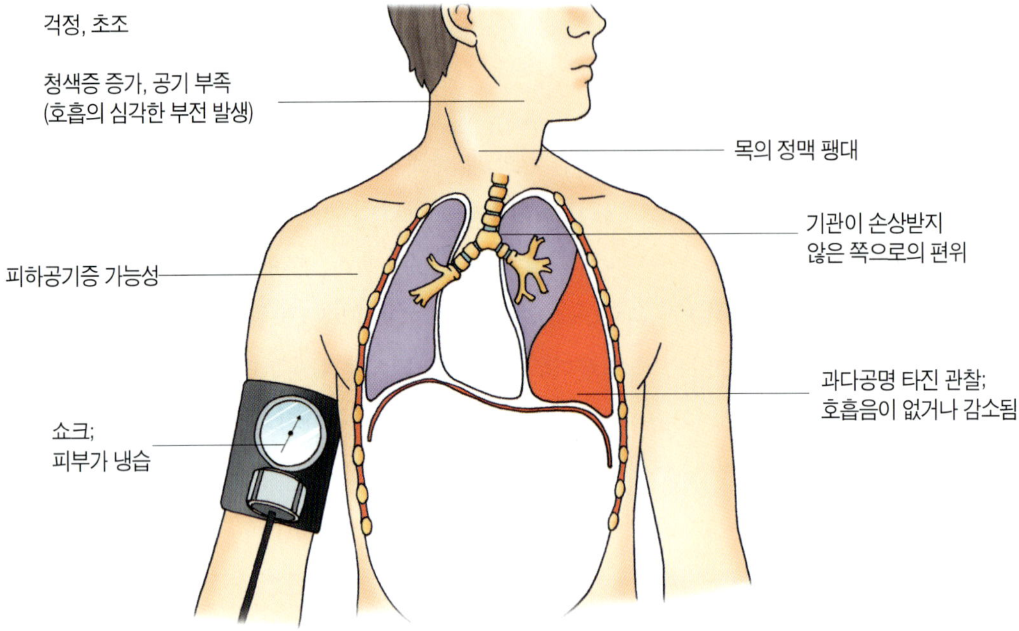

그림 11-6 | 긴장성 기흉의 신체검사 소견

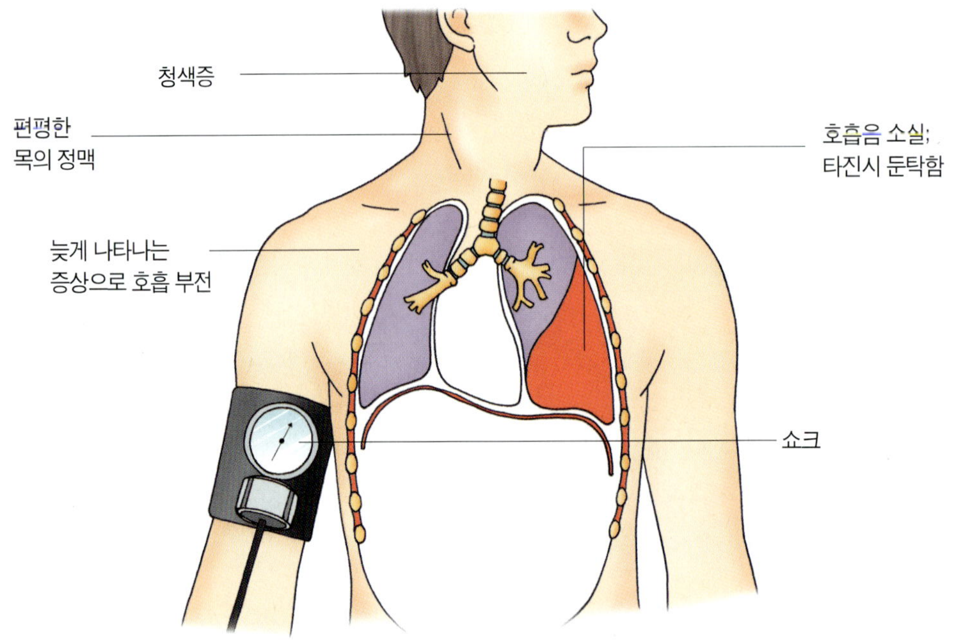

그림 11-7 | 심한 혈흉의 신체검사 소견

정맥과 하대정맥을 눌러서 우심방으로 정맥피가 관류되는 것을 차단하다. 그리고 기관(trachea)과 종격동을 긴장성 공기가슴증이 생긴 반대 측으로 이동시켜 반대 측 폐의 환기에 문제를 일으킬 수도 있지만 이것은 늦게 나타나는 현상이다.

긴장성 공기가슴증의 임상증상은 호흡곤란, 불안, 빈호흡, 발생한 측의 호흡음 감소와 타진시 공명과도음, 저혈압, 목 정맥의 팽창 등이다. 기관의 편위(치우침)는 드물기도 하고 한참 뒤에 나타나는 소견이므로 기관 편위(tracheal deviation)가 없다고 하여 긴장성 공기가슴증(기흉)의 가능성을 배제할 수 없다. 기관 삽관이 되어 있는 환자에서 폐의 탄성도(pulmonary compliance)의 감소 즉, 호흡주머니를 짜기 힘들어진 경우 긴장성 공기가슴증이 생긴 게 아닌지 항상 염두에 둬야 한다. 만성 폐쇄성 폐질환이나 천식의 병력이 있는 환자가 기관지 삽관을 하고 있을 때 양압을 가하며 환기보조를 한다면 긴장성 공기가슴증의 발생 위험성이 크다.

시술(Procedure)

긴장성 공기가슴증의 처치

1. 기도를 확보하고 유지한다.
2. 고농도의 산소를 공급한다.
3. 긴장성 공기가슴증이 생긴 쪽을 감압시킨다. 응급으로 감압을 시행해야 하는 경우는 다음 중 하나 이상의 증거가 있는 대상부전(decompensation)의 긴장성 공기가슴증이 있을 때이다.
   a. 호흡장애가 있거나 청색증이 있을 때
   b. 요골 맥박이 촉지되지 않을 때(후기 쇼크)
   c. 의식의 수준이 떨어 질 때
4. 정맥로를 확보한다.
5. 맥박산소측정기(pulse oximeter)로 산소포화도를 계속 측정한다.
6. 처치가 가능한 병원으로 빨리 후송한다.
7. 의료지도를 받는다.

만약 응급구조자가 현장에서 흉부감압술을 시행할 수 없도록 정해져 있다면 즉시 병원으로 후송하여 처치를 받을 수 있도록 해야 한다. 병원에 도착하여 바로 흉관을 삽입하여야 한다. 주사바늘을 이용한 감압술은 일시적이나 생명을 살릴 수 있는 방법이다.

4. 심한 혈액가슴증(혈흉)

흉막강(가슴막공간) 내에 혈액이 찬 것을 혈액가슴증(혈흉)이라 한다(그림 11-8). 심한(대량의) 혈액가슴증(혈흉)이라함은 흉막강 내로 최소한 1500cc의 혈액이 고이게 될 때를 말한다. 각각의 흉막강에는 3000cc의 혈액이 찰 수도 있다. 심한 혈액가슴증은 둔상보다는 관통상에 의한 경우가 많으나 둔상과 관통상 모두 큰 폐혈관이나 전신순환의 혈관을 파열시킬 수 있다. 혈액이 흉막강 내에 고임으로써 동측의 폐는 눌리게 된다. 드물지만 혈액이 많이 고이면 종격동이 반대 측으로 밀리기도 한다. 그래서 하대 정맥, 상대 정맥, 반대 측 폐가 눌리게 된다. 지속적으로 혈액 손실이 되면 저산소혈증이 발생한다.

심한 혈액가슴증(혈흉)의 증상 및 징후는 저혈량과 호흡악화에 의해 생긴다. 환자는 혈액의 손실과 심장 또는 대정맥들이 눌리게 되어 저혈압상태가 된다. 불안과 혼동이 저혈량과 저산소혈증에 의해 나타난다. 저혈량

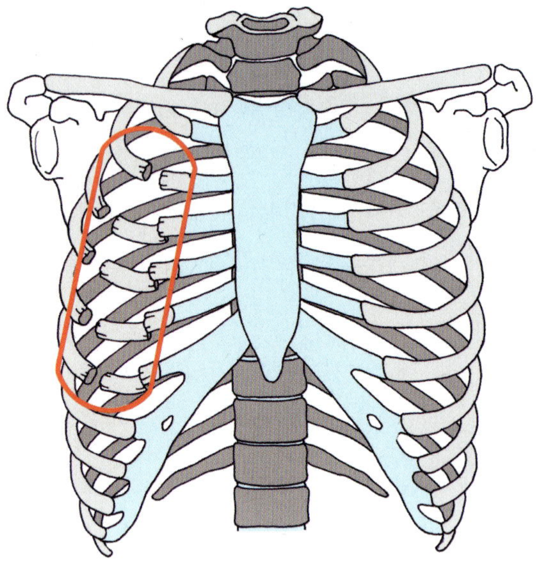

그림 11-8 | 3개 이상의 인접한 갈비뼈가 두 군데 이상의 부위에 골절된 경우에 발생하는 동요가슴

성 쇼크의 임상적 증상이 명백하게 나타나기도 한다. 경정맥은 일반적으로 저혈량으로 팽창되지 않으나 드물게 종격동이 눌림으로 팽창될 수도 있다. 혈액가슴증(혈흉)의 다른 증상들로는 손상이 있는 쪽의 호흡음의 감소와 타진시 탁음(둔탁한 소리:dullness)이다. 표 11-1은 긴장성 공기가슴증(기흉)과 심한 혈액가슴증(혈흉)을 비교한 것이다.

시술(Procedure)

심한 혈액가슴증의 처치

1. 기도를 확보한다.
2. 고농도의 산소를 공급한다.
3. 적절한 병원으로 신속히 후송한다.
4. 맥박산소측정기(pulse oximeter)로 산소포화도를 계속 측정한다.
5. 정맥주입로를 확보한 뒤에 조심스럽게 혈량 부족을 수액으로 보충한다. 말초 맥박이 유지될 수 있을 정도로 혈압을 유지한다(수축기 혈압 90 - 100mmHg). 심한 혈액가슴증(혈흉)에서 중요한 문제는 대개 출혈성

표 11-1 | 긴장성 공기가슴증(기흉)과 혈액가슴증(혈흉)의 비교

구분	긴장성 공기가슴증(기흉)	혈 흉
일차적 증상	호흡곤란, 그런 이후 쇼크	쇼크 다음에 호흡곤란
경정맥	팽창됨	대개 팽창되지 않음
호흡음	손상받은 쪽이 감소되거나 없음	손상받은 쪽이 감소되거나 소실됨
흉곽 타진소견	과도공명	탁음(둔탁함)
기관편위	후기에 보통 나타남	대개 나타나지 않음

쇼크이므로 혈압의 상승은 흉강 내 출혈을 증가시킬 수 있다.

6. 의료지도를 받는다.
7. 긴장성 공기가슴증이 발생하지 않는지 잘 관찰한다. 긴장성 공기가슴증이 발생하면 응급 흉부 감압술을 시행해야 한다.

5. 동요 가슴(Flail chest, 동요흉, 연가양 흉부)

3개 이상의 인접한 갈비뼈가 두 군데 이상의 부위에 골절된 경우 생길 수 있다(그림 11-9). 결과로 손상부의 흉벽은 다른 흉벽과 연관 없이 별개의 운동을 하게 된다. 측부 동요가슴 또는 전방 동요가슴(갈비뼈와 복장뼈의 연결이 끊어지는 골절)등이 생길 수 있다. 갈비뼈 골절이 후방에 생기면 여기에는 두꺼운 근육층이 있어 대개는 동요가슴을 보이지 않는다. 동요가슴이 있는 부위는 주위 흉벽과는 다르게 반대로 역행운동(paradoxical motion)을 한다(그림 11-10, 11). 이런 손상을 야기한 충격(힘)은 동요가슴의 갈비뼈 밑의 폐조직에도 손상을 입힌다. 이것이 폐타박상(폐좌상)인데 이 또한 저산소증을 일으킬 수 있다. 환자는 혈액가슴증 이나 공기가슴증이 발생할 위험성이 있다. 동요가슴 부위가 넓으면 호흡곤란 상태를 보이기 쉽다. 흉벽 손상에 따른 통증이 이미 역행운동과 주변 폐타박상에 의한 호흡부전을 더 악화시킨다. 가슴을 촉진해보면 숨 쉬는 모양이 정상적이지 못한데다가 뼈마찰음(crepitus)이 느껴진다(그림 11-12).

시술(Procedure)

동요가슴이 있을 때의 처치

1. 기도를 확보한다.
2. 산소를 공급한다.
3. 필요하다면 보조 환기나 기관삽관(intubation)을 한다. 기억해야 할 것은 동요가슴 발생 시 흔히 공기가슴증이 생길 수 있고 그래서 흉부감압이 필요할 수도 있다.
4. 맥박산소측정기(pulse oximeter)로 산소포화도를 계속 측정한다.
5. 처치가 가능한 병원으로 빠르게 후송해야 한다.

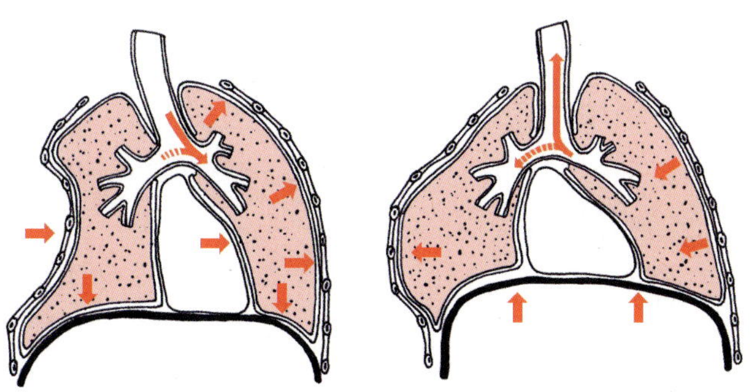

그림 11-9 | 동요가슴의 병태생리학

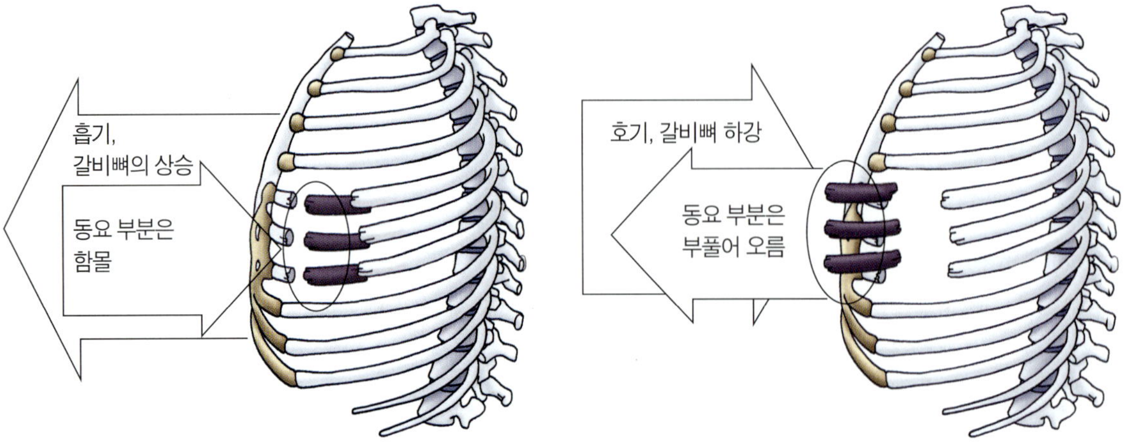

그림 11-10 | 역행 운동

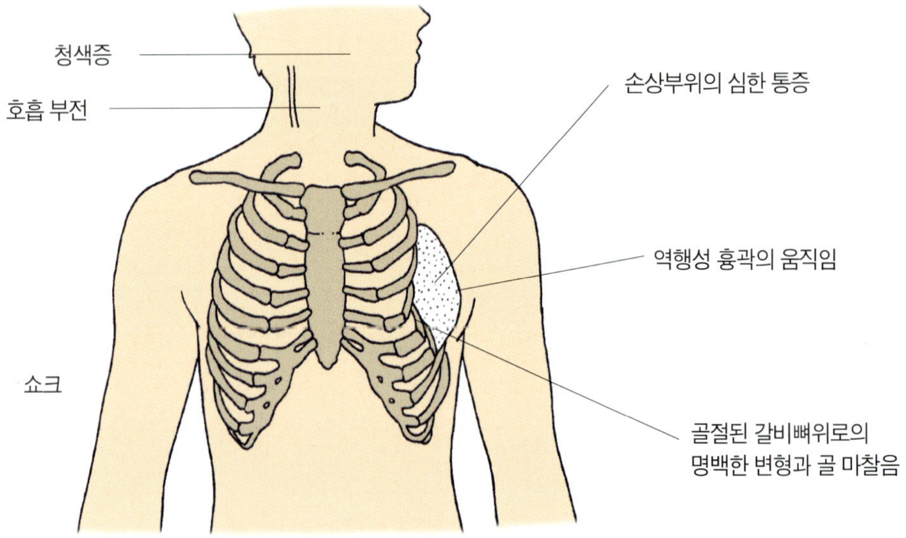

그림 11-11 | 동요 가슴의 신체검사 소견

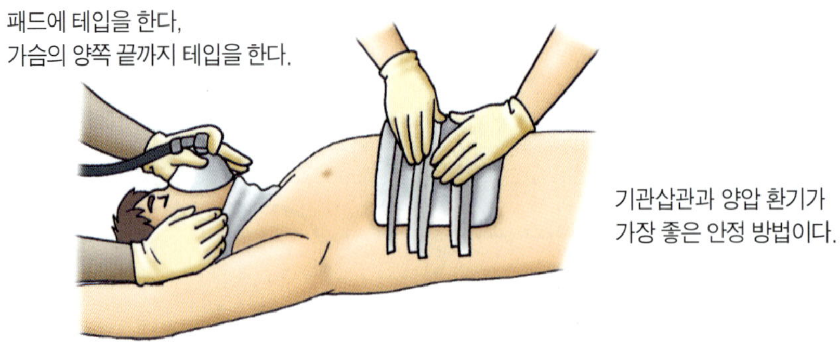

그림 11-12 | 동요 가슴의 안정

6. 정맥로를 확보하고 필요한 정도만 제한적인 수액공급을 한다. 왜냐하면 과다한 수액의 공급은 저산소혈증을 악화시킬 수 있기 때문이다.
7. 손으로 동요가슴 부위를 눌러서 안정시키고 이후 두툼하게 거즈 등을 대고 반창고를 붙여 고정을 시도한다. 환자가 척추고정판위에서 안정화 되어 있으면 이 시술을 할 필요는 없다. 왜냐하면 동요가슴 부위를 손으로 압박하기 위해서 몸통을 통나무 굴리듯 움직이게 하면 안정화 되었던 척추에 손상을 줄 수가 있기 때문이다. 기관지 삽관하고 양압이 걸리게 환기 보조를 해주는 것이 가장 좋은 방법이라는 것을 기억하라. 그러나 현장에서 구역질 반사가 있는 환자에서 시행하기는 매우 힘들 것 이다.
8. 의료지도를 받는다.
9. 심장상태를 모니터한다. 심근 손상이 흔히 동반되기 때문이다

6. 심장눌림증(Cardiac tamponade, 심장압전)

주로 관통상에 의해 유발되는 흉부손상의 하나이다. 심낭은 심장을 둘러싸고 있는 비탄력성 막이다. 심장손상에 의하여 심장과 심낭사이에 빠르게 혈액이 차게 되면 심실들(좌심실, 우심실)이 눌리게 된다. 심막강 내 소량의 피가 고여도 심장으로의 피 유입을 방해한다. 심실들이 점점 더 눌리게 되면 심장으로의 혈액 유입이 더 힘들어져 심박출량이 감소된다.

심장눌림증의 진단은 고전적으로 세 징후(triad)로 할 수 있다. 즉 저혈압, 목 정맥의 팽창, 심음이 잘 안 들리는 것이다(Beck' s triad). 심음이 잘 안 들리는 것을 인식 한다는게 병원으로 후송되기 전 단계에서는 힘들겠지만, 외상일차조사를 수행 시 잠깐 심음을 들어보면 나중에 어떻게 변했는지는 알 수 있을 것이다. 환자에게 모순맥박(paradoxical pulse, 기이맥박)이 있을 수 있다. 숨을 들이킬 때 말초맥박이 소실된다면 모순맥박이 있다 할 수 있고 심장눌림증이 있다는 것을 암시한다. 현장에서 이와 감별해야 할 것이 긴장성 공기가슴증이다. 심장눌림증이 있는 환자는 쇼크에 빠져있으나 기관이 정중에 있고, 공기가슴증이나 혈액가슴증이 동반되지 않았다면 양측의 호흡음이 똑같이 잘 들린다(그림 11-13).

시술(Procedure)

심장 눌림증이 있을 때의 처치

1. 기도를 확보하고 산소를 공급한다.
2. 급속도로 치명적일 수 있으며 현장에서의 즉시 처치가 어려우므로 처치가 가능한 병원으로 빨리 후송한다.
3. 전해질 용액의 정맥주입이 심장으로의 혈액 유입량을 늘려서 심박출량을 증가시킨다. 그러나 보통 흉강내의 출혈이 동반되기 때문에 말초의 맥박이 유지 될 정도로만 주어야 한다(수축기 혈압이 90-100mmHg).
4. 의료지도를 받는다.
5. 맥박산소측정기(pulse oximeter)로 산소포화도를 계속 측정한다.
6. 심장상태를 모니터한다.

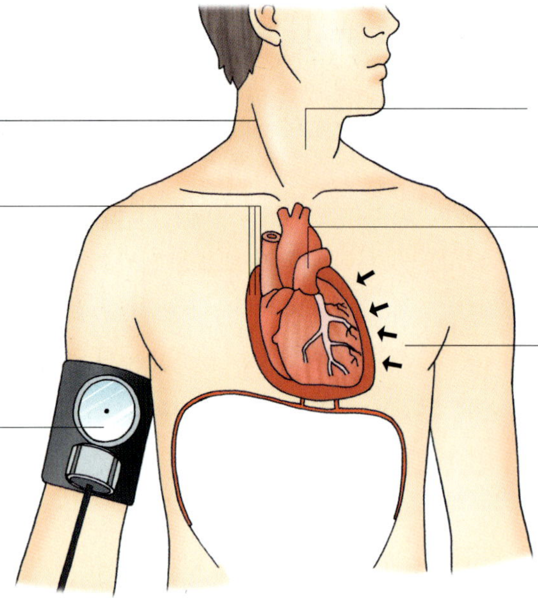

그림 11-13 | 심장 눌림증

7. 외상성 대동맥 파열(Traumatic aortic rupture)

자동차사고나 추락사고시 즉사하는 가장 흔한 원인이다. 이런 손상을 입은 환자의 90%는 바로 사망한다. 생존자에 대해서는 즉각적인 진단 후 수술하는 것이 생명을 구할 수 있다. 외상성 대동맥 파열은 보통 심장과 대동맥궁이 전방으로 갑자기 움직이게 되는 감속손상 때문에 생기는데(third collision) 동맥관인대가 붙어있는 곳에 가로절단(transection)이 일어난다. 즉각적인 대량 출혈이 없는, 10%의 환자(생존자)에서는 대동맥의 찢어진 부위가 주위 조직과 대동맥 외막에 의해 잠시 눌려있는 경우이다. 그러나 수술하지 않으면 수시간 내에 파열한다.

대동맥의 찢어진 부위가 주위 조직과 대동맥 외막에 의해 눌려 지지되고 있는 경우는 현장에서 진단이 불가능하고 심지어 병원에서도 진단을 못할 수 있다. 어떻게 손상을 받았는지 알아보는 것이 아주 중요하다. 이런 손상을 입은 환자에서 흉부외상의 명확한 증후가 없는 경우가 많다. 감속 손상시 차체 또는 운전대에 충격을 받았는지 얼마나 높은 곳에서 떨어졌는지 등의 정보가 아주 중요하다. 드물게 환자에서 상지의 고혈압과 하지에서의 맥박감소가 있다.

시술(Procedure)

외상성 대동맥 파열이 있을 때의 처치

1. 기도를 확보한다.
2. 산소를 공급한다.
3. 처치가 가능한 병원으로 빠르게 후송해야 한다.
4. 정맥로를 확보한다.

5. 의료지도를 받는다.
6. 맥박산소측정기(pulse oximeter)로 산소포화도를 계속 측정한다.
7. 심장상태를 모니터한다.

8. 기관 또는 기관지 손상(Tracheal or bronchial tree injury)

관통상 또는 둔상에서 생길 수 있다. 상기도의 관통상은 빈번하게 대혈관 손상과 광범위한 조직 손상을 동반한다. 둔상 시에는 별다른 소견이 없을 수 있다. 둔상 시 주로 기관분기부 근처의 기관이나 주기관지에 손상이 있다. 둔상이나 관통상이건 간에 가슴, 얼굴, 목에 피하공기증(subcutaneous emphysema)이 있거나 공기가슴증이나 혈액가슴증을 동반할 수 있다.

기관 손상시 기도관리

후두나 기관 손상있는 환자에서 기도를 확보하는 것은 아주 능숙한 의료진이라도 쉬운 일이 아닐 수 있다. 이상적으로는 고정풍선이 있는 기관내관(cuffed endotracheal tube)을 파열부를 지나서까지 넣어야한다. 그러나 이게 쉽지만은 않다. 기도 확보를 위해 응급으로 수술 적 처치가 필요할 수 있다. 그래서 병원으로 신속히 옮기는 것이 중요하다. 공기가슴증이나 혈액가슴증의 증후가 없는지 잘 관찰해야한다.

9. 심근타박상(Myocardial contusion)

심근의 타박상은 둔상에 의한 흉부손상으로 잠재적으로 치명적인 손상이다. 전(前)흉벽에 입은 둔상의 충격이 복장뼈를 거쳐 바로 뒤쪽에 있는 심장에 전달된다(그림 11-14). 이런 기전으로 심장의 손상이 생기는데 판막 파열, 심장눌림증, 심장 파열 등이다. 이손상은 우측의 심방, 심실(우심방, 우심실)에 가장 흔히 생긴다(그림 11-15). 심장이 타박상을 입어 멍이 든다는 것은 급성 심근경색과 같은 손상이다. 그래서 흉통, 심장 리듬장애, 심인성 쇼크(이것은 좀 드묾)가 있을 수 있다. 현장에서는 심인성 쇼크와 심장눌림증을 감별하기는 어려운 문제이다. 흉통도 손상으로 동반된 근골격손상에 의한 통증과 구별하기 힘들다. 그래서 전흉벽에 손상을 입은 모든 환자에서 심근타박상이 있지 않은지 꼭 염두에 둬야한다.

시술(Procedure)

심근타박상이 있을 때의 처치

1. 산소를 공급한다.
2. 처치가 가능한 병원으로 빠르게 후송해야 한다.
3. 정맥로를 확보한다.
4. 심장상태를 모니터한다.
5. 맥박산소측정기(pulse oximeter)로 산소포화도를 계속 측정한다.
6. 심장 리듬장애가 있다면 치료한다.

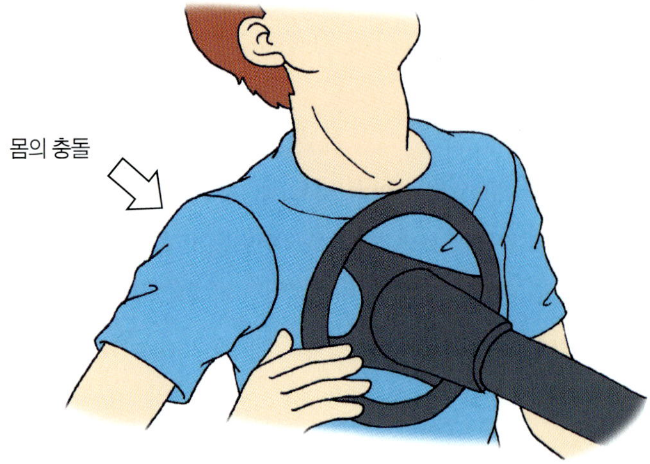

충돌 2 - 몸이 핸들에 부딪히며 갈비뼈가 부러진다.

그림 11-14 | 심근타박상의 병태생리학

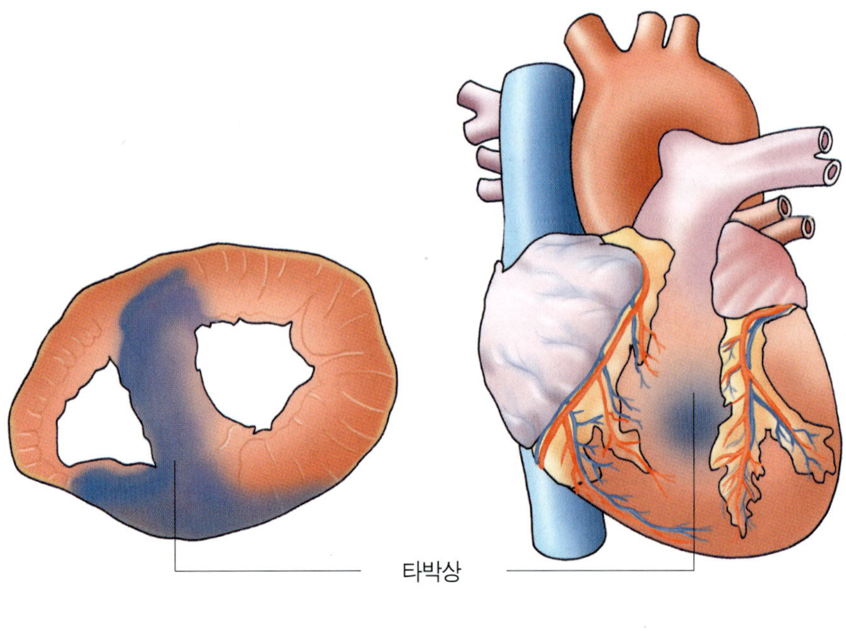

그림 11-15 | 심근타박상은 대부분 우심방과 우심실에 발생하는데, 이는 이 부위가 흉골과 충돌하기 때문이다.

10. 횡격막 파열(Diaphragmatic tear, 가로막 파열)

횡격막이 찢어지게 되는 것은 복부에 심한 충격이 가해졌을 때 생기게 된다. 안전벨트에 의한 손상(충돌 또는 급정거 시 몸은 관성에 의해 앞으로 나가고 안전벨트는 복부를 좌석으로 끌어 당겨 잡으니까 복부에 손상이 간다), 또는 배를 걷어 차여 복강내 압력이 갑자기 증가했을 때 횡격막이 찢어져서 복강 내 장기가 흉강으로 이탈(헤르니아 현상)하게 된다. 이 손상은 우측 횡격막 아래쪽은 간이 넓게 막고 있어 우측 보다는 좌측에 더 많이 생긴다. 둔상 시는 넓은 부위가 방사상으로 찢어질 수 있고 관통상 시는 작은 구멍을 낸다.

외상성 횡격막탈출(헤르니아)은 병원에서 조차 진단하기가 수월치 않다. 복강내 장기가 흉강내로 탈출되면 폐를 눌러서 현저한 호흡 곤란이 발생할 수 있다. 진찰 시 흉부를 청진하면 호흡음이 감소되어 있고 드물게 장 운동음이 들리는 경우도 있다. 복강 내용물이 흉강으로 탈출되어 복부가 배 모양으로 푹 꺼져 보일 수 있다.

시술(Procedure)

횡격막 파열이 있을 때의 처치

1. 기도를 확보한다.
2. 산소를 공급한다.
3. 처치가 가능한 병원으로 빠르게 후송해야 한다.
4. 정맥로를 확보하고 수액 공급한다. 다른 손상이 동반되는 경우가 많고 혈량저하증이 일어날 수 있기 때문이다.
5. 맥박산소측정기(pulse oximeter)로 산소포화도를 계속 측정한다.
6. 의료지도를 받는다.

11. 식도 손상(Esophageal injury)

관통상에 의해 주로 생긴다. 식도 자체 손상보다는 동반된 기도나 혈관 손상의 치료가 더 긴박한 경우가 많다. 그러나 병원에서도 진단되지 못하면 치명적이다. 수술적인 치료가 꼭 필요하다.

12. 폐타박상(Lung contusion, 폐좌상)

아주 흔한 손상으로 주로 둔상에 의해 생긴다. 폐타박상은 현저한 저산소증을 초래한다. 기관지 삽관을 하고 필요하다면 보조환기호흡을 해야 한다. 또한 산소를 공급하며 병원으로 이송해야하며 정맥로를 확보한다.

13. 그 외 다른 흉부 손상들

칼을 포함하여 사물을 관통시킬 수 있는 어떠한 물체라도 흉부에 꽂히는 손상을 입힐 수 있다. 신체의 다른 부위와 달리 흉부에 꽂힌 것은 현장에서 빼서는 안 된다. 꽂힌 물체를 고정하고 기도를 확보하고 정맥로를 확보하며 환자를 이송해야 한다.

외상질식(Traumatic asphyxia)은 여러 신체적 소견을 보인다. 이 용어는 질식의 의한 것이 아닌데도 명칭이 잘못 붙여진 것이다. 이 증후군은 운전대, 컨베이어 벨트, 무거운 물체에 의해 흉부가 심하게 눌리는 손상을 받았을 때 생긴다. 갑자기 심장이나 종격동이 눌리게 되면 이 충격력은 목이나 머리의 말초혈관으로 전달된다. 그래서 환자는 목 졸린 사람에서 보이는 것 같이 머리와 목의 청색증과 부종을 보인다. 혀와 입술이 붓고 눈의 결막출혈이 있다. 그리고 다른 동반된 문제가 없다면 눌린 자리 하부 쪽의 피부는 핑크빛을 보인다. 외상질식을 입은 환자는 심한 흉부둔상을 입었다는 것을 암시하며 흉부 내 대손상이 있을 가능성이 있다. 처치는 기도를 유지하고 정맥로를 확보하며 동반 손상을 처치하고 빨리 병원으로 이송하는 것이다.

복장뼈 골절(Sternal fracture)은 환자가 전흉벽에 뚜렷한 둔상을 입었다는 것을 나타낸다. 심근타박상을 입었을 가능성이 크다는 것을 염두에 둬야한다. 촉진으로 진단이 가능하다.

어깨뼈 골절(Scapular fracture, 견갑골 골절)과 첫 번째 또는 두 번째 갈비뼈의 골절은 환자가 큰 힘의 충격을 받았다는 것을 나타낸다. 동반된 흉부 대혈관 손상이 있는 경우가 많기 때문에 빨리 병원으로 이송해야한다.

단순 공기가슴증(Simple pneumothorax)은 관통상, 둔상 둘 다에서 생길 수 있다. 갈비뼈 골절은 대개 둔상에 의해 생긴다. 공기 가슴증은 내장쪽가슴막(visceral pleura, 장측흉막)과 벽쪽가슴막(parietal pleura, 벽측흉막) 사이의 공간에 공기가 고이는 것이다. 공기가 흉강내에 점차 축적됨에 따라 폐의 전부 또는 일부가 찌부러지게(허탈) 된다. 긴장성 공기가슴증이 생기지 않으면 건강인에게는 급속히 환기저하를 일으키지는 않는다. 그러나 호흡능이 저하된 환자에서는 견디기 힘들게 된다. 발생부의 심한 흉통, 호흡곤란, 호흡음 감소, 타진시 과도공명음이 들린다. 긴장성 공기가슴증이 발생할 가능성이 있는 환자에서는 집중해서 관찰해야한다.

단순 갈비뼈 골절은 가장 흔한 손상이다. 동반된 공기가슴증이나 혈액가슴증이 없다면 주된 문제는 흉통이다. 통증으로 환자는 숨을 충분히 쉬지 못한다. 촉진시 골절부에 압통이 있으며 불안정적으로 움직일 수도 있다. 산소를 공급하고 환자에게 심호흡을 시키며 공기가슴증이나 혈액가슴증이 생기지 않는지 지켜본다.

흉부 외상 시 임상술기

흉부 감압술

시행해야 할 경우

모든 전문술기처럼 이 술기도 매뉴얼에 따라 시행한다. 그래서 이 술기를 실행하기 전에 의료지도를 받아야 한다. 긴장성 공기가슴증에 있어서 보존적 치료방법은 산소 공급, 환기 보조, 신속한 이송 등이다. 응급 감압술을 시행해야 하는 적응증은 다음에 적힌 것의 한 가지 이상이 있는 대상부전(보상작용의 상실) 상태의 긴장성 공기가슴증이 있을 때이다.

1. 호흡 곤란 및 청색증
2. 요동맥 맥박의 소실(후기 쇼크)
3. 의식 수준의 저하

합병증

1. 갈비사이혈관이 찢어져서 출혈이 될 수 있다. 갈비사이동맥과 정맥은 각각의 갈비뼈의 아래모서리 주위를 따라 주행한다. 찌르는 바늘의 위치를 잘못 선정하면 혈관을 찢을 수 있다.
2. 공기가슴증이 아니었다면 새로이 공기가슴증을 만들 수 있다. 여러분의 환자 평가가 잘못되었다면 흉부에 바늘을 삽입함으로써 공기가슴증을 만들 수 있는 것이다.
3. 폐를 찢을 수 있다. 서툰 시술과 적절치 못한 바늘 삽입(공기가슴증이 없을 때)으로 생길 수 있다. 폐가 찢

어지면 출혈과 함께 공기가 새게 된다.

4. 감염될 수 있다. 항균드레싱으로 적절히 바늘이 삽입될 부위의 피부를 처치해야 한다.

시술(Procedure)

1. 환자가 긴장성 공기가슴증의 의한 상태가 맞는 지 평가하라.
   가. 기도를 열어줘도 환기가 잘 안될 때
   나. 목의 정맥이 팽창되어 있음(심한 출혈이 있어 혈액량감소 쇼크일 때는 안보일 수 있음).
   다. 손상 받은 부위의 반대쪽으로 기관이 편위되어(치우쳐) 있음(거의 없는 증후).
   라. 손상 받은 부위의 호흡음이 없거나 감소되어 있음.
   마. 손상 받은 부위를 타진 시 과다공명음이 들림(높은 북소리 같이 '텅-텅-' 하고 나는 소리)
   바. 쇼크
2. 고농도의 산소를 공급하고 환기 보조를 하라.
3. 응급 감압술을 해야 하는 경우인지 결정하라. 시술하기 위하여 의료지도를 받는다.
4. 공기가슴증이 발생한 쪽의 전(前)흉벽 위에서 빗장중간선(midclavicular line)상의 2번째 또는 3번째 갈비사이공간이 어디인지 확인 한다. 목아래패임(suprasternal notch)에서 복장뼈 길이의 1/4정도 아래에 있는 복장뼈상 융기인 "루이스 각(angle of Louis, 복장 뼈자루와 복장뼈체의 연결부위, 이곳에 2번째 갈비뼈가 붙는다)"을 만져보면 가능하다(그림 11-16). 흉부의 앞쪽을 선호하는 이유는 바로 누웠을 때가 겨드랑이 중간선(midaxillary line)상으로 감압술을 했을 때와 달리 빗장중간선상에서 감압술 하는 것이 흉막강 내 고인 공기에 닿을 기회가 많기 때문이다. 또한 바늘 삽입 부위를 관리하기가 앞쪽 흉부 쪽이 더 용이하다. 왜냐하면 환자가 움직일 때 잘못해서 카테터가 빠져버리게 되는 일이 적기 때문이다. 그러나 흉부 앞쪽에 심한 손상을 받았다면 다른 삽입 부위를 선정해야한다. 즉, 겨드랑이 중간선상의 5번째 또는 6번째 갈비뼈 바로 위인 4번째 또는 5번째 갈비사이공간을 택한다(유두가 5번째 갈비뼈 위에 있다).
5. 신속히 카데터 삽입 예정부위를 항균드레싱을 한다.
6. 2인치(5cm)의 구경이 큰 카데터의 플라스틱 뚜껑을 벗긴다. 그렇게 해야 흉막강(가슴막공간) 내로 흡입바늘이 들어갔을 때 바늘을 통해 공기가 빠져나져 나올 수 있다. 흉막강(가슴막공간) 내로 들어갈 수 있게 길이가 긴 카데터를 사용한다. 흉벽 두께에 관한 한 연구결과에 의하면 앞쪽이 1.3~5.2cm(평균 3.2cm) 정도가 된다. 최소한 카데터의 길이가 5cm는 되어야 한다. 빗장중간선(midclavicular line)상 세번째 갈비뼈의 상단 위 피부를 찔러 흡입바늘을 밀어 넣는다. 이때 바늘이 세 번째 갈비뼈에 직각이 되게하여 갈비사이공간을 통과하게 한다(그림 11-16 A, B참조). 바늘 끝의 경사면(bevel)의 방향은 중요치 않다. 바늘이 흉강(가슴막공간)내로 들어갈 때 뻥하고 뚫리는 느낌(또는 소리: "pop")이 있다. 긴장성 공기가슴증(기흉)이 있을 때는 "쉬 -" 하는 소리가 나며 공기가슴증이 감압되기도 한다. 바늘위로 타고 넣는 카데터(over-the-needle catheter)를 사용할 때는 카테터를 흉막강(가슴막공간)내에 넣고 카테터는 남기고 바늘만 제거한다. 카테터는 테이프로 흉벽에 고정시킨다.
7. 일방판막(one-way valve)은 감압 바늘에 연결한다. Asherman Chest Seal은 바늘을 타고 삽입하는데 일방

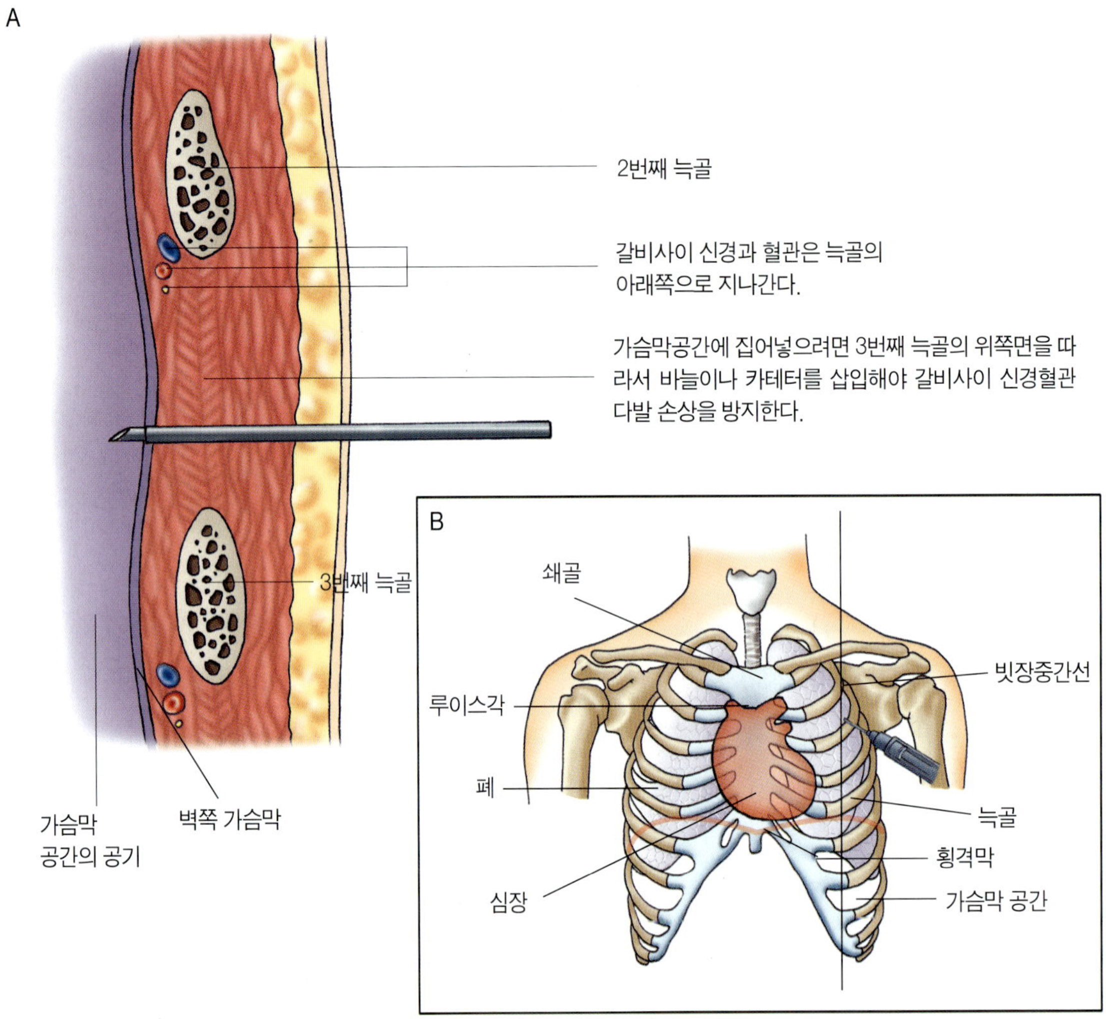

그림 11-16 | 긴장성 기흉에서의 바늘을 사용한 감압술

판막 역할을 해준다. 다른 일방판막도 사용할 수 있는데 사용하기 전에 검사를 해본다(고무장갑의 손가락을 끼는 곳에 바늘을 삽입하여 보아 일방판막으로서 역할을 잘하는지 본다). 젊고 건강한 환자에서는 감압바늘을 설치했을 때 일방판막을 연결 안 해도 견딜 수 있다.

8. 병원에서 흉관으로 바꿀 때까지는 플라스틱 카테터를 유지하라.
9. 기관지 삽관이 필요하면 시행하라. 긴장성 공기가슴증이 다시 생기지 않는지 주시하라.

CHAPTER 12 : 복부 외상

복강내 장기 손상이 명확한 경우가 아닌 상황에서의 환자 평가는 응급센터에서의 초기 치료 과정에서 조차도 간과되어 환자의 상태가 나빠진 이후에 의심이나 진단이 되는 경우가 발생하며, 이런 연유로 인해 외상 초기 현장에서 명확하지 않은 복부손상을 의심하지 않은 상황에서 환자를 평가할 때는 많은 주의를 요하게 되는 것이 복강내 손상이다. 특히 음주상태, 뇌손상이나 척추 손상이 동반된 경우, 약물 복용(마약 등) 상태, 그리고 하부 늑골 골절 손상이 있는 경우에는 환자의 상태 평가를 제대로 시행하지 못하는 경우가 발생한다.

외상으로 인한 사망의 원인으로 경추를 포함한 중증뇌손상 다음으로 흉곽 및 복부 손상으로 사망하고 있기 때문에, 중환인 경우에는 복부 손상의 가능성을 반드시 확인하고 의무 기록으로 작성해야 한다. 복부 외상은 크게 관통상 및 둔상으로 분류한다. 총이나 칼 등에 의한 복부 관통상은 반드시 응급 개복 수술을 필요로 한다. 복부 둔상은 사고 기전에 따라 매우 다양한 형태의 임상 양상을 보이는 특징이 있으며, 초기에 정상으로 보이는 경우라도 시간이 지나면서 환자의 생명을 위협할 수 있는 특징이 있다. 복부 외상인 경우에는 손상의 종류와 관계없이 출혈과 감염의 심각한 형태의 손상이 나타난다. 쇼크 증상이 나타나는 경우에는 복부 손상의 가능성에 대해 손상 초기부터 적절한 대처가 필요하다. 또한 초기에는 정상으로 보이지만 지속적인 출혈에 의해 쇼크상태로 진행될 가능성에 대비한 반복적인 신체검사는 매우 중요하다. 장 파열 등에 의한 복막염의 경우의 임상 양상은 초기에 저명하지 않아 주의를 기울이지 않는 경우 초기에 진단이 어려울 수 있지만, 저혈량성 쇼크와 같은 초기의 적극적인 처치를 요하지는 않는다.

복부외상의 치료에서 병원 전 단계에서 국내의 중추적인 역할을 담당하고 있는 소방의 응급구조사의 역할에 대해서는 아직 이견이 존재한다. 1980년대 중반의 연구에 의하면 잘 훈련된 의료인들에 의한 시기적절한 대응이 복부에 치명적인 손상이 있는 환자를 혈역학적으로 안정화 시킬 수 있다고 하였다. 하지만 좀 더 최근의 연구에 의하면 복부 관통상이 있는 환자에서 병원 전 단계에서 쇼크방지용 하의와 대량의 수액 정주가 잠재적 이득보다는 오히려 환자의 치료에 부정적인 영향을 미친다는 보고도 있다.

그렇지만 현장에서 복부외상 환자를 치료할 때 쇼크에 대한 빠른 확인과 처치가 필요함을 기억해야 한다. 이러한 처치는 복부손상 자체가 적절히 치료하더라도 혈액 소실로 인해 위험할 수 있기 때문에 더욱 더 중요하다.

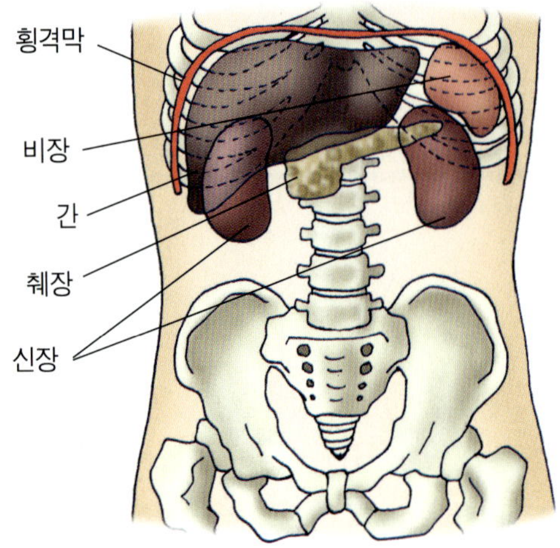

그림 12-1 | 흉곽 복부

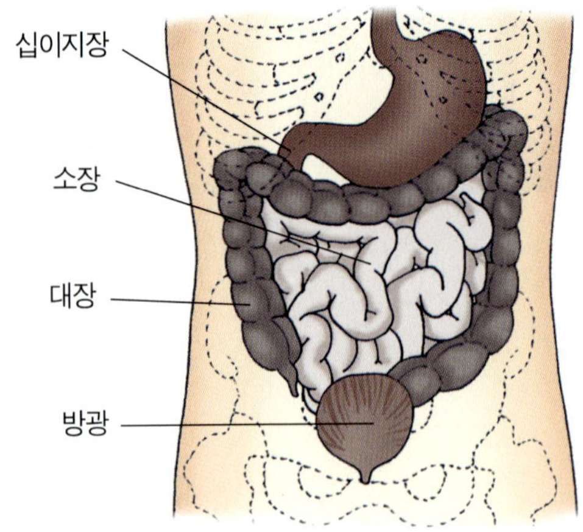

그림 12-2 | 진성 복부

해부

복부는 크게 3부분으로 나눌 수 있다 : 흉곽복부(상복막강), 진성복부(하복막강)와 후 복막부(후복막강).

복부의 흉곽부분은 얇은 근육 층과 횡격막의 아래에 위치하며 하부 늑골에 갇혀있다(그림 12-1). 이 부분은 횡경막, 간, 담낭, 비장, 위와 횡행 결장을 포함한다. 외부의 기준이 되는 것은 젖꼭지(유두)부터 하부 늑골까지를 포함한다. 이 공간은 호흡과 밀접한 관련이 있는 특징으로 인해, 숨을 내쉴 때(호기) 횡경막이 상승하기 때문에 하부 늑골손상이 발생한 경우에도 반드시 복부 장기 손상에 대한 의심을 하는 것은 매우 중요하다. 특히 둔상에 의한 간과 비장의 손상으로 인한 출혈은 치명적일 수 있다.

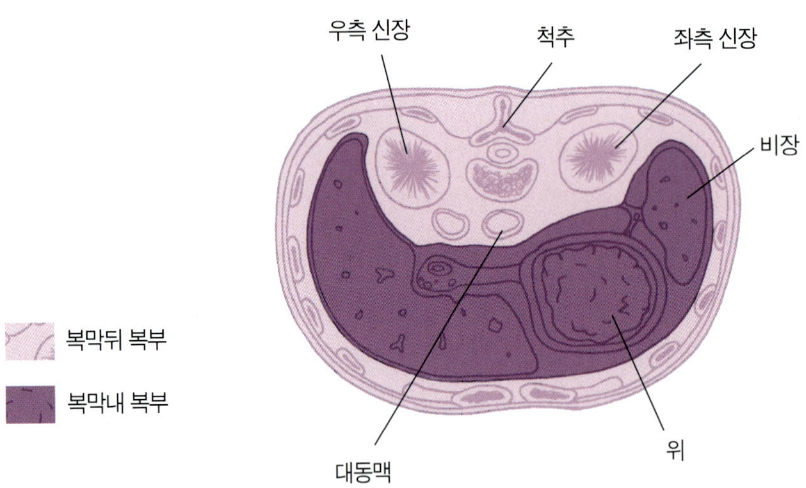

그림 12-3 | 복막뒤 공간

진성복부 공간은 소장, 상행결장, 하행결장, S자 결장과 방광이 포함된다(그림 12-2). 장손상이 발생되는 경우 복막염과 쇼크를 유발할 수 있다. 여성에서는 자궁, 난관과 난소 등의 내부생식기가 이 부분에 속한다.

후 복막부는 흉곽복부와 진성복부 뒤에 위치한다(그림 12-3). 이 공간은 신장, 요관, 췌장, 십이지장의 뒷부분, 상행 및 하행 결장의 뒷 부분, 그리고 복부 대동맥과 하대정맥과 골반강내의 후복막장기를 포함한다. 이 부분은 피부와 떨어져 있어서 신체검사 상에서 초기에 진단이 쉽지 않고 내부 장기 손상으로 인한 복막염에 의한 복막자극 증상이나 출혈에 의한 증상이 명확해 질 때까지 진단이 지연되는 경우가 많은 특징이 있다. 진성복부에서의 출혈은 시진이나 촉진으로 초기 진단이 가능하지만, 후 복막 공간에서의 출혈은 쇼크를 일으킬 정도의 출혈이 발생하여도 초기에 징후가 나타나지 않는다. 후 복막 공간에 있는 장골정맥은 골반골 골절에 의해서 손상을 받으며 초기징후 없이 다량의 출혈을 유발할 수 있다.

손상의 유형

특히 응급구조를 담당하는 응급구조사의 손상 기전에 대한 정보는 환자의 임상 양상을 예측하는데 많은 도움이 되기 때문에, 응급센터 의료진에게 손상기전에 대한 정보 제공은 무척 중요하다.

관통상은 총상과 자상으로 세분화 된다. 둔상은 복부손상의 가장 흔한 기전이다. 복부 둔상은 보통 70%에서 두부, 흉부, 사지 손상이 동반되기 때문에 사망률이 10-30%로 상대적으로 높다.

둔상은 직접적인 압박에 의해 고형장기의 골절과 내부 장기의 손상을, 감속기전에 의해 장기나 혈관의 찢어짐을 유발한다. 초기에 둔상환자가 통증이 없거나 외견상 손상의 증거가 명백하지 않은 상황에서는 진단이 어려울 수 있다. 특히 하부 늑골 골절환자는 위에서 언급한 내용처럼 상복막강내의 손상이 동반 될 수 있기 때문에 세심한 주의가 필요하다. 늑골 골절이 발생한 경우 심한 늑골 통증으로 인해 상대적으로 심하지 않은 복부 통증을 의료진이나 환자가 간과 하여 생명까지 위험에 처할 수 있는 가능성을 항상 염두에 두고 환자를 처치한다. 내부 장기 손상은 둔상의 경우 비장(40-50%), 간(30-40%), 소장 손상의 빈도로 보고되고 있다.

국내의 경우에는 매우 드물지만 복부의 총상상처는 원칙적으로 수술이 필요하다. 이러한 환자들의 사망률은 5~15% 이다. 이는 자상에 비해 훨씬 높으며, 그 이유는 복부 내 장기에 고 에너지 손상을 유발하므로 내장손상이 빈발하기 때문이다. 상처의 위치와 관통의 경로가 일치하지 않을 수 있음을 유념해야 된다. 흉부 자상이 복부로 관통될 수도 있다. 총알은 여러 다른 위치에 있는 여러 장기를 통과할 수 있다. 둔부(장골능선에서 직장을 포함하는 둔부 주름선 까지) 관통상은 50%까지도 의미 있는 복부 내 손상과 연관되어 있기 때문에 몸의 뒷면에 대한 철저한 조사가 필요하다.

평가 및 안정화

현장평가

현장에서 환자의 주변 환경을 보고함으로써 많은 정보를 수집할 수 있다. 정확하고 빠른 현장조사는 복부외상의 진단과 치료 계획에 많은 도움이 된다. 현장상황이 높은 곳에서 떨어졌거나 보행자 사고를 시사하는가? 폭발로 인해 환자가 튕겨져서 고정된 사물에 부딪혔거나 폭발압력으로 복부 내 장기가 영향을 받았는가? 자동차 충돌사고에서 승객이 어깨 안전벨트를 어깨 아래로 매고 있었는가? 혹은 무릎 위 안전벨트를 골반부가 아닌 너무 높게 복부에 매고 있었는가? 복부 둔상이나 관통상을 유발할 수 있는 기전이 있는가?

환자가 자동차 사고와 관련이 있다면 현장조사에서 승객이 끼어있거나, 창이 깨져 있거나, 운전대나 축이 변형되어 있거나 구조물의 위치 같은 차에 대한 손상정도를 빨리 관찰해야 된다. 환자가 구조가 필요한 경우 안전벨트의 위치를 확인해야 된다. 안전하게 구조하더라도 그 과정에서 불안전하게 매여져 있는 안전벨트에 의해 압박이 되어 복부 둔상을 유발할 수 있다.

칼에 찔리거나 총에 맞은 환자는 장비의 크기나 총알의 탄도 등이 정보를 줄 수도 있다. 총상의 경우 구경, 반경 그리고 발사 횟수를 아는 것이 중요하다. 목격자나 경찰이 그러한 정보를 줄 수도 있다. 병원(최선의 경우 외상센터)에 도착하면, 복부손상을 유발할 수 있는 기전을 보고해야 된다. 하지만, 현장에 있는 동안 자세한 정보를 얻기 위해 많은 시간을 허비하지 않는 것이 중요하다. 복부외상에서 예방 가능한 사망의 주 원인은 진단과 치료의 지연이다.

평가

다른 외상 환자 치료와 마찬가지로 먼저 기본외상처치술의 일차조사를 실시한다. 쇼크 상태이지만, 다른 해부학적 손상으로 설명이 안 되는 경우 반드시 복강 내 손상을 생각해야 된다. 병원 전 단계에서 일차조사의 핵심은 빠르게 시진 및 촉진으로 평가하는 것이다. 체간에 변형, 좌상, 찰과상, 찔린 상처, 내부 장기의 돌출 그리고 복부팽창을 관찰한다. 약간이라도 압통이나 긴장이 있는지 확인한다. 흉부는 복부와 얇은 단일 근육 층인 횡격막에 의해 나누어져있어 드물지 않게 동시에 양측에 손상이 갈 수 있다. 비장손상이 좌측 어깨 뒤쪽으로 통증이 나타날 수 있으며, 간 손상이 오른쪽 어깨 뒤쪽으로 통증이 나타날 수 있음을 유념해야 된다. 복부팽창은 복부압통이나 긴장이 있는 경우 심한 출혈쇼크의 징후로 판단해야 된다. 장골능선(골반날개)과 골반의 치골 부를 부드럽게 촉지하여 압통이나 염발음 소견으로 골절을 확인한다. 골반골 골절은 자주 출혈쇼크를 보인다. 복부내 손상의 징후가 초기에는 잘 나타나지 않기 때문에 병원 전 단계에서 복부 내 손상의 징후를 보이는 경우 보통 심한 손상이 있다고 간주한다. 쇼크는 긴박하기 때문에 복부 압통이나 팽창은 병원으로의 빠른 이송의 적응증이 된다. 하지만 의식변화나 복부 수준 이상의 척추신경 손상이 있는 경우 복부 압통은 신뢰도가 떨어진다. 현장에서의 청진이나 타진 등은 급박한 시간을 낭비하게 되고 많은 정보도 얻을 수 없다. 복부상처를 손가락이나 기구로 조사하는 것은 해서는 안 된다.

상처를 확인하기 위해 옷을 제거해야 하는 경우 법적 증거의 확보를 위해 완전히 잘라내기 보다는 관통상의 가능성이 있는 부위 주변을 잘라내는 것이 좋다.

안정

다음의 평가하는 순서에 따라 처치한다 : 기도확보(A), 호흡(B), 그리고 순환(C). 심한 손상 환자의 평가와 치료는 앞에 나온 순서대로 동시에 해야 한다. 이것은 복부손상만 있더라도 기도확보 후 마스크로 산소를 준다든지 기관 삽관을 해야함을 뜻한다. 호흡은 충분한지 또는 환기가 적절한지를 확인해야 된다. 그리고 나서 순환평가의 한 부분으로 복부손상을 확인한다.

산소를 마스크로 분당 12-15리터 또는 비캐뉼러로 분당 5리터를 준다. 손상되지 않은 팔에 큰 구경의 정맥로 두개를 확보하고 생리식염수나 하트만수액을 정맥을 개방할 수 있는 속도로 주입한다. 이송이 지연되지 않기 위해 현장에서 하지 말고 병원으로 이송도중(구조 중이나 이송을 기다리는 중)에 시행한다. 빠른 이송을 위해 환자를 준비해야 된다. 환자의 수축기 혈압이 90mmHg 이하이며 쇼크가 임박한 징후가 나타나는 경우 수축기 혈압이 90~100mmHg 이상을 유지할 수 있도록 수액을 정주 한다.

당신의 소속부서에서 쇼크방지용하의를 허용하는 경우 환자에게 착용시키되 의료진에게 의뢰하고 나서 부풀린다. 심하게 손상된 환자 일수록 빠른 이송이나 이송도중 쇼크방지용하의 착용이 중요하다. 내장이 외부로 도출된 경우 거즈를 생리식염수나 물에 적셔서 부드럽게 감싼다. 이송시간이 긴 경우 플라스틱 랩이나 알루미늄포일 같은 유착되지 않는 물질을 사용하여 거즈와 내장이 마르는 것을 방지 한다. 장이 마르는 경우 비가역적인 손상이 올 수 있다. 튀어나온 내장을 절대로 다시 복강으로 집어넣으려는 시도를 하지 말아야 된다. 동시에 칼이나 유리조각 같은 이물질이 복부에 박혀있는 경우 이를 제거하거나 만지려고 하는 시도를 해서는 안된다. 조심스럽게 이물질을 움직이지 않도록 안정화시킨다. 임부의 경우 세심한 주의를 필요로 한다.

핵심

1. 손상기전이나 관련손상(하부 늑골 골절, 둔부 관통상)이 복부 내 손상을 시사하는 경우 복부 통증이나 압통이 없다고 속아서는 안 된다. 보이지 않는 복부 내 출혈로 인한 쇼크에 대비해야 된다.
2. 복부 둔상을 입고 일차조사에서 복부 통증 및 압통을 호소하는 경우 심한 복부손상이 의심되며 빠르게 쇼크로 진행 한다(생체징후가 초기에 정상이라 하더라도). 빠르게 싣고 이송해야 되며 출혈쇼크에 대비해야 된다.

복부손상 환자에서 최대의 위협은 출혈과 치료의 지연이다. 현장에서 시간을 줄일 수 있다면 환자의 소생할 기회를 최대화 할 수 있다.

CHAPTER 13

척추 외상

외상으로 인한 척수손상은 현대 사회로 오면서 점점 유병율이 높아지고 있다. 특히 여러 신경계통의 기능 마비를 유발하고, 때로는 영구적인 마비를 일으킬 수 있기 때문에 외상 초기에 빠른 응급 대처가 매우 중요하다. 척추고정을 시행함으로써 척수손상이 악화되거나 발생되는 것을 어느 정도는 방지할 수 있기 때문이다. 모든 의료인은 척추손상의 증상이나 징후가 확실하지 않을지라도 척추를 고정해야 하며, 척수손상을 조기에 인지하는 방법을 습득하여야 한다. 외상성 척수 손상의 원인으로는 교통사고(47%), 낙상(23%), 폭행(14%), 운동 중 손상(9%) 등이 있다. 남자가 여자보다 유병율이 높으며 선행 원인 중 알코올 섭취로 인한 손상이 25% 정도 된다.

해부학 및 병태생리학

여러 개의 척추골이 척주(spinal column)를 구성하고 있는데 척추골에는 추공이 있고 여러 개의 추공은 척추관을 형성하며, 이 안에 척수가 지나간다. 척추는 7개의 경추, 12개의 흉추, 5개의 요추, 천골과 미골로 연결된다. 생리적인 만곡으로 경추부에서 전만(lordosis), 흉추부에서는 후만(kyphosis), 요추부에서는 다시 전만 상태가 된다. 한 개의 척추골은 극돌기 1개, 횡돌기 2개, 상하관절돌기 4개로 구성된다. 각각의 척추사이에는 추간원판(intervertebral disc)이 있으며, 척추는 견고한 인대에 의해 서로 결합되어 있다. 추간원판과 인대는 척추가 굴곡되거나 회전하는 운동이 용이하도록 지지한다. 일부 경추를 제외한 대부분의 척추는 크게 체부와 돌기(횡돌기, 극돌기)로 나뉘어지며, 체부와 돌기사이에는 원형의 빈 공간이 있다. 이 공간에 척수가 있으며, 모든 척추가 연결되면 이 공간은 일종의 관을 형성하게 되므로 척추관(spinal canal)으로 명명된다. 척수는 척추관 안에 있는 신경 조직으로 뇌의 연수에 연결되어 있으며 여러 개의 척수 분절로 구성되어 있다. 척수의 아래 끝을 원추(cornus medullaris)라고 부르며, 이것은 척추관에서 제 1~2 요추 높이에 있다. 각 척수 분절에서는 척수신경이 나와서 척수신경근을 형성하고 다시 척수신경총을 만들고 전신의 근육에 분포되어 운동신경의 역할을 한다. 대부분의 척추손상은 주위 인대의 염좌나 전위되지 않은 척추골절이며, 이 경우는 척수손상이 없고 심각한 후유증을 유발하지 않으므로 예후가 양호하다. 그러나 하나 이상의 척추 골절, 척추의 전위, 인대 손상, 척추의 탈구로 인해 척수 손상이 동반되면 영구적인 신경 마비 혹은 심하면 사망에까지 이를 수 있다. 척수는 척추관의 대부분을 차지하므로, 한개의 척추가 상부 혹은 하부의 척추와의 배열이 전위되면 신경이 압박되어 신경기능 장애가 유발된다. 불안정한 골절 또는 탈구로 1mm의 전위로도 척수를 압박하며, 전위가 심하면 절단되기도 한다. 즉 척추손상에 의하여 발생하는 신경손상의 정도에 따라 정상적 신경기능으로부터 영구적인 신경마비까지 다양하게 나타난다. 그러므로 척추손상은 환자의 체위변화에 의하여 신경손상이 유발되거나 악화되는 것을 최대한으로 방지하기 위하여 신체를 척추고정판에 최대로 고정하는 것이 바람직하다.

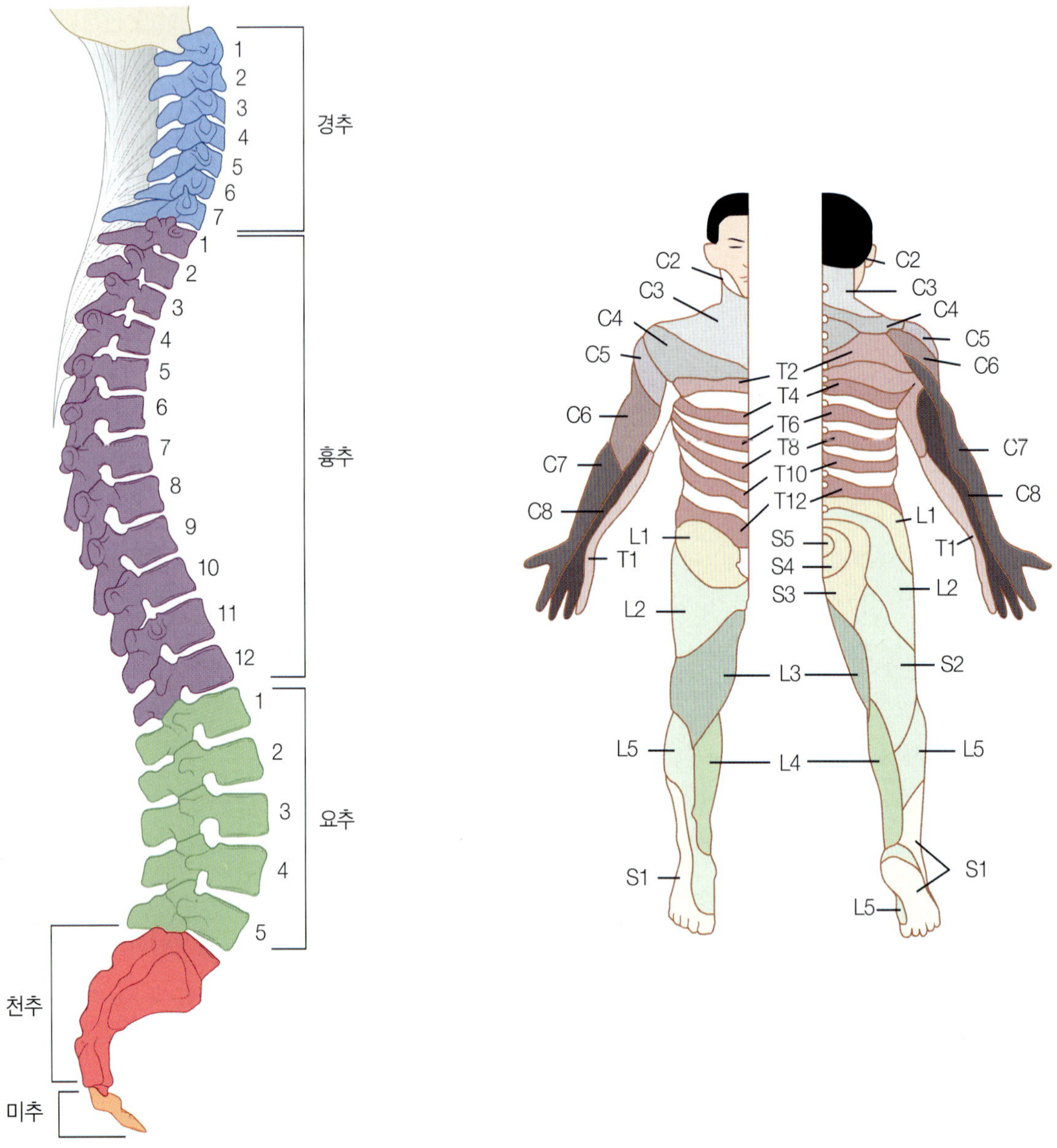

그림 13-1 | 척추의 구조와 신경 분포

1. 척추 손상 환자 초기 관리의 중요성

외상환자에 대한 새로운 응급의학 체계와 진단 및 치료 방법의 많은 발전에도 불구하고 척추 손상은 여전히 다루기 어려운 분야로 남아 있다. 척추 손상은 다른 외상과 마찬가지로 주로 남자에게, 가장 활동이 왕성한 시기에 발생하기 쉽고 척추 손상으로 인한 신경 손상이 동반되는 경우 환자의 신체적 장애 뿐 아니라 환자 및 보호자의 정서 및 경제적 측면에 치명적인 영향을 미칠 수 있어 초기 척추 손상 환자에 대한 관리는 매우 중요하다고 할 수 있다.

2. 발생원인 및 빈도

국내의 척수 손상의 통계는 아직 없으나 1995년 장애인 실태조사에서 척추로 인한 지체 장애인의 수가 약 53,000명으로 보고되고 있으며 미국 척수손상 통계청의 통계에 따르면 연간 척수 손상의 발생률은 인구 100만 명 당 40명이 발생하여 연간 11,000명의 새로운 척수 손상 환자가 발생한다고 보고되었다. 하지만 병원에 도착하기 전에 이미 사망하는 환자의 숫자(16-30%)를 포함하면 실제 발생빈도는 이보다 많을 것으로 추정된다.

척추 손상은 교통사고가 가장 흔한 원인으로 30-50%를 차지하며, 그 외 추락, 미끄러짐, 폭행, 운동 등이 흔한 원인이다. 선진 사회일수록 교통사고 및 레저와 관련된 사고가 많으며, 저개발 국가일수록 추락사고가 많은 원인이 된다. 척수 손상은 활동이 왕성한 젊은 연령에 주로 발생한다. 70년대 미국 통계에 따르면 16세부터 30세 사이에 주로 발생하여 발생 평균 연령이 28.6세였으나 전반적인 평균연령의 향상으로 2000년도 이후의 최근 보고는 평균연령이 38세로 보고되었으며 고령인구의 증가로 인해 60세 이상의 척수 손상 환자의 비율도 1980년대 4.7%에서 2000년에 10.9%로 증가하였으며 약 80% 환자가 남자에서 호발한 것으로 보고되었다.

55%의 척수손상은 경추부에서 발생하고 기타 흉추, 흉요추, 요천추부의 발생은 비슷한 정도이다. 신경 손상의 정도는 불완전 사지마비(34.3%)가 가장 많았고 완전 하지마비(25.1%), 완전 사지 마비(22.1%), 불완전 하지마비(17.5%) 였다. 기간 별로 보면 불완전 사지 마비의 환자수가 다른 마비 정도에 비해 증가하는 추세를 보이고 있다. 경추부의 손상이 많은 이유는 머리의 무게를 지탱하며 운동 범위가 가장 많기 때문이다. 흉추부 손상 중 상당부분은 흉-요추 경계부에서 발생되는데 이는 흉추의 전만에서 요추의 후만으로 이행되는 부위이며 흉곽에 의하여 고정된 흉추가 상대적으로 고정이 안된 요추부로 이행되기 때문이며 주로 압박골절이 많이 발생한다. 상위 흉추부는 상대적으로 척수손상의 발생빈도가 가장 낮다.

3. 분류

척추손상은 부위별, 형태별, 기전별 등 다양한 분류가 가능하지만, 진단명으로서 흔히 부위와 형태에 따른 분류가 사용되어진다. 척추에서 발생되는 손상은 크게 연부조직 손상, 뼈의 손상, 그리고 신경 손상의 세가지로 나누어 생각할 수 있다. 연부조직 손상에는 염좌, 좌상, 그리고 편타손상 등이 있고, 뼈의 손상으로는 골절, 탈구, 그리고 골절-탈구 등이 있으며 신경손상으로는 척수 손상과 신경근손상 등이 있을 수 있다.

1) 연부조직 손상(Axial neck pain: muscle-ligament strain)

연부조직 손상에 있어 대표적으로 거론되는 것이 "염좌(sprain)" 와 " 긴장(strain)" 이 있다. 염좌는 지지인대

(supportng ligaments)의 섬유의 일부가 파열되었으나, 인대의 연속성은 보존되어있는 관절손상을 말한다. 긴장은 근육조직의 일부를 지나치게 신전 또는 긴장 시킴을 말한다. 즉, 염좌는 인대손상을 뜻하고 긴장은 근육손상을 뜻한다. 용어 정의상으로는 근육손상과 인대손상으로 구별한다고 하지만, 진찰이나 검사로 두손상을 명백하게 감별하기 힘들고, 두 손상 모두 일반적으로 경한 손상으로 분류하며, 보존적 치료로 대부분 좋아지기 때문에 흔히 두 용어를 혼용하기도 한다.

염좌, 긴장과 함께 편타손상(whiplash injury)이란 용어를 흔히 들을 수 있다. "편타(whiplash)" 란 말은 1928년 Crowe가 추돌사고 때 머리와 목의 움직임을 묘사하기 위해 처음으로 사용하였다. 편타손상이란 말 채찍이 움직일 때와 같이 목이 과신전과 굴곡되어 발생한 손상을 말한다. 말하자면 병리소견에 따른 진단 용어가 아니라 발생기전을 설명하는 용어였는데 임상에 널리 사용되면서 주로 경추부에서 볼 수 있는 독특한 형태의 손상을 뜻하는 말이 되었다고 한다. 결국 편타 손상은 경추부를 다친 후 다양한 증상들이 여러 정도로 섞여 나타나는 증상 복합체를 일컫는 진단명처럼 통용되고 있다. 임상에서 흔히 보는 대부분의 편타손상은 인대나 근육의 손상에 국한되며, 증상이 지속되는 기간도 보통 2-3주를 넘지 않는다. 최근 Quebec Task Force on Whiplash-Associated Disorders 의 보고에 의하면 편타관련 질환은 거의 대부분 자연치유됨을 모든 환자에게 반드시 확신시켜 주어야 하며, 일상생활에 조기 복귀하도록 환자가 자신감을 갖도록 하는 것이 중요하다고 하였다. 대부분의 경우 짧은 치료로 조귀복귀를 도모하고 보조기 착용을 피해야 하며, 만약 수주 이상 증상이 지속될 경우 골절이나 신경 손상 등을 확인하여야 하며 특별한 구조적인 이상이 없는 경우 심리적인 요인을 찾아 증상의 고정화를 피해야 한다고 하였다.

경추부에서 후관절 인대(facet capsular ligament)는 통각 신경말단(nociceptive free nerve ending)을 가지고 있는 것으로 알려져 있다. 건강한 사람에서 후관절 주입술(facet joint injection)로 인대가 늘어나는 경우 편타손상 때의 통증양상이 유발될 수 있다. 이를 통해 편타손상 때 후관절 인대의 손상이 일어남을 알 수 있으며, 후관절의 손상으로 인해 만성 경추부 통증이 유발될 수 있다. 이외에 경추부의 외상으로 인해 근육이나 힘줄(건, tendon)이 늘어나거나 파열이 되기도 하고 이차적인 부종, 출혈, 염증반응이 일어날 수 있다. 경추부 염좌에서 가장 흔한 증상은 후두부 두통과 움직일 때 발생하는 경부 통증이다. 또한 경추부의 운동범위감소는 정상인과 편타손상 환자의 구별에 중요한 감별점이 된다. 대개의 경우 외상 직후 운동범위감소가 확연하게 나타났다가 3개월여 지난 시점에서는 정상인과 비슷한 정도가 된다.

2) 뼈의 손상

일반적으로 척추손상이라 함은 뼈의 손상을 주로 언급하며, 해부학적으로 척추는 경추, 흉추, 요추, 천추, 그리고 미추로 분류가 되지만 척추 손상을 구분할 때는 상부 경추, 하부 경추, 흉추, 요추, 천추 등으로 분류하고, 형태별로는 각 부위마다 조금씩 다른 분류가 이용되고 있다. 주로 부위별로 분류하여 상부 경추, 하부 경추, 흉추, 흉요추 및 요추, 천추 골반, 그리고 소아의 척추 손상에 대하여 언급한다. 척추 손상에 있어 불안정성에 대한 언급이 많이 나오는 데, 여러 저자들의 불안정성에 대한 정의와 대표적인 이론인 Denis의 삼주론(three column theory) 등이 제시되고 있다

4. 급성척수 손상의 임상 양상 및 임상적 진단

1) 병력 청취

사고 현장에서 목격자가 제공하는 정보는 척수 손상의 가능성을 알 수 있는 중요한 병력이 될 수 있다. 사고 현장에서 사지의 움직임이 있다가 서서히 움직임이 없어졌다면 척수 손상과 불안정한 척추를 암시하는 소견이며 사지의 움직임이 전혀 없던 환자가 시간 경과함에 따라 움직임이 생겼다면 척수 쇼크가 있었다는 사실을 암시하는 것이다. 사지의 움직임의 변화는 척수 손상의 유무와 정도를 알 수 있는 중요한 지표가 될 수 있다. 또한 사지의 저림 위약을 호소하거나 배뇨 장애를 호소하는 것 역시 척수 손상의 중요한 의심 소견이 된다.

2) 신체 검사

손상 직후 시행하는 신체 검사는 매우 세밀하고 정확하게 시행되어야 한다. 일단 전체 척추를 관찰하고 피부에 외상이 동반된 모든 부위에 대하여 손상 가능성을 염두에 두어야 하며 비록 외관상 손상이 없더라도 각 부위별로 가볍게 눌러보아 발견이 되지 않는 손상이 있는지를 관찰하여야 한다. 활력 징후를 체크하여야 한다. 저혈압, 서맥, 사지의 온열감은 경수 손상의 활력 징후 변화이고 이것은 빈맥, 저혈압, 냉지증을 보이는 출혈성 쇼크와 구별된다. 또한 호흡 양상도 역설호흡(paradoxical respiration)를 보이는데 이는 늑간(intercostal) 근육은 마비되어 있고 횡격막 기능은 보존되어 있는 경수 손상에서 전형적으로 보이는 소견이다.

3) 신경학적 검사

신경학적 검사는 향후 예후를 판정하는 가장 중요한 요소인 만큼 매우 세밀하고 정확하게 시행되어야 한다. 운동력과 지각을 각 척수신경 영역별로 세밀히 검사하여야 하며 심건반사의 유무도 중요하다. 척수 손상의 경우 최소한 50% 이상의 환자에서는 초기에 척수 쇼크(spinal shock)의 양상을 보이기 때문에 이의 유무를 판정하여야 한다. 표 13-2는 ASIA 손상척도(impairment scale)를 보여주는 표로써 척수 손상 환자의 신경학적 상태를 표시하는 방법이다.

4) 척수쇼크

척수손상 직후에 수상부위 이하에서 척수 기능이 운동, 지각 및 반사기능이 완전히 소실된 상태를 말한다. 이론적으로 볼 때, 완전 척수손상을 당하여도 뇌의 통제를 받지 않는 하지의 반사 기능이 유지되어야 함에도 불구하고 척수쇼크 상태에서는 이러한 반사작용도 전혀 나타나지 않는다. 척수쇼크가 발생되는 정확한 기전은 밝혀져 있지 않다. 이러한 척수쇼크 상태에서는 말초 혈관의 pooling으로 인하여 혈압이 떨어질 수도 있는데 이때는 하지를 높이 올려주거나 또는 혈관 수축제를 투여하면 교정된다.

초기에는 하위 운동 뉴우런(low motor neuron type)의 완전 이완성(flaccid) 마비를 나타낸다. 척수쇼크로부터 회복되는 것을 가장 먼저 알 수 있는 지표는 바빈스키징후(Babinski sign) 및 항문반사(anal reflex)와 구해면체반사(bulbocavernous reflex)의 회복이다.

대개 척수쇼크에서 끝나는 약 3~12주 추부터는 강직성(spastic) 마비로 변하고, 반사작용도 항진되는 경우가

표 13-1 | 척수 손상의 분류

손상기전	안정성
Flexion	
Anterior wedge gracture	Stable
Flexion Teardrop fracture	Extremely unstable
Clay shoveler's fracture	Stable
Subluxation	Potentially unstable
Bilateral facet dislocation	Always unstable
Atlanto-occipital dislocation	Unstable
Anterior atlantoaxial dislocation with or without fracture	Unstable
Odontoid fracture with lateral displacement	Unstable
Fracture of transverse process	Stable
Flexion-rotation	
Unilateral facet dislocation	Stable
Rotary atlantoaxial dislocation	Unstable
Extension	
Posterior neural arch fracture(C1)	Unstable
Hangman's fracture(C2)	Unstable
Extension teardrop fracture	Usually stable in flexion; unstable in extension
Posterior atlantoaxial dislocation with or without fracture	Unstable
Vertical compression	
Burst fracture of vertebral body	Stable
jefferson fracture(C1)	Extremely unstable
Isolated fractures of articular pillar and vertebral body	Stable

Reproduced with permission from: Marx, JA, Jockberber, RS, Walls, RM.
Rosen's emergency medicine: concepts and clinical practice, 6th ed, Mosby, Inc., ST. Louis 2006. Copyright ©2006 Elsevier.

많다. 이론적으로는 척수쇼크로부터 완전히 회복된 후에야 척수손상으로 인한 신경장애가 얼마나 심했는가를 정확히 알 수 있을 뿐 아니라 그것이 중추성 상위 운동 뉴우런(upper motor neuron type) 마비인지 또는 말초성 하위 운동 뉴우런형 마비인지 구별할 수 있는 것이다. 그러나 일반적으로 보아 척수쇼크는 완전손상이나 불완전 손상이거나 예후판정에 도움이 되지 않는다고 생각되고 있다. 그러나 상부 경추부의 완전 손상에서 척수쇼크가 심하게 발생하면 하위 흉요추부의 불완전 손상에서 덜 발생한다고 알려져 있다.

5) 운동 및 지각 검사

척추손상환자에서 척수손상 여부를 진단하는 방법은 이학적 검사와 신경학적 검사로 대부분 확진할 수 있으며, 일부에서는 특수한 방사선검사를 시행해야만 되는 경우도 있다. 응급구조사는 모든 외상환자에서 척추 손상의 가능성이 있다고 생각해야 하며, 환자를 검진하는 과정에서 환자체위를 최대한 안정시키도록 주의해야 한다. 척추손상을 초기에 인지하는 것은 응급구조사의 주된 임무 중의 하나이다. 자동차사고나 추락사고와

표 13-2 | 외상 척수 손상 점수

American Spinal Injury Association Scale(ASIA)	
A	No motor or sensory function is preserved below the neurologic level through the sacral segments S4-5(complete cord injury)
B	Sensory but not motor function is preserved below the neurologic level and extends through the sacral segments S4-5
C	Motor function is preserved below the neurologic level and the majority of key muscles below the neurologic antigravity movement)
D	Motor function is preserved below the neurologic level and the mahority of key muscles below the neurologic level have a muscle grade of at least 3(at least antigravity movement)
E	Motor and sensory functions are nomal(no cord injury)
Frankel Scale	
1	Complete motor and sensory loss below the lesion
2	Incomplete; some sensory loss below the lesion
3	Incomplete; motor and sensory sparing, but the patient is not functional
4	Incomplete; motor and sensory sparing, but patient can stand and walk
5	Complete functional recovery; abnormal signs(eg, reflex changes) may persist

같이 단시간에 많은 물리적 충격이 가해지는 외상을 받은 환자를 대할 때는 우선 척추손상을 의심해야 한다. 특히, 의식장애가 발생된 경우와 안면과 두부손상 환자의 경우는 척추손상을 의심해야 한다.

최초의 신경학적 검사 소견을 자세히 기록해 두는 것이 매우 중요하다. 이는 향후 척수 기능이 점점 회복되는지 또는 악화 되어 가는지를 비교할 수 있는 가장 중요한 지표가 되기 때문이다. 손상된 척수 부위를 중심으로 상하좌우의 모든 운동, 지각 및 반사기능을 철저히 검사하여야 한다. 운동의 정도는 근력의 등급에 의하여 평가한다. 이러한 근력의 평가는 정상근력(5)을 기준으로 현재 근력(예 3/5)으로 표시한다.

지각 신경은 척수 각 분절(segment)이 지배하는 피부영역(dermatome)을 검사하고 어느 분절까지 지각이 정상이고 어느 분절 이하는 지각마비인지를 확인하고 또 통각, 촉각, 위치감각, 진동감각 등을 각각 검사한다. 기록은 피부영역상 마지막 정상분절의 번호, 예를 들면 C5 또는 T6 등으로 표기한다.

이러한 진찰을 바탕으로 현재 환자가 완전 손상인지 불완전 손상인지를 분류하고 마지막 정상 분절을 확인할 수 있어야 한다. 척수손상의 정도를 평가하는 방법에는 여러가지가 있으며 그 중 가장 정확하고 널리 사용되는 방법은 ASIA(American Spinal Injury Association) 분류이다. 이 분류법은 운동력을 평가하기 위하여 상지(C5-T1)와 하지(L2-S1)의 10개의 근육의 강도를 좌우 각각 측정을 하며 지각은 light touch와 pinprick을 28개 피부 지각 영역(dermatome)으로 세분하여 평가하게 되어있다. 이러한 ASIA 분류법은 정확하기는 하나 실제 진찰에 많은 시간이 소요되기 때문에 간단하면서도 보편적으로 사용되는 분류법으로 Frankel' s classification이 있다. 이는 지각기능의 유무, 운동기능이 전혀 없는 경우, 일부 있으나 유용하지 못한 경우, 유용한 경우, 정상등으로 비교적 간단히 분류를 하여 많이 이용되고 있다. 사지 또는 하지 완전마비라 하더라도 극히 일부에서는 항문주위에 감각이 약간 남아 있을 수 있는데 이러한 sacral sparing 이 있을 경우는 비록 다른 모든 소견

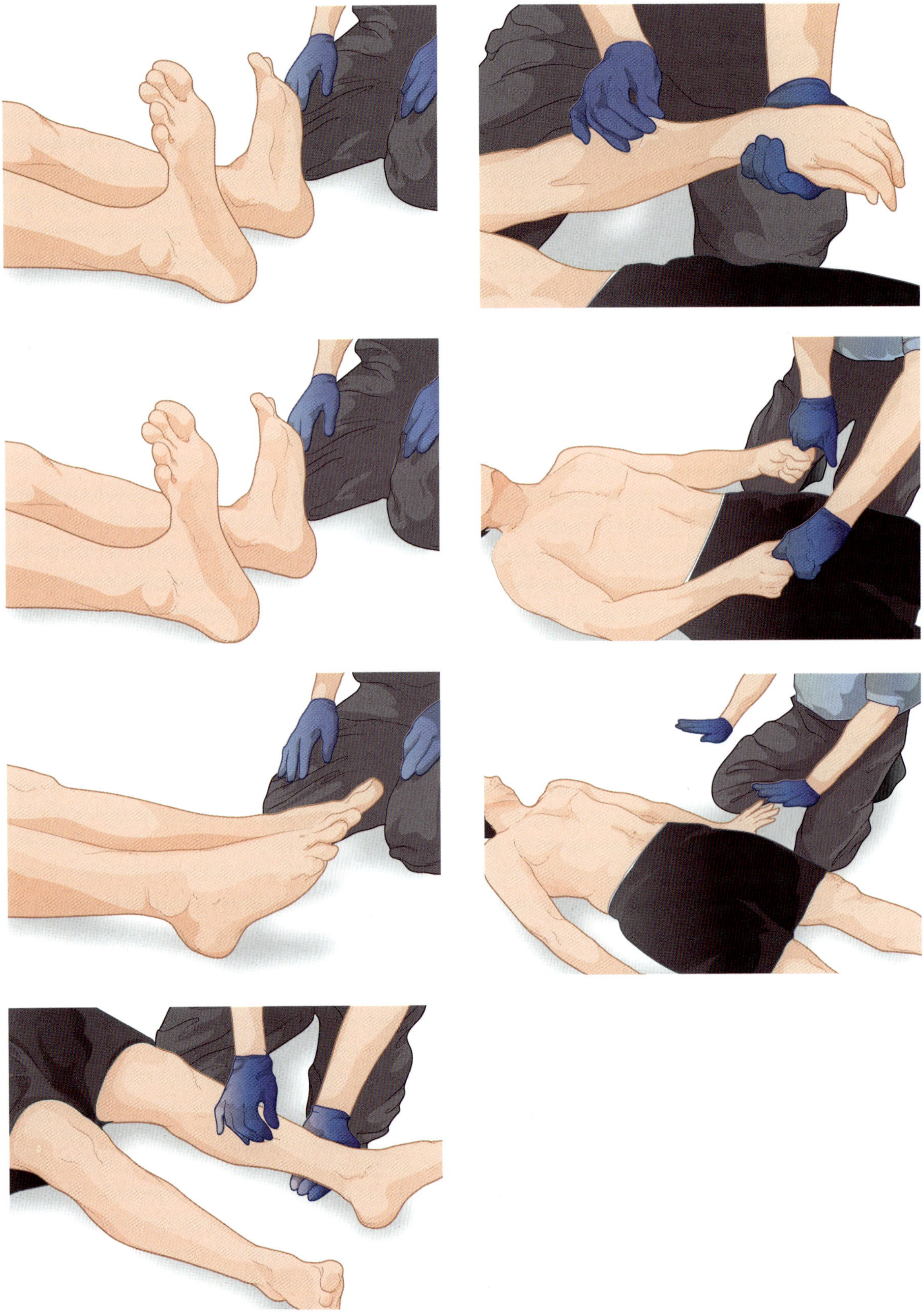

그림 13-2 | 상하지의 감각과 운동능력의 신체 검진

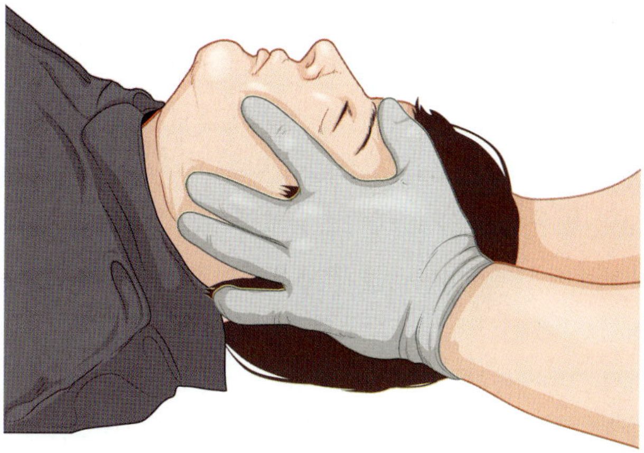

그림 13-3 | 경추고정

이 완전 마비에 해당되어도 불완전손상으로 분류되며 향후 회복할 가능성이 있다. 또한 자의적으로 항문괄약근이 수축하는지도 검사한다. 구해면체반사(bulbocavernous reflex)는 장갑을 낀 손가락을 항문에 넣고 다른 손으로는 남자의 경우 음경의 귀두(glans)를, 여자의 경우 음핵(clitoris)을 건드릴 때 항문 괄약근이 수축하는지 여부를 검사한다. 수축하면 양성반응으로서 반사작용이 소실되지 않았거나 또는 회복했다는 뜻이다. 항문반사(anal reflex)는 항문 주위를 핀으로 찌를 때 항문 괄약근이 수축하는지 여부를 관찰하는데 좌우를 비교 검토한다.

5. 척수 손상의 치료

다발성 손상을 입은 모든 환자에게서 척추 손상의 가능성을 배제해서는 안 된다. 척추는 척추강 안의 척수 및 마미총 등의 신경조직을 보호하는 중요한 기능을 가지고 있지만, 척추 손상의 발생으로 인해 척수 손상을 비롯한 신경조직 손상을 야기할 수 있다. 두부외상 환자에서 종종 척추 및 척수손상이 같이 발생할 수 있기 때문에 초기 진단에 어려움을 겪을 수 있다. 척수 손상의 경우 적절한 치료시기를 놓치거나 추가 손상으로 인하여 심각한 후유증을 남길 수 있기 때문에 모든 중증 외상환자에서 척추 및 척수손상의 가능성을 염두해 두고 추가적인 손상을 예방하기 위해 노력해야 한다. 외상환자의 이동시 견고한 경추 보조기는 필수조건이며 다른 척추부위가 비틀리거나 과도한 움직임이 발생하지 않도록 하는 것이 중요하다.

척수손상 치료의 방향은 이차적인 척수의 손상을 최대한도로 줄이고 신경학적 기능을 최대한 회복하는데 있다. 이러한 치료의 목적은 수술적인 치료를 통하여 척수를 압박하는 골편이나 탈구를 없애거나 방지할 수도 있고 신경세포의 진행되는 파괴를 막기 위하여 척수의 혈액순환을 최대한 유지하며 조직 내에 산소공급을 유지하는 내과적인 방법이 병행되어야 한다.

1) 환자의 고정 및 이송

◆병원 전 처치

척추골절의 응급처치는 외상처치의 일반적 원칙에 준하여 시행된다. 즉, 생명유지와 직결되는 치명적 손상에 대한 응급처치(기도유지, 호흡유지, 순환유지)와 함께 척추고정을 시행해야 한다. 기도유지를 시행하는 경우는 척추손상이 악화되지 않도록 경부를 움직이지 않거나 최소한으로 움직여야 한다. 따라서 기도를 유지하는 방법으로는 머리를 뒤로 젖히지 말고 턱을 거상하는 방법이 좋다. 의식장애가 있는 환자에서는 혀가 뒤로 말려 들어가는 현상에 의하여 기도가 폐쇄될 수 있으므로, 턱을 거상하여 혀가 전면으로 끌어당겨질 수 있게 한다. 구강 내에 이물질이 많은 경우에는 손가락이나 흡입기를 이용하여 제거한다. 기도가 확보되면 경부고정장비(cervical collar)와 척추고정판을 이용하여 고정한다. 경추의 방사선 촬영으로 확인될 때까지는 경추 고정 장비를 절대 풀지 말아야 한다.

척수손상 환자의 치료는 사고 현장에서부터 척수손상의 가능성을 염두에 두고 치료를 시작하는 것이 매우 중요하다. 사고현장에서 척추골절 및 척수손상이 의심되면 척추고정용 부목위에 환자를 반듯이 눕히고 경추 브레이스(cervical brace)를 착용하거나 모래 주머니를 양 옆에 놓아 척추가 더 이상 움직이지 않도록 고정한 후에 환자를 이송하여야 한다. 특히 불완전 마비가 있는 환자에서 급히 병원으로 이송한다고 함부로 몸을 움직여 손상부위의 척수를 더욱 다치게 해서 손상을 오히려 악화시킬 수 있으므로 주의를 요한다. 불안정 척추골절이 있을 때 부적절한 환자이동으로 인하여 의인성(iatrogenic) 척수 손상이 발생할 수 있기 때문에 적절한 환자이송은 매우 중요하다. 간혹 강직성 척추염(ankylosing spondylitis) 같은 기존질환이 있는 경우 외상 전 경추나 흉추의 후만증이 심한데도 불구하고 무조건적인 앙와위 자세의 강요로 인하여 척수손상을 유발할 수 있기 때문에 환자가 편안한 자세로 유지시켜 주는 것이 중요할 수도 있다.

◆척추 고정

현장에 도착한 응급구조사는 어떤 충격을 입은 환자라도 척추 손상을 의심해야 하며, 특히 자동차 충돌, 폭행, 추락, 스포츠 관련 사고는 더하다. 백보드(backboard), 뻣뻣한 경추 보호대, 측두 지지대를 포함한 척추 고정은 현장에서 시작해야 하며, 불안정한 척추 손상이 배제될 때까지 유지해야 한다. 외상 환자는 두부 손상, 쇼크, 약물, 알코올 중독으로 인해 의사 소통이 불가능할 수 있으며, 협조가 어렵고 척추를 움직일 우려가 있다. United States National Trauma Data Bank의 자료를 이용한 연구에서 보면 관통상 환자에서 척추 고정 사례가 유해했다는 결론이 있으나 현장응급처치자 및 응급의(emergency clinician)는 이런 상황에서 환자의 척추 고정을 제거해야 한다면 아주 신중해야 한다. 8세 이하 어린이의 머리는 몸에 비해 비율이 크기 때문에 일반 백보드에 누일 경우에는 목이 구부러질 수 있다(neck flexion). 이를 피하려면 후두부가 우묵한(occipital recess) 특별한 백보드를 사용하거나, 둘둘 만 천을 어린이의 등 상부에 놓을 수도 있다.

◆헬멧 제거

오토바이 헬멧 제거

오토바이 헬멧을 안전하게 제거하려면 손으로 경부 척추를 계속 고정해야 하며, 반드시 두 사람이 필요하다. 과정은 다음과 같이 진행된다.

1) 헬멧 얼굴 가리개를 열어 환자의 기도와 호흡을 안정시켜야 할지 본다.

2) 현장의 응급구조사는 환자 머리 쪽에서 머리가 움직이지 않도록 아래턱에 손가락을 대고 손바닥으로 헬

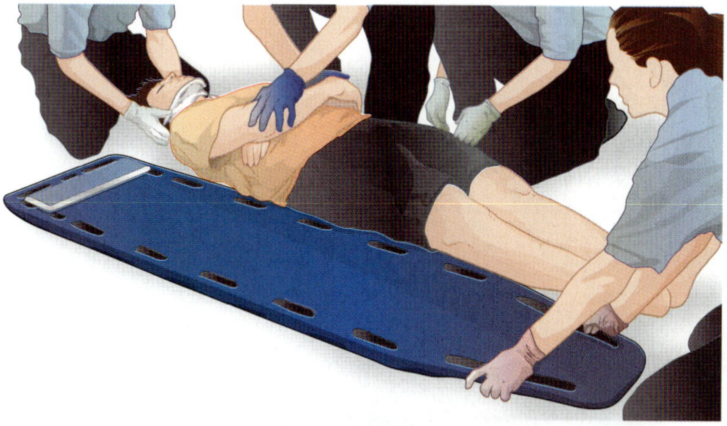

경추를 고정한 상태로 한 쪽을 들고 Long spine board에 올릴 준비를 한다.

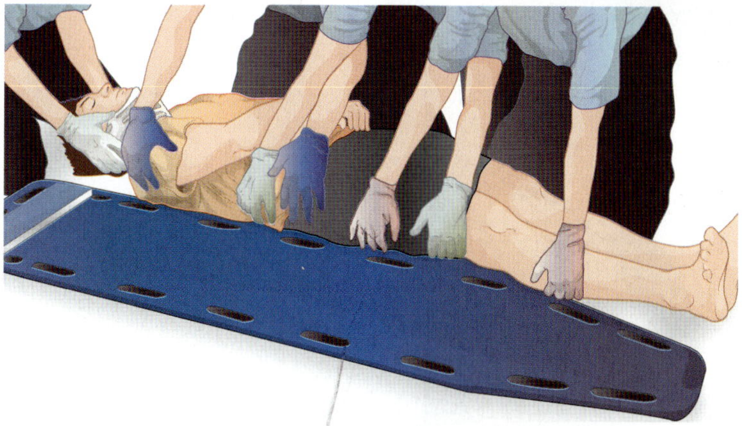

환자의 가슴, 둔부, 다리 부위를 동시에 잡고 한 쪽을 서서히 든다.

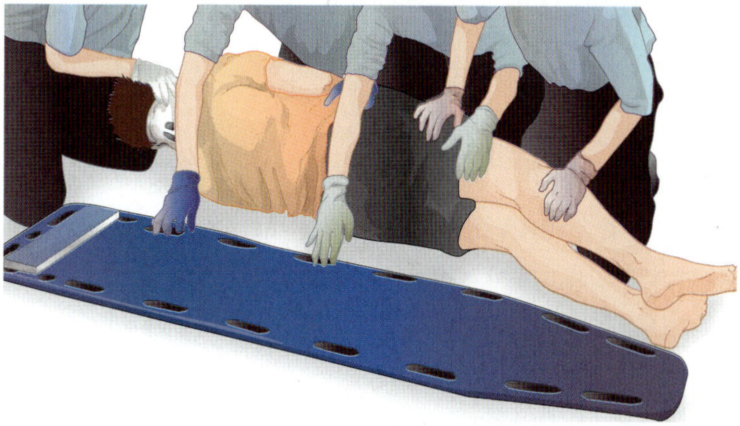

경추를 고정한 상태로 한 쪽을 들고 Long spine board에 올릴 준비를 한다.

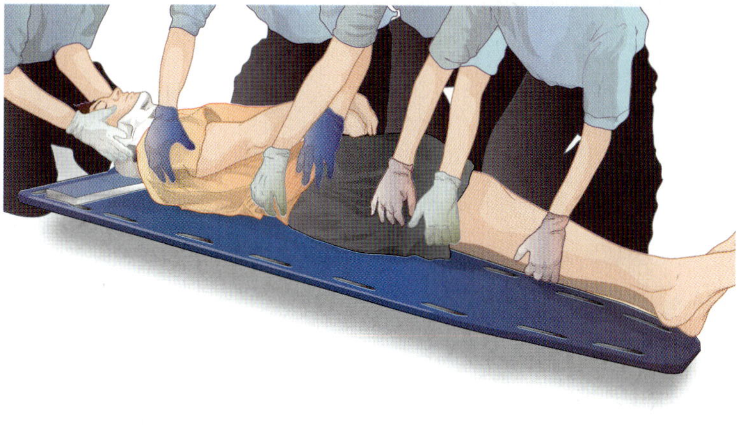

Long spine board에 부드럽게 올린다.

그림 13-4 | 척추 고정(다음페이지 계속)

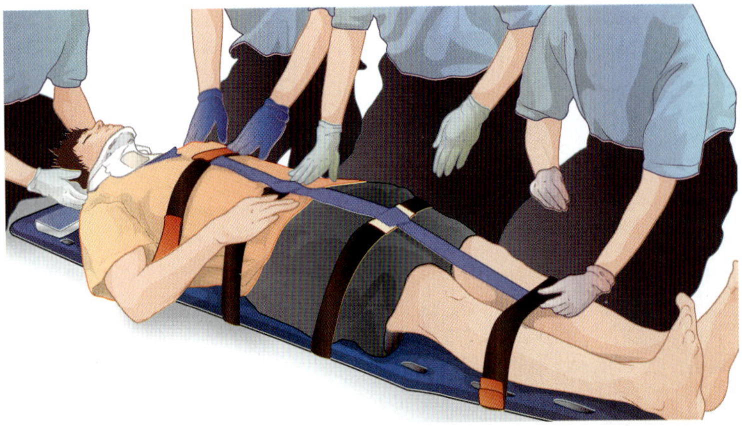

환자를 board에 고정 시킨다.

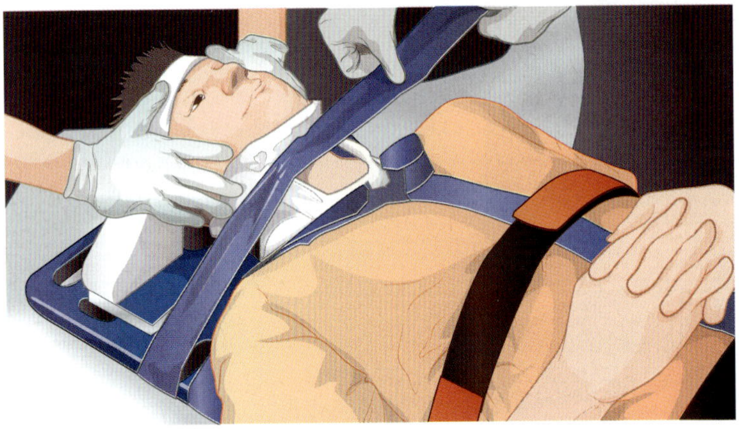

머리를 고정시킨다.

그림 13-4 | 척추 고정(앞페이지에서 계속)

멧을 잡는다. 손은 헬멧 바깥쪽을 잡아야 한다.

3) 두 번째 사람은 환자 옆에서 고정끈을 풀고 한 손을 아래턱에, 다른 손은 헬멧 바로 테두리 아래 있는 뒷목을 받친다. 이제 척추 고정을 유지하는 것은 두 번째 사람의 몫이다.

4) 첫번째 응급구조사가 서서히 헬멧을 반쯤 벗기고, 두 번째 사람은 뒷목을 받친 손을 헬멧을 따라 움직여서 머리가 뒤로 떨어지는 것을 방지한다.

5) 헬멧을 완전히 벗겼고 척추는 움직이지 않는다.

미식축구 헬멧 제거

미국대학스포츠의학회(ACSM)는 의식을 잃은 운동선수나 목 손상을 입은 선수에게서 헬멧과 숄더패드를 제거하지 말라고 강력히 권고하고 있다. 미식축구 헬멧 패드는 안에서 머리가 움직이는 것을 방지하기 때문에 빼지 않아도 적절히 척추를 고정하고 안전하게 병원으로 이송할 수 있다. ACSM은 심폐소생술, 기도 관리, 혹은 여타 이유로 선수의 얼굴을 확보해야 할 때에는 얼굴 가리개만 제거하고 헬멧은 그대로 놔두라고 당부한다. 헬멧에서 얼굴 가리개를 고정하는 플라스틱 막대를 고정할 때에는 특별히 고안된 도구를 쓸 수 있다. 그런 도구가 없을 때에는 묵직한 가위(duty trauma shears)도 사용할 수 있다.

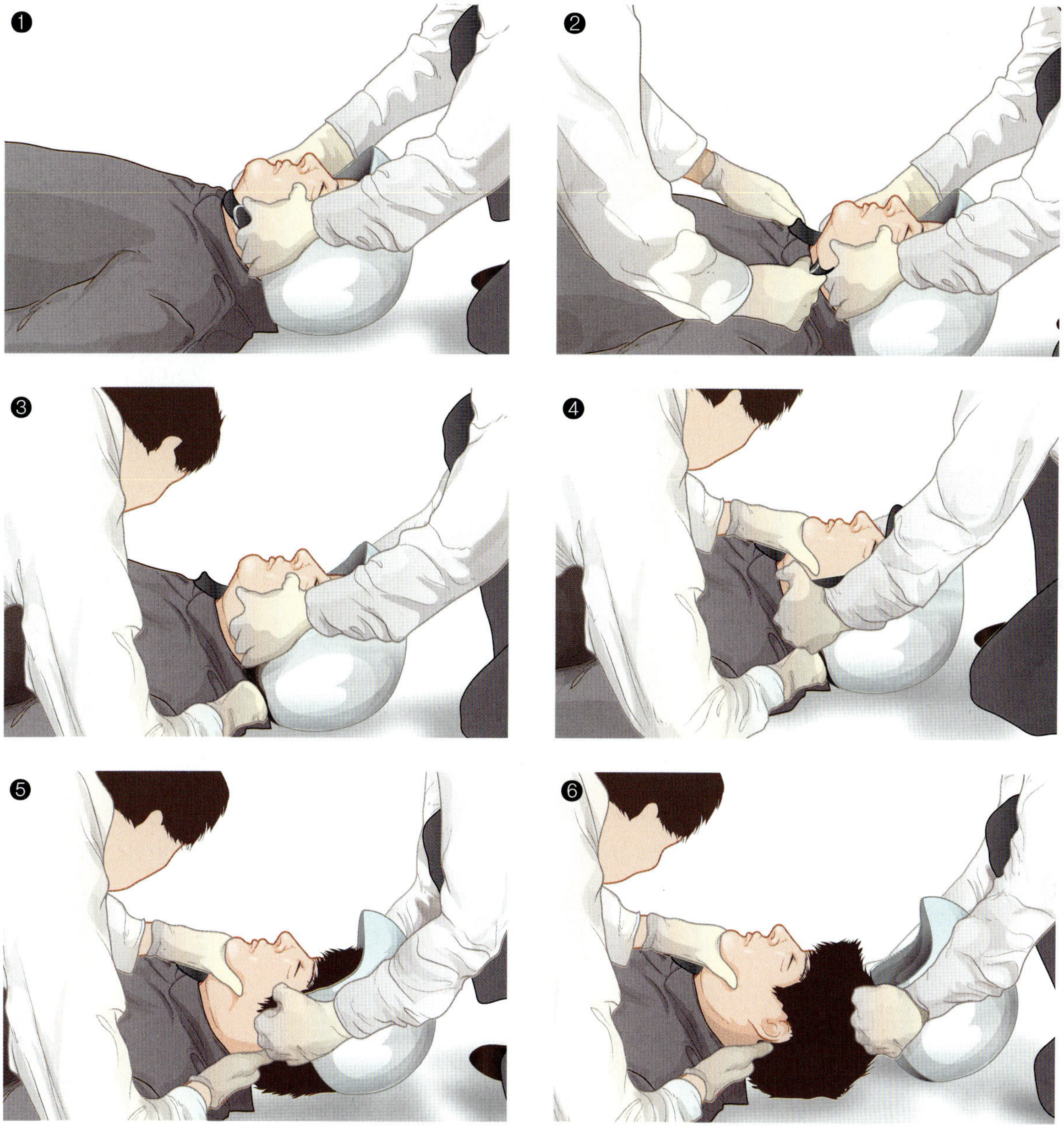

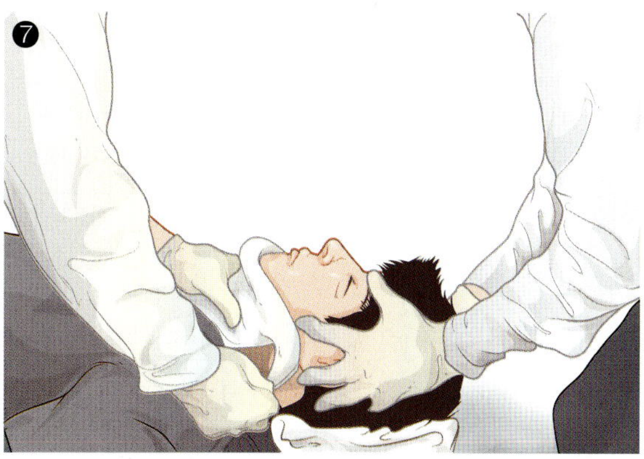

❶ 헬멧 제거 전에 환자 상태를 먼저 확인 후 머리 쪽에서 머리가 움직이지 않도록 아래턱에 손가락을 대고 고정시킨다.

❷ 두번째 구조사가 헬멧 고정끈을 푼다.

❸ 두번째 구조사가 척주 고정을 위해 뒷목을 받친다.

❹, ❺ 첫번째 구조사거 서서히 헬멧을 반쯤 벗기고, 두 번째 사람은 뒷목을 받친 손을 헬멧을 따라 움직여서 머리가 뒤로 떨어지는 것을 방지한다.

❻ 목을 고정한 상태로 헬멧을 완전히 제거한다.

❼ 완전히 제거한 후 경추 보호대로 고정한다.

그림 13-5 | 헬멧 제거

2) 응급처치

척수 손상의 경우 상당수의 경우에 다발성 장기의 손상을 동반하기 때문에 반드시 다른 출혈성 쇼크나 장기의 손상이 있는지를 확인하여야 한다. 환자가 초기에 쇼크의 소견을 보이면 전신 손상, 흉곽 손상, 복부 장기 파열 또는 골반이나 대퇴골 골절 등으로 출혈성 쇼크가 있는지를 일차적으로 확인해야 된다. 이러한 소견이 없다면 경수 또는 상위 흉수 손상으로 일시적으로 혈압이 떨어져 척수쇼크 상태로 되는 경우가 있으므로 이를 확인하여야 한다. 일반적으로 출혈성 쇼크의 경우는 혈압이 하강하면서 맥박이 올라가지만 척수쇼크의 경우 혈압과 맥박이 동반 하락을 한다.

응급실 치료는 절차를 따라 부상 판단과 안정을 최우선으로 한다. 전신 출혈(systemic bleeding), 호흡 곤란, 기흉 등과 같이 다른 부상과 관련되어 생명이 위험한 우선 사항들은 척추 손상보다 우선시 된다.

1) 심박, 혈압, 호흡 상태, 체온을 포함한 활력 징후는 계속 지켜봐야 한다. 캐노그래피는 응급실에서 호흡 상태를 지켜보는데 유용한 방법이다.
2) 상위 경추부 손상이 있는 환자는 호흡이 저조하여 기도 흡입(airway suction)이나 기관내 삽관이 필요할 수 있다. 기계적 호흡 보조 장치가 필요할 수 있다. 경추 손상 환자 중 삼 분의 일이 첫 24시간 내에 기관내 삽관을 필요로 한다. 척추 고정 상태에서 신속한 기관내 삽관은 기도를 시급히 확보해야 할 때 선호하는 방법이다. 시간 여유가 있으면 굴곡성 후두경을 통한 기관내 삽관이 더 안전하고 효과적인 선택이다.
3) 척추 손상으로 인하여 일어난 저산소증은 신경에 악영향을 끼칠 수 있다. 동맥혈 산소화를 지켜보고 필요한 만큼 보충해야 한다.
4) 저혈압은 다른 부상에 의한 출혈이나, 자율신경계의 방해 때문에 교감신경계 작용이 결여된 사지 말단으로의 혈류 이동(blood pooling) 때문에 일어날 수 있다(신경원성 쇼크). 장기적인 관류 저하는 예후에 부정적인 영향을 끼칠 수 있다. 다리 높이기, 머리를 받친 자세(the head-dependent position), 수혈, 혈관활성물질이 필요할 수도 있다.
5) 예후와 치료에 영향을 끼치기 때문에 부상 정도를 알아내려면 가능한 한 빨리 신경학적 검진을 마쳐야 한다. 두부 손상을 입은 외상성 척수 손상 환자 다수는 정신 상태와 뇌신경 기능 검사를 포함해야 한다. 촉진이나 초음파를 통해 방광 팽창을 확인해야 한다. 이전에 시행하지 않았다면 도뇨관을 가능한 한 빨리 삽입하여 방광 팽창으로 인한 해가 없도록 한다.

척수쇼크일 경우에는 하지를 들어올리고 하지에 탄력스타킹을 입히고 혈관 수축제를 정맥 주사하면 호전된다. 출혈성 쇼크일 경우에는 수혈을 하면서 그 출혈원인을 찾아 응급 처치를 하고 필요하면 수술도 해야 한다.

경수 손상 환자의 경우 대개는 특징적인 활력 징후를 보이는데 이는 혈압, 맥박, 체온 및 호흡수가 모두 떨어지는 것이다. 저혈압의 원인은 교감신경의 마비 및 척수 쇼크에서 유래하는 것이며 서맥의 원인은 교감신경 마비로 인한 부교감 신경의 상대적인 항진에서 기인한다. 특히 서맥의 경우는 경우에 따라서는 40회/분 이하로 떨어질 경우에는 심장 마비를 초래할 수 있기 때문에 주의를 요하며 atropine 등의 응급처치를 요한다.

경추 또는 상위 흉추 골절 등으로 척수 손상이 발생하면 늑간신경이 마비되어 흉곽팽창이 안되므로 호흡곤란이 발생한다. 이 경우 경수 C3-5에서 시작하는 횡격신경(phrenic nerve)에 의한 복식호흡만 남게 되어 호흡이 약하고 또한 가래도 뱉어 낼 수 없기 때문에 심한 호흡곤란증이 발생될 수 있다. 상위 경수의 손상의 경우는 횡격신경도 같이 손상되어 매우 심한 호흡 곤란으로 인하여 응급실에 도착하기 전에 사망하는 경우가 많다. 호흡 곤란은 곧 바로 동맥내 산소 분압을 떨어뜨리고 이는 이미 손상된 척수신경에 이차적인 악영향을 미친다. 그러므로 초기에 심한 호흡곤란 소견이 발견되면 산소공급과 더불어 기관 삽입술(intubation) 후 인공 호흡기로 호흡을 도와 주어야 하며 장기간 계속될 경우는 기관지 절개술을 시행하고 인공 호흡기를 대고 가래도 자주 뽑아주어야 한다. 경수 손상 환자의 초기 사망 원인은 대부분 호흡문제에서 기인한다. 또한 완전 마비의 경우에는 가급적 빨리 Foley 도뇨관(catheter)을 삽입시켜야 되며 환자상태에 따라서 조기에 간헐적 도뇨관 삽입법(intermittent catheterization)으로 방광 훈련을 실시하여 점차적으로 도뇨관을 뽑고 자연배뇨하게 한다.

3) 응급실에서의 초기관리

이러한 기본적인 응급처치 후에는 빠르고도 정확히 신경학적 검사와 방사선학적인 검사를 시행하여 척수 손상이 어느 부위에서 어느 정도 인지를 진단하고 치료방향을 결정한다.

척추 손상이 의심되는 환자는 항상 전 척추에 대한 명확한 진단적 검사가 이루어져야 하지만, 다발성 손상으로 인해 과다출혈 등으로 혈압이 떨어지거나 활력징후가 불안정한 경우에는 CT나 MRI 촬영은 활력징후가 안정된 이후로 미루는 것이 좋다. 또한 검사를 위한 이동시 척추 불안정성이 있는 환자에게 2차적인 신경손상을 유발할 수 있기 때문에 보조기 착용과 조심스러운 환자이동이 필요하다. 전술한 바와 같이 저혈압이 있을 때 서맥과 동반된 신경인성 쇼크인지 빈맥과 동반된 혈액량 감소로 인한 출혈성 쇼크(hypovolemic shock)인지의 여부를 판단하여 적절한 치료가 필요하다. 혈액량 감소로 인한 저혈압으로 오인하여 신경인성 쇼크 환자에게 다량의 수액만을 투여하는 경우 폐부종 등 부작용만 일으킬 수 있다.

외상성 척수 손상(TSCI) 환자는 집중 치료가 필요하며, 집중치료실에서 활력 징후, 심장 박동, 동맥혈 산소화, 신경학적 징후를 지속적으로 지켜봐야 한다. 손상 후 다수의 전신성 증상이 일반적으로 나타나며, 초기에 적절히 치료하면 피하거나 개선될 수 있는 증상이다. 서맥과 같은 심혈관 합병증이 발생할 수 있고, 신경인성 쇼크로 인한 저혈압은 척추 자율신경로를 방해하여 혈관성 저항력을 감소시켜 발생한다. TSCI 환자는 또한 실혈 및 기타 합병증과 관련하여 혈역학적 쇼크 증상을 겪을 수 있다. 적절한 혈압 유지는 손상된 척추에 적절한 관류를 유지하는데 필수적이며 이차 허혈성 손상을 억제한다. 비록 실질적인 데이터는 별로 없지만 정맥 수액(intravenous fluid), 수혈, 약물성 혈관수축제(pharmacologic vasopressor)를 필요한만큼 사용하여 평균 동맥혈압을 최소 85~90mmHg으로 유지하라고 권고하고 있다. 수술 중 혈압 유지 역시 중요하다. 복합 손상을 입은 환자들은 다양한 사유로 다량의 정맥 수액을 맞게 된다. 과다한 수액은 척수 부종을 야기하여 피해를 확대시킨다. 그러므로 수액 투여, 요로 배출, 전해질 수준을 반드시 주의 깊게 지켜봐야 한다. 서맥은 인공 심박조율기나 아트로핀을 투여할 수도 있다. 이 합병증은 TSCI 이후 이 주 동안 상위 경추부 부위(C1~C5)에서 흔히 일어날 수 있다. 자율신경 반사장애는 대개 TSCI의 후기 합병증으로 나타나지만, 병원에서 나타날 수도 있으며 신속한 치료를 필요로 한다. 이 증상은 두통, 서맥, 홍조(flushing), 발한과 함께 우발적인 발작성 고혈압이 특징이다.

호흡 부전, 폐부종, 폐렴, 폐색전증을 포함한 호흡기 합병증, 폐 합병증은 TSCI 이후 신속한 입원 시기에 가장 흔하게 나타나는 합병증이며, 사실 상 초기 이환율과 사망률의 원인이다. 이 합병증 발생률은 상위 경추 부위에서 84% 까지 올라갈 정도로 높으며, 흉부 부위에서도 65% 정도로 흔하다. 횡격막과 흉벽 근육 약화는 분비물 정화 기능 손상, 무기폐, 호흡 저하에 이르게 된다. 호흡률 증가, 노력성 폐활량, pCO2 증가, pO2 감소 같은 임박한 호흡 부전의 징후에는 신속한 기관내 삽관 및 양압 보조를 통한 환기법을 시행한다. 지속적인 기계호흡이 필요할 경우 기관절개술은 7~10일 이내에 시행한다. 폐 확장부전 및 폐렴을 방지하기 위한 목적으로 흉부 물리치료를 가능한 한 빨리 시행한다.

정맥혈전색전증 및 폐색전증. 심부 정맥혈전증(DVT)은 흔한 TSCI 합병증으로 치료받지 못한 환자의 50~100% 확률로 일어나며, 72시간에서 14일 사이에 가장 높은 발병률을 가진다. 폐색전증은 TSCI 환자의 가장 많은 사망원인이다. TSCI의 정도와 심각성이 DVT 발생에 악영향을 끼치는지는 명확하지 않으므로, 모든 환자는 예방 조치를 받아야 한다.

경추골절 및 탈구 환자에서 경추견인은 중요한 초기과정이다.

◆통증 조절

대개의 환자는 척추 부상 이후에 통증을 완화시켜야 한다. 진정성을 가진 아편제를 사용할 때에는 통증 조절이 필요성과 균형을 이루어야만 하며, 특히 머리 부상이 병존하는 환자의 경우에는 더욱 신경을 써야 한다. 고통은 대개 자세 변화 및 수술이나 외부 보조기구로 인한 경추 골절 안정으로 감소한다.

◆욕창

욕창은 엉덩이와 발뒤꿈치에서 가장 흔하며, 움직이지 못하는 환자에게서 몇 시간 이내로 빠르게 발달한다. 백보드는 불안정한 척추 손상 환자를 옮길 때에만 사용해야 하며, 가능한 한 빨리 제거해야 한다. 척추가 안정된 이후에는 환자를 매 두세 시간마다 옆으로 굴려서(통나무 굴리기 : log-rolled) 욕창을 방지한다. 가능하면 척추 손상 환자를 위해 고안된 회전 침대(Rotating bed)를 사용하는게 좋다.

◆도뇨관 삽입

초기에는 방광 팽창을 피하기 위해 유치 도뇨관을 사용해야 한다. 손상 3~4일 이후에는 간헐적 도뇨법으로 대체하여 방광 감염률을 낮추는게 좋다.

◆스트레스성 위궤양

TSCI 환자, 특히 척추에 영향을 끼치는 TSCI 환자는 스트레스성 궤양에 걸릴 위험이 높다. 4주 동안 수소펌프저해제로 예방할 것을 권고한다.

◆장 폐색

TSCI 이후 며칠에서 몇 주간 장 운동이 없을 수 있다. 환자들의 장음과 장운동을 지켜보고 회복될 때까지 음식이나 음료를 먹어서는 안 된다.

◆온도 조절

척수 손상 환자들은 혈관조절 기능이 부족하여 병변 하에서는 땀을 흘리지 못할 수 있다. 환자의 체온은 환경에 따라 다양할 수 있으므로 유지할 필요가 있다.

◆기능 회복

직업 및 물리치료는 가능한 한 빨리 시작해야 한다. 심리 상담 역시 환자 및 친인척에게 빨리 권할수록 좋다.

◆ 글루코코르티코이드

스테로이드 치료는 급격한 비관통성 TSCI 환자의 결과를 향상시키기 위해 임상실험에서 권고하는 유일한 치료법이다. 그러나 증거가 부족하며 논쟁의 여지가 있다. 동물 실험에서는 척추 손상 이후 글루코코르티코이드 투여가 부종을 감소시키고, 세포 내 저칼륨혈증을 예방하며, 신경 회복을 향상시킨다고 나와 있다. 최상의 결과는 부상 이후 8시간 이내에 투여했을 때 관찰되었다. 몇몇 연구자는 척추 회복에 끼치는 메틸프레드니솔론의 주 효과가 지질과산화 억제이며, 말기 스테로이드 투여는 지질과산화에 별 영향을 끼치지 않고 재생 과정을 방해한다고 말한다. 이중맹검 무작위 대조 실험으로 급성 TSCI 환자에게 글루코코르티코이드 요법이 발휘한 효험을 연구했다. 1) The National Acute Spinal Cord Injury Study(NASCIS) II는 급성 TSCI 환자 427명에게 메틸프레드니솔론 정맥주사 30 mg/kg[IV]를 놓은 다음 23시간 이상 시간마다 5.4 mg/kg를 투여한 집단, 날록손 집단, 위약 효과 집단을 비교했다. 1년 동안에는 대조군 사이에서 신경 기능의 큰 차이가 보이지 않았다. 그러나 8시간 동안 처방 받은 환자의 부분 집합 내에서 메틸프레드니솔론을 투여 받은 환자들은 다른 두 위약 대조군에 비해 운동 능력 회복에서 어느 정도의 향상을 나타냈다. 메틸프레드니솔론을 투여 받은 환자에게서는 상처 감염이 다소 흔하게 나타났다. 2) NASCIS III는 급성 완전 혹은 불완전 TSCI환자 중 48시간 동안 메틸프레드니솔론을 투여 받은 집단, 24시간 동안 투여 받은 집단, 강력한 지질과산화 억제제인 tirilazad mesylate를 48시간 투여 받은 집단을 비교했다. 모든 환자는 메틸프레드니솔론 30 mg/kg을 초기 정맥 덩이(initial IV bolus)로 투여 받았으며, TSCI 8시간 내에 처치 받았다. 3시간 내에 처치 받은 환자들의 경우, 1년 후 결과에 차이가 없었다. 3~8시간 사이에 치료받은 환자들의 경우, 메틸프레드니솔론 48시간 처방은 큰 운동 회복을 보여주었으나 다른 처리군에 비해 기능 회복은 없었다. 메틸프레드니솔론을 더 장기간 처방 받은 환자들은 짧은 투여 집단에 비해 심각한 패혈증 및 폐렴을 나타냈으며, 사망률도 비슷했다. 다른 두 소규모 실험과 함께 NASCIS II의 메타 분석은 척추 손상 환자에게 8시간 내 메틸프레드니솔론을 투여하는 것은 운동 기능 회복을 향상시킨다고 결론내렸다. 글루코코르티코이드 투여는 급성 TSCI 환자를 치료하는 많은 병원에서 표준 치료법이 되었으나, 시행하지 않는 병원도 있다. 2002년 활용 가능한 증거에 기반하여 미국신경외과학회 및 미국신경외과의사협회는 급성 척추 손상 환자에 대한 글루코코르티코이드 사용을 선택 치료법 수준에서만 권고한다고 결론지었다. 캐나다 응급의사협회의 견해 진술 및 미국응급의료학회(American Academy of Emergency Medicine)의 지지는 글루코코르티코이드 치료가 선택 치료법이며 표준 치료법이 아니라는데 의견을 같이했다. 척수의학 컨소시엄도 유사하게 '강력히 권고할만한 임상적 증거가 없다' 고 스테로이드 치료법 사용에 대해 결론지었다.

◆ 완화 및 안정

현재로선 급성 척추 손상 환자에 대한 척추 완화의 역할, 시기, 방법에 대한 표준이 없다. 선택 치료에는 견인치료를 이용한 비관혈적 정복술과 관혈적 수술 절차가 포함된다.

경추견인으로 탈구된 경추를 제자리로 되돌리고 안정화 시킬 수 있다. 흔히 Garder-wells tong 견인기구를 사용하며 국소마취 하에 적용한다. 대개의 경우 견인기구에 매달린 추의 무게를 늘림으로서 탈구정복이 가능하지만 견인이 과도할 경우 추가적인 신경 손상이 발생할 수 있어 주의가 필요하다.

◆비관혈적 정복술

아탈구를 동반한 경추골절의 경우, 비관혈적 정복술은 선택적 치료법이다. 흉부 및 요추 골절은 비관혈적 정복술에 맞지 않는다. 이 기술은 두개골 집게(skull tongs)나 머리띠(halo headpiece)를 이용하는 견인치료와 관련 있다. 처음 무게는 5~15파운드를 적용한다. 이것을 5 파운드씩 늘려가며 늘릴 때마다 측면 엑스레이를 촬영한다. 탈구가 더 두측(rostral)일수록 무게를 더 적게 하며, 척추 수준에 따라 3~5파운드 정도로 조정한다. 가끔 무게를 70파운드까지 사용하지만, 35파운드 이상을 적용한 뒤에는 최소 한 시간 동안 환자의 경추 엑스레이를 반복하여 관찰하고 주의 깊게 무게를 늘려나가길 권한다. 디아제팜이나 메페리딘 같은 근이완제나 진통제 투여는 정복술을 용이하게 도와준다. 비관혈적 정복술은 수술 필요성을 떨어뜨리며 몇몇 사례에서는 신경학적 증상 호전을 촉진시켰다는 보고가 있다. 초기 보고에서는 추간판내장증(associated disc disruption)이나 추간판탈출증(herniation) 환자에게 비관혈적 정복술은 신경 손상을 악화시킬 가능성이 있다는 우려가 제기되었다. 그러나 최근의 전향적 사례와 체계적인 문헌 고찰에서는 그리 중요한 문제가 아닐 수 있다고 제기했다. 경추 아탈구 부상을 입은 환자 82명 중 초기의 신속한 비관혈적 정복술이 98%의 성공을 거두었으며, 환자 2명만이 관혈적 수술을 필요로 했다는 결과가 있다. 평균 정복술 시간은 두 시간이었다. 추간판탈출증이나 내장증은 이후 MRI(post-procedure MRIs) 중 46%였지만 신경 결과에는 악영향을 끼치지 않았다.

방사선 검사상 척추의 탈구나 골절에 의한 신경의 압박이 의심되면 곧바로 정복술을 실시하여야 한다.

수술

TSCI 환자의 수술 목적은 척추 안정을 포함하여 탈구 정복 및 신경 성분의 감압이다. TSCI 수술 시기나 적응증(indication)에 대한 명확한 지침은 없다. 일반적으로 경추, 흉부, 요추 척추와 척추 손상에 대한 특정한 치료는 의사의 개인적 경험과 병원의 실무규정(practice norms)에 크게 의존한다.

적응증

경추 수술에 관한 적응증에는 비관혈적 정복술이나 불안정한 척추 골절 혹은 탈구에는 나타나지 않거나 처리할 수 없는 신경 손상을 동반한 척수 압박이 있다. 신경 장애가 없는 환자는 척주가 불안정하지 않는 한 수술을 하지 않는다. 대다수의 관통상은 조직 내에 이물질이 박혀 있지 않은지 확인하고 감염 방지 차원에서 상처를 소독하기 위해 외과적 탐색이 필요하다.

폐쇄성 흉요추부 골절(closed thoracolumbar fractures)을 정의하는 것은 다소 어려운데, 그 이유 중 하나는 이 부위에서 척추의 불안정성을 정의하는데 난점이 있기 때문이다. 척추 안정성의 삼주(three-column) 모형에 기반한 데니스 해부학 기반 분류(Denis anatomic-based classification)는 임상에서 효용이 제한적이며, 모든 골절 유형을 포용하지도 않는다. 이에 흉요추부 손상 중증척도(Thoracolumbar Injury Severity Score)가 대안으로 제시되는데, 손상의 형태, 후방 인대 복합체(posterior ligamentous complex)의 무결성, 환자의 신경 상태라는 세 가지 변수로 평가한다. 총 점수 4점 미만은 수술이 필요 없는 손상이며, 4점 초과는 수술이 필요한 손상, 4점은 의사의 재량으로 수술이 결정된다. 이 알고리듬은 평가자 간 및 평가자 내 신뢰성이 높다. 알고리듬 자

표 13-3 | 흉요추부 손상 중증척도.

	CORE
1. Morphology type	
Compression:	
Compression fracture	1
Burst fracture	1
Translational/ratational	3
Distraction	4
2. Neurologic involvement	
Intact	0
Nerve root	2
Conus medullaris:	
Incomplete	3
Complete	2
Cauda equina	3
3. Posterior ligament complex	
Intact	0
Injury suspected/indeterminate	2
Injured	3

Data from: Vaccaro, Ar, Zeiller, SC, Huibert, RJ, et al. The thoracolumbar injury severity score: a proposed treatment algorithm. JSpinal Disord Tech 2005; 18:20

체의 임상적 효험은 앞으로 평가 받아야 한다.

시기

수술 시점은 정의되지 않고 논쟁의 여지가 남아 있다. 동물 연구는 8시간 내 초기 척수 압박을 해방시키는 것이 더 나은 신경학적 결과로 이어진다고 나왔다. 그러나 더 오래된 임상 보고에 의하면 초기 수술은 의학적 합병증 및 신경학적 결과 악화로 이어진다고 나오는데, 아마도 급성 손상 척주의 취약성을 반영했을 것이다. 더 최근의 연구는 의학적 합병증 확률이 실제로는 초기 수술을 단행한 환자에게서 낮게 나왔으며, 수술 덕택에 활동이 빨라지고 집중치료와 입원 시간이 줄어들었다. 한 실험에서는 불완전 혹은 완전 경추 TSCI 환자를 72시간 내 '초기' 와 닷새 이상 '후기' 수술 환자로 나누어 무작위로 선정했는데, 두 집단 간에는 미국척수손상협회(ASIA) 등급의 호전이나 운동 점수에 큰 차이가 없다는 것을 발견했다. 수술적 감압 시기에 관한 체계적인 문헌 고찰은 72시간 내 초기 감압이 전신 합병증을 증가시키지 않고 안전하게 시행될 수 있다고 결론지었다.

참고문헌

1. Sekhon, LHS, Fehlings, MG. Epidemiology, demographics, and pathophysiology of acute spinal cord injury. Spine 2001; 26:S2.

2. The National Spinal Cord Injury Statistical Center. http://www.spinalcord.uab.edu/show.asp?durki=21446 (Accessed on May 11, 2007).

3. Ackery, A, Tator, C, Krassioukov, A. A global perspective on spinal cord injury epidemiology. J

Neurotrauma 2004; 21:1355.

4. Canadian Paraplegic Association. http://www.canparaplegic.org/en/SCI_Facts_67/items/6.html (Accessed on May 11, 2007).
5. Vitale, MG, Goss, JM, Matsumoto, H, Roye, DP Jr. Epidemiology of pediatric spinal cord injury in the United States: years 1997 and 2000. J Pediatr Orthop 2006; 26:745.
6. Mirovsky, Y, Shalmon, E, Blankstein, A, Halperin, N. Complete paraplegia following gunshot injury without direct trauma to the cord. Spine 2005; 30:2436.
7. Ambrozaitis, KV, Kontautas, E, Spakauskas, B, Vaitkaitis, D. [Pathophysiology of acute spinal cord injury]. Medicina (Kaunas) 2006; 42:255.
8. Fehlings, MG, Perrin, RG. The role and timing of early decompression for cervical spinal cord injury: update with a review of recent clinical evidence. Injury 2005; 36 Suppl 2:B13.
9. American Spinal Injury Association. International Standards for Neurological Classification of Spinal Cord Injury. American Spinal Injury Association, Chicago 2002.
10. Ishida, Y, Tominaga, T. Predictors of neurologic recovery in acute central cervical cord injury with only upper extremity impairment. Spine 2002; 27:1652.
11. Ditunno, JF, Little, JW, Tessler, A, Burns, AS. Spinal shock revisited: a four-phase model. Spinal Cord 2004; 42:383.
12. Cervical spine immobilization before admission to the hospital. Neurosurgery 2002; 50:S7.
13. Hoffman, JR, Mower, WR, Wolfson, AB, et al. Validity of a set of clinical criteria to rule out injury to the cervical spine in patients with blunt trauma. National Emergency X-Radiography Utilization Study Group. N Engl J Med 2000; 343:94.
14. Gonzalez, RP, Cummings, GR, Phelan, HA, et al. Clinical examination in complement with computed tomography scan: an effective method for identification of cervical spine injury. J Trauma 2009; 67:1297.
15. Berne, JD, Velmahos, GC, El-Tawil, Q, et al. Value of complete cervical helical computed tomographic scanning in identifying cervical spine injury in the unevaluable blunt trauma patient with multiple injuries: a prospective study. J Trauma 1999; 47:896.
16. Daffner, RH, Sciulli, RL, Rodriguez, A, Protetch, J. Imaging for evaluation of suspected cervical spine trauma: a 2-year analysis. Injury 2006; 37:652.
17. Antevil, JL, Sise, MJ, Sack, DI, et al. Spiral computed tomography for the initial evaluation of spine trauma: A new standard of care?. J Trauma 2006; 61:382.
18. Brohi, K, Healy, M, Fotheringham, T, et al. Helical computed tomographic scanning for the evaluation of the cervical spine in the unconscious, intubated trauma patient. J Trauma 2005; 58:897.
19. Bailitz, J, Starr, F, Beecroft, M, et al. CT should replace three-view radiographs as the initial screening

test in patients at high, moderate, and low risk for blunt cervical spine injury: a prospective comparison. J Trauma 2009; 66:1605.

20. Hennessy, D, Widder, S, Zygun, D, et al. Cervical spine clearance in obtunded blunt trauma patients: a prospective study. J Trauma 2010; 68:576.
21. Demaerel, P. Magnetic resonance imaging of spinal cord trauma: a pictorial essay. Neuroradiology 2006; 48:223.
22. Radiographic assessment of the cervical spine in symptomatic trauma patients. Neurosurgery 2002; 50:S36.
23. Stevens, RD, Bhardwaj, A, Kirsch, JR, Mirski, MA. Critical care and perioperative management in traumatic spinal cord injury. J Neurosurg Anesthesiol 2003; 15:215.
24. White, P, Seymour, R, Powell, N. MRI assessment of the pre-vertebral soft tissues in acute cervical spine trauma. Br J Radiol 1999; 72:818.
25. Katzberg, RW, Benedetti, PF, Drake, CM, et al. Acute cervical spine injuries: prospective MR imaging assessment at a level 1 trauma center. Radiology 1999; 213:203.
26. Miyanji, F, Furlan, JC, Aarabi, B, et al. Acute Cervical Traumatic Spinal Cord Injury: MR Imaging Findings Correlated with Neurologic Outcome--Prospective Study with 100 Consecutive Patients. Radiology 2007; 243:820.
27. Spinal cord injury without radiographic abnormality. Neurosurgery 2002; 50:S100.
28. Schoenfeld, AJ, Bono, CM, McGuire, KJ, et al. Computed tomography alone versus computed tomography and magnetic resonance imaging in the identification of occult injuries to the cervical spine: a meta-analysis. J Trauma 2010; 68:109.
29. Proctor, MR. Spinal cord injury. Crit Care Med 2002; 30:S489.
30. Kothari, P, Freeman, B, Grevitt, M, Kerslake, R. Injury to the spinal cord without radiological abnormality (SCIWORA) in adults. J Bone Joint Surg Br 2000; 82:1034.
31. Gupta, SK, et al. Spinal cord injury without radiographic abnormality in adults. Spinal Cord 1999; 37:726.
32. Hendey, GW, Wolfson, AB, Mower, WR, et al. Spinal cord injury without radiographic abnormality: results of the national Emergency X-Radiography Utilization Study in blunt cervical trauma. J Trauma 2002; 53:1.
33. Management of acute spinal cord injuries in an intensive care unit or other monitored setting. Neurosurgery 2002; 50:S51.
34. Vale, FL, Burns, J, Jackson, AB, Hadley, MN. Combined medical and surgical treatment after acute spinal cord injury: results of a prospective pilot study to assess the merits of aggressive medical resuscitation and blood pressure management. J Neurosurg 1997; 87:239.

35. Blood pressure management after acute spinal cord injury. Neurosurgery 2002; 50:S58.
36. Bilello, JF, Davis, JW, Cunningham, MA, et al. Cervical spinal cord injury and the need for cardiovascular intervention. Arch Surg 2003; 138:1127.
37. Silver, JR. Early autonomic dysreflexia. Spinal Cord 2000; 38:229.
38. Wuermser, LA, Ho, CH, Chiodo, AE, et al. Spinal cord injury medicine. 2. Acute care management of traumatic and nontraumatic injury. Arch Phys Med Rehabil 2007; 88:S55.
39. Ball, PA. Critical care of spinal cord injury. Spine 2001; 26:S27.
40. Velmahos, GC, Kern, J, Chan, LS, et al. Prevention of venous thromboembolism after injury: an evidence-based report--part II: analysis of risk factors and evaluation of the role of vena caval filters. J Trauma 2000; 49:140.
41. Slavik, RS, Chan, E, Gorman, SK, et al. Dalteparin Versus Enoxaparin for Venous Thromboembolism Prophylaxis in Acute Spinal Cord Injury and Major Orthopedic Trauma Patients: 'DETECT' Trial. J Trauma 2007; 62:1075.
42. Geerts, WH, Pineo, GF, Heit, JA, et al. Prevention of venous thromboembolism: the Seventh ACCP Conference on antithrombotic and thrombolytic therapy. Chest 2004; 126:338S.
43. Deep venous thrombosis and thromboembolism in patients with cervical spinal cord injuries. Neurosurgery 2002; 50:S73.
44. Simons, RK, Hoyt, DB, Winchell, RJ, et al. A risk analysis of stress ulceration after trauma. J Trauma 1995; 39:289.
45. Karlsson, AK. Autonomic dysfunction in spinal cord injury: clinical presentation of symptoms and signs. Prog Brain Res 2006; 152:1.
46. Bracken, MB, Shepard, MJ, Holford, TR, et al. Methylprednisolone or tirilazad mesylate administration after acute spinal cord injury: 1-year follow up. Results of the third National Acute Spinal Cord Injury randomized controlled trial. J Neurosurg 1998; 89:699.
47. Bracken, MB, Shepard, MJ, Holford, TR, et al. Administration of methylprednisolone for 24 or 48 hours or tirilazad mesylate for 48 hours in the treatment of acute spinal cord injury. Results of the Third National Acute Spinal Cord Injury Randomized Controlled Trial. National Acute Spinal Cord Injury Study. JAMA 1997; 277:1597.
48. Bracken, MB. Steroids for acute spinal cord injury. Cochrane Database Syst Rev 2002; CD001046.
49. Hurlbert, RJ. Strategies of medical intervention in the management of acute spinal cord injury. Spine 2006; 31:S16.
50. Hurlbert, RJ. Methylprednisolone for acute spinal cord injury: an inappropriate standard of care. J Neurosurg 2000; 93:1.
51. Sayer, FT, Kronvall, E, Nilsson, OG. Methylprednisolone treatment in acute spinal cord injury: the myth

challenged through a structured analysis of published literature. Spine J 2006; 6:335.

52. Eck, JC, Nachtigall, D, Humphreys, SC, Hodges, SD. Questionnaire survey of spine surgeons on the use of methylprednisolone for acute spinal cord injury. Spine 2006; 31:E250.

53. Bracken, MB. Methylprednisolone and acute spinal cord injury: an update of the randomized evidence. Spine 2001; 26:S47.

54. Pharmacological therapy after acute cervical spinal cord injury. Neurosurgery 2002; 50:S63.

55. Canadian Association of Emergency Physicians. Position statement: Steroids in acute spinal cord injury. Available online at: www.caep.ca (Accessed on January 24, 2008).

56. Hugenholtz, H, Cass, DE, Dvorak, MF, et al. High-dose methylprednisolone for acute closed spinal cord injury--only a treatment option. Can J Neurol Sci 2002; 29:227.

57. American Academy of Emergency Medicine. Position statement: Steroids in acute spinal cord injury. Available online at: www.aaem.org/positionstatements (Accessed on January 24, 2008).

58. Consortium for Spinal Cord Medicine. Early Acute Management in Adults with Spinal Cord Injury: A Clinical Practice Guideline for Health-Care 2008; Paralyzed Veterans of America. Available online at: http://www.pva.org/site/News2?page=NewsArticle&id=8407/ (Accessed on August 24, 2008).

59. Levy, ML, Gans, W, Wijesinghe, HS, et al. Use of methylprednisolone as an adjunct in the management of patients with penetrating spinal cord injury: outcome analysis. Neurosurgery 1996; 39:1141.

60. Heary, RF, Vaccaro, AR, Mesa, JJ, et al. Steroids and gunshot wounds to the spine. Neurosurgery 1997; 41:576.

61. Grant, GA, Mirza, SK, Chapman, JR, et al. Risk of early closed reduction in cervical spine subluxation injuries. J Neurosurg 1999; 90:13.

62. Lu, K, Lee, TC, Chen, HJ. Closed reduction of bilateral locked facets of the cervical spine under general anaesthesia. Acta Neurochir (Wien) 1998; 140:1055.

63. Initial closed reduction of cervical spine fracture-dislocation injuries. Neurosurgery 2002; 50:S44.

64. Bagnall, AM, Jones, L, Duffy, S, Riemsma, RP. Spinal fixation surgery for acute traumatic spinal cord injury. Cochrane Database Syst Rev 2008; CD004725.

65. Huang, YH, Yang, TM, Lin, WC, et al. The prognosis of acute blunt cervical spinal cord injury. J Trauma 2009; 66:1441.

66. Vaccaro, AR, Zeiller, SC, Hulbert, RJ, et al. The thoracolumbar injury severity score: a proposed treatment algorithm. J Spinal Disord Tech 2005; 18:209.

67. Harrop, JS, Vaccaro, AR, Hurlbert, RJ, et al. Intrarater and interrater reliability and validity in the assessment of the mechanism of injury and integrity of the posterior ligamentous complex: a novel injury severity scoring system for thoracolumbar injuries. Invited submission from the Joint Section Meeting On Disorders of the Spine and Peripheral Nerves, March 2005. J Neurosurg Spine 2006; 4:118.

68. Fehlings, MR, Perrin, RG. The timing of surgical intervention in the treatment of spinal cord injury: a systematic review of recent clinical evidence. Spine 2006; 31:S28.

69. Dimar JR, 2nd, Glassman, SD, Raque, GH, et al. The influence of spinal canal narrowing and timing of decompression on neurologic recovery after spinal cord contusion in a rat model. Spine 1999; 24:1623.

70. Carlson, GD, Gorden, CD, Oliff, HS, et al. Sustained spinal cord compression: part I: time-dependent effect on long-term pathophysiology. J Bone Joint Surg Am 2003; 85-A:86.

71. Rabinowitz, RS, Eck, JC, Harper, CM Jr, et al. Urgent surgical decompression compared to methylprednisolone for the treatment of acute spinal cord injury: a randomized prospective study in beagle dogs. Spine 2008; 33:2260.

72. Albert, TJ, Kim, DH. Timing of surgical stabilization after cervical and thoracic trauma. Invited submission from the Joint Section Meeting on Disorders of the Spine and Peripheral Nerves, March 2004. J Neurosurg Spine 2005; 3:182.

73. Papadopoulos, SM, Selden, NR, Quint, DJ, et al. Immediate spinal cord decompression for cervical spinal cord injury: feasibility and outcome. J Trauma 2002; 52:323.

74. Schinkel, C, Anastasiadis, AP. The timing of spinal stabilization in polytrauma and in patients with spinal cord injury. Curr Opin Crit Care 2008; 14:685.

75. Vaccaro, AR, Daugherty, RJ, Sheehan, TP, et al. Neurologic outcome of early versus late surgery for cervical spinal cord injury. Spine 1997; 22:2609.

76. La Rosa, G, Conti, A, Cardali, S, et al. Does early decompression improve neurological outcome of spinal cord injured patients? Appraisal of the literature using a meta-analytical approach. Spinal Cord 2004; 42:503.

77. Wong, SY, Wong, KM, Chao, AS, et al. Awake fiberoptic intubation for cesarean section in a parturient with odontoid fracture and atlantoaxial subluxation. Chang Gung Med J 2003; 26:352.

78. Cappuccino, A, Bisson, LJ, Carpenter, B, et al. The use of systemic hypothermia for the treatment of an acute cervical spinal cord injury in a professional football player. Spine (Phila Pa 1976) 2010; 35:E57.

79. Shapiro, S, Borgens, R, Pascuzzi, R, et al. Oscillating field stimulation for complete spinal cord injury in humans: a Phase 1 trial. J Neurosurg Spine 2005; 2:3.

80. Knoller, N, Auerbach, G, Fulga, V, et al. Clinical experience using incubated autologous macrophages as a treatment for complete spinal cord injury: phase I study results. J Neurosurg Spine 2005; 3:173.

81. Geisler, FH, Coleman, WP, Grieco, G, Poonian, D. The Sygen multicenter acute spinal cord injury study. Spine 2001; 26:S87.

82. Chinnock, P, Roberts, I. Gangliosides for acute spinal cord injury. Cochrane Database Syst Rev 2005; :CD004444.

83. Claxton, AR, Wong, DT, Chung, F, Fehlings, MG. Predictors of hospital mortality and mechanical

ventilation in patients with cervical spinal cord injury. Can J Anaesth 1998; 45:144.

84. Varma, A, Hill, EG, Nicholas, J, Selassie, A. Predictors of Early Mortality After Traumatic Spinal Cord Injury: A Population-Based Study. Spine (Phila Pa 1976) 2010; :.

85. Marino, RJ, Ditunno, JF Jr, Donovan, WH, Maynard, F Jr. Neurologic recovery after traumatic spinal cord injury: data from the Model Spinal Cord Injury Systems. Arch Phys Med Rehabil 1999; 80:1391.

86. 응급 구조와 응급 처치 제 5판

CHAPTER 14 : 근골격계 손상과 치료

해부와 생리

신체는 206개의 뼈와 수백개의 근육으로 이루어져 있다. 근골격계는 근육계통과 골격계통을 통칭하여 사용되는 용어이며, 골격(뼈), 관절, 근육, 인대, 연골 등을 총괄한다. 신체는 근골격계에 의하여 외형이 유지되며, 신체의 주요한 장기가 보호되며, 근골격계에 의하여 신체 움직임이나 운동이 수행된다. 근육을 골격에 결합시키는 것은 주로 인대에 의하여 이루어지며, 골격과 골격이 접합하는 곳은 관절이라는 구조를 형성한다. 근골격계는 외부의 물리적 충격을 흡수하여 신체 내부의 장기를 외부의 충격으로부터 보호하게 된다. 그러므로, 외부의 물리적 충격은 우선 피부와 근골격계로 가해지며, 결과적으로 근육과 골격이 손상되는 경우가 많다.

1. 근육

근육은 골격에 부착되어 수축과 이완 기능을 바탕으로 신체의 운동을 유도하는 구조물의 한 형태이며 크게 골격근, 평활근, 심장근으로 나눈다.

골격근은 신체 근육의 대부분을 차지하고 있으며, 골격에 직접 붙어있거나 건에 의해 붙어있다. 또한, 골격근은 본인 의식에 따라서 수축과 이완이 가능하다. 모든 신체운동은 골격근의 수축과 이완에 의하여 유발되지만, 이러한 운동은 한개의 근육이 단독적으로 수축하거나 이완하는 것이 아니라 여러 근육이 동시에 수축하고 이완하는 작용에 의하여 수행되는 것이 대부분이다.

모든 골격근에는 동맥, 정맥 그리고 신경이 분포하고 있으며 동맥의 혈액은 근육에 산소와 영양분을 공급하고 정맥의 혈액은 근육세포에서 배출되는 노폐물을 운반한다. 이러한 산소와 영양소의 계속적인 공급과 노폐물의 제거가 이루어지지 않는다면, 근육을 포함하는 모든 조직이 정상적인 기능을 할 수 없다. 근육경련은 산소와 영양분이 부적절히 공급되거나 젖산 등 산성 노폐물이 근육에 축적되는 경우에 발생하게 된다.

대부분의 골격근은 건이라고 하는 긴 띠와 같은 조직으로 이행되며, 골격근은 건에 의하여 골격에 고정되게 된다. 골격근은 근막이라는 조직에 의하여 둘러싸여 있는데, 건은 근막이 모여서 구성되는 질기고 탄력성 있는 섬유조직이라고 할 수 있다. 건이 골격에 부착되는 부위가 근위부인 곳을 기시부라고 하며, 부착 부위가 원위부이면 근육의 정지부라 한다. 근육이 수축하면 기시부와 정지부 사이에 동력선이 형성되어 기시부와 정지부를 서로 가까이 당긴다. 이러한 운동은 2개의 골격이 만나는 관절에서도 일어난다.

평활근은 소화계의 연동운동 같은 자율적으로 시행되는 신체 운동의 대부분을 수행하며, 불수의근이라고도 한다. 평활근의 수축과 이완운동에 의하여 내부의 내용물이 아래로 내려가거나 통제된다. 예를 들면, 소장의 평활근이 규칙적으로 수축하고 이완함으로써 소화된 음식물이 소장을 따라서 대장으로 내려간다. 평활근은 의도적으로 생각하거나 감지할 수 없는 긴장, 열, 혹은 배설 욕망 등의 원초적인 자극에 의하여만 반응한다. 사람은 이러한 형태의 근육을 수의적으로 조절할 수 없다.

심장근은 골격근과 비슷하다. 그러나 박동에 따른 자동 펌프 기능이 있고 자체 내부에 조절 기능을 갖춘 불수의근이다. 심장근은 지속적인 박동을 수행해야 하므로 혈액공급이 수초만 중지되어도 기능장애가 유발된다. 심장근이 정상적으로 기능하기 위해서는 지속적인 산소공급과 에너지 공급이 필요하다.

2. 골격계

골격은 근육이 부착하는 고정물이 된다. 중력에 대하여 바로 설 수 있도록 하며, 신체가 일정한 외형을 유지할 수 있도록 한다. 또한, 골격은 근육의 수축과 이완에 의하여 신체의 움직임이 가능하도록 구성되어 있다. 또한 골격은 외부의 물리적 충격으로부터 중요한 내부 장기를 보호한다. 뇌는 두개골에 의하여 보호되며, 늑골과 흉골로 이루어진 흉강의 내부에는 심장, 폐, 대혈관들이 위치하고 있다. 간과 비장은 하부의 늑골에 의하여 보호된다. 척수는 척추에 의하여 형성되는 척수강에 위치하여 외부의 충격으로부터 보호된다. 골격에는 많은 혈액이 혈관을 통해 공급되고 많은 신경이 분포되어 있다. 그러므로, 골절시에는 골격의 혈관손상으로 심한 출혈이 발생하며 또한 골격에 분포하는 신경이 자극되어 심한 통증이 나타난다. 출생시에는 모든 골격이 완전히 발달되지 않았으므로 매우 유연하며 크기도 불충분하다. 소아의 골격은 성인보다 유연하므로 같은 외부의 충격이 가해져도 성인보다는 골절발생률이 낮다. 그러나 소아들은 매우 활동적이므로 외부 충격에 노출될 기

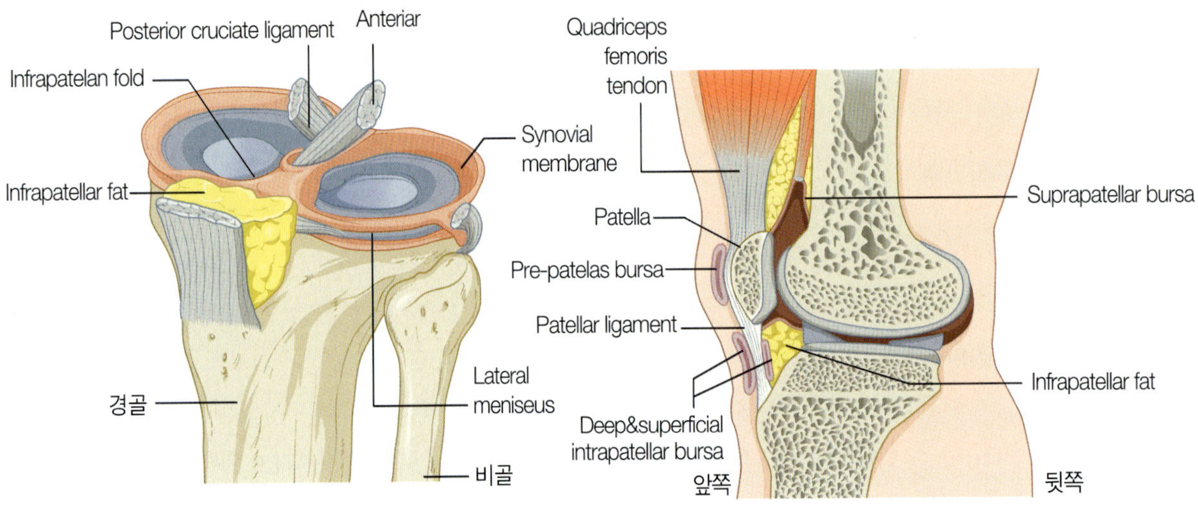

그림 14-1 | 골격계의 해부학적 구조

회가 많아서 골절 발생률이 높다. 연령이 증가할수록 골격의 강도는 점차 약해진다. 골격의 강도가 약해지는 것은 골격의 주성분인 칼슘의 밀도가 낮아지기 때문이며, 이와 같이 골격이 진행성으로 점차 약해지는 병변을 골다공증이라고 한다. 골다공증은 노령자나 폐경기 이후의 여자에서 자주 발병하며, 경미한 충격으로도 골절이 발생한다. 골격계는 뼈, 골수, 건, 인대, 연골을 포함하는 결합조직으로 구성되어 있다.

모든 골격의 중심부에는 골수가 있으며, 골수는 적혈구를 생성하는 역할을 수행한다. 적혈구의 수명은 약 120일 정도이므로, 골격은 계속적으로 새로운 적혈구를 생성하여 순환계에 공급해야만 한다. 골단판(성장판)은 장골의 양측 끝 부분에 있는 평행한 연골판으로 주로 성장기의 소아에서 관찰된다. 즉, 골단판은 골격의 성장과 발육에 관계하는 구조이다. 골단판은 연골로 만들어져 있으므로 방사선 촬영에서는 비교적 흰색의 평행선으로 보일 수 있다.

3. 상지

상지는 어깨, 상완부, 주관절, 전완부, 수근관절, 수부로 구성되어 있다.

1) 어깨와 상완골

상지의 근위부는 견관절이며, 견관절은 쇄골, 견갑골, 상완골로 구성된다. 견관절은 신체의 관절 중에서 가장 넓은 범위로 운동할 수 있다. 흉골쇄골 관절, 견봉쇄골 관절에서는 매우 좁은 범주의 운동이 가능하다. 견갑골은 크고 편평한 삼각형의 골격으로서, 여러개의 커다란 근육에 의해서 흉곽 뒤에 위치하고 있다. 견봉돌기는 앞쪽으로 견봉쇄골관절을 이루고, 견갑골의 극과 내측 경계부는 뒤에서 육안적으로 식별되며 촉진할 수 있다. 견봉 바로 아래 관절와가 있으며 상완 골두가 박혀있는 구조를 가지고 있다. 관절와가 깊지는 않아서 움직임이 많이 일어날 수 있는 구조로 되어 있다. 관절순은 연골로 구성되어 있는데 관절 사이의 마찰을 줄여주고 충격을 흡수하는 역할을 한다.

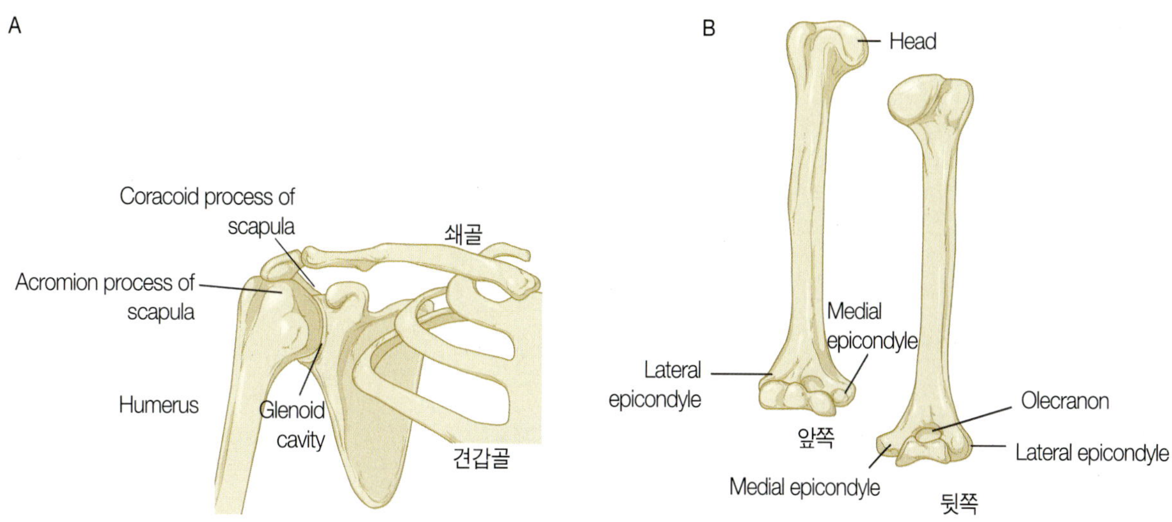

그림 14-2 | A. 어깨 관절 B. 상완골

쇄골은 피부의 바로 밑에 위치하며, 외형적으로 길고 가늘고, 상지에 대하여 지지물 또는 받침대 역할을 한다. 쇄골의 내측단은 매우 강한 인대로 흉골병과 결합되어 흉골쇄골관절을 이루고 있다. 외측단은 견갑골의 견봉돌기와 관절을 이루어서 견봉쇄골관절을 형성한다.

상완골은 상지뼈 중 가장 길다. 상완골은 견관절(어깨)에서 뻗어 내려와 상지를 지지하는 구조를 형성하며, 상완골의 원위부 끝은 요골 및 척골과 접하여 주관절을 이룬다. 상완골은 골간이 길고 곧으므로 무거운 물체를 들어 올릴 때 효과적인 지렛대 역할을 한다. 상지를 상완부, 전완부, 수부로 구분할 수 있는데, 상완골이 위치하는 부위를 상완부라고 하며, 요골과 척골이 위치하는 부위를 전완부라고 한다. 팔굼치를 아래로 내려 신전시킬 때 상완골의 장축과 척골의 장축이 만드는 각도는 약 170도로 완전한 수직을 이루지는 못하지만 인체 중에서 가장 운동 범위가 넓다. 상완골은 요골과 척골과 접하여 주관절을 형성하며, 주관절의 후방에서 3개의 돌출을 관찰할 수 있다. 이러한 돌출은 상완골의 내측과, 외측과, 그리고 척골의 주두돌기이다.

2) 주관절과 전완부

주관절은 상완골, 요골 및 척골로 구성되며 완척관절, 완요관절, 상요척관절로 나누어진다. 3관절 모두 한 관절포 내에 있다. 완척관절은 경첩관절(hinge joint : 한쪽 관절은 볼록 나와 있고, 다른 한 관절면은 쑥 들어가 있으며, 두 뼈의 장축에 직각이 되는 운동축을 가졌으므로 수평축을 따라 일면으로만 움직이는 관절)로 전완의 굴곡과 신전의 운동을 하며, 상요척관절은 차축관절로 전완의 연직축을 축으로 하는 내선, 외선 운동을 한다. 또 완요관절은 굴신 및 내선, 외선 운동을 하는데 어느 것이나 완척관절과 상요척관절의 운동에 따라 종속적으로 일어난다.

전완부는 요골과 척골을 지지하는 많은 근육으로 구성되어 있다. 주관절에서는 척골이 요골보다 더 크지만, 팔목에서는 요골이 척골보다 크다. 요골은 척골 주위를 회전하며, 이러한 운동에 의하여 손바닥이 아래와 위로 운동할 수 있다. 팔목에서는 요골과 척골의 경상돌기가 피부 바로 밑에 위치하고 있으므로 쉽게 촉지할 수

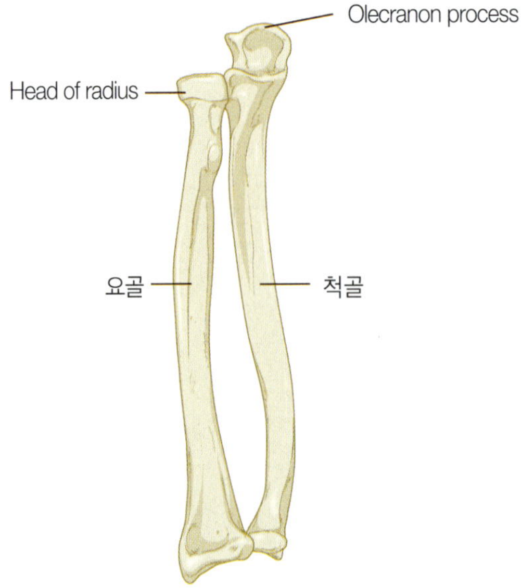

그림 14-3 | 요골과 척골

있다. 요골의 경상돌기는 측골의 경상돌기보다 약간 더 길다. 요골은 전완부의 외측 또는 엄지쪽에 위치하며 척골은 내측 또는 소지쪽에 위치한다.

3) 수근관절과 수부

수근관절(손목관절)은 요골과 측골단, 그리고 여러개의 작은 수근골로 구성된 구상관절이다. 수근에는 8개의 골격이 있으며, 이것을 수근골이라고 한다. 수근골에서부터 5개의 중수골이 뻗어 있고, 각 수지의 기저 역할을 한다. 엄지관절(수근중수골 관절)은 변형된 구상관절로서, 엄지의 굴곡과 신전은 물론이고 회전운동도 가능케 한다. 손의 다른 관절들은 간단한 경첩관절이다. 엄지에서는 중수골을 지나 2개의 골격이 있다. 인지, 중지, 약지, 소지는 3개의 수지골로 구성된다.

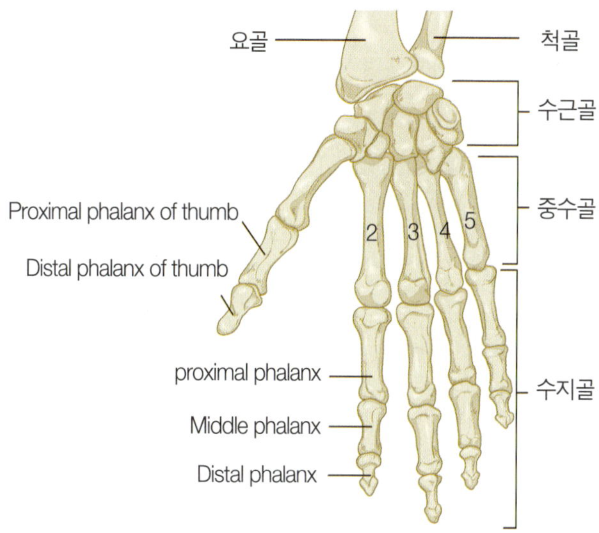

그림 14-4 | 팔목과 손

4. 하지

1) 골반과 대퇴골

골반은 뒤로 천골, 양측으로는 큰 날개 같은 장골, 앞으로는 치골로 형성되는 환형의 골격이다. 라틴어로 pelvis 는 '대야' 라는 뜻이다. 두개골이 여러 개의 골격이 함께 합쳐져서 구성된 것처럼, 골반골도 3개의 독립된 골격이 합쳐져서 형성된다. 골반골을 구성하는 3개의 골격은, 옆으로 장골능을 형성하고 있는 장골, 둔부(엉덩이)에서 좌골 조면이 만져지는 좌골, 그리고 앞에서 만질수 있는 치골이다. 치골 위를 지나는 분계선에 의하여 위쪽의 넓은 복강 하부로 이어지는 곳을 대골반이라 하고, 아래쪽의 약간 좁고 원통형으로 밑이 골반격막이라는 근판에 의하여 막혀 있는 곳을 소골반이라 한다. 대골반강의 좌우 양쪽은 장골로 이루어져 약간 오목하게 되어 있어서 장골와라 한다. 천골과 장골이 접하여 천골장골 관절을 이루며, 2개의 치골이 전면 중앙에서 결합하여 치골결합을 형성하고, 이러한 관절들이 함께 단단히 연결되어서 타원형을 구성하기 때문에 관절운동은 일어나지 않는다. 그러므로, 골반환은 외부 충격에 강하고 안정성이 있으며, 체중을 지탱하고 골반강 내부의 구조물을 보호한다. 골반골을 구성하는 3개의 골격(장골, 좌골, 치골)은 골반의 외측에서 함께 접하면서 비구(acetabulum)를 형성한다. 비구는 대퇴골의 두부와 접하는 고관절을 형성한다.

대퇴골은 신체에서 가장 긴 장골로서 신장의 1/4정도 되며 가장 단단한 골격 중의 하나이다. 대퇴골 두부는 골반의 비구와 접하여 고관절을 형성한다. 고관절은 구상관절로서 하지의 내전, 외전, 회전은 물론이고 굴곡, 신전, 내전(중심선쪽으로 사지를 움직임), 외전(중심선에서 멀어지게 사지를 움직임)을 가능하게 한다. 대퇴부의 근위 외측에서는 대퇴골 대전자(great trochanter)의 돌출부를 쉽게 만질 수 있다. 대퇴골간(femur shaft)은 커다란 근육으로 둘러싸여 있다. 슬관절(무릎)의 바로 근위부에서는 대퇴골의 내과와 외과를 촉지할 수 있다.

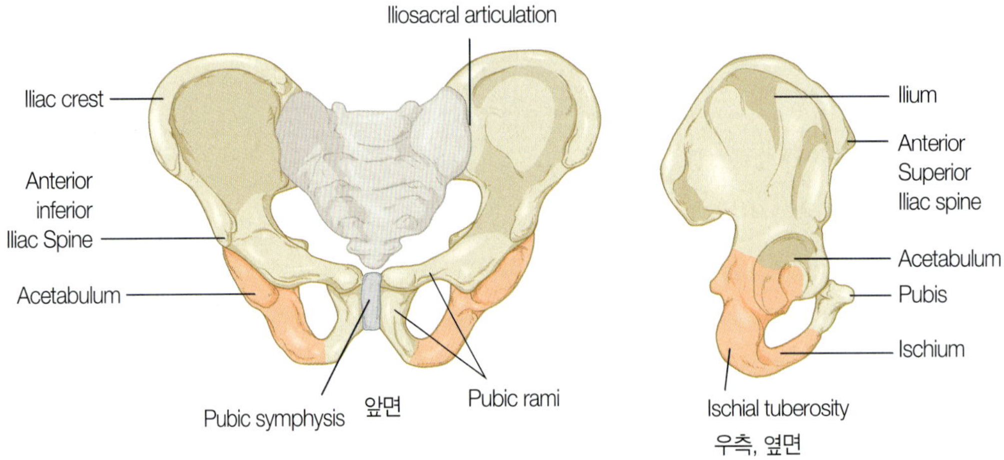

그림 14-5 | 골반골

2) 슬관절과 다리

대퇴부와 다리 사이에는 슬관절이 위치하며, 슬관절은 대퇴골의 원위부와 경골의 근위부가 접하는 관절이다. 슬관절은 신체에서 가장 큰 관절이고, 경첩관절이므로 오직 굴곡과 신전만이 가능하다. 슬관절 내에는 여러개의 인대가 위치하며 슬관절의 내전, 외전, 그리고 회전운동을 제한한다. 슬관절의 전방에는 슬개골이 있으며, 슬개골은 대퇴사두근의 건 속에 위치하여 슬관절의 전면을 외부 충격으로부터 보호한다. 관절낭은 대퇴골 하단의 가장자리에서 시작되어 경골 상단의 가장자리에 붙어 있다. 그 밖에 내외측 측부인대, 관절강 안에 있는 전후방 십자인대를 비롯하여 많은 튼튼한 인대에 의하여 뼈의 결합이 강화됨과 동시에 운동 방향과 범위가 제한되어 있다. 또 관절강 내에는 섬유 연골로 된 1쌍의 반월상 연골이라는 판이 있어 관절강의 모양을 적당히 보조하고 있다.

다리는 슬관절과 발목관절 사이의 부분이다. 다리에는 경골(tibia)과 비골(fibula)의 2개 골격이 위치하며, 경

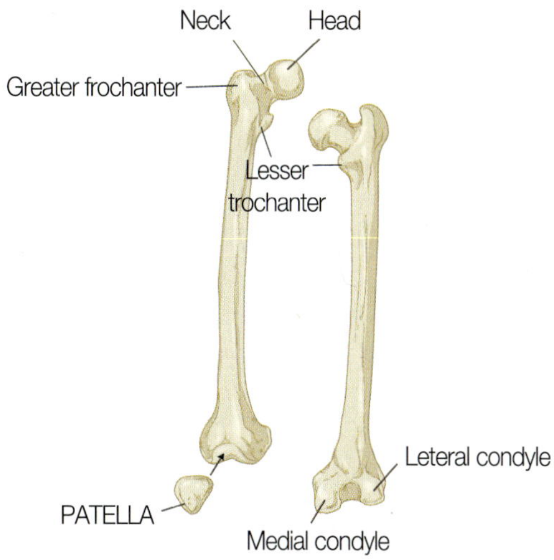

그림 14-6 | 대퇴부 및 슬관절

골은 다리의 전방에 위치하고 비골은 다리의 후방 외측으로 위치한다. 경골은 다리 앞쪽 단면에서 삼각형 모양을 하며, 일차적 하중 지지 역할을 한다. 삼각 구조와 두꺼운 피질로 되어있음에도 골절될 때는 많은 힘이 요구된다. 근위부적으로 경골은 내측, 외측 과 편평하여 대퇴골과 관절을 이룬다. 외측 편평면은 내측 편평면보다 더 높고 더 작아 골절되기 쉽다. 경골의 원위부는 옆쪽으로는 비골과 아래 쪽으로는 목발뼈(talus)와 관절을 이룬다. 이 관절은 발목 인대결합으로 지지를 받으며, 인대는 아래로 뼈사이막(interosseous membrane)까지 연결된다. 비골의 옆쪽으로 경골이 뒤쪽으로 놓인다. 이쪽의 작은 반경으로 인해 경골보다 잘 부러진다. 비골 골절 환자는 이 뼈가 체중 지지를 적게 받기에 걸을 수 있다. 경골과 비골은 질긴 뼈사이막(interosseous membrane)으로 연결되어 있다.

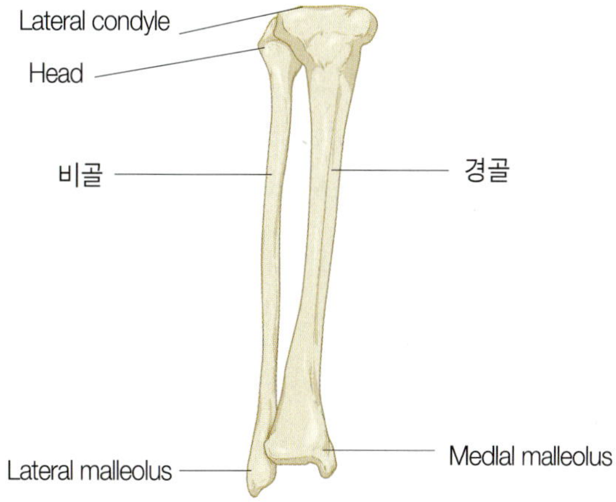

그림 14-7 | 경골 및 비골

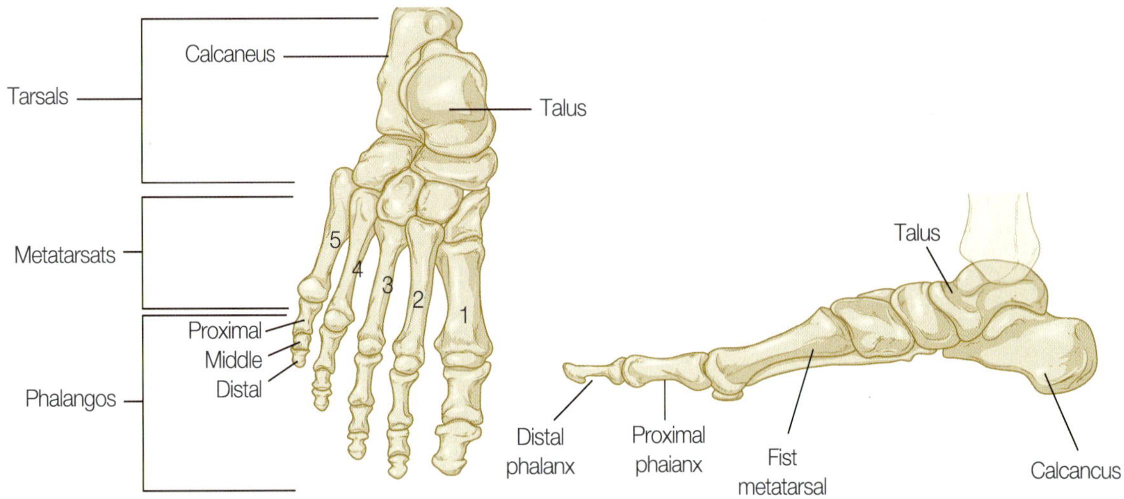

그림 14-8 | 발

3) 발목 관절과 족부

발목관절은 발의 굴곡과 신전을 유도하는 경첩관절이다. 경골의 원위부 끝은 거골과 관절을 이루는 부드러운 관절면을 갖고 있다. 거골은 7개의 족근골 중의 하나이며, 종골은 또 다른 족근골이다. 아킬레스건은 종골 뒤에 위치한다. 5개의 중족골이 족근골과 관절을 이루며, 손에서와 마찬가지로 각각의 중족골에서 해당되는 족지가 나온다. 엄지 발가락은 2개의 족지를 갖고 있고, 그보다 작은 네개의 발가락은 각각 3개의 족지를 갖고 있으며 골격 배열은 손가락과 유사하다.

5. 근골격계 손상

근골격계 손상에는 골절, 염좌, 탈구 등이 포함된다.

1) 골절(fracture)

골절(fracture)이란 골격의 연속성이 비정상적으로 소실된 상태를 말하며, 골절의 정도와 양상에 따라서 단순골절로부터 분쇄골절에 이르기까지 다양하다. 또한 이러한 손상은 관절면을 포함해서 골 표면의 어디든지 나타날 수 있다. 연부조직의 손상에 따라 골절은 개방성 골절과 폐쇄성 골절로 분류된다. 개방성 골절이란 골절부위를 덮고 있는 피부와 연부조직이 손상되어 골절부위가 외부에 노출된 경우이다. 피부의 열상은 골절에 의하여 날카롭게 돌출된 골절면이나 직접적인 물리적 충격에 의하여 발생할 수 있다. 이 경우 외부상처의 크기는 작은 천공으로부터 간격이 넓게 벌어져 광범위한 골조직이 노출되기에 이르기까지 다양하게 나타나며, 골절된 뼈가 피부손상 부위로 노출되지 않을 수도 있다. 그러므로, 육안적으로 골절된 뼈가 관찰되지 않더라도 골절부위에서 가까운 피부에 열상이나 창상이 있는 경우에는 개방성 골절로 간주해야 한다. 이와는 반대로 골절부위의 피부와 연부조직에 열상이나 창상이 없는 경우를 폐쇄성 골절이라 한다. 병원 전 처치에서 응급구조사가 골절이 개방성인지 폐쇄성인지를 판별하는 것은 매우 중요하다. 개방성 골절은 폐쇄성 골절에 비하여

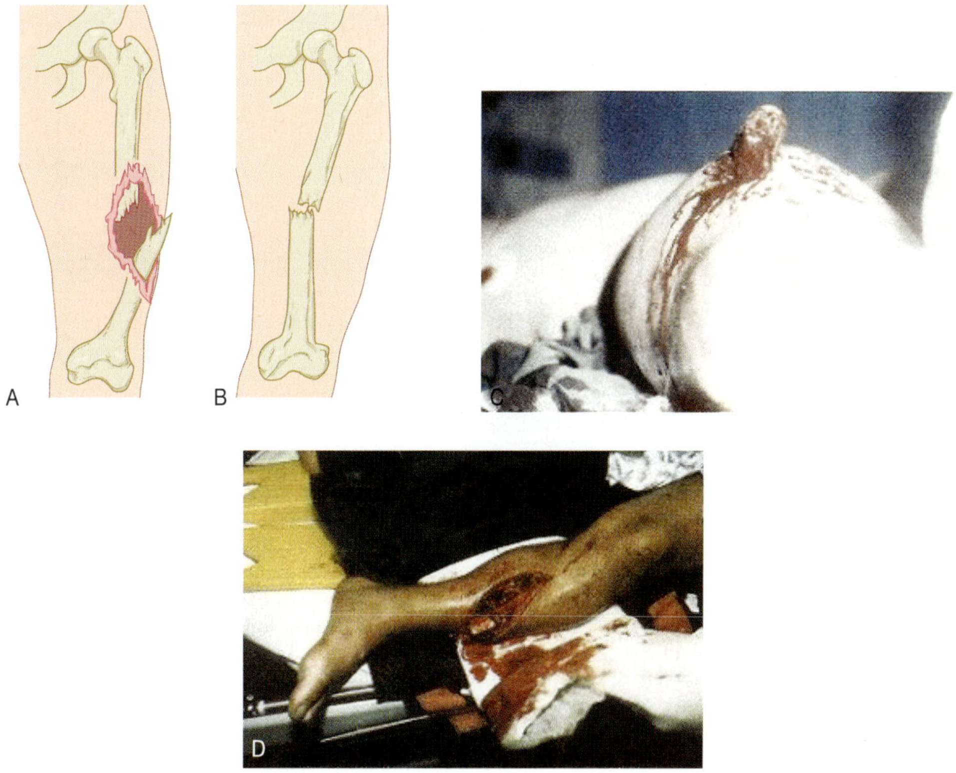

그림 14-9 | A. 개방성 골절 B. 폐쇄성 골절 C. 대퇴부의 개방성 골절 D. 하지의 개방성 골절

출혈량이 많고 감염율이 높기 때문이다.

① 부전골절(greenstick fracture) : 소아에서 주로 발생하는 골절로서 골간의 일부분만이 손상받는 불완전한 골절이다.

② 분쇄골절(comminuted fracture) : 골격이 손상되어 두개 이상의 골절편으로 나뉘어진 경우를 말한다.

③ 병적골절(pathologic fracture) : 골격계 병변에 의하여 골조직이 약화된 상태에서 경미한 외부 충격으로 골절이 발생한 경우를 말한다.

④ 골단골절(epiphyseal fracture) : 골격의 성장을 유도하는 양측 골단에 골절이 발생하는 경우로, 성장기 소아에게 나타나며 적절히 치료하지 않으면 성장판의 손상으로 인하여 골격계의 성장이 정지될 수 있다.

2) 염좌(sprain)

염좌(sprain)는 골격계를 지지하는 인대의 일부가 신장되거나 파열되어 관절에 부분적 혹은 일시적인 전위를 일으킨 관절손상을 말한다. 염좌의 경우에는 손상 직후의 관절면이 곧 원래의 배열상태로 복구되므로 관절의 지속적인 전위는 일어나지 않는다. 염좌는 인대의 손상정도에 따라서 경증으로부터 중증까지 나뉘어지며, 중증 염좌의 경우에는 탈구를 유발할 만큼 인대와 관절낭에 심한 손상을 유발하기도 한다. 관절 염좌는 관절이 정상적인 운동범위를 초과하여 심하게 비틀리거나 잡아 당겨질 때 유발된다. 그 결과로 관절을 지지해 주는 관절낭과 인대가 신장되거나 파열된다. 염좌는 관절의 손상이기 때문에 부분적 탈구로 생각해야 한다. 물리적 충격이 가해졌을 때 골단이 완전히 전위되지는 않기 때문에 충격이 흡수되어 소실되면 골격의 배열은 다시 원상으로 회복된다. 따라서 탈구시에 관찰할 수 있는 심한 변형이 관찰되지 않는다. 염좌는 경미한 손상으로부터 인대와 관절낭의 심한 손상까지 정도가 다양할 수 있다.

3) 탈구(dislocation)

탈구(dislocation)란 관절구조의 손상에 의해서 양측 골단면의 접촉 상태에 균형이 깨어진 것을 지칭한다. 즉 관절을 지지하는 인대와 관절낭의 균열이 일어나서 양측 골단면이 비정상적으로 분리된 상태를 탈구라고 한다. 탈구가 있는 경우에는 관절면의 완전한 전위가 발생한다. 골단은 전위된 위치에 엇물린 채로 고정되어 관절운동이 제한되며 또한 심한 통증이 유발된다. 관절 중에서 탈구가 가장 많이 발생하는 부위는 수지관절, 견관절, 주관절, 고관절 등이다.

골조직과 관절의 손상은 흔히 인접한 연조직의 손상(특히 신경과 혈관)을 동반하며, 또한 골절부위로부터 원거리에 위치한 부위도 손상받는 경우가 많다. 따라서 병원전 처치에서 응급구조사는 손상되거나 변형된 부위만을 국한하여 다루어서는 안되며, 손상과 관련된 더 심한 손상이 있는지를 반드시 확인하여 이를 간과하는 일이 없도록 환자의 전반적인 평가를 실시하여야 한다.

손상 기전

골절이나 전위를 일으키기 위해서는 상당한 물리적 충격이 가해져야 한다. 이러한 물리적 충격은 사지에 다양한 양상으로 가해질 수 있으며, 직접 혹은 간접적인 충격이나 염전력 또는 고에너지 등으로 심각한 근골격계 손상을 유발할 수 있다. 직접적인 물리적 충격은 골절의 흔한 원인이며, 직접적인 충격에 의하여 유발된 골절은 충격이 가해진 부위에 발생한다. 예를 들면 자동차사고의 경우 운전석 전면에 무릎(슬개부)을 부딪힌 경우는 슬개골 골절이 빈번히 발생한다. 간접적인 물리적 충격으로도 골절이나 탈구를 유발할 수 있다. 이 경우에 충격은 사지의 한쪽에 가해지지만, 손상부위는 충격이 가해진 곳으로부터 멀리 떨어진 부위에 발생하며 일반적으로 사지의 근위부에 나타나게 된다. 예를 들면, 손을 뻗힌 자세로 추락한 경우에 나타날 수 있는 광범위한 골절(수근골, 전완골, 상완골 혹은 쇄골 등의 골절)이다.

염전력(뒤틀림: torsion)은 경골골절 혹은 슬관절과 족관절 인대손상의 흔한 원인이 될 수 있다. 이 경우는 지면에 족부가 고정된 상태에서 염전력이 추가되어 발생하는 경우가 많다. 스키손상(skiing injures)은 스키가 물체에 걸려서 넘어질 때 하지에 염전력이 작용하여 손상이 발생하는 경우이다. 고에너지 손상은 교통사고나 추락사고, 총상 등과 같은 막대한 충격에 의하여 발생하는 손상으로 골격이나 주위의 연부조직, 혹은 내부장기에 심한 손상을 유발할 수 있다. 그러므로, 여러부위의 골격계에 골절이나 탈구가 발생할 수 있으며 신체의 여러 장기에 다발성 외상을 입는 경우가 많다.

증상과 징후

외상을 당한 환자가 근골격계에 통증을 호소할 때에는 우선 골절을 의심하여야 한다. 골절된 부위가 피부를 뚫고 돌출해 있거나 외형상 사지의 변형이 관찰되는 경우는 골절을 진단하기 쉽지만, 대부분에서는 골절을 진단하기 어렵다. 따라서 응급구조사는 다음에 기술된 증상과 징후를 정확히 인지하고 있어야 한다.

1) 변형(deformity)

사지가 본래의 상태에 위치하지 않거나 골격길이의 단축, 각변형, 회전변형이 초래될 수 있다. 이때 이러한 변형 여부가 확실 하지 않을 경우는 정상적인 반대편 사지와 비교하여 판단할 수 있다. 변형 상태를 검진할 때에는 반드시 손상받은 사지와 반대편의 정상적인 사지를 비교해야 한다.

2) 통증(pain)과 압통(tenderness)

의식이 있는 환자에서는 골절부위를 누르면 상당한 압통을 나타낸다. 그러므로, 손가락 끝으로 각 골격의 방향을 따라 누르면서 촉진하면 손상부위를 쉽게 인지할 수 있다. 이러한 징후를 국소 압통(point tenderness)이라 하며, 골절 여부를 판단하는 좋은 지표가 된다.

3) 부종(swelling) 및 반상출혈(ecchymosis)

골절부위의 피부에서는 부종과 반상출혈을 관찰할 수 있다. 이 징후는 골절 이외의 다른 외상에서도 나타날 수 있지만 수상 직후에 급속히 진행되는 부종은 골절부위의 손상된 혈관으로부터 인접한 연부조직으로 출혈이 되고 있다는 것을 의미한다. 실제로 부종이 심한 경우에 골격손상에 의한 전반적인 부종은 수상 후 수시간 이내에 나타난다.

4) 골마찰음(crepitus)

골절부위에서 골절된 양측의 골절단이 맞부딪칠 때는 마찰을 감지할 수 있다.

5) 운동 제한(limitation of motion)

골절이 있거나 심한 손상을 입은 환자가 손상부위를 움직이면 상당한 통증을 느끼게 되므로 손상부위를 움직이려 하지 않는다. 즉, 환자는 손상부위의 운동을 최대한으로 제한함으로써 통증을 감소시키고 스스로 고정하는 효과를 얻게 된다. 사지의 운동제한은 대부분 근골격계의 심한 손상을 의미하지만, 사지운동이 가능하다고 해서 골절이 없다는 것을 의미하지는 않는다. 때때로 비전위성 골절에서는 동통이 심하지 않은 경우도 있으므로 일부 환자는 골절에도 불구하고 손상부위를 계속 움직이는 경우도 있다.

6) 노출된 골편(exposed fragments)

개방성 골절에서 골절단이 피부 밖으로 노출되거나, 상처부위의 심부에서 골절단이 관찰되는 경우에는 골절의 명백한 징표가 된다.

7) 가성 운동(false motion)

관절이 아닌 부위에서 골격의 움직임이 관찰되면 골절이 있다는 것을 의미한다. 즉, 정상적으로 굴전, 신전, 회전 등의 운동이 나타나는 관절 이외의 골격부위에서 관찰되는 운동은 골절을 의미하며, 이러한 비정상적인 운동을 가성 운동이라고 한다.

8) 운동 소실(loss of use)

통증에 의해서 사지운동에 장애가 나타날 수 있다.

마찰음과 가성운동을 확인하기 위하여 사지를 움직이게 되면 골절단이 주위의 신경과 혈관에 2차적인 손상을 유발할 수 있으므로 진단 목적으로 손상 받은 사지를 조작해서는 안 된다. 즉, 환자가 통증을 호소하는 부위의 피복을 가위로 제거한 후에 통증부위를 세심히 관찰하여 변형, 부종, 반상출혈, 노출된 골편 등을 확인하여 골절 유무를 판단해야 한다. 또한 환자가 손상받은 사지를 움직이려 하지 않는 것으로도 골절이나 탈구 등의 손상을 인지할 수 있다. 마지막으로 손상받은 부위를 손가락 끝으로 촉진함으로써 국소적인 압통과 골격의 마찰음을 알 수 있다. 이들 중 어느 한가지 징후만 관찰되더라도 골절이 있을 가능성을 주지해야 한다.

염좌의 징후는 골절시에 나타나는 징후와 중복되므로 실제로 비전위성 골절과 염좌를 감별하기가 어려운 경우가 많다. 중요한 것은 염좌로 생각되더라도 골절의 가능성이 있다는 것을 염두해야 한다.

근골격계 손상과 관련된 합병증

1. 출혈(bleeding)

출혈은 골절 특히 다발성 골절이나 개방성 골절 시 생명을 위협할 수 있는 합병증이다. 골반골 골절이나 장골 골절 시 출혈로 인한 저혈량성쇼크가 잘 나타난다. 아래 표는 골절 시 평균 혈액 소실량이다.

골절 부위	혈액 소실량(ml)
척골 or 요골	250~500
상완골	500~750
골반골	1500~3000
장골	1000~2000
경골 or 비골	500~1000

2. 혈관 손상(vascular injuries)

혈관은 골절로 인한 직접적인 손상으로 발생하거나 골절을 야기하는 외력에 의해 발생한다. 총상과 같은 관통상때 많이 발생한다. 손상된 혈관은 주변 연부 조직이 손상 받으면서 발생하는 부종에 의해 지혈이 되거나 혹은 혈괴에 의해 지혈이 되기도 한다. 두개골, 슬개골, 주관절, 견갑부의 탈골이나 골절에 의해 혈관 손상이 주로 발생한다. 혈관 손상으로 인해 원위부 혈류 공급이 안되면 영구적 사지 손실을 초래할 수도 있으므로 빠른 응급 처치가 필요하다. 동통(pain), 창백함(pallor), 무동맥박동(pulselessness), 감각이상(paresthesia), 마비(paralysis) 등이 있는지 자주 체크해봐야 된다.

3. 말초 신경 손상(peripheral nerve injury)

외상으로 인한 신경 손상이 동맥 혈관 손상보다 더 많이 발생한다. 기전은 혈관 손상과 마찬가지로 골절이나 탈구로 인해 주로 발생한다. 쇄골, 견갑부, 상완골, 주관절, 손목, 고관절, 장골, 슬개골등의 손상으로 많이 발생한다. 주 증상으로는 손발저림, 동통, 감각이상, 운동소실 등이 있다. 부목을 너무 꽉 조이게 대거나 부목 댄 부위의 연부 조직 부종으로 인해 신경이 눌릴 경우에도 같은 증상이 나타날 수 있다. 그러므로 자주 체크를 해야한다.

혈관 혹은 신경 손상 시 다음과 같이 검사를 해야한다.

1) 맥박

손상부위의 원위부에서 맥박을 촉진한다. 상지에서는 요골 동맥의 맥박을 촉진하며, 하지에서는 후경골 동맥의 맥박을 각각 촉진한다.

2) 모세혈관 재충혈(capillary refill)

사지말단의 피부색을 관찰하여 창백하거나 청색증이 있는 경우는 혈액순환에 장해가 있다는 것을 의미한다. 모세혈관충은 손톱이나 발톱 하부에서 가장 잘 관찰할 수 있다. 손가락으로 손톱을 눌러서 압력을 주면 모세혈관으로 혈액순환이 안되어 손톱이 창백해지고, 다시 손가락을 떼면 곧 정상적인 분홍색으로 나타나는데, 이를 모세혈관 재충혈(capillary refill)이라고 한다. 정상인에서는 손가락을 떼고 3초 이내에 분홍색으로 되돌아오는데, 분홍색으로 나타날 때까지의 시간이 3초 이상 소요되면 순환기능의 장해가 있다는 것을 의미한다. 그러나, 체온이 저하된 경우에는 정상인에서도 3초 이상으로 지연될 수 있다.

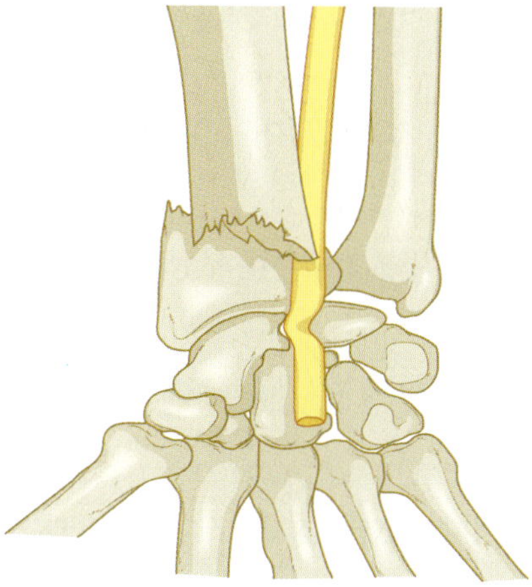

그림 14-10 | 골절과 탈구로 인한 신경손상

3) 감각기능

환자가 손상 원위부의 수지(손가락)나 족지(발가락)에서 가벼운 촉각을 느낄 수 있다면 신경기능이 정상임을 나타낸다. 소아는 둘째와 다섯째 손가락의 촉감을 검사하고 발에서는 발가락이나 발등의 외측을 검사한다.

4) 운동기능

상지나 하지의 근위부에 외상을 입었을 때는 근력을 평가한다. 만약 손상부위가 수부(손)나 족부(발)인 경우는 심한 통증을 유발하기 때문에 검사를 시행해서는 안 된다. 방법은 환자로 하여금 수지나 족지 혹은 수부와 족부를 움직이거나 손목이나 발목을 상하로 움직이도록 함으로써 간단히 검사할 수 있다. 운동중에 통증을 호소하면 즉시 검사를 중단한다. 의식이 없는 환자에서는 이상의 검사를 시행하기 어려운 경우가 많으므로, 사지 변형이나 부종, 반상출혈, 가성 운동만으로도 사지손상을 진단하여 응급처치를 시행한다. 원위부의 맥박촉진이나 모세혈관 재충혈 검사는 의식장해 환자에게도 가능하지만 감각기능이나 운동기능에 관한 검사는 불가능하다.

근골격계 손상의 치료

골절, 탈구, 염좌에 대한 응급처치는 외상처치의 1단계(ABC' s)를 우선 시행하여 환자상태가 안정된 후에 시행한다. 모든 열상과 창상은 조기에 상처 부위를 소독된 거즈로 덮고 압박을 가하여 출혈을 방지한다. 개방성 골절시는 손상부위에 소독된 거즈를 덮고 압박붕대로 감은 후에 적절한 부목을 대고 고정한다. 환자의 생명이 위험하지 않는 한, 모든 골절, 탈구, 염좌는 환자체위를 변화하거나 장소를 이동하기 전에 부목고정(splint)을 시행하여야 한다. 부목고정은 골절편의 이동, 관절의 전위, 연조직 손상을 방지하고 통증을 줄이며, 환자의 이동을 원활히 해준다.

다음 사항은 반드시 알아두어야 할 부목고정의 일반적인 원칙들이다.

(1) 골절이나 탈구가 의심되는 부위의 피복을 모두 제거하여 개방창, 변형, 부종, 반상출혈 등을 육안적으로 관찰할 수 있도록 한다.

(2) 모든 상처는 부목을 대기 전에 소독된 거즈로 덮어 주어야 하며, 모든 개방성 골절은 이송할 병원에 통보해야 한다.

(3) 부목고정을 시행하는 경우에는 반드시 골절부위를 포함하여 근위부와 원위부의 관절을 모두 고정해야 한다.

(4) 관절의 내부 혹은 주위의 손상시 손상된 관절을 포함하여 원위부와 근위부에 위치한 골격을 함께 고정하도록 한다.

(5) 단단한 부목에 의하여 조직이 국소적인 압박을 받을 수 있으므로, 신체와 접하는 부목 접착면에는 솜이나 패드 등을 밑에 대고 고정한다.

(6) 부목에 손상부위를 위치시킬 때는 손상부위의 위치변화를 최소화 시키고, 부목에 완전히 고정될 때까지

손상부위를 양손으로 잘 받친다.

(7) 견인중 변형된 사지가 일직선으로 잘 펴지지 않으면 변형된 위치대로 부목을 고정한다.

(8) 경추골절이 의심되는 경우에는 기도가 유지될 정도로만 변형을 교정한 후에 경부고정을 한다.

(9) 골절이 확실하지 않더라도 손상이 의심될 때에는 언제나 부목을 이용하여 고정한다.

(10) 치명적인 손상에 대한 응급처치를 시행하기 위하여 환자체위를 변화시켜야 하는 경우를 제외하고는, 손상부위에 부목고정을 시행한 후에 환자를 움직이도록 한다.

(11) 손상 원위부의 순환기능 상태(맥박과 모세혈관 재충혈)와 신경기능 상태(감각과 운동)를 검사하고 기록한다. 또한 환자가 병원에 도착할 때까지 신경기능과 순환기능 상태를 계속 감시하여야 한다.

견인(traction)이란 손상부위의 원위부를 하부로 잡아당기는 방법을 지칭하는데, 장골의 골간골절을 부목으로 안전하게 고정하기 위하여 이용하며 골절부위를 일직선으로 맞추는데 가장 효과적이다. 과도한 견인은 손상된 사지를 더욱 악화시킬 수 있지만, 올바르게 시행하면 골절편을 안정시키고 사지의 전반적인 배열을 유도할 수 있다. 그렇지만 응급구조사가 골절을 정복(reduction)시키거나 골절편을 원래의 상태로 복구시키기 위한 행위를 시행하는 것은 바람직하지 않으며, 골절부위의 정복과 복구는 병원의 정확한 진단하에 의료진이 시행하는 것이 안전하다.

현장에서 시행하는 견인의 목적은, (1) 골절편을 안정시키고 무리한 움직임을 방지하며, (2) 사지가 부목에 잘 고정되도록 변형된 사지를 곧게 펴기 위한 것이다. 이와 같은 목적을 달성하기 위하여 당기는 힘의 양은 손상정도에 따라 다양하지만, 견인력이 15파운드(7 kg)를 넘는 경우는 드물다. 일반적으로 손상부위를 정상적인 배열로 유지하기 위한 최소한의 견인력을 가하는 것이 바람직하다. 견인하는 방향은 사지의 장축에 평행하게 하여 손상부의 원위부 방향으로 잡아당긴다. 즉, 정상적인 사지를 가상하여 가상선을 따라 하부로 잡아 당기며, 조심스럽게 견인을 가하면 변형된 손상부위는 거의 정상적인 위치와 유사하게 배열된다. 손이나 발을 잡고서 잡아당길 때, 초반에는 골절편의 움직임으로 인해 약간의 통증이 나타날 수 있으나, 지속적인 견인으로 곧 통증이 소실된다. 만약 견인에도 변형이 계속되면서 지속적으로 통증을 호소할 때는 견인을 중단하고 변형된 상태로 부목고정을 시행한다. 부목은 일반적으로는 경성부목, 공기부목, 견인부목의 3가지로 구분될 수 있다.

1. 경성부목(Rigid splints)

경성부목은 견고한 재료로 만들어지며 손상된 사지의 측면과 전면, 후면에 부착할 수 있다. 경성부목은 padded board splints, molded plastic and metal splints, padded wire ladder splints, folded cardboard splints 등이 있다. 경성부목을 이용하기 위해서는 2명의 응급구조사가 필요하다. 일반적인 고정법은 다음과 같으나, 탈구나 변형이 심하여 견인중에 저항이나 통증이 심한 경우에는 변형된 상태대로 부목고정을 시행한다. 이 경우에는 padded board splint를 사지의 양쪽에 대고 soft roller bandage로 부착시킨다.

2. 공기부목(Pneumatic(air) splints)

공기부목은 소상된 부위를 공기로 채워서 감싸는 플라스틱 부목이다. 공기부목은 모양과 크기가 매우 다양하며 축 방향으로 지퍼가 부착된 경우도 있다. 공기부목을 착용시킨 후에는 입으로 공기를 주입하는 것이 안

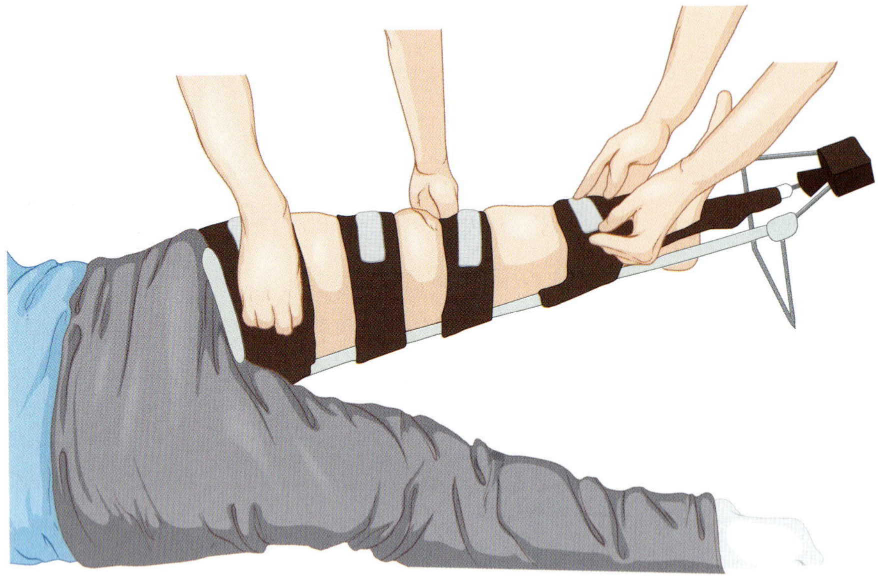

그림 14-11 | 하지 손상환자에게 경성 부목 대는 법

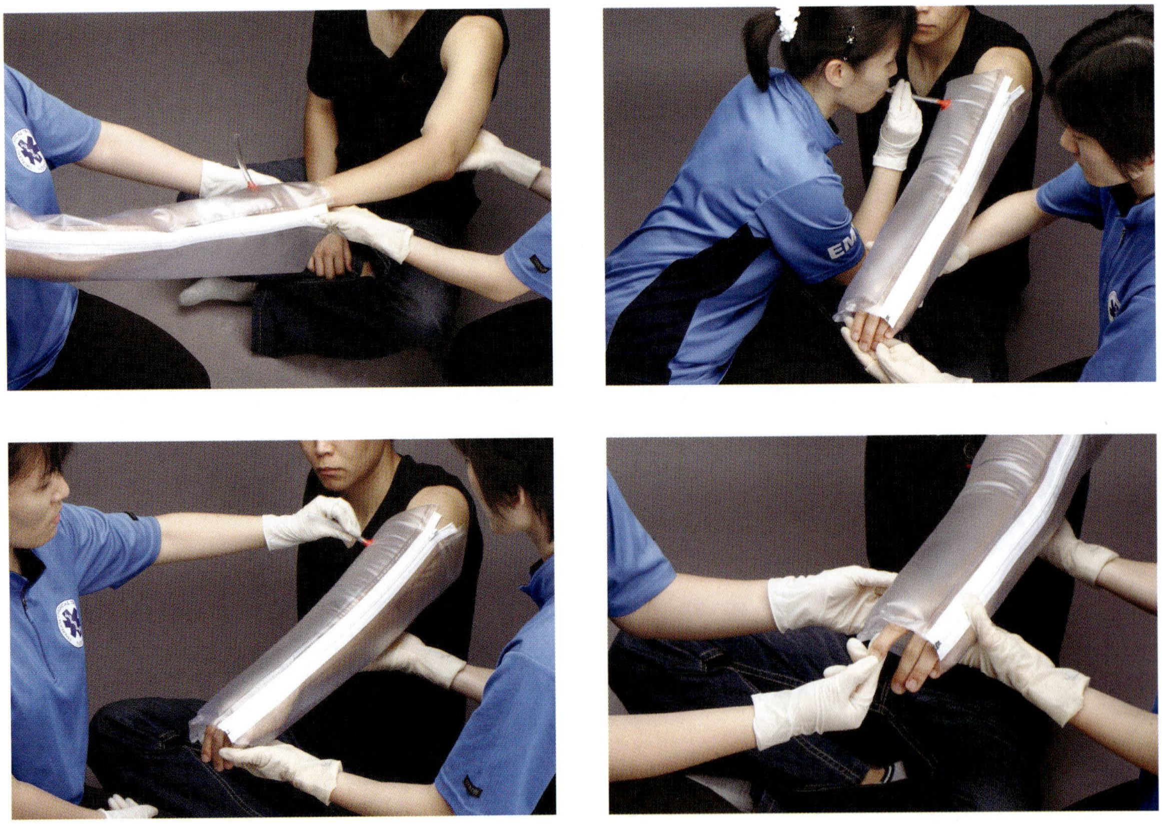

그림 14-12 | 공기 부목대는법

전하며, 절대로 공기펌프를 사용하여 공기를 주입해서는 안 된다. 공기부목은 환자에게 편안하며 접촉이 균일하고, 외부출혈이 있는 상처에 압박을 가할 수 있으므로 지혈도 가능하다는 장점이 있다. 그러나 공기부목은 온도변화에 따라 여러가지 단점이 있으며, 지퍼가 작동되지 않는 경우도 있다. 온도변화가 심한 경우는 공기압력의 변화가 심하여, 추울 때는 압력이 떨어지고 더울 때는 압력이 증가한다. 압력변화는 고도에 따라서도 발생하므로 항공이송(헬리콥터 등)시에 문제가 되기도 한다. 공기부목의 고정방법은 지퍼의 유무에 따라 달라지는데 종류에 관계없이 모든 외부상처는 소독 거즈로 덮은 후에 공기부목을 이용해야 한다.

지퍼가 있는 경우는 손상부위를 살며시 당기면서 지면을 향하도록 하고 손상부위의 원위부를 지지해 준다. 그리고 나서 공기부목을 손상부위의 사지 에 감고 지퍼를 잠근 후에 입으로 공기를 주입한다.

(공기 부목대는법)

환자의 손상된 원위부의 손이나 발을 잡는다. 손상된 부위를 양손으로 지지하면서 부목고정이 완료될 때까지 자세를 유지한다.

응급구조사의 팔에 위치한 부목을 환자의 손이나 발을 통하여 끝까지 밀어 넣는다. 이때 손상부의 근위부와 원위부가 모두 부목내에 위치해야 한다. 부착한 후에는 원위부에서 신경기능과 순환 기능을 점검한다.

3. 견인부목(Traction splints)

견인부목은 주로 하지골절에 이용되며, 사지의 축방향으로 지속적인 견인을 함으로써 골절부위가 직선으로 배열되도록 하는 것이다. 보통 발목 고정기로 발을 견인하면서 골절부위를 고정시킨다. 견인 부목은 장골의 중간 부위 골절에 많이 사용되며 Sager 부목은 장골의 원위부 골절에 주로 사용된다.

반대편의 정상적인 하지 옆에 견인부목을 위치하여 견인부목의 길이를 조정한다(좌골조면에 견인부목 상부의 끝을 맞추고, 하부의 구부러진 각이 발꿈치에 위치하도록 견인부목의 길이를 조정한다).

양손으로 발목과 무릎후면을 받치고 살짝 들어주고, 다른 구조사는 견인부목을 하지 아래로 밀어 넣는다. 견인부목의 상부가 좌골조면에 밀착하도록 최대한 밀어 넣는다. 양손으로 하지를 계속 지지한다. 견인부목에 부

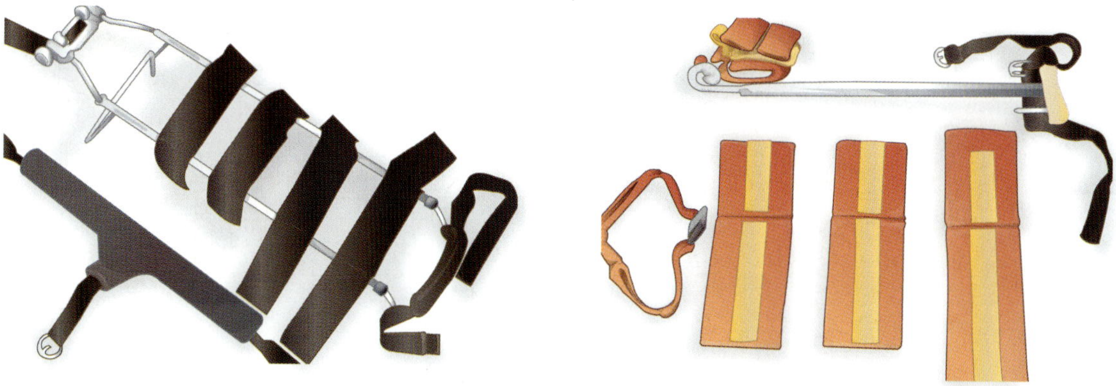

그림 14-13 | Hare traction 대는 법 A. Hare traction splint B. Sager traction splint

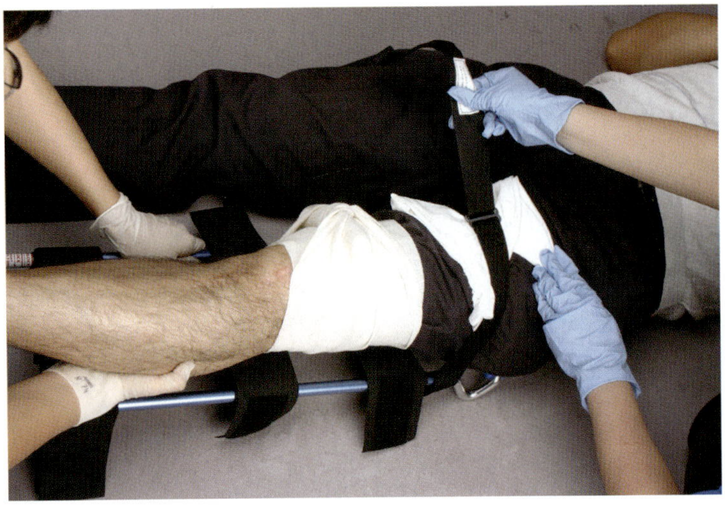

그림 14-14 | 견인부목후 고정.

착된 고정띠를 풀어서 견인부목의 최상부, 대퇴부 중앙, 무릎 위, 무릎 아래와 발목 위에 각각 위치하도록 한다.

가장 상부에 위치한 견인띠를 대퇴부의 상부에 부착하여 꽉 조인다(손가락 두개가 들어갈 수 있도록 조인다). 단, 견인부목은 좌골과 대퇴부 상부에 대향견인을 가함으로써 하지를 고정하기 때문에 좌골과 대퇴부에 탈지면이나 패드를 대주어야 한다. 다시 다리쪽으로 위치하여 발목고정장비를 발목에 부착하고 발목 견인띠를 견인장비와 연결한다. 나머지 4개의 고정띠를 하지에 고정한다.

손상 원위부에서 신경기능과 순환기능을 점검하고, 마비가 있거나 맥박이 촉지되지 않으면 견인을 조금 풀어주도록 한다.

CHAPTER 15 : 총상(Gunshot Injuries)

개요

총상은 전 세계적으로 발생하고 있는 손상이다. 하지만 국내의 경우는 개인의 총기 사용이 엄격하게 규제되고 있어 외국에 비해 발생 빈도가 낮으며 대부분의 손상이 군에서 발생한다. 그러나 여가 활동을 위한 엽총 사용 허용 등 총기사용이 잦아지면서 비의도적 오발사고나 심지어는 의도적인 총상 환자도 발생하고 있다. 또한 국제화된 생활환경으로 인하여 해외에서 총상을 입는 경우도 발생하고 있다.

탄도학적 특성

총상은 탄환에 의하여 생기는 손상으로 다른 물체에 의한 손상과는 다른 손상기전으로 발생하며 탄도학(Ballistics)에 대한 이해가 필요하다. 탄도학은 총기에서 크게 세 부분으로 분류하는데 총기내에서 탄환의 형태와 움직임에 대한 내탄도학, 총기에서부터 피해자에게 도달하는 과정까지의 탄환의 형태와 움직임에 대한 외탄도학, 피해자 신체에서 손상을 일으키는 창상탄도학으로 나눌 수 있다. 탄환이 조직에 부딪히며 탄환의 운동에너지의 일부가 조직에 전달되고 조직으로 소실되는 운동에너지가 높을수록 더 큰 손상이 유발된다. 즉 탄환에 의한 조직파괴 정도는 조직에 전달되는 탄환의 운동에너지에 의해 결정되며, 그 운동에너지는 탄환의 질량(mass)과 속도(velocity)의 제곱값에 비례한다.

운동에너지(Kinetic energy, KE) = 1/2mvelocity^2

따라서 탄환의 질량이 정해져 있다면 조직파괴정도는 탄환속도에 의해 결정된다. 총구를 떠난 탄환이 목표물에 도착 시 속력은 거리, 탄도학계수(Ballistic coefficient) 등에 의해 결정된다. 탄도학계수란 공기저항을 극복할 수 있는 탄환의 능력계수를 나타내며 탄환의 모양, 직경, 기능에 따라 결정된다. 탄도학계수가 높을수록 목표물에 전달되는 에너지가 많아지게 된다.

탄환이 신체에 관통되지 않으면 전체 운동에너지가 모두 조직손상에 소모된다. 만약 탄환이 신체를 관통하지 않으면 도달 당시의 속도(vi)에 비해 사출 시의 속도(ve)는 감소하게 되어 조직을 손상시키는 에너지는 아래 공식과 같다.

가용 에너지(available energy) = 1/2mass(vi^2-ve^2)

위의 공식에 따르면 탄환이 조직을 직선으로 통과하며 감속이 거의 이루어지지 않는다면 조직손상은 최소화될 수 있다. 또한 탄환이 느리게 통과하거나 신속하게 감속이 이루어질수록 손상을 더욱 많이 일으킨다. 따라서 탄환의 손상능력은 아래와 같은 인자들에 영향을 받는다.

- 가용 에너지
- 조직인자
- 탄환의 특성
- 탄환의 공기역학(aerodynamics)

가용에너지

탄환은 크게 고에너지와 저에너지 탄도로 분류할 수 있다. 피스톨이나 리볼버 같은 권총은 저에너지 탄환을 발사하고, 라이플은 고에너지 탄환을 발사한다. 과거에는 총구를 떠나기 직전의 탄환속력을 기준으로 1,000 ft/sec 이하를 저속력, 2,000 ft/sec를 고속력 총상으로 분류하였으나 앞에서 기술된 것처럼 단순한 속도가 아니라 조직에 전달되는 에너지량에 의해 조직손상을 결정되므로 최근에는 고에너지와 저에너지로 분류한다. 두 가지로 분류하는 이유는 임상적인 차이가 있기 때문이다. 저에너지의 원형 탄환은 조직통과로 주변에만 손상이 국한되고 고에너지 탄환은 공동화(cavitation)를 유발한다.

고에너지의 원형 탄환이 조직을 통과하는 동한 탄환 직경의 여러 배에 달하는 일시적인 공동을 형성하고 충격파가 형성되어 통로 주변에서 떨어진 조직까지 압박한다. 공동이 팽창되면서 기압이 대기압보다 낮아지면서 먼지, 의류, 세균 등이 끌려 들어와 탄환이 통과하고 공동이 소실된 후에도 이런 물질들이 오염원으로 작용한다. 이러한 효과로 인하여 실제 탄환 통과로에서 거리가 있는 곳에 조직 오염과 손상으로 인한 주된 상처가 생길 수 있다. 충격파에 의해 인근 골격의 골절이 발생하기도 하며 이러한 골절은 탄도에 의한 직접 골절보다 덜 복합적인 골절이 발생한다.

조직인자

조직의 특성도 손상의 중증도에 영향을 미친다. 저에너지 총상이라도 심장의 손상은 치명적일 수 있고 사지의 경우에는 고에너지 총상이라도 적절한 치료만 받으면 대부분이 생존한다. 즉, 뇌, 심장과 같은 필수 장기의 탄도 손상은 예후가 나쁘다.

조직 손상량이 총알의 감속과 관련되므로 고밀도 조직일수록 감속이 심하고 따라서 조직 손상도 심해진다. 폐와 같이 공기로 채워진 장기는 감속이 거의 이루어지지 않아 손상이 적지만 조밀한 간조직은 감속이 심해

조직 손상이 폐에 비해 심하다. 또한 간이나 다른 캡슐로 둘러싸인 조직은 캡슐의 탄성이 떨어져 자체 조직 손상은 더 심해지고 대신 탄환에서 떨어진 조직의 손상은 덜하다.

뼈에 맞았을 경우 뼈를 조각내면서 순간적으로 에너지를 방출하여 심한 복합분쇄골절을 야기한다. 또한 에너지를 전달받은 뼈조각들이 이차적인 탄환으로 작용하여 추가적인 조직손상을 야기한다.

탄환의 특성

탄환은 조직 손상이나 피해를 증가시키기 위해 제작되거나 계량된다. 군용탄환은 납으로 된 중심부를 금속 케이스가 둘러싸게 제작되어 있어 조각이 나지 않도록 제작되었으나 몇몇 다른 탄환들은 충격 시 조각이 나서 에너지 전달을 증가시키도록 제작하기도 한다.

탄환의 공기역학

탄환은 공기 중에서 수직으로 날아가지 않고 일련의 움직임을 보이는데 가장 중요한 것이 'yaw' 이다. 'Yaw' 는 탄환이 장축에 대해 진동하는 것이다. 목표물에 충돌 시의 위치에 따라 조직을 앞으로 파고 들 수도 있고 측면으로 들어가 통과 단면적과 충돌 시의 에너지 소실을 증가시킬 수도 있다. 탄환이 조직으로 들어온 후에는 고밀도 조직을 지나면서 완전히 불안정해져서 'yaw' 는 장축을 따라 360도 회전하는 텀블링(tumbling)으로 변한다. 텀블링으로 인해 탄환이 조각이 날 수도 있고 조직 손상이 심해진다. 또한 이로 인해 사입구보다 사출구의 상처가 더 커진다.

총기의 종류

권총(Handguns)

피스톨(pistol)이라고도 하며 근접 전투용, 호신용 총기로서 한 손으로 조작할 수 있는 총기이다. 9mm 구경의 1,000 ft/sec 총구 속도를 가진 권총이 가장 흔하게 사용된다. 저에너지 총기이므로 일시적인 작은 공동만을 형성하여 총알이 지나간 자리만 손상시킨다. 단, 매그넘 권총의 경우에는 속도와 가용에너지를 증가시키기 위한 화약이 추가되어 0.44 매그넘 총구의 가용 에너지가 AK47 전투 소총의 3/4에 이른다.

엽총(Shotguns)

발사기전에 따라 화약의 폭발에 의해 생기는 가스의 압력으로 탄환을 발사하는 장약총과 압축가스를 사용하는 공기총으로 나눌 수 있다. 장약총은 다시 산탄을 발사하여 조류나 소 · 중형의 짐승을 목적으로 하는 산탄총과 단일 탄환을 발사하여 멀리 있는 짐승과 중 · 대형 짐승을 목적으로 하는 라이플총으로 구별된다.

엽총은 총구의 크기에 따라, 산탄총은 번경(番徑)으로, 라이플총은 총구의 내경(內徑)을 mm로 표시한다. 산탄총은 12번이 표준이고, 라이플총은 300구경(약 7.62mm)이 가장 많이 보급되어 있다. 산탄총 1번이란 1 파운드인 납의 구체(球體)가 겨우 통과할 만큼의 크기를 가진 구경을 말한다. 따라서 12번은 1/12 파운드의 구체가 통과하는 구경을 뜻한다.

최근의 엽총은 단일 탄환을 사용하는 것보다 여러 개의 작은 탄환(pellets) 을 가진 카트리지(cartridge)를 발사하는 형태이다. 작은 총탄의 크기는 1mm 에서 10mm 까지 다양하다. 발사되면 원추형으로 분산되며, 분산 정도와 속도는 산탄의 크기와 수, 총구의 직경과 비례한다. 공기역학에 따라 각각의 산탄의 속도는 목표거리가 짧은 수록 빠르며, 원뿔모양 분산으로 인해 목표물이 멀어질수록 목표물에 도달하는 탄환수가 감소한다. 따라서 엽총은 50m 이상 떨어진 거리에서는 효용성이 떨어진다. 각각의 산탄은 저속력 탄환이지만 산탄총도 동일 총 중량의 단일 탄환만큼 심각한 손상을 유발할 수 있다. 다수의 산탄에 의한 복합 손상은 조직을 갈가리 자르고 심각한 파괴를 유발하여 가공할 만한 파괴력을 가질 수 있다. 총신의 길이가 짧아지면 산탄이 총구를 떠날 때의 속도와 에너지가 증가되며 목표물까지의 거리가 가까울 경우 손상력은 더욱 증가한다.

따라서 짧은 총신의 엽총과 파괴력이 높은 구경과 반경의 총탄은 국가에 따라 법적으로 사용이 금지되고 있다.

군용소총(Military assault rifles)

전세계적으로 가장 널리 사용되고 있는 것은 AK47이다. 군용 소총은 직경 7.62mm, 길이 3mm의 탄환을 사용하며 약 900m/s(2,952 ft/s)의 총구 속도를 가진다.

탄환의 에너지가 훨씬 커서 낮은 총구 속도의 무기류에 비하여 더 큰 공동을 형성하며 낮은 기압을 형성하여 상처를 오염시킨다. 총탄 통과로 주변과 떨어진 부위에 대한 손상도 크다. 공동 주변 조직의 가장자리를 'zone of extravasation(혈관밖유출 지대)' 라 하며, 출혈로 가득찬 부위로 추가적인 출혈의 가능성은 적으며, 근육의 경우 자극해도 수축하지 않는다. 이러한 조직은 남겨두어도 생존 가능성이 떨어지며 감염의 배지로 작용한다.

총상의 진단

모든 상처는 에너지가 조직에 전달되어 발생한다. 탄도 손상도 몇 가지 독특한 손상기전을 가지지만 다른 기전의 상처들과 동일하다

탄환에 충분한 힘이 있으면 몸을 관통하여 관통 총창이 되지만, 그렇지 못할 경우에는 총탄이 체내에 머물러 맹관 총창이 된다. 따라서, 전자에서는 사입구와 사출구가 있고, 후자에는 사입구만 있다. 산탄총이나 뼈 조각에 의한 이차파편으로 사출구가 여러 개 일수도 있다. 일반적으로 사입구는 작고 그 테두리가 깨끗하지만 사출구는 피부가 파열되어 구멍이 크므로 곧 구별된다. 가까이서 맞은 자는 사입구 부근에 화약에 의한 탄소가 부착되어 있는 것을 볼 수 있다. 또 사입구 안쪽에는 옷의 헝겊조각 등이 눌려져 있는 수도 있다. 하지만 여러 가지 인자들에 의해 이는 변할 수 있다. 특히 엽총에 의한 근거리 총상의 경우 사입구가 더 클 수 있다.

손상은 대체로 사입구와 사출구를 연결하는 길에 있는 장기 조직에 일어난다. 맹관 총창에서는 탄환이 체내에 머무는데, 통과한 조직장기를 손상시키는 것은 관통 총창과 같다.

총기 손상을 처치할 때의 첫번째 문제점은 이러한 형태의 손상에 대해 친숙하지 않다는 것이다. 또 한가지 주의할 점은 상처에 대해 추측하지 말아야 한다는 것이다. 사입구(총알이 들어간 부위)와 사출구(총알이 나간 부위)를 추측할 수 있는 절대적인 기준은 없다. 또한 이러한 구분이 임상적인 처치과정에 전혀 도움이 되지 않으므로 정확하지 않은 사입구와 사출구를 추측하기 위해 귀중한 시간을 낭비할 필요가 없다.

마지막으로 명심해야 할 것은 체강 내 모든 부위의 손상을 예측하고 배제해야 한다는 것이다. 외상만으로 정확한 체내의 통로를 예측하기 어렵다. 탄도의 통과로를 결정하는 주된 인자는 손상 시의 환자의 자세이다. 자세에 따라 엉덩이에 총을 맞은 환자가 골반강, 복부, 흉부, 경추까지 손상될 수 있다. 특정 부위의 손상이 배제될 때까지 신체의 모든 부위가 손상될 수 있다는 사실을 명심해야 한다.

목의 관통상의 경우 경추 손상의 가능성은 낮다. 흉부, 복부, 골반강 중 하나 이상이 손상되었다면 흉부, 복부, 골반 단순방사선을 반드시 시행해야 한다. 손상 부위의 방사선 촬영이 필요하지만 치명적인 손상에 대한 처치를 먼저 시행해야 한다. 골절의 경우 적절하게 고정하고 사지 손상의 경우 신경혈관상태를 검사하고 기록해야 한다.

총상의 처치

일차 조사와 소생술

초기 처치는 다른 손상과 유사하다. 일차조사와 함께 소생술을 시행하며 ABCDE 우선순위에 따라 치명적인 손상을 찾아내야 한다.

A-Airway

필요에 따라 단계적인 기도처치를 시행하며 고농도 산소를 투여한다. 대부분의 경우 전문기도처치는 수술 준비 단계에서만 필요하다.

B-Breathing

개방성 기흉의 경우 삼면폐쇄 드레싱을 시행하고 상처부위가 아닌 곳에 흉관을 삽입한다. 총상에 의한 기흉과 혈흉에 대한 처치는 다른 원인에 의한 손상과 동일하다.

C-Circulation

적절한 수액을 투여하고, 복부의 압통도 확인하며 복부 손상이 의심될 경우 FAST(focused abdominal sonography for trauma)를 초기 검사로 시행한다. 총상에서는 드물지만 대량 출혈 부위가 있다면 이에 대한 처치를 시행해야 한다. 단순 드레싱과 압박을 시행하며 이후에도 출혈이 지속될 경우 추가적인 처치를 고려해야 한다.

D-Disability

즉시 AVPU(alert, voice, pain, unresponsive) 평가를 시행하고 글라스고우 혼수척도를 이용한 의식수준 상태를 추가적으로 시행한다.

E-Exposure, Elimination, Environmental control

중증 손상을 놓치지 않기 위해 환자의 의복을 모두 제거하고 검사한다. 추가적인 손상을 놓치지 않기 위해서는 노출 후 머리끝에서 발끝까지 검토한다. 등, 엉덩이, 항문주위, 두피 부위도 누락시키지 않고 확인하며 모든 상처부위는 기록하고 가능하다면 사진으로 남겨둔다.

이 단계를 시행할 때 몇 가지 주의할 사항이 있다. 뒤쪽의 상처를 확인할 때 반드시 경추를 보호해야 한다. 또한 대부분의 총상 환자는 경찰 조사가 필요하므로 의복을 제거할 때 조심스럽게 제거하며 총상 구멍 부위를 가위로 자르면 안 된다. 제거한 의복은 적절하게 보관하고 경찰이나 신분이 보증된 사람에게만 건네주어야 한다.

부가적인 초기 처치

의식이 명료하고 심한 통증을 호소하는 환자에게는 마약성 진통제를 투여하고 통증의 정도에 따라 증량한다. 대퇴골이 골절된 경우 대퇴신경 차단이 유용하다.

우선적으로 항생제를 투여해야 한다. 성인의 경우 benzyl penicillin(1.2g IV)과 flucloxacllin(1g IV)가 적당하다. 골절이 동반된 경우 포도구균에 유효한 항생제를 선택하고, 복부가 이환된 경우 metronidazole(500mg IV)를 추가한다.

파상풍에 대한 면역여부도 고려하여 고에너지 탄환의 경우 오염된 상처로 사조직을 많이 포함하고 있어 파상풍 변성독소(tetanus toxoid)를 투여하고, 흙이나 다른 물질로 심하게 오염된 경우 항파상풍 면역항체를 투여해야한다.

최종 처치

모든 총상은 수술적 탐색과 변연절제가 필요하다. 따라서 초기 평가와 처치 단계에서부터 외과의가 참여해야 한다.

상처의 변연절제와 절개는 감염원으로 작용할 수 있는 사조직과 오염된 조직의 제거를 포함한다. 제거 과정 중에 이물질도 확인하여 제거해야 한다. 저에너지 손상의 경우 공동과 'zone of extravasation' 이 적어 변연절제 영역이 넓지 않으며 특수한 경우나 숙련자의 경우 수술없이 상처를 관리할 수도 있다 .수술을 시행한 경우 감염의 위험이 높고 조직부종으로 인한 이차 손상의 가능성이 있어 지연성 봉합을 시행해야 한다. 사지의 총탄 손상의 경우 초기에 근막절개술이 필요한 경우도 있다.

총상 골절의 최종적인 처치는 손상부위에 따라 다양하고 복잡하여 전문가의 도움이 필요하다. 대부분의 경우 감염의 위험으로 인해 즉각적인 내고정보다는 외고정이나 석고붕대 고정을 선호한다. 외고정은 고도 분쇄 골절에서 뼈 길이나 형태 유지가 필요한 경우에 시행한다. 내고정은 초기 감염 위험이 감소한 후에 시행한다.

복부의 총상은 전통적으로 반드시 개복술을 시행하였으나 최근 몇몇 의료기관에서는 30% 정도의 환자에서 선택적으로 비수술적 처치를 통해 성공적으로 치료하고 있다. 하지만 경험이 풍부한 외과의가 충분히 있는 상황에서는 개복술이 안전하고 권고되는 치료이다.

요약

총상의 기전과 처치에 대해 숙지하고 있다면 드물고 낯선 손상의 처치과정에서 당황하지 않고 적절한 진단과 처치를 제공할 수 있을 것이다. 진단과 처치 과정에서 다시 한번 명심해야 할 것은 무기가 아니라 상처를 처치하는 것이며 상처의 특성을 추측하지 말고 모든 부위의 손상 가능성을 고려해야 한다는 것이다.

흉부의 손상은 다른 손상과 같이 처치하며 복부의 손상의 경우 개복술이 원칙이다. 상처는 일차봉합을 시행해서는 안되고 사조직과 오염된 조직은 반드시 제거해야 한다. 특히 고에너지 손상에서 이를 명심해야 한다.

골절은 즉시 고정시키고 이후에 적절한 수술을 시행한다. 초기에는 내고정을 선호하지 않는다.

다른 모든 외상과 동일하게 ABCDE의 평가와 안정화에 우선순위를 둔다.

CHAPTER 16 폭발손상(Blast injuries)

개요

폭발사고는 인적 재해의 일종으로 예고 없이 발생하며 다수의 환자가 동시에 발생할 수 있다는 특징을 가지고 있다. 폭발사고는 가스 폭발처럼 비의도적으로 발생하기도 하고 폭탄 테러처럼 의도적으로 발생하기도 한다. 과거의 전쟁들과 최근에 전 세계적으로 발생하는 폭탄테러로 인해 폭발손상에 대한 관심이 높아지고 있다. 발생 증가와 함께 폭발 손상의 기전과 손상에 대한 이해도 높아지고 있다. 다른 기전의 손상과 달리 폭발손상은 특유의 손상 기전을 가지며 유형에 따라 손상부위와 손상 정도가 차이가 있어 폭발의 기전과 손상의 발생기전, 그리고 이에 대한 처치과정을 숙지하는 것이 필요하다. 또한 다수의 환자가 동시에 발생하므로 재난의료에 대한 이해도 필요하다.

폭발의 기전

폭발의 물리

폭발은 고체나 액체 폭발물이 급속하게 기체로 화학적 변환을 보이며 에너지를 방출하는 과정으로 단위시간 당 엄청난 에너지가 발생한다. 섬광분(Flash powder), 화약(gun powder)같은 저성능 폭발물(low explosives)은 폭발(detonation) 작용이라기보다는 연소과정에 가까운 폭연(deflagration) 작용에 의해 에너지를 서서히 방출한다. 이와는 대조적으로 고성능 폭발물의 경우 보다 빠른 속도로 같은 공간에서 에너지 전환이 발생하기 때문에 훨씬 높은 압력이 발생하게 된다. 고압 가스는 빠르게 팽창하여 주변 매질(공기, 물)을 압박하고 초당 1,500~9,000미터의 속도로 비선형의 폭발파가 전파되며 압력을 형성한다. 고성능 폭발물에는 TNT, Gelignite, Semtex 등이 있다.

폭발손상의 중증도는 최고 초과압력(peak overpressure)과 양압기(positive phase impulse)에 의해 결정되며 이는 다음의 3가지 인자에 의해 영향을 받는다.

- Explosive charge의 크기 : 전하가 클수록 최고 초과압력이 커지고 지속시간이 길어진다.
- 폭발 거리 : Peak overpressure는 거리 세제곱에 반비례한다. 근처에 사람이나 벽 같은 반사면이나 흡수면이 있는 경우 최고압이 변할 수 있다.
- 주변 매질(물, 공기) : 물은 공기보다 밀도가 높기 때문에 충격파가 수중에서 더 멀리 전파되며, 양압기가 오래 지속된다.

고체면에 반사될 경우 폭발파장의 압력은 여러 배로 증가되며 복잡한 패턴의 초과압력이 형성된다. 따라서 벽과 폭발물 사이에 있었거나 코너에 위치한 피해자의 경우 훨씬 심각한 손상이 발생한다. 이스라엘의 최근 연구는 개방된 공간에서의 사망률은 8 %, 폐쇄공간에서는 49 %로 보고하였다. 폐쇄공간에서 일차 폭발손상은 개방공간에서의 배가 된다. 방탄복은 관통상을 방어할 수는 있지만 흉부에 주변 벽처럼 작용하여 폭발반응을 증대시킬 수도 있다.

테러에 흔히 사용되는 장치

최근 테러리스트와 폭도들은 독특한 장비를 개발하고 폭발력을 증가시키기 위한 다양한 전달매체를 이용한다. 폭발강화무기(Enhanced Blast weapon, EBW)와 Improvised explosive devices(IED)가 흔히 사용되는 장치이다. EBW는 초기에는 군용무기였으나 보스니아와 아프가니스탄에서 사용되었으며 최근에는 이라크에서 사용되고 있다. EBW는 blast overpressure를 이용하며 2차, 3차 효과를 통해 사상자를 발생시킨다. 진공상태를 유발하여 질식시키기도 하며, 심한 발열과 독성물질을 발생시키기도 한다. 하지만 최근에 가장 흔하게 사용되는 무기는 IED이다. IED는 거의 모든 형태의 물질과 촉매제로 만들 수 있다. 폭발력만 가지거나 다른 독성물질과 결합시켜 사용하여 사망과 손상을 유발하도록 디자인된 사제(homemade) 장비이다. IED는 다양한 크기, 작동법, 용기, 전달법으로 제조할 수 있고, 상업적 또는 군용 폭발물, 사제 폭발물로 이용할 수 있다. 게다가 원격조정이 가능하기 때문에 테러리스트가 선호하며 이라크에서 미군 사상자의 60% 이상이 IED 때문이며 향후에도 4세대 무기가 될 것으로 예견된다.

인체 손상 기전

폭발파는 인체를 통과하며 다양한 기전으로 손상을 유발한다. 분자수준에서는 압력파가 통과하면서 고밀도 매질이 저밀도 매질로 부딪치며 스폴링(spalling, 표면균열이나 개재물이 있는 곳에 하중이 가해져서 표면이 서서히 박리되는 현상)이 생긴다. 예를 들어 수중 폭발 시 공기 중으로 물이 흩어지듯이 폐의 액체입자가 폐포 내로 흩어진다. 귀와 굴(sinus)처럼 가스주머니를 포함한 장기를 통과하는 폭발파는 공기 주머니를 내파(implosion)시키고 충격파가 통과한 후에는 반동성 재팽창이 발생한다. 공기는 충격파가 통과할 때 쉽게 압박되지만 액체를 포함한 조직은 그렇지 않기 때문에 공기-액체 계면에서는 압력차가 발생하고 조직의 파열과 균열이 발생한다. 최종적으로 피해자는 폭발 에너지에 의한 관성으로 고정된 물체에 부딪히며 손상을 입게 된다.

손상의 유형 및 분류

폭발에 의한 손상은 1차, 2차, 3차, 4차, 5차 손상으로 분류할 수 있다. 각 손상의 종류와 손상부위를 명확하게 이해해야 폭발사고 시 효율적으로 대처할 수 있다.

1) 일차 폭발 손상(Primary blast injury, PBI)

공기-인체 경계면에 폭발파가 작용하여 발생하는 손상으로 위장관, 청각계와 같은 공기로 찬 장기에 손상을 유발하는 압력손상이다. 비청각계 PBI는 생존자가 비교적 폭발지점에 가까이 위치한 경우나 폭발의 강도가 커서 충격파가 공기 중으로 빠르게 소실된 경우 발생할 수 있다. 일차손상은 고성능 폭탄에 의해 신체에 과도한 압력이 가해질 경우 발생한다.

가장 흔한 손상은 아니지만, 증상이 경미하거나 뒤늦게 발현하기도 하므로 다수의 환자가 발생한 상황에서는 간과되기 쉬워 정확한 발생률은 알려져 있지 않다. PBI 환자는 전혀 외상과 손상의 외적 징후가 없을 수 있다. 불필요한 이환율과 사망률을 예방하기 위해 모든 폭발 사고피해자에서 PBI를 고려해야 한다. 폐쇄공간에서 PBI가 더 심하다.

표 16-1은 가스 함유 장기와 다른 민감한 장기의 폭발관련 손상을 개략적으로 보여준다.

표 16-1 | 폭발관련 손상의 개요

청각계	고막천공, 소골 파괴, 와우 손상
안구, 안와, 안면	안구 천공, 이물, 공기 색전, 골절
호흡계	Blast lung, 혈흉, 기흉, 폐좌상, 폐출혈, 동정맥루(공기 색전의 근원), 기도상피 손상, 흡인폐렴, 패혈증
소화기계	장천공, 출혈, 간과 비장의 파열, 패혈증, 창자간막허혈
순환기	심좌상, 심근경색, 쇼크, 혈관미주신경 저혈압, 말초혈관손상, 공기색전 관련 손상
중추신경계	뇌진탕, 개방성과 폐쇄성 뇌손상, 뇌졸중, 척수손상, 공기색전관련 손상
신	신좌상, 타박상, 횡문근융해로 인한 급성 신부전, 저혈압, 저혈량증
사지	외상성 절단, 골절, 압좌손상, 구획증후군, 화상, 절단, 열상, 급성동맥폐쇄, 공기색전관련 손상

2) 이차 폭발 손상(Secondary BI, SBI)

폭박물의 일차적인 조각과 주변 환경에서 이차적으로 발생한 조각들에 의해 발생하는 손상으로 신체의 모든 부분이 손상될 수 있다. 건물 붕괴를 제외하고 폭발사고 사상자의 대부분은 SBI때문에 발생한다. 테러리스트는 의도적으로 나사못이나 작은 금속물질을 폭발물 주변에 쌓아두어 SBI를 증가시킨다. 유산탄 손상은 폭발손상의 20~40%를 차지하며 폐쇄공간에서 발생률이 증가한다. 산탄의 속도가 초속 15미터(50피트)를 넘을 경우 피부 열상이 발생하고, 122 미터(400 피트)를 넘으면 관통상과 심각한 조직 손상이 발생한다.

3) 삼차 폭발손상(Tertiary BI)

피해자가 폭발의 여파로 날아가거나(신체 전위) 건축물에 깔려 발생한다. 단단한 면이나 바닥에 부딪히며 신체의 모든 부위가 손상될 수 있지만, 두개골 골절, 두부 손상, 장골 골절이 흔히 발생한다. 건축물 붕괴로 인한 삼차 손상은 압좌손상과 포착(entrapment)의 경우 높은 사망률을 보인다. 포착 시간이 24시간을 경과할 경우 생존하여 병원에 도착하더라도 사망률이 배가된다.

4) 사차 폭발손상(Quaternary BI)

기저질환의 악화, 화상관련 손상, 중독증후군(toxidrome)으로 인한 손상이다. 모든 환경오염은 4차 손상으로 분류된다.

5) 오차 손상(Quinary BI)

핵물질과 생화학 물질 등 조직오염과 전신질환을 유발하기 위한 첨가물에 의한 손상을 모두 포함한다.

표 16-2 | 폭발손상의 분류

일차 손상 : 폭발파와 인체의 상호작용에 의한 손상	
Blast lung(호흡기 압력손상) 고막 천공과 중이 손상 복부 출혈과 천공 안구 파열 뇌진탕(두부의 물리적 손상의 징후없이 발생하는 외상성 뇌손상)	
이차 손상 : 폭발물 조각과 주변 구조물 조각들에 의한 손상	
탄도 관통 둔상 안구 관통(잠재 손상 가능)	
삼차 손상 : 폭발의 영향으로 신체가 전위되거나 건축물 붕괴로 인해 발생하는 손상	
신체전위	**건물 붕괴**
골절과 외상성 절단 흉부와 복부의 둔상 관통 개방성/폐쇄성 뇌손상	압좌손상 구획증후군
사차 손상 : 정신적 손상, 화상, 기저 질환의 악화, 중독증후군, 환경오염	
화상(화염, 부분 또는 전층화상) 흡입화상 천식, 만성폐쇄성폐질환, 분진, 연기, 독성 증기에 의한 기타 호흡기 문제 협심증 고혈당증, 고혈압	
오차 손상 : 조직오염과 전신 질환을 유발하기 위한 첨가물에 의한 손상	
방사능 손상 등	

현장 처치

주의점

폭발사고의 사상자를 처치하는 과정에서 몇 가지 명심해야 할 사항들이 있다. 첫 번째는 다수의 환자들이 동시에 발생하는 경우가 많아 재난상황에 준하여 환자를 분류하고 우선순위를 정하여 적절한 의료기관으로 배분하는 것이 필요하다. "가능한 다수의 사람에게 최선의 처치"를 제공해야 한다.

두 번째는 의료 행위와 자신의 안녕의 문제 사이의 균형을 유지해야 한다. 이차 폭발의 가능성을 염두에 두고 현재는 명확하지 않지만 발생 가능한 생화학 무기, 건축물의 붕괴 가능성을 고려하고 현장을 평가해야 한다. 911 테러의 경우에서도 대부분의 사망자는 건물이 붕괴되면서 매몰된 구조인력들이었다.

마지막으로 병원 전 외상처치와 병원단계의 중환자처치로 조기 진행해야 생존율을 증가시킬 수 있다.

현장 응급 처치(Immediate Treatment)

다양한 형태의 손상과 접하게 되지만 대부분의 손상은 익숙한 관통상, 둔상, 열 손상이고, 의료팀에게 전문외상처치술이나 전문화상처치술을 교육하여 환자들에게 체계적으로 접근할 수 있도록 해야 한다. 중증 외상환자의 경우 신속한 판단과 동시에 처치가 이루어져야 하며 첫 단계로 ABCDE system을 이용해 신속하게 일차조사를 시행한다.

A-Airway

기도가 손상될 경우 빠르게 사망할 수 있어 기도에 대한 평가와 처치가 첫 번째로 이루어져야 한다. 환자가 말을 할 수 있으면 기도개방성은 유지되며 호흡음이 시끄러우면 부분적인 폐쇄가 있는 것이다. 초기 처치로 Chin-lift, Jaw-thrust maneuver나 경구/경비기도 삽입, 이물제거 등을 시행해야 한다. 환자가 기도를 방어할 수 없거나 호흡곤란이 심한 경우에는 전문기도처치가 필요하다. 기도확보와 경추보호가 동시에 시행되어야 하지만 건물 붕괴의 위험이 있을 경우 경추보호 보다 신속한 대피가 중요하다.

B-Breathing

기도 개방이 적절한 환기를 보장하지는 않는다. 호흡음과 흉벽운동을 평가하고 산소를 투여한다. 손상환자는 기도 유지와 무관하게 심각한 폐 손상을 입었을 수 있다. 산탄에 의한 긴장기흉, 둔상에 의한 폐좌상과 동요흉, 압력손상과 공기색전증후군 등이 그 예이다. 호흡음이 비대칭적일 경우 종격동 편위를 시사하는 기관편위 유무를 확인하여 긴장기흉과 대량혈흉의 가능성을 생각해야 하고, 즉시 바늘감압술이나 흉관삽입을 시행한다. 공기색전증후군의 위험이 있으므로 기도압은 최소화한다. 또한 Blast lung이 의심되는 경우에는 항공이송이나 전신마취 전에 예방적으로 흉관을 삽입한다.

C-Circulation

기도와 호흡이 확보되면 다음 단계는 효율적인 순환을 유지하는 것이다. 폭발 피해자에서 저혈압은 일차손상에 의한 출혈, 위장관 출혈, 고형장기 손상, 공기색전증, 미주신경반사에 의해 발생할 수 있다. 첫 단계는 외부 출혈병소를 지혈하는 것이다. 출혈점을 직접 압박하거나 압박드레싱을 하고 만약 지혈이 되지 않는다면 압박대나 지혈제 등을 고려해야 한다. 치명적인 출혈이 조절되면 활력징후와 관류상태를 평가하여 혈역학적 상태를 확인한다. 관류상태는 의식수준, 피부색과 체온, 말초맥박, 모세혈관 재관류 시간 등을 평가하여 확인한다. 긴장기흉이나 저산소혈증이 없는 상태에서의 쇼크는 출혈성 쇼크로 추측한다. 저혈량성 쇼크는 차고 축축한 피부, 창백, 약한 맥박을 보이며 현장에서는 외부출혈의 조절부터 시작해야 한다. 외부출혈이 조절된 상태에서 계속 쇼크 상태라면 정질액이나 교질액을 신속하게 투여하고 혈역학적 상태가 빠르게 호전되지 않는다면 농축적혈구의 신속한 수혈을 고려해야 한다.

D-Disability

초기 신경학적 상태 평가는 추가적인 처치와 예후 결정을 위해 필수적이며 수술이 필요한 심각한 두부 손상을 빠르게 평가할 수 있다. 동공크기와 반응, 사지의 운동기능, 글라스고우혼수척도를 이용한 의식수준은 상태를 신속하게 결정할 수 있다.

E-Exposure, Elimination ,Environmental control

중증 손상을 놓치지 않기 위해 환자의 의복을 모두 제거하고 검사한다. 마지막으로 소생술 동안 저체온증이 발생할 수 있기 때문에 따뜻한 수액 정주, 담요, 외부 환경의 차단 등을 가능한 빨리 시행한다.

일차조사 동안 모든 치명적인 손상을 찾아내고 치료한 후에 이차 조사를 시작한다. 이차조사는 머리끝에서 발끝까지 자세한 신체검사와 적절한 검사실 검사와 방사선검사의 시행, 위관, 요도관 삽입, 다른 적절한 치료를 시행하는 것이다. 대량환자가 발생한 경우에는 평상 시 수준의 외상 처치가 이루어지기 힘들며 자원이 필요한 만큼 확보될 때까지는 처치 수준을 일시적으로 낮춰야 한다.

회복단계 처치

대량 환자 발생 시 현장에서 대부분의 사상자가 후송되면 회복기가 시작된다. 남아있는 희생자들은 수색과 구조팀이 구출할 수 있고 실종된 사상자를 찾기 위해 현장을 재조사해야 한다.

마지막으로 회복노력에서 참여했던 반응자들에 대한 정신적인 상담이 필수적이다. 마지막으로 사고 후 관리에 대한 심도 깊은 분석을 반드시 시행한다.

특정 손상의 진단과 처치

일반적인 둔상과 관통상 외에 폭발손상, 화상, 압좌 손상 등 다양한 임상분야의 손상이 발생한다. 신체조직이 손상된 기전에 따라 특정손상을 진단하고 치료하기 위한 접근법이 필요하다. 치명적 손상을 입은 대부분의 환자가 즉시 사망하지만, 주로 2차 3차 손상 환자 중 10~15 %의 사상자는 적절한 처치로 생존할 수 있다.

폐 폭발손상과 동맥 공기색전

폐 폭발손상(Pulmonary blast injury)

호흡계의 손상이며 "blast lung" 이라고도 불린다. 큰 압력차가 발생하면 섬세한 폐포벽이 찢어지고 폐포-모세혈관 경계면이 파괴되어 다초점성(multifocal) 출혈, 혈흉, 기흉, 외상성 기정, 폐포-정맥루가 발생한다. 기도와 늑강 사이가 교통되면 기흉이 형성되고 급속도로 호흡부전이 발생할 수 있다. 폐의 일차 폭발손상의 증상과 징후는 호흡곤란, 빈호흡, 흉곽팽창 장애, 객혈, 호흡음감소, 천명음이 발생할 수 있다. 폐포-정맥루가 생기면 공기색전증이 발생할 수 있다. 공기색전증이 발생하면 급성신경학적 장애를 동반한 뇌졸중의 증상과 징후가 가장 흔하게 나타나며 공기방울이 관상동맥을 막으면 급성관상동맥증후군의 증상과 징후가 나타난다. 입자에 의한 자극, 기저 심폐질환의 악화도 비슷한 증상을 나타내지만 폭발 후의 호흡곤란은 폭발손상을 제일 먼저 고려해야하고 폭발손상에 준해서 치료해야 한다. 흉부방사선 사진에서 폐문을 중심으로 한 침윤소견, 특징적인 "Butterfly" 형태가 보일 수 있다.

폐 폭발손상의 치료는 압력손상의 효과를 교정하고 가스교환을 보조하는 것이 주된 치료이다. 수분에서 수시간 이내에 급성호흡부전이 발생할 수 있다. 폭발 직후 심한 호흡곤란이나 대량객혈을 보일 경우 생존 가능성이 감소하며 definite airway를 확보해야 한다. 경증에서 중등도의 호흡곤란이 있는 경우 단순 경구와 경비기도 삽입으로 충분하다. 안면마스크나 비재호흡성 마스크로 산소화를 보조해야 한다. 모든 비대칭적인 호흡음을 가진 사상자는 기흉의 가능성이 있으므로 바늘흉관 삽관술이나 흉관삽입술을 시행하여 감압한다. 폐 폭발손상의 가능성이 있는 환자에서 기관삽관을 시행한 경우에는 과호흡을 피하고 가능한한 낮은 기도압을 유지한다. 양압환기는 긴장성 기흉을 유발하거나 악화시킬 수 있고, 동맥 공기색전증후군을 유발할 수 있다. 양압환기 전에 예방적 양측성 흉관삽입을 권하는 사람도 있다. 기계적 환기가 필요한 경우 기도압을 35mmHg 이하로 유지하면서 산소화를 촉진하기 위하여 압력조절환기와 허용고탄산혈증을 이용한다. 치료불응성 저산소혈증이 지속될 경우 급성호흡곤란 증후군에서 사용되는 환기법들-압력조절역비환기(pressure-controlled inverse ratio ventilation), 분리폐환기(independent lung ventilation), 고빈도제트환기(high frequency jet ventilation)-와 마지막으로 체외막산소공급(ECMO)를 사용한다. 양압환기를 시작한 후에 환자 상태가 악화되면 동맥공기색전 때문인 경우가 흔하다.

동맥 공기색전(Arterial Gas Embolism, AGE)

폐 일차 폭발손상의 무서운 합병증으로 폭발 후 1시간 내 사망의 가장 흔한 원인으로 여겨진다. 공기 색전은 폐혈관과 기관지 가지 사이의 파괴로 형성된 직접적인 통로에서 발생한다. 정맥압이 낮거나(저혈량증) 기도압이 높아져(양압환기, 긴장기흉 등) 압력차이가 발생하면 공기가 폐정맥계로 들어간다. 중요한 것은 폐 일차압력손상의 임상적 증거가 있는 경우에만 발생한다는 사실이다. AGE는 기관삽관과 양압환기 직후에 급속하게 악화되는 양상을 보이며 소생술에도 잘 반응하지 않는다. 모든 혈관이 공기방울에 의해 폐쇄될 수 있고 관상동맥과 뇌순환의 폐쇄가 가장 위험하다. 2mm의 공기방울만 뇌순환에 주입해도 치명적이다. 각막혈관 폐쇄에 의한 실명, 대뇌혈관폐쇄에 의한 국소신경학적 징후와 의식변화, 관상동맥폐쇄에 의한 허혈성 흉통 등 색전폐쇄의 위치에 따라 증상과 징후가 나타난다. 피부에 공기색전이 생기면 피부가 붉은색을 띤 푸른 얼룩덜룩한 변색-대리석피부(Cutis mamorata)가 생긴다. 혀가 창백해지기도 한다.

치료는 산소를 투여하는 것으로 시작된다. 산소를 투여하면 가스교환도 호전되고 동맥공기방울의 흡수도 촉진시킨다. 치료의 일차목표는 추가적인 동맥공기색전의 위험을 낮추기 위하여 기도압을 혈관압력보다 낮게 유지하는 것이다. 기계환기 중인 환자에서는 산소화와 환기를 유지하는 최소 기도압을 유지해야 한다. AMBU를 과도하게 짜도 안 된다. 손상된 폐를 알아낼 수 있다면 폐포압이 혈관압보다 낮아지도록 좌심방에 아래쪽

자세를 취한다. 편측 손상이 있다면 건측 폐로 삽관을 시행하여 선택적 환기만을 시행한다. 우측 주기관지 삽관은 정상 삽관상태에서 튜브를 말단부로 밀어 넣기만 하면 99%에서 성공한다. 좌측 주기관지 삽관은 환자의 머리를 우측으로 90도 돌린 상태에서 튜브를 180도 회전시켜 밀어넣으면 92%에서 성공한다. 경추 손상이 의심되면 삽관된 튜브를 90도 반시계 방향으로 돌려 전진시킨다. 폐 격리와 소생술이 성공적이지 않으면 즉시 개흉술을 시행하여 폐문을 클램핑한다. 최종적 치료는 고압산소치료이다. 비응급수술은 연기해야 하고 즉시 수술이 필요한 경우 국소마취나 부위마취가 선호된다.

압좌손상과 구획증후군

압좌손상

폭발 후 건축물이 붕괴되어 피해자가 조각들 아래에 끼일 경우 흔하다. 많은 골격근이 20분 이상 지속적으로 압력을 받을 경우 관류 장애가 발생하여 조직 허혈과 횡문근융해가 발생한다. 세포막이 손상되면 나트륨, 칼슘이 상승하고 수분이 세포내로 이동하며 칼륨, 인산, 젖산, 미오글로빈, 트롬보플라스틴과 크레아티닌활성효소(CK)가 세포 외로 나와 전신순환계에서 독성을 보인다. 얄궂게도 외력이 제거될 때까지는 이러한 독소들이 전신순환으로 들어가는 것을 방해한다.

압좌증후군은 재관류 손상과 외상성 횡문근융해의 전신적인 임상증상이다. 매몰된 피해자가 구조되면 손상된 조직으로 혈류가 재개되면서 독소가 배출되고 다양한 대사장애가 나타나는 것이 특징이다. 압좌증후군은 1) 근육 덩어리의 이환(involvement) 2) 국소 관류장애 3) 지속적인 압박으로 이루어진다. 심한 고칼륨혈증은 대량의 근육이 파괴될 경우 발생하며 부정맥과 심정지가 발생할 수 있다. 저칼슘혈증은 융해된 근육에서 다량의 인산이 분비되며 유발될 수 있는 다른 조기 합병증이다. 대량의 나트륨과 수분이 손상된 근육조직으로 이동하여 third spacing이 발생한다. 이러한 상대적인 저혈량상태는 고칼륨혈증, 저칼슘혈증에 의한 수축억제작용과 결합하여 심각한 쇼크를 유발할 수 있다.

급성신부전과 파종혈관내응고는 압좌손상의 후기 합병증으로 높은 사망률, 이환율과 상관관계에 있다. 압좌손상 후 소생술이 지연될 경우 신부전이 발생할 위험이 높다. 급성 신부전은 복합적인 인자-체액결핍, 대사성산증, 신혈관수축, 신독소 분비, 말초세뇨관에 침착된 미오글로빈에 의해 발생한다. 손상조직에서 분비된 트롬보플라스틴은 응고장애와 파종혈관내응고를 유발한다. 미오글로빈혈증이 심하면 혈장을 분홍색으로 물들이고 소변은 갈색으로 나온다. 심전도는 고칼륨혈증 소견을 보일 수 있다.

압좌손상은 조기에 적극적으로 치료하는 것이 가장 효과적이다. 즉시 혈량을 증가시키고 주요 대사장애를 진단하고 치료하며 횡문근융해로 인한 급성신부전을 예방하고 신부전이 발생한 경우 적절하게 치료한다. 수액처치는 논란이 있으나 수액을 정주할 수 있는 사지가 노출되는 대로 생리식염수 정주를 시작하고 가능하면 완전히 구출하기 전에 시작해야 한다. 수액처치를 시작하기 전에는 완전히 구출하지 말 것을 권하는 사람도 있다. 수액처치를 결정하기 위해 혈압, 중심정맥압, 뇨량을 감시해야한다. 생리식염수가 최선의 정질액이며 링거액은 칼륨이 함유되어 있어 사용하면 안 된다. 주입속도는 시간 당 1~1.5 리터이고 미오글로빈뇨증이 멈출 때까지 시간당 뇨량을 200~300cc로 유지해야한다. 적극적인 수액투여는 미오글로빈과 요산처럼 신장에 침착되는 다양한 물질을 희석한다. 다량의 수액이 필요하지만 재난 시에는 환자에 대한 긴밀한 감시가 불가능하므로 더 적은량을 신중하게 투여해야 한다. 미오글로빈의 침착과 고칼륨혈증의 위험을 낮추기 위해 중탄산염의 투여를 주장하는 사람도 있다. 하지만 저칼슘혈증을 악화시킬 수 있고 칼슘인산염이 다양한 조직에 축적될 수도 있으며 전향적인 연구의 결과가 없다. 만니톨의 투여도 논란이 있다.

고칼륨혈증의 치료는 심독성의 징후(높고 뾰족한 T파, QRS 확장>0.12초)가 보이면 시작해야 한다. 인슐린과 포도당(50% dextrose 50cc + RI 10unit), 베타2 길항제 흡입은 세포외 칼륨을 일시적으로 세포내로 이동시킨다. 칼륨교환수지(kayexelate 30~60g 경구/직장 투여)는 칼륨의 장내 제거를 촉진하지만 작용시간이 느리다. 칼슘정주는 근괴사로 인한 고인산혈증이 있을 경우 비효율적이며 칼슘인산염이 형성되어 전이성 석회화를 형성한다. 따라서 중증 고칼륨혈증이나 증상이 있는 저칼슘혈증(강직, 경련) 시에만 투여해야 한다. 고칼륨혈증이나 산증, 급성신부전이 지속될 경우 응급투석이 필요하다. 투석기계와 전력이 부족한 경우 복막투석과 지속적동정맥혈액투석(CAVH) 모두 효과적이다.

구획증후군

구획증후군도 압좌손상의 합병증이다. 근육 구획을 싸는 섬유성집(sheath) 내부 조직에 부종이 발생하면 구획압이 증가하면서 내부의 신경과 근육에 추가적인 손상이 발생한다. 초기에는 증상이 명확하지 않고 정상처럼 보인다. 구획증후군의 초기 증상은 사지의 수동적인 운동에 의해 유발되는 심한 통증이다. 상처 가장자리의 발적과 인접 피부에 수포가 나타날 수 있고 진행되면 혈압이 떨어지거나 쇼크 증상이 나타난다. 심한 압통, 멍, 부종이 생기고 척수손상 증상처럼 감각저하와 이완마비가 나타나지만 괄약근 긴장은 정상이다. 말초맥박은 있을 수도 있고 없을 수도 있다. 현장 근막절개술은 논란의 여지가 있으며 출혈과 감염의 위험이 잠재적 이득에 맞서고 있다.

외상질식(Traumatic asphyxia)

외상질식은 지진과 같은 자연재난 후에 더 흔하지만 건물붕괴나 군중이 갑자기 몰릴 경우(crowd surge) 발생하는 둔상의 흔한 형태이다. 외상질식은 무거운 물체가 흉곽을 압박하여 흉곽으로 가는 혈류를 차단하고 호흡을 방해하여 발생한다. 흉곽과 상대정맥에 과도한 압력이 가해지면 판막이 없으므로 우심장에서 두경부의 큰 혈관으로 혈류가 역행한다. 소아는 흉곽이 더 유연하여 상대적으로 외상질식이 더 많이 발생한다. 초기 충격에서 생존한 환자들의 예후는 비교적 양호하며 자연관해 된다. 증상과 징후는 호흡곤란, 흉부 출혈반(ecchymoses), 안면부종과 청색증, 결막하/각막 출혈, 두경부와 흉부의 점상출혈이 나타난다. 대뇌허혈로 의식변화, 경련, 혼수가 발생하기도 한다. 이환과 사망은 장시간의 호흡장애와 무산소뇌손상 때문에 발생한다.

압력을 빨리 제거하는 것이 생존을 결정하는 가장 중요한 인자이다. 사망은 대개 호흡부전으로 인해 발생하며 이환은 신경학적 손상 때문에 발생한다. 따라서 호흡과 신경계 보조가 주된 치료이다. 기도확보와 환기보조가 최선이며, 폐좌상, 흉곽손상, 기흉, 급성호흡곤란증후군의 발생과 같은 동반손상을 예측하고 적절하게 치료해야 한다. 흉부단순방사선이나 전산화단층촬영으로 손상의 윤곽을 확인할 수 있다. 뇌출혈은 정맥동이 충격을 흡수하므로 드물지만 신경학적 증상이 있는 환자는 반드시 두부전산환단층촬영을 시행한다. 신경학적 증상은 대부분 24~48시간 이내에 특징적으로 호전되고 장기후유증은 드물다.

탄도에 의한 둔상(Blunt ballistic injury)

폭동 후에 흔하며 고무탄환, bean shotgun shell, 방탄복에 박힌 일반 탄환에 의해 발생한다. 고무탄환은 군중해산과 "치명적이지 않은 경찰력"을 위해 전세계적 경찰에서 사용된다. Beanbag shotgun shell은 탄알로 가득찬 나일론백으로 일반적인 산탄총(샷건)에서 발사된다. 치명적이지 않은 것으로 분류되지만 두 가지 모두 심각한 손상을 유발할 수 있다. 방탄복은 권총과 같은 낮은 속도 탄도의 관통을 막아주지만 충격에너지가 내부로 전달되어 심각한 손상을 유발할 수 있다. 피부가 정상으로 보이더라도 그 내부의 심장, 간, 비장, 폐, 척수가 손상될 수 있다. 발적, 출혈반, 압통이 보이고, 피하기종, 염발음, 골격 연속성 소실 등이 나타난다.

비관통성 탄도손상 환자는 자세히 관찰해야 하며 특히 복부손상이 있는 경우 주의한다. 단순방사선 검사는 남아있는 이물이나 골절을 진단할 수 있고, 연속 복부검사와 전산화단층촬영은 지연성으로 발현할 수 있는 내부장기의 손상을 찾아낸다.

관통상

폭동, 전쟁, 학교와 직장에서의 총격사고, 폭발 후에 다수의 관통상 환자가 발생한다. 미사일이 조직을 통과하며 운동에너지를 발산하며 손상이 발생한다. 조직의 생물학적 특성과 발사체(projectile)의 물리적 특성에 따라 손상이 결정된다. 발사체의 크기, 모양, 속도, 변형되거나 회전되는 성향이 중요하다. 상처의 정도는 운동에너지의 양과 상관이 있다. 에너지가 방출되면 조직 견인과 공동화가 발생하고 손상은 조직밀도와 탄력성에 따라 결정된다. 결국은 발사체와 조직의 상호작용에 의하여 위해 에저지의 양이 결정되고 임상적 손상이 결정된다.

날카로운 물체가 조직을 누르는 힘이 작용하면 찔린 상처와 꿰뚫는 상처가 생긴다. 임상적 손상은 크기, 모양, 관통 깊이, 무기가 신체에 부딪히는 속도, 신체 부위에 따라 달라진다.

현장에서 연부조직 관통상은 지혈과 오염을 막기 위한 드레싱 외의 처치가 거의 필요 없다. 불필요한 지혈대의 사용을 피해야 하지만 심각한 출혈이 있을 경우에는 사용해야 한다. 박힌 물체는 제거하지 말고 손이나 부피가 큰 드레싱으로 고정한다. 병원에서 치료는 상처의 종류와 위치, 조직 파괴량, 혈역학적 상태에 따라 결정한다. 미사일 통과 경로는 사입부와 사출부, 체내에 사출물의 위치로 추정한다. 신체검진과 방사선검사 후 얻은 객관적 자료는 손상된 구조를 추측하고 치료를 결정하는데 필요한 정보를 제공한다. 혈역학적으로 불안정한 모든 흉복부 관통상은 응급수술이 필요하다.

탄도관통상은 일반적으로 특히 이차폭발손상 때문에 매우 오염되어 있다. 적절한 죽은 조직제거술이 반드시 필요하며 깊은 상처는 바로 봉합하지 않고 5일 후에 지연봉합 한다. 고속산탄에 의한 표재성 부위는 매우 양호해 보이지만 모든 흉복부의 관통상은 적절하게 탐색해야 한다. 파상풍 예방과 광범위 항생제를 투여해야 한다.

소화기계 폭발손상

공기를 함유한 복부 구조물은 폐와 같은 과압력 기전으로 손상되지만 치명적인 폐손상 증상으로 인해 간과되기 쉽다. 침수상태나 폐쇄공간에서는 폐손상보다 위장관 손상이 더 흔하다. 대장이 소장보다 공기가 더 많기 때문에 대장이 손상되는 경우가 더 많으며 부종부터 출혈, 천공까지 가능하다. 허혈과 전단(shear) 때문에 장벽이 약해지며 대개 대장 파열 초기에는 증상이 잠재되어 있고 뒤늦게 나타난다. 폭발에 의한 전단력 때문에 장간막이 찢어지기도 하지만 폭발 후의 비장관, 비고형 장기 손상은 대부분 일반적인 둔상과 관통상 기전으로 발생한다. 증상과 징후는 비특이적이며, 복통, 오심, 구토, 설사, 후증, 장음감소, 반발압통, 강직, 직장출혈이 나타난다.

청각 폭발손상(Auditory blast injury)

청각폭발손상은 위장관이나 폐보다 낮은 압력에서도 손상된다. 5 pressure square inch(psi)만 증가되어도 고막이 천공된다. 내이가 손상되면 폭발 직후의 순간에 무기력하게 만드는 청력소실이 발생할 수 있다. 현훈, 이명, 이통도 흔하다. 한때 고막천공이 위장관과 폐손상의 효율적인 지표로 생각되었으나 최근 이스라엘의 보고에 따르면 폐손상이 있는 18명의 환자에서 고막천공은 한명도 없었다. 하지만 고막파열이 있는 경우 흉부방사선을 시행하고 손상을 배제하기 전에 관찰해야 한다. 초기 치료로 이도를 문지르거나 세척하면 안된다. 이도가 부스러기로 가득찬 경우 항생제를 여러방울 떨어뜨린다. 고막면 1/3 이하의 천공은 대부분 저절로 치유된다. 큰 천공이 있거나 이소골이 파괴된 경우에는 추가적인 처치를 이비인후과 전문의에게 의뢰한다.

안 손상(Ocular injuries)

이차와 삼차폭발 손상에 가장 이환되기 쉬운 부위이며 28% 이상이 중증 손상을 가진다. 안구 통증과 작열감, 이물감, 시력변화, 안구주위 부종과 좌상 증상이 나타나고, 안검열상, 전방출혈, 각막염, 안과골절, 안구파열 손상이 발생한다. 안 손상의 10%에서 천공이 발생하나 초기에는 증상이 거의 없다가 수일에서 수개월 후에 발현하기도 한다. 관대한 안과적 선별검사가 추천된다.

섬광화상(Flash burn)

폭발 후 3,000도까지 발생하는 단시간의 고열로 인해 발생한다. 이차 화재-대개 폭발 가까이에 있었던 사람에서 발생-가 발생하지 않았다면 대부분 표재성이며 얼굴, 손처럼 노출된 부위에 국한된다. 옷에 불이 붙은 경우 심재성의 광범위한 화상이 생길 수도 있다. 화상은 많게는 31% 까지 보고된다. 다른 화상처럼 치료하면 된다. 오염과 체온소실을 막기 위해 깨끗하고 건조한 드레싱을 시행한다. 보정된 Brooke formula(2mL × 체중(kg) × 체표면화상 %)에 따라 시간당 뇨량을 30~50cc 이상으로 유지한다. 항생제 투여와 파상풍 예방접종을 시행한다.

요약

폭발사고는 의료진이 대비해야 할 재난의 일종이다. 최근의 사건이 보여주듯이 폭탄은 테러리스트의 주된 무기이고 사용 가능성이 있는 무기이다. 폭탄은 비싸지 않고 쉽게 제조할 수 있으며 사용하기도 편하다. 따라서 의료계는 이러한 재난에 대면하기 위한 준비를 할 필요가 있다.

참고문헌

1. Mark JA HR, Walls RM. Rosen' s Emgergency Medicine. Concepts and Clinical Practice. 6th ed. 2005. p.2631-48.

CHAPTER 17

화상

서론

피부란 체내의 근육들과 기관들을 보호하는 다수의 상피 조직으로 이뤄진, 외피 체계 중에서 가장 큰 조직이다. 외부 환경을 접할 때에, 피부는 병원균으로부터 신체를 보호하는 매우 중요한 역할을 수행한다. 피부의 다른 주요 기능들은 단열(insulation)과 체온 조절 기능, 감각 기능, 그리고 비타민 D의 합성과 비타민 B 엽산염(folates)의 보호 기능 등이다.

이곳에서 설명하고자 하는 화상이란 흡입 화상을 제외하고 대부분의 경우 일차적으로 피부로부터 시작하여 그 이하 조직의 구조 및 기능에 손상을 만들며 회복된 이후에 변형된 피부 및 피하 조직을 가지게 된다. 심하게 손상된 피부는 반흔 조직(scar tissue)을 만듦으로써 치료를 시도하게 한다. 이는 종종 피부의 변색(discoloration)과 탈색(depigmentation)을 일으킨다.

따라서 화상 환자를 이해하는데 기본적으로 피부에 대한 이해가 선행 되어야겠다.

피부의 구성 및 구조

피부는 중층 편평 상피인 표피와 촘촘한 결합 조직인 진피(眞皮), 느슨한 결합 조직인 피하 조직으로 되어 있다.

크게 3가지 층으로 나누어지며 그 각각은 표피, 진피, 하피로 되어 있다(그림 17-1).

- 표피(epidermis) : 방수 기능을 제공하고 감염으로부터의 차단막이 되어 준다.
- 진피(dermis) : 피부의 부속물(appendages)을 위한 공간이 되어 준다.
- 하피(hypodermis) : 피하지방층(subcutaneous layer)으로 구성 된다.

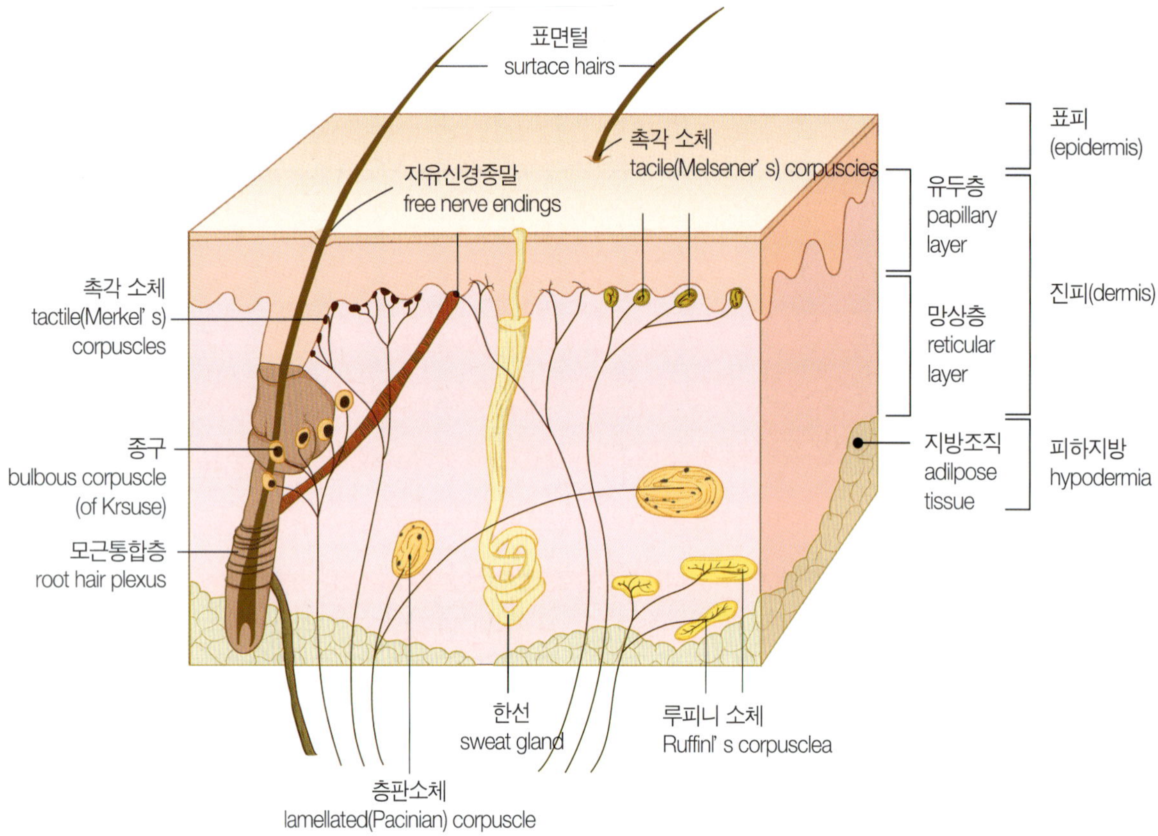

그림 17-1 | 피부

1. 표피(Epidermis)

표피(皮膚)는 피부의 가장 바깥쪽 층으로 신체의 표면을 덮는 방수, 보호막을 만들며, 층상의 비늘 상피세포(epithelium)와 그 밑의 기저 층(basal lamina)으로 되어 있다. 표피의 심층은 알칼리성(pH 7.0-7.4)인데, 표층은 지선에서의 분비물 등으로 인해 산성(pH 4.0-5.0)이 되어 미생물의 번식을 저지한다. 표피에는 혈관이 없고, 진피로부터의 확산에 의해 영양분을 공급받는다. 표피를 만드는 주된 세포들의 종류로는 케라틴 생성 세포(keratinocyte), 멜라닌 세포(melanocyte), 랑게르한스 세포(Langerhans cell), 메르켈 세포(Merkels cell)가 있다.

2. 진피(Dermis)

진피(dermis)는 연결 조직으로 이루어진 표피 밑의 피부 층으로, 완충작용을 하여 신체를 압력과 장력(stress and strain)으로부터 보호한다. 진피는 기저막(basement membrane)을 통해 표피와 단단히 연결되어 있다. 이것은 또한 접촉과 열을 감지하는 많은 수의 신경 말단을 담고 있다. 이것은 모낭, 땀샘, 피지선, 아포크린샘, 림프관, 혈관 등을 담고 있다. 진피 안의 혈관은 표피의 지층 기저핵(Stratum basale)과 마찬가지로 세포에 영양분을 공급해주고 노폐물을 제거해준다.

표피에 접하는 결합 조직 층에서는 교원 섬유가 촘촘한 그물 모양으로 나 있어 매우 튼튼하다. 진피의 일부는 곳곳에서 표피 내부로 들어가 있는데, 이를 진피 유두라고 한다. 여기에는 혈관망이나 감각기(마이스넬 소체)가 있다. 털은 피부 부속 기관의 하나인데, 표피의 세포가 진피 속에 깊숙이 침입하여 피하 조직과의 경계에서 결합 조직과 함께 모근을 형성하여 이곳에서 털이 만들어져 위로 보내어진다. 그 도중에는 입모근(立毛筋)이 붙어 지선이 입모근 안쪽에서 털을 에워싸고 있다.

진피는 구조적으로 다음과 같은 두개의 영역으로 나뉜다.

- 젖꼭지 모양 부위(Papillary region) : 표피에 인접한 위쪽 영역
- 그물 모양 부위(Reticular region) : 깊고 굵은 아래쪽 영역

3. 하피(Subcutaneous layer)

교원 섬유가 느슨하게 배열된 층이 있는데 섬유는 장소마다 일정한 방향성을 갖고 있다. 여기에는 조직액이 있으며, 식작용을 가진 세포도 있고 미분화된 결합 조직 세포도 볼 수 있다. 그 일부는 세포질 내에 지방을 축적하여 지방 세포가 되며, 이것이 모여서 피하 지방을 형성한다.

각 구조별 기능

피부는 다음과 같은 역할을 수행 한다

1) 보호 : 신체 방어에서 내부와 외부 환경 사이의 해부학적 장벽 기능을 하며 피부 내의 랑게르한스 세포들은 적응성 면역 체계의 일부분이다.
2) 감각 : 많은 수의 신경 말단을 지니고 있어서 더위와 추위, 접촉, 압력, 진동, 그리고 조직 부상에 대해 반응한다.
3) 열 조절 : 피부는 필요한 것보다 훨씬 많은 혈액 공급이 가능해서, 복사, 대류, 전도 등에 의한 에너지 손실을 정밀하게 조정할 수 있게 한다. 팽창된 혈관들은 관류와 열 손실을 증가시키는 반면, 수축된 혈관들은 피부의 혈액 공급을 크게 줄이고 열을 보존시킨다.
4) 증발의 조절 : 피부는 수분 손실에서 상대적으로 마르고 불투과성의 장벽을 제공한다. 이 기능의 손실 때문에 화상을 입었을 때 막대한 수분 손실이 생긴다.
5) 미적, 사회적 기능 : 다른 사람들은 우리의 피부를 보고 우리의 기분, 건강 상태, 매력도 등을 평가할 수 있다.
6) 저장과 합성 : 지질과 수분의 저장고로서의 기능을 하는 동시에, 피부 특정 부분에서는 UV 작용을 통한 비타민 D의 합성의 기능도 수행한다.
7) 배설 : 땀에는 요소가 들어있으나, 그 농도는 소변의 1/130에 불과하여, 땀을 통한 배설은 요소 배출의 보조적 기능을 수행한다.
8) 흡수 : 산소, 질소와 이산화탄소는 표피에 약간 흡수될 수 있어 약품은 피부를 통해서도 처방될 수 있어, 연고나 니코틴 패치나 전리 요법(iontophoresis)과 같은 접착성의 패치(transdermal patch)가 사용되기도 한다. 피부는 다른 많은 생명체에게도 중요한 물질 운송 기관이다.

화상에 의해서 피부가 손상되면 상기 여러 가지 기능들이 불가능해지고, 심각한 문제가 야기 된다.

화상

2003년 미국 화상 협회의 통계 자료에 따르면 미국에서는 매년 1백만 명 이상이 화상을 입고 그 중 70만 명이 응급실로 내원, 4만 5천명이 입원을 하며 이 중 연간 4500명이 화재나 화상과 연관되어 사망 한다고 한다. 한국의 경우, 2008년 12월 건강보험심사평가원 통계에 따르면 화상으로 인한 입원 환자 수는 2001년 1만 215명에서 2005년 1만 6193명으로 증가하는 추세라고 한다.

화상의 분류

손상 원인에 따라 다음과 같이 구분할 수 있다.

1) 화염화상

화재사고나 프로판, LPG가스의 폭발로 인하여 화상을 입는 경우를 말하며 대개 상처가 깊고, 호흡기 손상을 동반하는 흡입 화상이 발생할 수 있다.

2) 열탕화상

뜨거운 물이나 식용유, 수증기 등에 의하여 화상을 입는 경우로 주로 2도 화상이 많으며, 어린이가 많이 입게 되는 화상이다.

3) 전기화상

전류가 몸에 감전되면서 발생하는 화상으로, 산업 장에서 사용하는 고압의 전기화상 외에 일반가정에서 사용하는 낮은 전압에서도 화상을 입을 수 있으며, 종종 심각한 후유증을 입게 된다.

4) 화학화상

산, 알칼리(양잿물 등)나 일반 유기 용매제의 접촉에 의하여 일어나는 화상으로 경우에 따라 심각한 장애를 유발할 수 있다.

5) 접촉화상

뜨거운 철판, 다리미, 전기장판 등에 피부가 장시간 노출되면서 발생하는 화상으로 대부분의 경우, 3도 화상으로 진행하게 된다.

깊이에 따라서 분류하면 아래와 같이 구분 할 수 있으며 각각의 특성은 다음과 같다(그림 17-2. 표 17-1).

1) 1도 화상(표재성)

직사광선에 장시간 노출되거나 또는 고도의 발열에 순간적으로 접촉 또는 노출됨으로써 발생하며, 화상 후 상처 부위의 피부가 빨갛게 되고 따끔따끔 아프며 약 48시간 후에는 통증이 없어지는 것이 특징이다(그림 17- 3).

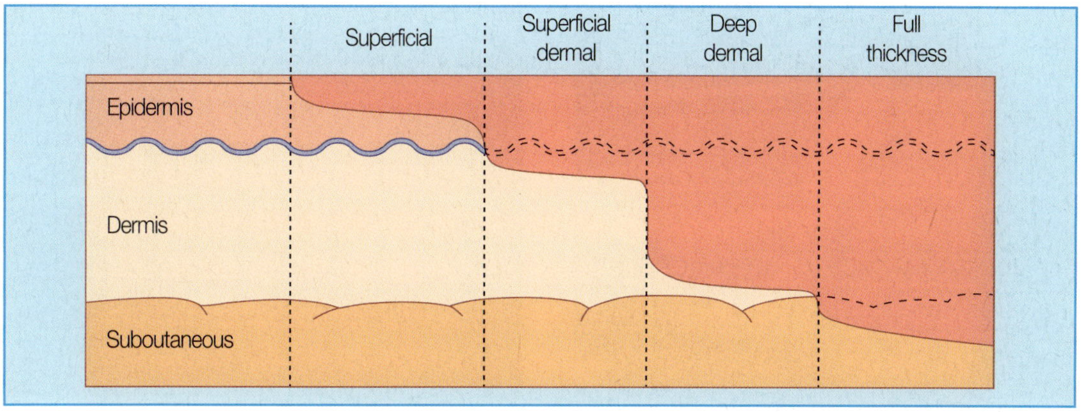

그림 17-2 | 접촉화상

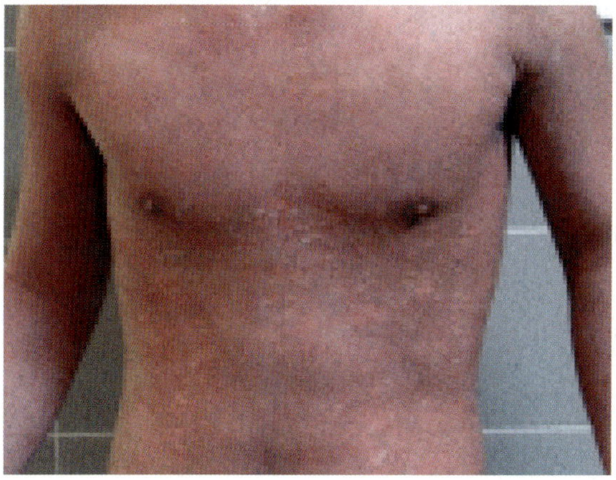

그림 17-3 | 1도 화상

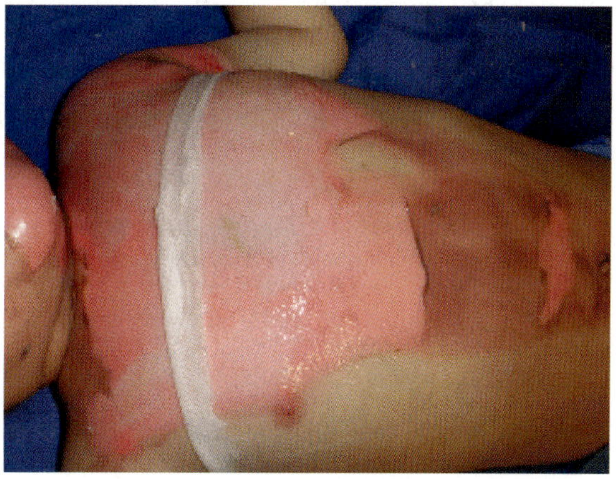

그림 17-4 | 2도 화상

2) 2도 화상(부분층)

주로 열탕화상이나, 가벼운 화염 화상에 의하여 나타나며, 대부분 수포(물집)를 형성하며, 피하조직의 부종을 동반하고 심하게 통증을 느낀다. 얕은 2도 화상인 경우 피부의 젖꼭지 모양 층(papillary layer)이 손상을 받으며 대부분 10-14일이면 완전 치유가 가능하지만, 깊은 2도 화상의 경우 그물 모양의 층(reticular layer)까지 손상을 받으며 약 21일 정도의 치료기간이 필요하며, 경우에 따라서는 피부 이식 수술이 필요한 경우도 있다(그림 17-4).

3) 3도 화상(전층)

피부의 표피, 진피층은 물론, 피하 지방층까지 손상이 파급된 상태로서 두꺼운 피부껍질(가피)을 형성하게 된다. 가피는 죽은 조직으로 감각이 없는 것이 특징이며 피부 이식 수술을 필요로 한다(그림 17-5).

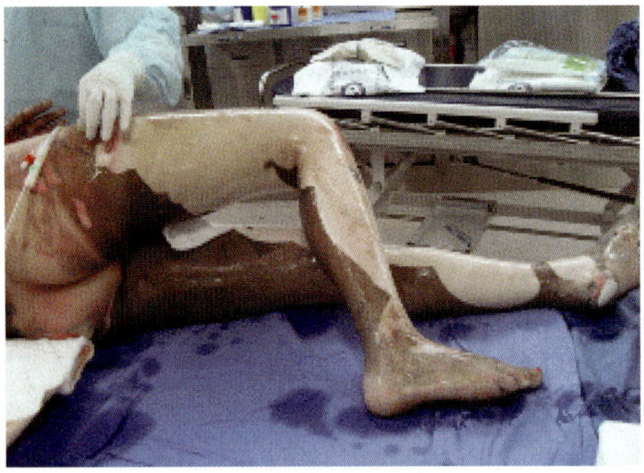

그림 17-5 | 3도 화상

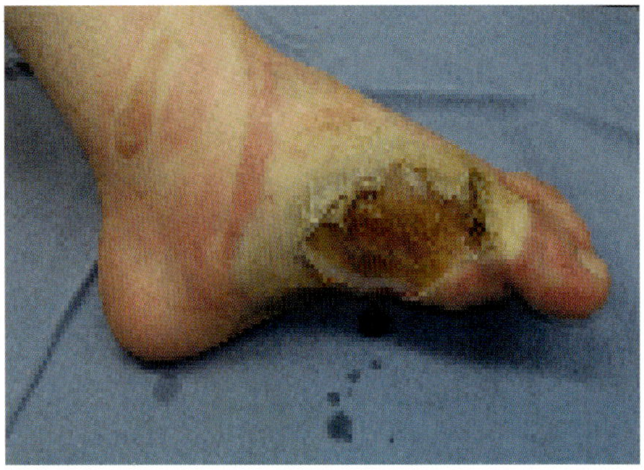

그림 17-6 | 4도 화상

4) 4도 화상

피부를 거쳐서 피하지방층, 근육과 뼈까지 손상을 주는 화상으로 치명적이며 위독한 손상이다. 사지 절단이나 광범위한 이식술이 필요하다(그림 17-6).

표 17-1 | 여러 깊이의 화상의 특징

	1도(표재성)	2도(부분층)	3도(전층)
발생 원인	태양, 약한 섬광	뜨거운 용액, 섬광, 화재	화학물질, 전기, 화재, 뜨거운 금속
피부 색	빨강	얼룩덜룩한 빨강	진주색을 띤 흰색 또는 탄색, 불투명한색, 양피지
피부 표면	마르고, 물집이 없다	삼출물이 있는 물집	마름 : 혈전으로 혈관이 막힘
통증 유무	통증	통증	무통
회복 소요 기간	7일	깊이에 따라 3주-8주	피부 이식 필요

화상의 범위 측정

화상의 정도는 화상을 입은 범위에 따라 결정한다.

경도 화상(minor burn)은 일반적으로 국소적 치료로써 충분하며, 특이한 합병증이 없는 것이 대부분인 반면, 고도 화상(major burn)의 경우 즉각적인 수액요법 및 전신 요법을 시행하여야 하며 치료 여하에 따라 치료 성적에 많은 차이를 보이게 된다. 화상 범위를 측정할 수 있는 가장 간편하고 쉬운 방법 중의 하나는 '9의 법칙' (rule of nine)(그림 17-7)으로 신체의 각 부분을 9% 또는 그 배수로 정하는 것이다.

즉, 두경부를 9%, 체부 전면을 9% × 2(18%), 체부 후면 9% × 2(18%), 양쪽 다리를 각각 9% × 2(18%), 양쪽 팔을 각각 9%, 그리고 마지막으로 회음부를 1%로 구분한다. 한편 범위가 넓지 않은 경도 화상에서는 손바닥 하나 크기를 1%로 정하기도 한다. 통상적으로 화상 부위를 기준으로 25% 이상을 고도 화상(major burn), 15-

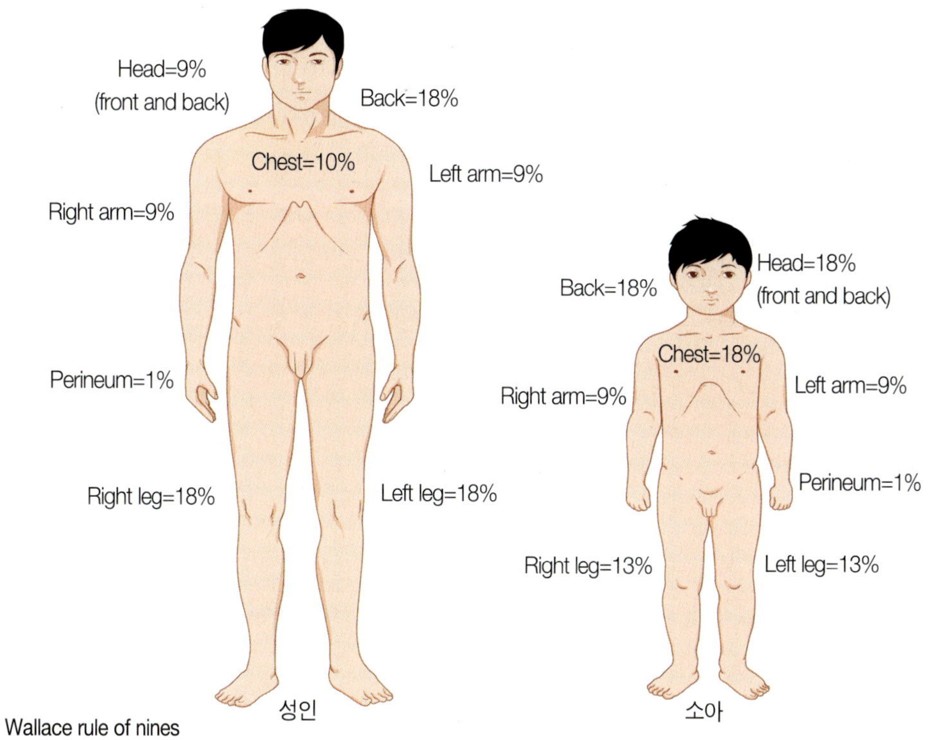

그림 17-7 | 9의 법칙

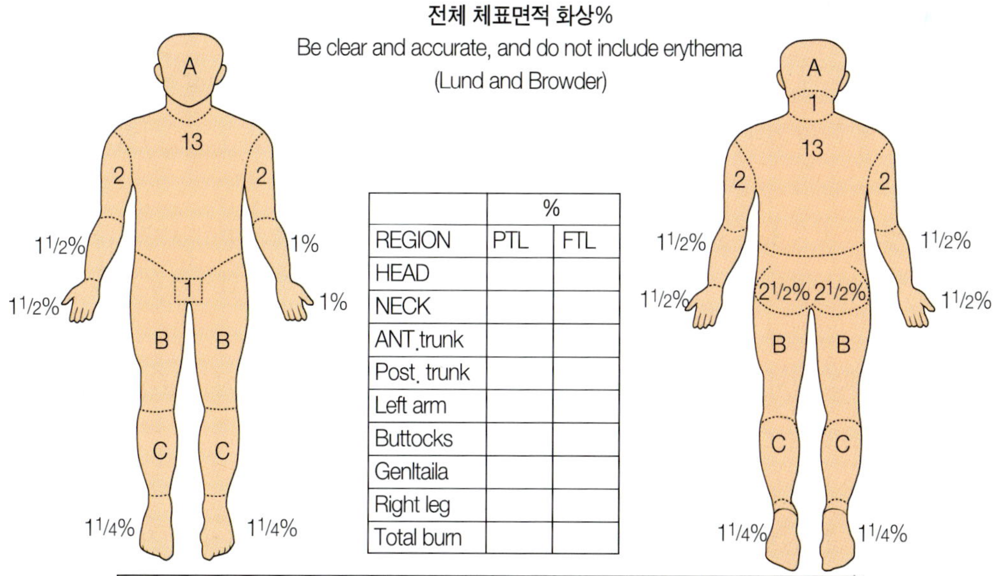

	%	
REGION	PTL	FTL
HEAD		
NECK		
ANT.trunk		
Post. trunk		
Left arm		
Buttocks		
Genltaila		
Right leg		
Total burn		

AREA	Age 0	1	5	10	15	Adult
A=1/2 OF HEAD	$9\frac{1}{2}$	$8\frac{1}{2}$	$6\frac{1}{2}$	$5\frac{1}{2}$	$4\frac{1}{2}$	$3\frac{1}{2}$
B=1/2 OF ONE THIGH	$2\frac{1}{4}$	$3\frac{1}{4}$	$4\frac{1}{2}$	$4\frac{1}{2}$	$4\frac{1}{4}$	
C=1/2 OF ONE LOWER LEG	$2\frac{1}{2}$	$2\frac{1}{2}$	$3\frac{1}{4}$	$3\frac{1}{4}$	$3\frac{1}{2}$	

그림 17-8 | Lund-Browder 차트

25% 사이의 화상을 중등도(moderate burn), 15% 미만을 경도 화상(minor burn)으로 구분하며 자세한 사항은 뒤에 화상 환자의 이송 부분에서 다시 한 번 설명하도록 하겠다.

화상의 범위 측정에 있어서 '9의 법칙' (rule of nine)의 법칙은 성인에서는 동일하게 적용을 할 수 있으나 소아의 경우 사용에 한계가 있다. 왜냐하면, 소아의 경우 성장에 따른 신체의 비가 달라서 '9의 법칙' (rule of nine)을 사용하면 측정에 오류가 발생한다. 소아 화상의 경우 Lund-Browder 차트(그림 17-8)를 사용하면 크게 도움이 된다. 적고, 불규칙한 화상의 경우 환자의 손바닥을 이용하여 측정하는데, 손바닥의 면적은 일반적으로 신체 표면적의 1% 정도로 이를 이용하여 화상의 면적을 측정한다.

화상의 임상적 특성

중증 화상의 경우, 신체는 다양한 국소적이거나 전신적인 반응을 거쳐 화상 쇼크에 이르게 되는데, 이는 정상적인 세포막의 변형, 호르몬의 변화, 조직의 산-염기 균형의 소실, 혈역동학적(hemodynamic)인 변화와 혈액학적(hematologic)인 변화들에 의해서 야기된다.

임상적인 소견으로는

- 수분과 전해질 불균형 : 세포막의 변형이 발생, 수분과 나트륨은 세포 안으로 유입되고, 칼륨은 세포 밖으로 이동한다.
- 심박출량의 감소 : 수액 공급에도 불구하고 반응이 없는 상태로 된다.
- 산-염기 균형의 소실 : 조직의 허혈성 변화로 대사성 산증(metabolic acidosis)이 발생한다.
- 혈액학적인 변화 : 초기에 혈색소 수치(hematocrit)와 혈액 점도(viscosity)가 증가하며 점차로 빈혈이 발생한다.
- 국소적인 반응 : 혈관 활동성 물질이 분비되며 세포의 기능이 손상되고 부종이 발생한다.
- 전신적인 반응 : 신경호르몬 축의 변화가 발생되며 신체 장기의 상당한 변화가 동반된다.

환자 생존에 영향을 미치는 예후 인자로는 화상의 정도, 흡인 손상의 유무, 동반 손상의 유무, 환자의 나이, 기존에 가진 질병 등이 있으며 화상 환자의 사망과 밀접한 연관을 지닌다.

화상 상처는 크게 응고 지대(zone of coagulation), 정체 지대(zone of stasis)와 충혈 지대(zone of hyperemia)로 구분을 한다.

응고 지대는 조직이 비가역적으로 손상을 받아 기능을 상실해 조직이 죽은 지역이고, 정체 지대의 경우 미세순환기의 장애를 가지며 화상 치료에 따라서 비가역적인 손상을 받아 조직이 죽을 수도 생존 할 수도 있는 지역이다. 충혈 지대의 경우에는 세포의 손상의 거의 없으며 이후에 저절로 회복되는 지역이다.

화상의 치료

많은 수의 화상은 통원 치료를 하면서 치료가 가능하나 3도 화상, 신체면적 20% 이상의 2도 화상, 노약자나 어린이의 화상, 얼굴, 손, 발, 회음부 및 관절 부위의 화상, 전기화상, 화학화상, 흡입화상 등의 경우 입원치료를 기본 원칙으로 한다.

화상을 입게 되는 경우 무엇보다도 중요한 것은 당황하지 않고 침착하게 화재 현장으로부터 신속하게 빠져나오는 것이다. 절대로 물건을 가지러 되돌아가는 일이 없어야 하겠다. 평소에 응급대피 요령을 숙지하고 있어야 하겠으며, 경우에 따라서는 화재를 진압할 수 있는 소방도구의 사용법을 미리 숙지하여야 하겠다.

안전을 확보한 이후에 화상에 대한 응급 처치를 시작하게 되는데

1) 화상 후 즉각적으로 생리식염수나 흐르는 수돗물로 화상부위를 20-40분 정도 식혀 화상범위가 확대되는 것을 줄이고 통증을 감소시켜야 한다.
2) 의복 위에 뜨거운 물이 엎질러졌거나 불이 붙었을 경우에는 무리해서 옷을 벗지 말고 찬물을 붓거나 바닥 위에 굴러 불을 끄도록 한다.
3) 감염방지를 위하여 청결한 거즈 등을 사용하여 화상부위를 덮는다.
4) 물집이 생긴 경우 무리해서 터뜨리지 말고 그대로 놔둔 채로 전문가와 상의하도록 한다. 대개의 경우 물집은 터뜨리게 되는 데 이때는 반드시 무균 상태에서 시행하여야 한다.
5) 안경, 손목시계, 반지, 목걸이 등의 금속류는 신속하게 제거하는 것이 좋다. 이들을 방치하면 화상이 깊어지며, 방치할 경우 부종이 생기면서 제거하기가 힘들어 치료에 방해가 되는 경우가 많다.
6) 특히 화공약품에 의한 화상일 경우, 적어도 1시간 정도 장시간 접촉부위 환부를 씻어 내야 한다.
7) 뜨거운 냄비, 다리미, 불 따위로 화상을 입거나, 뜨거운 수증기나 물에 장시간 노출되어 손가락이나 관절 부위에 작은 부분이라도 상처를 입게 되면 대부분의 경우 상처가 깊게 되며, 나중에 그 자리가 오그라드는 경우가 많으므로 반드시 전문가와 상의하여야 하겠다. 특히 어린이들의 경우, 반사 신경이 충분하게 발달되어 있지 않은 상태이므로 부모들의 세심한 주의가 요망된다.

화상에 대한 일반적인 치료법으로는 다음과 같다.

1) 수액요법

수액요법은 화상범위가 체표면적 20% 이상인 경우 시작해야 되며 화상으로 인한 쇼크 예방에 절대적으로 필요하다. 화상 직후부터 8시간 사이에 순환혈액 중에서 체액의 손실이 가장 심하며 다음 2일간에는 차차 그 정도가 감소한다. 따라서 충분한 수액으로써 체액손실을 충분하게 보충하여 순환되는 혈액량을 일정하게 유지해야 한다.

다양한 방법을 통한 수액 요법을 실시하고 있다. 현재 가장 많이 쓰고 있는 방법은 Baxter 혹은 Parkland 공식이다.

총 수액량 = 4ml 하트만 용액 × 체중(kg) × 화상 면적(2도나 3도)

총 수액량 중에서 반은 초기 8시간에 투여하며 나머지 반은 16시간에 걸쳐서 투여한다.

조기에 수액 투여는 임상적으로 유용한 것으로 되어 있다. 그러나, 수액을 통한 치료 중 어느 수액을 어느 정도 투여해야 하는지는 아직 최종적으로 결정되지 않았다. 대부분의 화상 센터는 계산된 수액 량을 투여하면서 환자의 생체 징후, 조직 관류, 소변 량을 기준으로 투여 속도를 조절한다. 환자의 소변량은 시간당 0.5-1cc/kg 이상으로 유지해야 한다.

소아의 수액 요법은 아래 소아 화상에서 다루기로 하겠다.

2) 상처치료

상처치료의 목적은 상처의 감염을 피하고 2차적인 손상을 적게 받게 함으로써 상처치유를 도와 치료기간을 단축하며 기능장애와 기형을 가능한 한 적게 하고자 하는데 있다. 1,2도 화상에서는 상처를 깨끗이 한 후 감염 방지 하는 것을 목적으로 하며, 3도 화상에서는 괴사조직의 조기절제 및 피부이식 등으로 상처를 피복하여 주는 것을 목적으로 한다.

파상풍(tetanus) 예방 접종은 환자의 접종력을 기초로 하여 투여해야 한다(그림 17-9).

사지를 둘러싸는 깊은 화상을 가진 환자들에게서 말단부의 순환에 장애가 나타나거나, 흉부나 경부의 둘러싸는 화상을 입어 호흡에 장애를 주는 경우 가피 절개술(escharotomy)을 시행한다. 절개술은 사지에서는 측면에, 흉부의 경우 2번째 늑골에서 12번째 늑골까지 전액와선을 따라서 피부하 지방층이 보이는 깊이까지 절개하고 흉부 전면에 추가적으로 절개를 해서 양측에서 연결되어 흉부가 팽창 가능한 것을 확인해야 한다(그림 17-10).

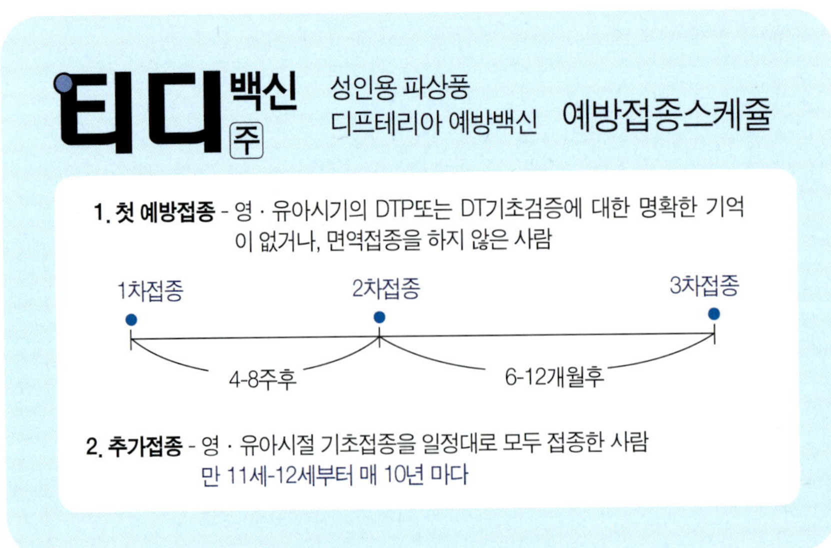

그림 17-9 | 파상풍 접종표

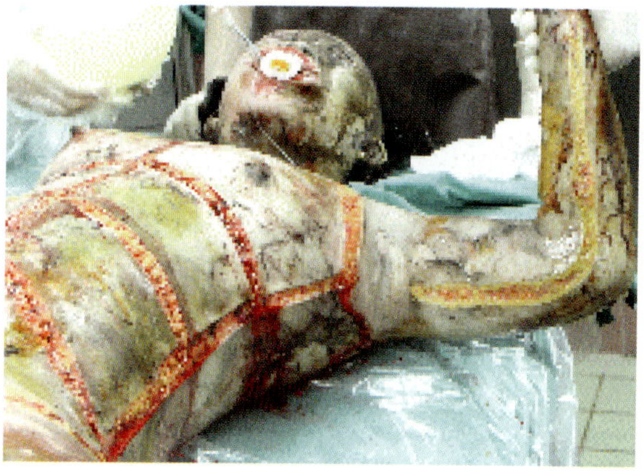

그림 17-10 | 흉부 가피절개술

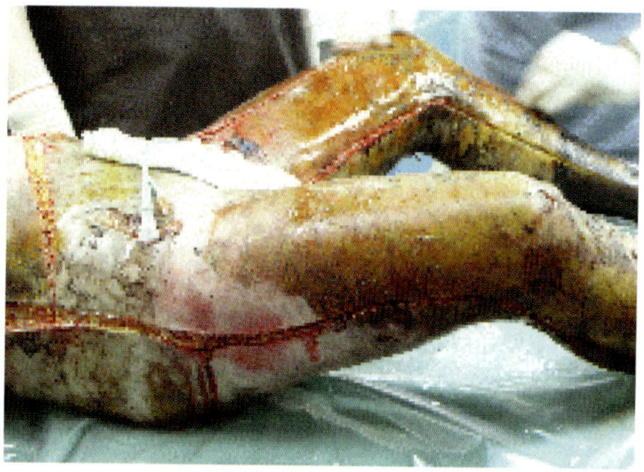

그림 17-10 | 사지 가피절개술

3) 피부이식수술

대개의 경우 환자자신의 손상 받지 않은 피부로 화상부위에 피부이식술을 행할 수 있으나, 화상부위가 넓어 이식이 가능한 피부가 모자라는 경우 피부세포배양을 통한 피부이식수술 방법을 사용한다. 이 방법은 외국에서도 빈번하게 이루어지고 있으며 이를 대체할 수 있는 인체에 적합한 인조피부의 개발도 지속적으로 이루어지고 있다(그림 17-11).

실질적으로 화상의 깊이에 따른 치료법을 살펴보자.

1) 1도 화상 : 진통제를 복용하고 먹고 얼음찜질을 시행한다.

1도 화상은 피부의 가장 겉 부분인 표피만 손상된 상태다. 여름에 강한 햇빛에 피부가 노출됐을 때 벌겋게

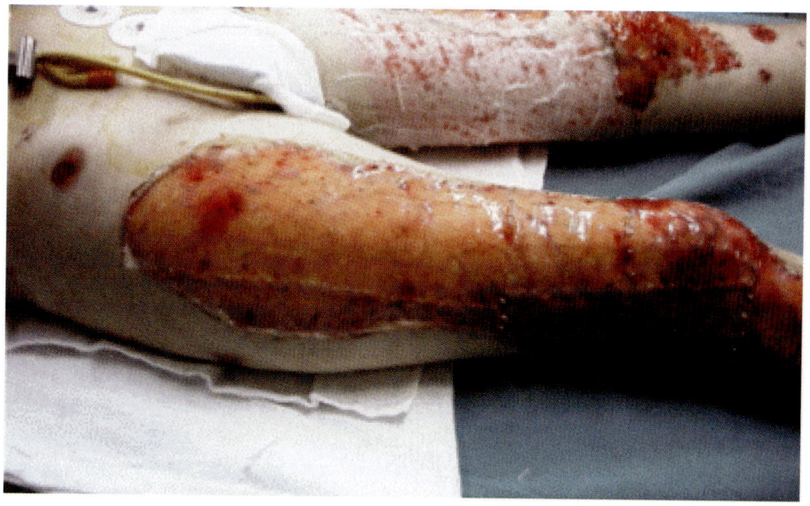

그림 17-11 | 피부이식수술

피부가 달아오르는 것이 전형적인 1도 화상이다. 심한 통증이 있으며, 피부가 빨갛게 변하고, 만져보면 열감을 느낄 수 있으나 물집은 없다. 때문에 햇빛에 노출돼 생긴 일광(日光) 화상이라도 물집이 생기면 1도 이상의 화상이므로 처치를 달리해야 한다.

1도 화상이라도 닿으면 심한 국소적 통증이 발생해 잠을 이루기 어렵고, 체온이 상승해 피부가 붉게 변하고 통증이 나타나면 차가운 물이나 얼음을 싼 수건으로 찜질을 해 열을 식히면서 소염진통제를 복용하도록 한다. 1도 화상은 대부분 흉터를 남기지 않고 완전하게 치유되기 때문에 자가 처치만으로도 완치 가능하다.

2) 2도 화상 : 민간요법이나 자가 치료를 하면 안 되며 병원에서 치료를 받아야 한다.

2도 화상은 끓는 물이나 화염에 닿았을 때 발생한다. 표피 전부와 함께 아래쪽인 진피의 일부 혹은 전부가 파괴된 상태다. 증상은 화상 상처에 심한 통증이 있으며, 빨갛게 변하고, 물집이 생기거나 터져서 진물이 흐른다. 피부의 기능이 소실돼 체내의 수분 및 체온이 소실되고 외부로부터의 감염에 취약해진다.

화상 부위를 즉시 찬물로 식히고 응급실을 방문하는 것이 좋다. 민간요법으로 된장이나 버터 등을 화상 부위에 바르는 경우가 많은데 이는 세균에 오염돼 있는 경우가 많으므로 감염의 원인이 될 수 있다. 또한 열이 발산하는 것을 막아 화상에 의한 조직 파괴를 더 악화시킬 수 있으므로 절대 금물이다. 2도 화상 상처는 적절한 치료로 상처가 곪지 않으면 흉터 없이 치유될 수 있다. 하지만 상처가 곪으면 흉터가 남을 수 있으므로 반드시 전문가에게 치료를 받아야 한다.

2도 화상이라도 '중증 화상' 에 해당하는 경우는 전신적인 탈수가 급속하게 나타나 신장 기능을 마비시킬 수 있기 때문에 즉시 응급실로 옮겨야 한다. 중증 화상이란 체표면적의 20%(노인이나 유 · 소아는 15%) 이상의 부위에 화상이 있는 경우를 말한다. 체표면적 1%는 환자 한 손등의 넓이에 해당한다. 이 밖에도 안면부, 회음부, 손, 발의 화상은 범위가 작아도 잘 낫지 않고 생활에 큰 불편을 주는 중증 화상이기 때문에 즉시 응급실을 방문해야 한다.

3) 3도 화상 : 피부가 완전히 파괴된 상태로 피부이식술을 해야 한다.

3도 화상이란 피부의 피하지방층까지 깊이 손상된 상태다. 화상 상처가 까맣게 탔거나 창백한 색깔이며, 통증이 없고, 물집이나 진물도 생기지 않는다. 피부 신경 및 혈관이 모두 파괴돼 바늘로 상처를 찔러도 통증이 없으며 피도 나지 않는다. 이때는 피부가 완전히 파괴된 것이므로 절제해 낸 후 그 자리에 피부이식이 필요하다.

3도 화상은 체표면적의 10%(노인과 유 · 소아는 5%)만 입어도 중증 화상으로 분류한다. 이러한 경우는 화상 전문 병원으로 이송해야 한다.

화상 환자의 평가

화재나 화상 환자가 발생한 상황에서 초기 단계의 사망은 외상이나 호흡 부전, 연기 흡입 등으로 인하여 발생하며 피할 수 없는 경우가 많다. 이와는 달리 초기 환자의 평가에 따라서 환자의 예후가 바뀔 수 있는데, 이는 사고 초기에 조심스럽게 전신 상태를 평가하여 환자의 교정 가능한 치명적인 원인을 발견, 이에 대한 치료를 시작함으로써 가능해진다.

중증 화상 환자의 평가 단계는 다른 중증 외상환자와 동일하게 적용된다.

1) 현장 안전

현장을 자세히 관찰하기 전에 자신의 안전에 주의하여야 한다. 현장의 안전이 확보되면, 다음으로 가장 중요한 것은 화상을 일으키는 원인 물질로부터 환자를 구출하는 것이다. 화상 원인 물질을 제거하는 것이 환자 치료의 첫 번째이며, 화상 원인을 제거하는데 있어서 가장 중요한 개념은 안전을 유지하는 것이다. 이러한 개념에는 구조자의 안전과 환자의 안전이 모두 포함된다. 그 어떤 치료보다도 환자를 먼저 구출하여야 한다.

호흡 보조기

불은 모든 산소를 사용하고 독소와 연기를 생성한다는 것을 잊지 말아야 한다. 따라서 구조자는 투입되기 전에 호흡보조기를 착용하여야 하며, 그렇게 하지 않으면 구조자 또한 위험에 빠질 수 있다.

개인 보호 장구

화학물질은 일반적으로 쉽게 확인되지 않아 구조자에게 심각한 화학 화상을 야기할 수 있는데, 그 이유는 구조자가 화학물질의 독성이나 부식성을 확인하지 않았거나, 적절한 개인 안전 장비를 사용하지 않았기 때문이다.

고압 전기에 노출 상황

구조자 및 환자의 안전을 위해서 전원을 차단하고 구조를 해야 한다. 비록 안전하다고 생각되는 나무막대기, 밧줄, 소방 장갑 등을 착용했더라도 전기손상을 입을 수 있다. 따라서 고압 전기에 의한 사고에서는 전원을 차단하고 구조를 시작해야 하며 가능하면 특별한 교육을 받아 이러한 상황에 대한 대처가 가능한 구조자가 하도록 한다.

2) 환자 평가

환자를 안전 지역으로 옮긴 후에는, 다른 외상 환자에서와 마찬가지로 BTLS(기본외상처치술)의 1차 평가(primary survey)를 실시하며 정규적인 형태로 기록하여야 한다.

필요에 따라 환자를 확인할 때 기도를 유지하여야 하고, 동시에 초기 정신 상태를 확인하면서, 경부 고정을 한다. 이후 호흡확인 및 순환확인, 대량 출혈에 대한 처치가 이루어지도록 한다. 현장 확인과 초기 평가, 조기 외상 평가를 기초로 하여 활력징후를 확인하고, 가능하면 SAMPLE 병력을 얻도록 한다. 이 단계에서, 즉시 이송할 환자인지 또는 현장에서 응급처치를 실시할 환자인지를 결정하여야 한다.

화상환자에서 호흡곤란이나 정신상태의 변화, 동반된 주요 손상 등은 즉각적인 처치를 필요로 하는 중요한 응급증상이다. 응급증상이 발생될 수 있는 손상의 기전의 여부는 화재나 연기가 있는 폐쇄된 공간에 갇혔었는지, 전기화상인지, 화학물질에 피폭되었는지, 낙상인지, 다른 주요 외상이 있는지가 주요한 병력으로 결정된다. 모든 중증 화상환자에서는 가능한 빨리 산소를 공급하여 주어야 한다.

기도 확보 및 경추 고정(airway with cervical protection)

화상 환자의 초기 외상 평가는 기도가 잘 유지될 수 있는지부터 확인해야 한다. 손상 기전만이 아니라, 기도 손상을 의심하게 하는 증상인 안면이나 두부의 화상, 숯이 섞인 가래, 코털이나 눈썹의 그을림 등이 있는지 주의하여 확인해야 한다. 연기가 있던 밀폐된 공간에 있었다는 것은 연기의 흡입이나 기도 손상이 있다는 확실한 예측인자가 된다. 구강내부를 진찰하여 그을음이나 부종, 홍반이 있는지 확인한다. 환자에게 말을 시켜 쉰 목소리나 지속적인 기침이 있다면 폐 내부의 기관지 조직에 손상이 있다는 것을 의심하게 한다.

호흡(breathing)

폐의 청진에서 색색거리는 소리나 수포음이 들린다는 것은 흡입 손상에 의한 하부기도손상을 의미한다. 화상 부분을 확인하고, 그 이하의 순환여부를 확인하여야 한다. 주변을 둘러싸는(circumferential) 전층 화상은 신경 및 혈관의 장애를 초래하게 된다. 화재현장에서는 이러한 문제가 거의 발생되지 않고, 주로 환자를 병원간에 이송하는 단계에서 발생한다. 흉벽의 괴사 딱지가 동반된 전층 화상은 흉부의 확장과 호흡을 억제한다. 괴사딱지 절제술이 필요하다. 주변을 둘러싸는 전층 화상은 이송되는 병원에 알려주어야 한다.

순환(circulation)

초기에 혈압, 맥박 수, 모세혈관 충만 시간(capillary refill time), 의식 및 소변을 확인해야 한다. 화상이 없는 곳에 정맥을 확보해야 하며 화상범위가 체표면적 20% 이상인 경우 수액 요법을 시작해야 한다. 수액 요법은 화상으로 인한 쇼크 예방에 절대적으로 필요하다. 화상 직후부터 8시간 사이에 순환혈액 중에서 체액의 손실이 가장 심하며 다음 2일간에는 차차 그 정도가 감소한다. 따라서 충분한 수액으로써 체액손실을 충분하게 보충하여 순환되는 혈액량을 일정하게 유지해야 쇼크가 예방되며 환자의 생존률 향상에 도움을 준다.

신경학적 검사(disability)

화상환자를 평가하는데 있어서, 화상 기전의 종류나 특별한 상황, 즉, 건물 사이에 끼어있었다든지, 폭발이 있었다든지, 다른 손상이 동반된 기전, 연기에 노출 여부, 화학물질이나 전기 손상의 자세한 내용, 등등이 기록되어져야 한다. 과거력 또한 기록해야 한다. 환자가 말할 수 없다면, 목격자나 소방대원에게 정보를 얻는다.

노출(exposure)

생명을 위협하는 상황이 해결되면, 화상 자체에 주의를 기울이도록 한다. 화상이 진행되는 것을 가능한 막아야 한다. 화상 표면을 신속하게 식히는 것이 화상이 진행되는 것을 막는 방법이다. 화상의 원인 물질을 제거해야 하는데, 피부, 옷은 여전히 뜨거워 이 열로 인하여 화상이 깊어지게 된다. 식히는 것은 이러한 과정을 멈추게 한다. 식히는 방법은 깨끗한 물을 이용하도록 하는데, 1에서 2분 이상 지속해서는 안 된다. 오랜 시간동안 식히게 되면, 저체온증이 발생되며, 쇼크로 진행되기도 한다.

짧은 시간동안 식힌 다음 깨끗하고 마른 시트나 담요를 덮어, 저체온증에 빠지는 것을 방지하여야 한다. 소독된 시트를 사용할 필요는 없다. 날씨가 춥지 않더라도 담요를 덮어주어야 하는데, 손상된 피부는 체온조절 능력이 없어지기 때문이다. 젖은 시트나, 젖은 수건, 젖은 옷을 그대로 방치해서는 안 되며, 특히 얼음을 사용해서는 절대로 안 된다. 얼음은 손상을 더욱 악화시키는데, 혈관을 수축시켜 손상된 조직으로 가는 혈액순환을 방해하기 때문이다. 화상부위를 부적절하게 식히는 것은 저체온증의 원인이 되며, 조직손상을 추가적으로 발생시키며, 무엇보다도 식히지 않은 화상환자보다 더 나쁠 수도 있다. 화학화상이나 전기화상에 대한 초기 처치에 대해서는 각 해당 분야에서 설명하기로 하겠다.

안정된 환자는 정밀 진찰을 한다. 화상의 깊이, 화상의 범위를 평가한다. 이것은 환자의 치료를 결정하는데 매우 중요한 사항이다.

화상 환자의 이송

미국 화상 협회에서는 화상 환자를 경도(mild), 중등도(moderate), 고도(severe)와 화상 센터로 전원이 필요한 환자로 구분해서 환자 처치에 이용하도록 하고 있다. 대부분의 경도 화상은 지역 병원에서 치료를 받고 있으나 전원이 필요한 환자의 대부분은 화상 센터에서 치료를 받고 있으며, 미국 내에서는 현재 125개의 화상 센터를 운영하고 있고 한국에서는 화상 전문센터는 잠시 한림대 한강성심병원이 2010년 까지 정부에서 지정 운영되다가 폐지되어 한 곳도 운영되는 병원은 없는 상태이다.

1. 경도(mild) 화상:

- 10-50세 사이의 15% 미만의 부분층 화상
- 10세 미만이거나 50세 초과 환자에서 10% 미만의 부분층 화상
- 모든 연령에서 2% 미만의 전층 화상, 단 동반 손상이 없는 경우

상기 환자 군들은 외래에서 통원 치료를 한다.

2. 중등도(moderate) 화상:

- 10-50세 사이의 15%-25%의 부분층 화상
- 10세 미만이거나 50세 초과 환자에서 10%-20%의 부분층 화상
- 모든 연령에서 2%-10%의 전층 화상
- 단, 손, 안면, 발 혹은 회음부나 사지를 둘러싸는 부분층 화상은 제외함

상기 환자 군들은 대부분 입원을 요한다.

3. 중증(severe) 화상:

- 10-50세 사이의 25%를 초과하는 부분층 화상
- 10세 미만이거나 50세 초과 환자에서 20%를 초과하는 부분층 화상
- 모든 연령에서 10%를 초과하는 전층 화상
- 손, 안면, 발 혹은 회음부의 화상
- 주요 관절을 가로지르는 화상
- 사지를 둘러싸는 화상
- 흡인 손상이 동반된 화상
- 전기 화상
- 골절이나 다른 외상과 동반된 화상
- 영아나 고령층에서의 화상
- 예후가 불량한 환자의 화상(예후가 불량한 환자 : 심장 질환, 당뇨, 만성 폐 질환을 가진 환자 군)

상기 환자 군들은 화상 센터에서 치료가 필요하다.

4. 화상 센터로 전원이 필요한 환자:

- 10% 이상의 부분층 화상
- 안면, 손, 발, 성기, 회음부나 주요한 관절의 화상
- 모든 연령의 3도 화상
- 번개 손상을 포함하는 전기 화상
- 화학 화상
- 흡인 손상
- 기존 환자 질병이 있는 환자로 치료가 복잡해지거나 회복이 늦어지거나 사망에 영향을 받을 수 있는 경우
- 골절 등 외상이 동반된 화상
- 소아 치료에 경험이나 장비가 없는 병원에 입원 한 소아 화상 환자

5. 화상 환자 이송 간 처치

중증 화상이 즉시 화상센터로 이송할 수 있는 지역에서 발생되기만 하는 것은 아니다. 그래서 1차 병원에서 화상센터로 이송되는 경우가 자주 발생된다. 초기 안정 이후에, 화상센터로 즉시 이송하는 것이 환자의 예후를 좋게 한다. 이송하는 병원에서 초기에 이루어진 처치가 이송하는 도중 구급차에서 계속 이루어져야 한다.

직접 이송되거나 이차 이송 전에 이송하는 의료진은 다음사항을 반드시 시행하고 이송해야 한다.

1. 호흡 및 순환을 안정시킨다. 기도 삽관과 수액투여를 위한 혈관 확보가 포함된다.
2. 동반된 손상을 평가 하고, 치료해야 한다.
3. 필요한 검사(특히 동맥혈검사)를 확인한다.

4. 코위영양관은 일반적으로 체표면적의 20% 이상의 화상 환자에서 사용된다.
5. 폴리관(Foley catheter)을 사용하여 소변 양을 측정하는 것은 적절한 수액처치 양을 결정하는데 도움이 된다.
6. 말초 순환을 평가하고 상처를 치료한다.
7. 적절한 병원과 의사를 선택하여 이송을 결정한다.

이송 보내는 의사나 이송 받는 의사에게 모니터링 할 때의 주요점, 수액의 적절 투여속도 등을 확인하여야 하는데, 화상환자는 일반적으로 순환기계를 유지하기 위하여 많은 양의 수액이 필요하기 때문이다. 초기 필요 수액량은 파클랜드 공식을 사용한다.

Ringers lactate 4cc/kg × 화상 면적 % × 체중(kg) = 초기 24시간 동안 필요한 수액량

초기 8시간에 계산된 양의 반을 투여하고, 나머지는 이후 16시간 동안 투여한다.

이송도중 환자의 상태와 치료에 대하여 기록하는 것은 매우 중요하다. 이송 받는 의사에게 철저하게 기록해 주어야 한다.

주의점

1. 화상의 원인에서부터 환자를 구조할 때 안전성을 고려하여야 한다.
2. 외상 환자와 마찬가지로 치료한다. - BTLS 1차 평가, 응급 처치, 이송의 결정, 자세한 검진, 지속적인 검진
3. 화상 발생 초기에는 열 손상 표면을 적절하게 식힌다. - 저체온증의 원인이 되지 않게 하라.
4. 흡입 종류의 화상은 어느 정도의 흡입손상이 동반될 수 있다.
5. 화상환자의 조기 사망은 화상으로 인해 발생되지 않지만, 기도 폐쇄로 사망할 수 있다.
   기도의 관찰을 자주 실시하고, 기도를 유지하여야 한다.
6. 현장에서의 수액처치는 다른 치명적인 손상의 처치에 비하여 중요하지 않다.
7. 화학손상은 일반적으로 오랫동안의 많은 양의 세척이 필요하다.
8. 전기 손상은 즉각적으로 심장의 상태를 살펴야 한다.
9. 화상 센터로의 이차이송을 할 때는 이송도중 효과적이고 지속적인 치료가 이루어져야 한다.
10. 기도 화상이 의심되는 환자는 반드시 기도삽관을 하고 이차이송을 해야 한다.

특수한 상황들

흡입 손상과 소아 화상은 일반적인 상황이나 치료에 차이가 있어 따로 다루고자 한다.

1. 흡입 손상

흡입 손상은 밀폐된 공간이나 어떠한 곳에 갇혀 있었던 환자에서 주로 발생되며 일산화탄소 중독, 흡입 열

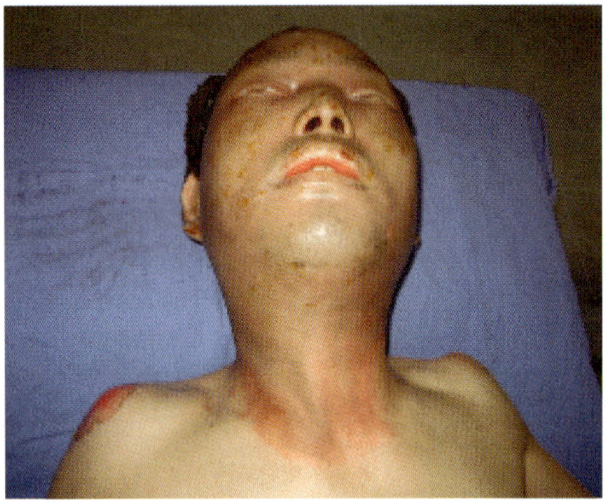

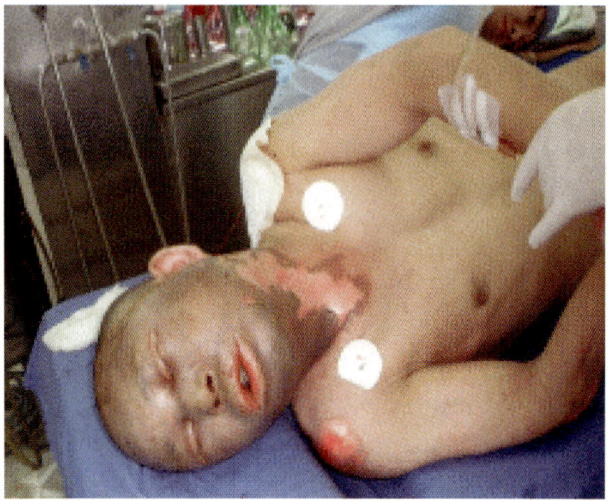

그림 17-12 | 흡입 손상

화상, 연기(독성) 화상 등으로 구분된다. 흡입 화상은 그렇지만 개방된 공간에서의 화염 화상에서도 흡입 화상은 발생될 수 있다. 섬광(화염이 없는 경우)에 의해서는 흡입 화상이 발생되지 않는다.

아래와 같은 소견이 보이는 경우 흡입 손상이 의심된다(그림 17-12).

- 얼굴의 화상
- 검게 탄 눈썹이나 코털
- 입의 화상
- 숯이 낀 가래
- 밀폐된 공간에서 입은 화상의 병력
- 스팀 화상

일산화탄소 중독

일산화탄소 중독과 질식은 화염 화상으로 인한 초기 사망의 주된 원인이다. 일산화탄소는 연소에 의해 발생되며, 연기에 있는 여러 가지 화학 물질 중 하나다. 이것은 자동차 매연에 고농도로 존재하며, 가정에서 사용되는 일부의 전열 기구에서 발생한다. 무색, 무취, 무미이기 때문에 쉽게 확인되지 않는다. 일산화탄소는 혈색소에 쉽게 결합하여(산소의 257배) 산소를 수송하지 못하게 한다. 일산화탄소가 낮은 농도에서도 환자는 저산소로 쉽게 진행되며, 이로 인한 정신 상태의 변화는 저산소증에서 두드러지게 나타나는 증상이다(표 17-2). 선홍색 피부색이나 청색증은 드물게 발생한다. 박동성 산소측정기(pulse oxymetry)는 고농도의 일산화탄소 중독에서도 여전히 정상으로 나타나기 때문에 일산화탄소중독 환자를 평가하는 데는 사용할 수 없어 동맥혈 검사를 통해서 일산화탄소 농도를 측정해야 한다. 뇌나 심장의 허혈이나, 점진적인 심근의 저산소증에 의한 심근경색이 사망하는 주요 원인이다.

일산화탄소중독이 의심되는 환자는 마스크를 이용하여 고농도 산소로 치료한다.

표 17-2 | 결합하는 일산화탄소 혈색소의 양에 따른 증상

일산화탄소혈색소(%)	증상
20	박동성의 두통, 운동할 때 숨이 가쁨
30	두통, 판단력 감소 등 중추신경 기능의 변화, 과민, 현기증, 시력감소
40-50	혼돈, 허탈, 등 현저한 중추신경계 변화, 운동할 때 실신
60-70	전환(conversion), 무의식, 계속적인 피폭에 인한 무호흡
80	치사

환자가 의식을 잃으면 기도삽관이나 100% 산소로 호흡보조를 하는 등 전문소생술을 실시한다. 단순하게 대기의 산소를 이용하여 일산화탄소를 제거한다면, 안정적인 농도로 감소하는데 걸리는 시간은 7시간 이상 걸린다. 100% 산소를 투여한다면, 이 시간을 약 90에서 120분으로 감소된다. 고압산소(100%산소 2.5기압)를 이용하면 30분 이내로 이 시간을 감소시킬 수 있다. 모든 일산화탄소 중독 환자나 의심되는 환자, 독성 물질 흡입 환자는 적절한 처치가 가능한 병원으로 이송하여야 한다. 고압산소를 사용할지의 여부는 의사에 의하여 결정되어진다.

흡입 열 화상

화염 흡입에 의한 손상은 상부기도에 국한되는데, 화염 속에서의 호흡이나 뜨거운 가스는 폐 조직 자체로 이동되지 않는다. 기관지의 수증기가 이러한 열을 쉽게 흡수한다. 증기 흡입은 이러한 경우에서 제외되는데, 증기는 수증기를 더욱 뜨겁게 만든다. 두 번째 예외는 가연성 가스를 흡입한 경우인데, 폐포 에서 가스가 연소되어 열손상이 발생 한다(예, 밀폐된 공간에서 일하는 경우 페인트를 칠할 때, 불꽃이 튀면 폐포 내에 있던 페인트 증기가 연소된다). 화염 손상에 의해서, 표피의 화상처럼 조직에 부종이 발생한다. 성문 자체는 결합조직이 견고한 섬유성 띠로 이루어져 부종이 생기지 않는다. 그렇지만, 성문 위(아래인두)의 성긴 조직에 생긴 부종에 의하여 기도 폐쇄가 발생되며, 이로 인하여 사망하게 된다.

연기 화상

연무 흡입 손상은 독성 화학물질을 흡입하여 발생되는 것으로 손상되기 쉬운 폐포 세포가 손상된다. 플라스틱이나 합성제에서 발생되는 연무는 가장 위험하다. 기관지나 폐포의 조직 손상이 발생되기 까지는 수 시간에서 수일이 걸린다. 그러나 이러한 독성 물질은 매우 자극적이기 때문에, 환자에 따라서는 기관지경련이나 심장동맥 경련이 발생되기도 한다. 기관지경련은 흡입 베타 작용제(Albuterol)와 산소로 치료한다.

아래와 같은 소견이 보이는 경우 연무 흡입이 의심된다.

- 밀폐된 장소에서 연기에 노출된 환자
- 연무나 화재에 노출된 후 무의식 상태인 환자
- 연무나 화재에 노출된 후 호흡곤란을 느끼는 환자
- 연무나 화재에 노출된 후 흉통을 호소하는 환자

응급센터로 초기에 내원하여 수액 처치를 받는 환자나 화상센터로 2차 이송이 이루어지는 환자에게서, 수액요법이 이루어짐에 따라 기도 부종의 위험성이 현저하게 증가하며, 기도 폐쇄가 발생될 수 있다. 이러한 이유로 인하여 기도 화상이 의심되면, 이송 전에 진정제의 투여와 기도삽관을 반드시 실시하여야 한다. 응급센터의 안정된 상황에서 기도삽관을 하는 것이 움직이는 구급차 내에서 하는 것보다 매우 쉽다.

입술의 부종은 열손상이 기도에도 있다는 것을 알려주는 것이고, 쉰 목소리(후두를 지나가는 공기 흐름의 변화를 의미)는 초기의 기도 부종을 알려주는 것이다. 그렁거리는 소리(stridor : 고음의 흡입음)는 기도 폐쇄 직전까지 진행된 중증의 기도 부종을 의미하며, 초응급(immediate emergency)상태다. 하나뿐인 적절한 치료는 기도 안정으로, 경비 기관 삽입이나 신속 기관 삽관법(rapid sequence intubation)이 주로 이용된다. 이러한 방법은 해부학적 구조가 현저히 변화하여 매우 어려운 경우도 있다. 게다가, 기관 삽관 도중 후두부를 통과하는 동안 화상으로 손상된 조직을 자극하거나, 치명적인 후두경련이 발생할 수 있다. 그러므로 기관 삽관은 병원의 응급실에서 시행되어지는 것이 가장 좋으며, 현장에서 꼭 필요한 경우에는 의료지도를 받아 시행하여야 한다. 기도삽관이 실패할 때를 대비하여 외과적 기도유지기를 반드시 준비하여야 한다.

기관 삽관의 적응증(indication)은 아래와 같다.

- 안면이나 입 주위 지역의 전층 화상
- 목을 둘러싸는 화상
- 급성 호흡 부전 소견이 보이는 경우
- 점차 목이 쉬거나 숨쉬기 힘들어 할 때
- 기관지 경(bronchoscope)상 성문 상부 부종이나 염증이 관찰 되는 겨우

2. 소아 화상

소아 화상 중 열탕 화상이 가장 많은 비율을 차지하는데 뜨거운 물에 의한 '열탕 화상' 이 대부분이다. 원인은 국, 라면, 커피, 끓는 물 등 다양하지만 최근 정수기 온수에 의한 화상이 3년 새 2배 이상 늘었다. 정수기 온수 온도는 대략 85도로 어린아이의 피부에 1초만 닿아도 2도 화상을 일으킨다. 2도 화상은 상처 부위가 빨갛게 되고 물집이 생기며, 피부가 타는 듯한 강한 통증을 느끼는 화상이다.

뜨거운 물체를 만져 화상을 입는 '접촉열 화상' 도 많다. 주로 다림질을 하다가 잠시 세워둔 사이 아이가 다리미의 바닥을 만지는 경우다.

트레드밀(러닝머신)도 화상의 원인이다. 작동 중인 트레드밀 발판을 만지거나 틈새에 손이나 발이 끼어서 접촉 화상을 입는 것이다. 트레드밀에 의한 화상은 뜨거운 열과 물리적인 충격이 곁들여져 대부분 피부 이식이 필요할 만큼 중화상이 많다. 이 밖에 압력밥솥 증기에 의한 화상, 뜨거운 고기 불판이나 냄비에 의한 접촉열 화상이 있다. 콘센트에 젓가락을 끼우거나 피복이 벗겨진 전선이나 전구 소켓을 만지면서 발생하는 전기 화상은 뼈나 힘줄에 문제가 생기는 중화상이어서 후유증이 크다.

일반적으로 소아 화상이 성인보다 더 심각한데, 왜냐하면 아이들은 성인에 비해 반응 속도가 떨어진다. 열원이 되는 사물에 접촉했을 때 그에 대한 대처능력이 떨어져 화상의 정도가 심각해질 수 있다. 아이들은 어른보

다 피부의 두께가 얇아 같은 온도에서도 더 깊게 손상을 입고 후유증도 심하다.

성인의 경우에는 화상 부위가 몸의 20% 이상일 때 중화상으로 보지만 어린이는 10% 이상만 되면 중화상으로 분류한다. 또 팔다리의 체표면적이 몸 전체에 비하여 넓고 아직 면역력이 떨어져 2차 감염 등의 위험성이 크다.

가장 큰 문제는 화상치료 뒤 신체적 기형, 정서와 사회성 발달장애 등 후유증을 초래할 수 있다는 점이다. 관절 부위가 화상으로 오그라드는 현상은 성장을 방해하여 근골격계에 변형을 유발한다.

이러한 외적인 변형은 심리적인 위축과 낮은 자존감을 불러 아이들이 정상적 대인관계를 형성하는 데 문제를 가져올 수 있다.

소아는 화상을 치료 받으러 오는 환자의 반을 차지한다. 소아의 얇은 피부는 심각한 화상이 발생할 위험성이 높다. 저체온증과 같은 화상 이후에 발생하는 문제의 발생이 더 쉽게 발생되는데 체중에 대한 표면적의 비율이 높기 때문이다. 해부학적 차이로 인하여 소아에서 체표면적에 대한 머리의 비가 크기 때문에 '9 법칙' 을 변형하여 사용한다. Lund-Browder 차트를 이용하여 화상 면적을 평가하는 것이 더 좋은 방법이다. 환자의 손바닥 면적(1%)을 이용하는 것은 어른과 같다.

소아 화상의 수액 치료는 성인과 차이점이 있는데,

안타깝게도, 소아의 화상은 강제적 폭력으로 발생하기도 하는데, 사실상, 미국의 화상 환자 중에서 아동 폭력으로 인한 화상이 10%를 차지한다. 아동 폭력에 연관된 징후는 반드시 알고 있어야 한다. 머리지지는 인두나 다리미, 담배 등의 모양과 비슷한 화상들이 이에 속한다. 손상 받은 병력이 여러 번 이라든지, 환자의 연령과 일치하지 않는 소아의 행동양식으로 인한 병력이면 아동 폭력을 의심해보아야 한다. 서혜부의 화상 또는 양말이나 장갑 모양의 화상이 있는 경우도 강력히 의심하여야 하는 손상이다. 아동폭력이 의심되면 아동보호서비스나 경찰에 반드시 신고하여야 한다.

소방대나 구급대원은 사회적 교육을 통하여 소아의 화상을 줄이는데 큰 역할을 할 수 있다. 부모에게 집에서 49℃ 이하의 물을 사용하게 하는 프로그램과 자녀들에게 화재 안전 교육을 시키는 프로그램을 이용하면 공동생활에서 발생되는 소아 화상의 발생률에 막대한 영향을 줄 수 있다. 반드시 명심하여야 할 것은 노인도 화상의 폭력의 대상자라는 것이다.

소아 화상에서는 예방이 크게 효과를 가진다. 그 방법으로는

1 .뜨거운 물이 나오는 욕실에 아이를 혼자 두지 않는다.

2 .가스 불을 사용하지 못하게 한다.

3. 아이 눈높이에 있는 발열 가전기구들을 높은 곳으로 옮긴다.

4. 커피나 국, 뜨거운 음식을 아이 손에 닿지 않는 곳에 둔다.

5. 가정용 정수기에는 온수 차단장치를 설치한다.

6. 전기콘센트는 뚜껑을 만들어 씌운다.

7. 성냥이나 라이터를 아이 손이 닿지 않는 곳에 둔다.

8. 트레드밀(러닝머신) 뒤쪽 발판에 덮개를 설치하고 아이가 만지지 않도록 한다.

9. 불이 났을 때 대피하는 법과 119 신고방법에 대해 설명해둔다.

화학 화상

화상을 일으키는 화학 물질의 수는 너무 많다. 250종 이상의 화학 물질이 손상을 일으킬 수 있다. 화학물질은 피부 손상 뿐 만이 아니라 몸에 흡수되어 내부 기관의 기능부전(특히 간과 콩팥)을 유발한다. 휘발성 형태의 화학물질은 흡입되어 치명적인 호흡 부전을 유발한다. 다른 기관-폐 또는 간과 같은 -에 대한 화학물질의 효과는 피폭 후 즉시 발생되지는 않는다. 화학 손상은 심각한 손상이 있더라도, 초기의 피부 손상은 마치 적은 것처럼 보이기도 한다. 이러한 것이 구조자에 의한 2차적인 감염이 발생되게 하기도 한다. 화상이 적게 발생한 환자는 화상을 입었는지 쉽지 알지 못한다. 결과적으로 적절한 주의를 하지 않는다면, 구조자 자신의 피부에 화학 물질을 묻힐 수 있다.

조직손상은 화학물질의 농도, 양, 피부와의 접촉시간과 종류, 작용 방법에 따라 결정되어진다. 신체에 의해 독이 제거되거나, 물리적으로 제거될 때까지 지속적으로 병리학적인 조직손상이 발생된다. 중화제를 사용하여 화학작용을 멈추게 하는 것은 중화작용에 의한 화학반응(열)으로 인하여 손상이 더욱 깊어질 수 있어 매우 위험하다. 그러므로 반드시 다음의 네가지 단계를 거쳐 화학물질을 제거하여야 한다.

1. 보호장갑, 보안경, 필요하다면 호흡기 보호대를 착용하여야 한다.
2. 환자의 모든 옷을 제거하고, 더 이상의 접촉을 막기 위해 플라스틱 봉지에 넣는다.
3. 많은 양을 물이나 다른 세척제를 사용하여 몸을 세척하여 화학물질을 제거한다.
4. 물리적으로 문지르거나 부드럽게 긁어내어, 피부에 묻어있는 것을 제거한다. 이후 세척을 더한다.

화학 화상은 주로 얼굴, 눈과 사지에서 발생을 한다. 일반적으로 온열 화상보다 적은 면적의 화상을 입고 사망률은 낮은 편이다. 그러나 상처 회복기간이나 입원 치료 기간은 더 길다. 일반적인 작업과 연관된 손상 중 불구나 근무에서 결손 시간은 훨씬 길다.

화학 화상의 대부분은 산이나 알칼리에 의한 손상이다. 동일한 양과 정도로 노출되었다면 알칼리가 산보다 훨씬 많은 조직의 손상을 야기한다. 산의 경우 응고성 괴사(coagulation necrosis)를 일으키며 거칠고 가죽 같은 가피(eschar)를 형성한다. 이 가피가 화학제의 깊은 침투를 막아준다. 알칼리의 경우 액화성 괴사(liquefaction necrosis)를 일으키며 점점 조직 안으로 침투하여 진행하는 화상을 만든다.

화학 화상의 일반적인 처치법

화상 치료의 목표는 비가역적인 손상을 받은 조직을 최대한 살리는데 있다. 많은 양의 수요법(hydrotherapy) 즉, 세척이 가장 중요한 치료이다. 사고 현장에서의 조기 세척은 좋은 치료 결과를 낳는다. 예를 들면, 화학물과 접촉 후 3분 후에 세척을 시작하는 것과 1분 후에 세척을 하는 것을 비교하면 3분 후의 세척이 전층 화상이 될 확률이 2배 정도 더 높다.

언제까지 세척해야 하는 가는 정해진 바가 없으며 상처를 부드럽게 계속 세척하면서 관찰해야하는데 알칼리 화상의 경우 수 시간을 세척해야 할 수도 있다. pH를 확인 할 수 있는 리트머스 종이를 사용해서 확인을 하

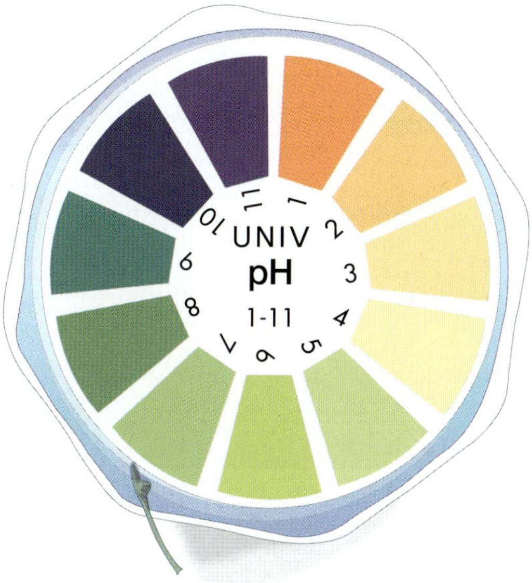

그림 17-13 | 리트머스 시험지

면 상처에 산이나 알칼리의 존재를 확인 할 수 있으며 추가적인 세척의 필요성도 알 수 있다. 정확한 pH는 상처 세척 종료 15분 뒤에 실시하는 것이 좋다(그림 17-13).

이상적으로, 모든 오염된 환자는 이송 전에 오염물질을 제거하여, 피부 손상을 최소화하고, 구급차와 병원의 오염을 방지해야 한다. 기도유지와 같은 치명적인 치료는 오염물질을 제거하기 전이나, 제거하는 동안 실시되어야 한다. 이송 전에 오염물질의 제거가 완전하지 않으면, 가능한 빨리 이송시키는 병원에 알려 치료준비를 하도록 한다.

안구 화상(그림 17-14)

안구의 화상은 흔하게 발생하며 즉각적인 치료가 필요한 응급 상황이다.

눈의 부식성 화학물질의 세척은 특히 중요한데, 비가역적 손상이 아주 짧은 시간(병원으로 이송하기까지의 시간보다 짧은 시간)에 발생될 수 있기 때문이다. 손상된 눈의 세척은 매우 어려운데, 눈을 뜰 때 발생하는 통증 때문이다. 그러나 각막의 심각하고도 영구적인 손상을 막기 위하여 반드시 세척하여야 한다. 콘택트렌즈나 이물질을 확인하고, 있다면 세척하기 전에 제거한다.

산의 경우 빠르게 눈의 표재성 조직 단백질에 침착물을 형성하며 전형적인 젖빛 유리(ground glass) 형태의 각막을 보인다. 화학 물질의 침투는 국소적인 완충 작용이나 침착된 단백질의 방어 효과로 제한을 보인다. 안구의 후면부의 손상은 없으며 늦게 세포나 조직의 변화를 야기 시키지 않는다.

알칼리의 경우 초기에는 눈에 띄지 않으나 훨씬 심각하다. 일반적으로 알칼리의 pH가 높을수록 손상의 정도가 심하다. 짧은 시간에 각막을 침투하며 안구의 전방(anterior chamber), 망막, 시신경의 손상을 야기 시키며 시력을 손실하게 된다. 알칼리의 침투는 몇 시간 혹은 며칠까지 진행이 되며 안구 천공까지도 야기하므로

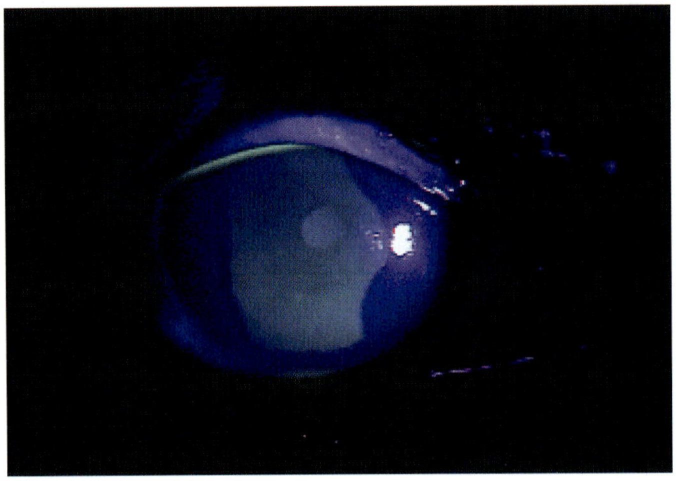

그림 17-14 | 안구화상

특히 더 주의가 요구되고 세척 시 오랜 시간이 소요된다.

세척 시 각각의 눈에 30분간 1L에서 2L의 생리식염수를 사용하며 중화제는 사용하지 않는다. 비관을 수액 백에 연결하여 콧등 위에 걸치면 이송하는 동안 양측 눈을 동시에 세척하는 아주 좋은 세척 기구를 만들 수 있다.

전기 화상

전기화상에서 손상은 전기가 신체로 들어가 조직내부를 이동하면서 발생된다. 전기 손상은 주로 3가지 연령 분포를 보인다. 1차 발생 시점은 주로 걸음마를 하는 연령에서 발생하며 전기 소켓이나 전기 코드에 노출되어 야기된다. 2차 발생 시점은 사춘기 연령에서 발생하며 전압선 주위에서 위험한 놀이를 해서 야기된다. 3차 발생 시점은 직업적으로 노출되어 야기되는 경우로 미국의 경우 1만 명 당 1명이 발생한다.

손상은 내부 기관의 기능에 대한 전기의 효과와 전기 흐름으로 발생된 열의 효과에 의해 결정된다. 사지는 몸통에 비하여 더욱 심한 조직 손상을 받을 위험성을 내포하고 있다. 전기 손상의 중증을 결정하는 요소는 다음과 같다.

1. 전기의 종류와 양(교류 또는 직류, 전압)
2. 신체를 통과한 전기의 경로
3. 전원과 접촉된 시간

전류의 효과에 따른 영향을 살펴보자. 60Hz의 교류가 흐른다고 가정하면

- 정상 피부를 통해서 흐르는 0.5~2 · mA : 찌릿한 느낌
- 정상 피부를 통해서 흐르는 1~4mA : 통증
- 손을 거쳐서 체부나 상완 근육으로 흐르는 6~22mA : 불수의적 근육 수축, 손과 상완의 근육 연축으로 물건을 단단하게 쥐는 모양
- 흉부를 통해서 흐르는 18~30mA : 호흡 정지, 시간이 오래 지속되는 경우 위험

- 흉부를 통해서 흐르는 70~4000mA : 심실 세동
- 흉부를 통해서 흐르는 〉 2000mA : 무수축, 만약 전류가 차단되면 정상 박동으로 복귀는 가능

전기 접촉에 의한 가장 심각하고, 즉각적인 손상은 심부정맥이다. 전기 손상을 입은 모든 환자는 안정성의 여부에 관계없이 심장 상태를 세밀히 점검하고, 심장 활동을 지속적으로 관찰하여야 한다. 가장 흔하고 위험한 부정맥은 조기심실수축, 실심빈맥, 심실세동 등이다. 이러한 부정맥이 발생하면 적극적인 전문 소생술을 실시하여야 하고, 정상의 건강한 심장이기 때문에 소생의 기회가 매우 높다. 심실 세동이 있는 경우에는 기본생명소생술(basic life support)을 실시하는데, 심폐소생술을 실시하고 즉시 병원으로 이송하여야 한다. 대부분의 환자에서는 심혈관 질환이 없던 환자이며, 심근조직은 전기에 의하여 일반적으로 손상되지 않는다. 오랜 시간의 심폐소생술 이후에도 종종 소생이 가능하다. 심장에 대한 처치가 이루어지면, 일반적인 열화상에 대한 현장처치를 시작한다.

전기 손상으로 입구와 출구에 피부 화상이 발생하는데, 피부에 발생하는 전기 아크(electrical arc)로 인하여 2500℃의 열이 발생하기 때문이다. 추가적인 표피 화상은 환자의 옷이 연소하면서 발생한다. 골절 및 탈구는 전기 손상에 의하여 강력한 근육수축이 발생하여 유발되기도 한다. 종종 건축현장에서 전기적 쇼크로 높은 곳에서 떨어져 골절이나 다른 손상을 당하기도 한다. 내부 손상은 주로 근육 손상, 신경손상, 혈관 내 응고 등이 포함되는데, 전기가 흐르는 통로를 따라 발생한다. 흉부 내부나, 복부 기관의 손상은 전기가 통하지 않아 거의 발생하지 않는다.

일반적으로 고전압이라고 하면, 1000V 이상을 의미하나 임상적으로 600V 이상에서도 위중하고 치명적인 전기 손상이 발생한다. 전기 피부 화상은 고전압에서 더 심하며 짧은 시간의 노출에도 심각한 결과를 야기한다. 반면, 가정용 전기(110V)에서의 화상은 그 부위가 적으며 노출 시간이 길어야만 경도 화상이 발생된다. 이와 더불어 저전압 감전사(low voltage electrocution)는 40% 이상에서 가정용 전기에서 발생하는데 심실 세동을 야기할 수 있기 때문이며 피부 손상은 경미하다.

전기 손상의 현장에서, 첫 번째로 고려해야 할 것은 안전이다. 환자가 전기와 접촉하고 있는지 결정해야 한다. 그렇다면, 구조자 자신이 환자가 되지 않게 접촉한 전기로부터 환자를 떨어뜨려야 한다. 고압 전선을 다루는 것은 매우 위험하다. 노출된 전선을 다루는데에는 특별한 훈련과 특별한 장비가 필요하다. 일시적인 방편으로 기구를 만들어 전선을 제거하려고 시도해서는 절대로 안 된다. 큰 나무 가지나 나무 조각, 말린 밧줄조차도 고전압의 전기가 통하는 경우가 있다. 소방대원의 장갑조차도 이러한 상황에서는 적절한 방어를 하지 못한다. 가능하면, 전기 회사 직원이 다루게 하거나 고압전선을 다루도록 고안된 특별한 장비를 다룰 수 있는 전기회사 직원에게 맡겨져야 한다.

현장에서는 전기 화상환자의 전체적인 손상 정도를 알기는 어렵다. 모든 전기화상 환자는 병원에 옮겨져 진찰 받아야 한다. 부정맥이 발생할 가능성이 있기 때문에 구급차 내에서 일반적으로 혈관을 확보하여야하며, 지속적인 심장 모니터를 실시하여야 한다. 전기화상은 광범위한 조직 손상이 동반되므로, 병원 간에 이송 할 때, 열화상 환자보다 더 많은 수액처치를 필요로 한다. 전기화상 환자는 횡문근 융해증 및 신부전이 발생될 위험성이 높다.

참고문헌

1. 피부-피부의 구조. 글로벌 세계 대백과. 도서출판 범한, 2004
2. American Burn Association: Burn incidence fact sheet. Accessed at www.ameriburn.org, January 29, 2003
3. Tintillali. Themal Burn. P 1220-1221
4. Guidelines for the Operation of Burn Units, in Committee on Trauma, American College of Surgeons, Resources for Optimal Care of the Injured Patients. Chicago, American College of Surgeons, 1999
5. Safle J(ed) Practice Guidelines for Burn Care. Chicago, American Burn Association, 2001
6. Chemical burn, Tintillali, P1226-31
7. Wagoner MD: Chemical injuries of the eye: Current concepts in pathophysiology and therapy: Surv Ophthalmol 41:27, 1997
8. Ore T, Casini V: Electrical fatalities among US construction workers. J Occup Environ Med 38:587, 1996
9. Fish RM, Geddes LA: Medical and Bioengineering Aspects of Electrical Injuries, Lawyers and Judges Publishing Company, Inc, Tucson, AZ, P404, 2003
10. Fish RM, Electrical injury: Part II. Specific injuries. J Emerg Med 18:27,2000

CHAPTER 18 : 환경 응급(Heat illness)

서론

최근에 El Nido현상이 발생하게 되면서 지구 온난화 현상과 더 길고 더워진 여름에 대하여 관심이 증가되고 있다. 미국에서는 해마다 평균 300명 이상이 열과 관련된 질환으로 사망한다. 열에 노출되어 생기는 환경적인 응급질환은 도심이나 산간지역 어디에서나 발생할 수 있다. 열에 의해 손상 받은 환자에게 신속하고 효율적인 응급처치가 시행된다면 회복속도도 빨라지고 합병증도 최소화 할 수 있다. 반면에 응급처치가 지연되거나 비효율적으로 시행되면 환자상태가 급격히 악화되며 심지어는 사망을 초래할 수도 있다. 그러므로 열이 신체에 미치는 영향에 대하여 정확히 인지해야 하며, 이들 손상에 대한 응급처치법을 알아야 한다.

신체 내부의 온도는 주위온도의 변화에도 불구하고 거의 일정하게 유지되나 극단적인 열부하에 노출되어 인체 내성을 초과하면 열에 의한 손상을 입게 된다. 흔히 더운 환경에서 힘든 신체활동을 하는 직업군에서 발생하고, 그 외 노인이나 영양불량자 및 면역이 저하되어 있는 경우에는 열내성이 낮기 때문에 신체노동을 하지 않아도 발생하게 된다. 뜨거운 환경에 인체가 노출되었을 때, 혹은 격렬한 신체적 활동에 의해서 과량의 체열이 생성될 때에 신체는 여러 가지 기전으로 체온을 조절하게 된다. 체온을 내리는데 가장 효과적인 기전은 땀을 흘리는 것과 피부혈관의 확장이다. 신체의 체온조절기능은 매우 능률적이어서 상당한 온도변화에도 잘 견딜 수 있다. 체온조절기능의 작동은 피부, 내장, 중추신경계 등의 온도감지기에 의해서 감지된 정보가 시상하부의 체온조절중추를 자극하여 피부혈관 확장, 땀샘기능 항진 등을 유발시킴으로써 이루어진다. 열을 소실하는 방법으로는 발한에 의한 증발, 복사, 대류, 전도 및 대소변을 통한 방법이 있다. 열과 관련된 질환에는 열경련(heat cramp), 일사병(heat exhaustion), 열사병(heat stroke), 열부종(Heatedema), 열실신(Heat syncope)등이 있다.

1. 열경련(heat cramp)

열손상 중에서 가장 경미한 유형으로서, 통증을 동반한 근육경련이 주된 증상이며, 근육통은 보통 하지에서 나타난다. 격렬한 운동 후에 발생하지만 반드시 더운 환경에서만 발생하는 것은 아니며, 적응된 운동선수 들이 훈련 후 회복하는 동안에도 발생할 수 있고, 공장의 노동자들이 일을 마친 후 쉬다가 발생할 수도 있다. 열경련의 정확한 원인은 알려져 있지 않으나 다량의 발한으로 인한 저나트륨혈증과 용적 결손(volume depletion)으로 인해 유발된다고 추정되고 있다. 특히, 더운 환경에서 격렬하게 운동하는 동안에 생성되는 땀은 신체의 전해질 평형에 변화를 유발하며, 세포에 필수적인 전해질의 불균형을 초래할 수 있다고 알려져 있다. 탈수 또한 근육경련을 악화시키는 데 중요한 역할을 할 수 있다. 많은 양의 수분이 과량의 발한으로 인하여 신체에서 소실될 수 있으며, 소실된 수분이 근육에 영향을 주어 열경련을 유발할 수도 있다. 주로 종아리 부위, 대퇴부, 어깨부위에 잘 발생한다. 또한 과호흡도 열경련을 유발하는 인자로 보고되고 있다. 격렬한 운동으로 인한 국소적인 젖산의 축적으로 인하여 과호흡이 유발되며, 이로 인하여 발생한 호흡성 알칼리증과 이미 동반된 저칼륨혈증에 의해 근육경련이 나타난다. 이런 환자들에게 고농도의 염분용액이나 염분 알약을 주어서는 안 된다. 열경련이 유발된 환자들은 체액에 충분한 양의 전해질을 갖고 있지만, 단지 전해질이 적당하게 분배되지 않았을 뿐이다. 적당히 휴식을 취하면 신체는 염분을 균등하게 분배하여 경련은 소실될 것이다. 경도의 경련시 1%의 생리 식염수 용액을 내복하여 치료할 수 있는 반면에 심한 경우엔 생리적 식염수를 정맥 주사하는 것이 필요하다. 운동이나 작업 전에 적당한 스트레칭과 수분의 섭취와 염분과 당이 포함된 음료를 자주 마시면 예방이 가능하다.

2) 일사병(heat exhaustion)

일사병은 열 관련 질환 중에서 가장 흔한 유형이다. 심한 발한으로 인하여 많은 양의 수분과 전해질을 소실하여 탈수되는 경우에 발생한다. 발한은 피부로 땀을 배출하여 수분을 기화시킴으로써 체온의 하강을 유도하는 신체의 방어기전이다. 땀만 배출하고 땀이 증발되지 않는다면 체온이 떨어지기가 힘들다. 또한 습도가 높은 환경에서도 증발되는 땀의 양이 감소된다. 그러므로 격렬하게 운동하는 사람들이나 뜨겁고 습기 찬 환경에서 두껍게 옷을 입는 사람들이 일사병에 걸릴 확률이 높아진다. 일사병 환자들은 많은 수분소실로 인하여 경미한 저혈량성 쇼크(hypovolemic shock)가 동반될 수 있다. 일사병의 징후와 증세로는 오심, 구토, 두통, 현기증, 전신쇠약 등이 있으며, 맥박이 빠를 수도 있지만 생체증후는 대부분 정상이다. 구강이나 직장의 체온은 보통 정상이거나 약간 상승하며 40℃를 넘지는 않는다. 대개는 의식은 명료하다. 치료는 시원한 환경에서 쉬며 수분을 보충해야 한다. 당, 전해질을 포함한 용액을 구강으로 공급하는 것이 선호된다. 경한 경우에서는 수분의 oral rehydration 혹은 포도당과 sodium를 포함하는 구강의 수분 공급이 더 선호된다. 의식이 명료하지 않으면 입으로 수분을 투여하는 경우는 폐로 흡인되어 호흡기 합병증을 유발할 수 있으므로 이러한 경우에는 정맥으로 수액을 투여해야 한다. 0.5% saline 용액이나 생리적 식염수를 정맥 투여해야 한다. 총 수분결핍의 1/2은 첫 3-6시간 내에 보충되어야 하며 나머지는 6-9시간에 걸쳐 투여하여야 한다. 노인이나 유약자의 경우에는 수분을 공급하면서 주의 깊게 관찰한다. 대부분의 환자는 상기의 응급처치로 증상이 30분 이내에 호전된다. 열사병으로 발전할 수 있기 때문에 의식이 나빠지거나, 체온이 점차 상승하거나, 증상이 신속히 호전되지 않으면 즉시 병원으로 이송해야 한다.

3) 열사병(heat stroke)

열사병은 드물게 발생하지만 열손상 중에서 가장 중증인 유형으로서, 40℃ 이상의 고열과 신경학적 이상 증상이 특징이다. 항문의 온도가 가장 정확한 측정방법이다. 구강, 액와, 고막성 체온 측정들은 덜 신뢰할 만하다. 열사병은 신체가 조절할 수 있는 체온의 방어기전보다 더욱 많은 열을 받을 때에 일어난다. 일반적으로 환자는 땀을 흘리지 않지만, 땀을 흘리는 경우도 있다. 열사병은 사망률이 매우 높으므로 신속하고 효율적인 응급처치가 시행되어야만 한다. 고열은 내피 세포들을 손상시키며 간장, 신장, 폐, 심장과 근육을 포함한 거의 모든 장기에 손상을 준다. 간수치도 상승할 수 있고 핍뇨성 신부전이 발생하기도 한다. 파종성 혈관내 응고(DIC)와 성인의 호흡곤란증후군(ARDS)등은 치명적인 열사병에서 종종 보이는 소견이다. 열사병은 격렬한 육체적 활동이 있으면서, 밀폐되고 환기가 충분하지 않는 습기 찬 환경에서 자주 발생한다. 통풍장치나 공기조절장치가 충분히 가동되지 않은 밀폐된 건물에서 거주하는 노령자에서도 일어날 수 있으며, 더운 여름날에 문이 잠긴 차량 안에 갇힌 어린 아이들에서 사망하는 경우 열사병이 사망의 원인이 된다. 대부분의 열사병의 징후와 증상은 일사병의 증상이 나타난 후에 관찰되며, 일부에서는 일사병을 치료하지 않아서 열사병으로 진행되는 경우도 있다. 열사병 환자들의 피부는 뜨겁고 건조하며, 붉은 색으로 변한다. 대개 땀을 분비 하는 기전이 억제되어 땀을 흘리지 않는다. 이러한 육체적 징후는 땀이 많은 일사병과 대조적인 소견을 나타내며, 일사병에서 열사병으로 진행하는 경우는 피부가 약간의 습기를 보유하고 있다. 열사병 환자의 체온은 빠르게 상승하여 중심체온이 42℃ 이상으로 높게 상승하게 된다. 환자의 의식은 점차 저하되어 외부 자극에 대한 반응도 느려지게 되며, 경련이나 섬망 같은 신경학적 이상증상도 발현할 수 있다. 일반적으로 호흡수가 빠르며, 초기의 맥박은 빠르고 강하지만, 시간이 경과하면서 맥박은 더욱 약해지고 혈압은 저하된다. 열사병은 생명을 위협하는 응급상황으로서 신속히 치료하지 않으면 환자는 사망하게 된다. 환자의 회복은 응급처치의 신속도와 효율성에 달려 있다. 환자는 더운 환경으로부터 서늘하고 그늘진 곳으로 이동시키고, 냉방된 응급차량을 이용하여 병원으로 신속히 이송되어야 한다. 열사병의 치료는 신속한 발견과 신속한 cooling의 시작에 달려있다. Cooling이 지연될수록 사망률이 증가한다. 해열제는 효과적이지 않다. 왜냐하면 열사병은 뇌하수체를 침범하지 않기 때문이다. 생리적인 냉각이 필요하고 얼음물에 담그는 방법이 널리 사용된다. 다른 방법들은 찬물 수침과 증발성 냉각(evaporating cooling)을 촉진하기 위해 팬이 돌아가는 동안 물을 분무하는 방법이 있다. 물론 이에 우선해

표 18-1 | 열사병의 합병증

	초기	지연
생체징후	저혈압, 고열	
근골격계	횡문근융해증	
신경계	섬망, 경련, 혼수	뇌부종
순환기계	심부전	
호흡기계	폐부종	호흡곤란증후군
비뇨기계	핍뇨	신부전증
위장관계	설사	간괴사, 위장관출혈
대사성	저칼륨혈증, 고나트륨혈증	고칼륨혈증, 저칼슘혈증, 고요산혈증
혈액계		파종성혈관내응고, 혈소판감소증

표 18-2 | 저체온 술기(Cooling Techniques)의 비교

술기	장점	단점
Evaporative	간단하고 쉽게 이용 가능하다. 비침습적이고 환자에게 적용하기 쉽다. 비교적 효과가 좋다.	Shivering 이 생긴다. 모니터링 하기가 어렵다.
Immersion	비침습적이며 비교적 효과적인 방법이다.	Shivering 이 생긴다. 환자에게 적용하기가 쉽지 않다. 모니터링 하기가 어렵다.
Ice packing	비침습적이고 환자에게 적용하기 쉽다.	Shivering 이 생긴다.
Cold gastric lavage	일반적으로 많이 사용한다.	침습적이다. 기도로 흡인될 수 있다.

서 기도 확보, 호흡 보조, 순환 보조 실시가 우선되어야 한다. 신장, 호흡기 및 심혈관계 기능의 지속적인 감시가 필요하다.

4) 열실신(Heat syncope)

고열에 노출된 후의 어지러움(dizziness) 혹은 실신(fainting)은 대부분 혈관 확장과 기립성 저혈압으로 인하여 야기된다. 이는 대개 극도의 열에 적응되지 않은 사람들에서 보여지는 데 일단 환자들이 적응되면 거의 발생하지 않는다. 특별한 치료를 필요로 하지는 않는다.

결론

열 질환에 대한 최고의 치료방법은 예방이다. 환경응급의학에서 열에 관련된 질환들은 위에서 언급했다시피 다양하다. 특히 위험인자가 높은 사람들은 노인들과 만성 정신질환을 가진 사람들, 지역사회에 거주하는 발달 지체를 가진 사람들, 사회적인 접촉을 가지지 않는 사람들, 운동 선수들, 에어컨 없이 생활하는 사람들이다. 열과 관련된 사망들은 예방할 수 있는 것이며 열질환 응급상황에 대한 지역사회의 반응이 개인과 지역사회의 교육프로그램들과 함께 유병률과 사망률을 현저하게 감소시킬 수 있다.

참고문헌

1. Ishimine, P. Hyperthermia. In: Pediatric Emergency Medicine. Baren, JM, Rothrock, SG, Brennan, JA, Brown, L (Eds), Saunders Elsevier, Philadelphia, PA 2008. p.992.
2. Jardine, DS. Heat illness and heat stroke. Pediatr Rev 2007; 28:249.
3. 응급 구조와 응급 처치 제 5판

CHAPTER 19

노인외상 (Trauma in the Elderly)

서론

노인이라 함은 65세 이상의 연령군을 의미하며, 다양한 분류가 있지만 그중 하나로 young old 및 old old 군으로 나누는데 임상적으로 80세 이상이 그 기준점이 되고 있다. 이 기준은 임상적으로 80세 이상의 환자의 예후가 다른 환자군에 비해 매우 좋지 않기 때문에 중요성을 갖는다. 환자의 예후 판단에 있어 연대적인 연령(chronologic age)도 중요하지만 생리적인 연령(physiologic age) 자체도 중요한 고려 요소이다. 우리나라의 경우 노인의 연령 계층은 1995년은 5.9%, 2005년은 9.1%였다. 노인의 비율이 7%를 넘는 사회를 고령화 사회, 14% 이상이 고령 사회, 20% 이상을 초고령 사회라고 하며, 한국은 2000년에 노인의 비율이 7.2%로 고령화 사회에 진입하였으며, 통계청은 2030년에 노인의 비율을 24.1%로 예상하였다. 그리고 이런 고령화 사회로 진행함에 따라서 15~64세 연령층이 노인을 부양해야 하는 노년부양비는 12.6%로 전년대비 0.5% 증가했다. 그러나, 이러한 노인의 증가가 사회적으로 볼 때 비활동적이며, 제한된 활동으로 사회가 정적인 상태가 되는 것을 의미하지 않는다. 심혈관계 질환, 당뇨, 관절염 등 노인성 질환에 대한 진단 및 치료 기술의 발달로 노인 질환의 발생을 지연 혹은 감소시키고, 활동적인 사회생활이 가능하게 되어, 실제로 많은 사람들이 노인이 되어서도 좋은 건강 상태를 유지한다. 이와 함께 노인 외상에 의한 손상 위험 빈도도 점차 증가하여 실제 외상은 노인의 사망 원인 중 6 번째로 알려져 있다. 이런 이유로 인해 노인 외상의 빈도 또한 활동적으로 사회생활을 하는 노인의 증가와 차량 운전을 포함한 수송 수단과 연관된 손상이 증가 추세이다.

노인은 다른 연령군과 비교해 같은 정도의 손상지수의 손상 시에도 입원률 증가, 더 많은 병원입원 일수와 더불어, 손상 자체로 인한 사망률이 젊은 연령군보다 높은 특징이 있다. 낙상이 연령증가와 더불어 사망률을 높이는 요인으로 작용하며, 낙상의 40% 정도에서는 내과적 요인과 밀접한 연관성을 보인다.

외상 발생 시 반응하는 정상적인 신체 보상작용이 연령증가와 더불어 둔화되고, 이런 요인이 동반된 내과적 질환 및 복용중인 약물과의 상호작용으로 인하여 더욱 악순환을 유발한다. 따라서 처음에 안정적으로 보이는 환자가 임상적으로 명백한 쇼크 상태로 진행되는 것을 의료진이 알지 못하는 경우가 많기 때문이다. 이러한 이유로 병원 전 단계에서도 노인 외상 환자들이 사망률 및 유병율이 높다는 인식을 하고 중증도 분류상 경상의 환자라 하더라도 외상센터로의 환자 이송 및 처치가 필요하다. 외상발생시 노인에서는 많은 제한점이 있지만, 적절하고 신속한 조기 치료가 환자의 예후 결정 및 회복에 있어 중요하다는 것을 강조함은 지나침이 없을 것이다.

노인 외상의 특징

노화란 신체 기능의 점진적 변화가 발생하는 과정이다. 변화들은 젊은 연령에 비해 여러 가지 생리학적 결점들이 증가하며, 이러한 변화들이 노인군에서의 손상 위험이 증가하는 원인이 된다.

기도(Airway)

노인의 기도 변화로는 치아 우식, 잇몸 질환, 보철물 사용 등이 있다. 틀니, 치과 보형물 등이 기도 폐쇄의 잠재적 원인이 될 수 있다.

경추 손상(Cervical spine injury)

노인은 젊은 연령군에 비해 빈도수는 많지 않지만 노화과정의 하나인 퇴행성 변화로 인한 목 움직임의 제한과 더불어 외상자체에 견디는 능력이 떨어짐으로 인해 손상에 취약하다. 또한 경추손상을 놓치는 경우가 많으며, 영상검사에서도 판독하기 힘든 경우가 많다. 완전 또는 불완전 척수손상에 대한 적응이 떨어짐으로 인해 치명적인 결과를 유발할 수도 있다. 과신전손상이 많은 것이 특징이다. 퇴행성변화 및 과신전 손상으로 인해 척수강의 직경이 감소되며, 이런 이유로 인해 단순 낙상시에도 중심척수증후군이 호발하는 특징이 있다.

흉부 손상(Chest injury)

1. 호흡기계(Respiratory system)의 변화

호흡기계의 변화는 성인에서부터 시작되어 60세 이후에 급격히 변화한다. 호흡기계로의 순환은 30% 정도 감소하며, 폐포에서의 산소와 이산화탄소 교환의 정도도 감소한다. 흉곽의 움직임도 감소하며 호흡시의 탄성도 줄어든다. 이러한 변화로 인해 들숨 시간의 감소가 생기며 결과적으로 빈 호흡이 발생한다. 남은 공기량이 증가하기 때문에 일회 호흡량은 감소한다.

2. 심혈관계(Cardiovascular system)의 변화

순환은 심장과 혈관의 변화와 동반되어 감소한다. 심박출량 및 일회박출량은 감소하며, 전도계 또한 퇴행한다. 또한 대동맥 또는 큰 혈관의 탄성도가 감소하게 되며, 말초 혈관의 저항도 증가한다. 전반적으로 노인에서는 혈압이 높은 경향이 있다. 노인의 경우 말초혈관으로의 혈류량이 감소해 있는 경우가 많기 때문에 쇼크의 지표로 모세혈관 재충혈 시간은 부적절한 지표가 된다.

3. 흉곽손상의 특징

흉곽 손상으로 인해 노인군에서는 사망률과 유병률이 급격히 증가하는 것으로 알려져 있다. 노인군에서 호흡기 또는 심혈관계의 증상이 좀 더 절충되어 나타나지만, 항상 숨은 손상에 대한 의심을 가지고 환자를 진단 및 치료를 시행하여야 한다. 위에서 언급한 혈관의 변화들로 인해 혈관 파열이나 동맥류 형성이 다른 연령군에 비해 증가되는 특징이 있다. 생리적 예비의 감소로 인해 노인군은 폐손상이나 기흉 등의 손상에 대한 적응도가 감소한다. 흉곽 및 골격계의 탄력도 감소로 인한 골절의 빈도가 증가되며, 늑골골절의 임상양상도 심각할 수 있으며, 흉골 골절도 다른 연령군에 비해 교통사고시 상당히 증가되는 특징을 보인다. 골격계의 손상이 동반되지 않은 흉곽 손상의 경우에서도 호흡기계 보상작용이 되지 않는 감소된 호흡으로 인한 폐렴의 발생이 증가되는 특징을 보인다.

환자의 병원전 단계 및 응급센터에서의 환자의 진단 및 치료시에는 노인군의 이러한 특징을 이해하고, 단순 흉곽손상시에도 동맥혈 가스 분석, 산소포화도 감시 장치 등의 환자 감시는 필수적이라고 할 수 있다. 수액치료를 시행하는 경우에도 생리적 예비의 감소로 인한 울혈성 심부전 등에 대한 혈역학적 감시가 필요할 수 도 있다.

복부 손상

복부 둔상으로 복강 내 장기 손상을 유발하는 경우는 다른 외상과 마찬가지로 젊은 연령군에 비해 사망률이 높아지는 특징이 있다. 또한 복막염 진단 자체가 어려운 상황이 발생하며, 저혈량성 쇼크의 진단 또한 쉽지 않은 경우가 많으므로 노인군에서는 진단에 세심한 주의를 요한다. 수술과 관련된 높은 합병증 및 낮은 적응력은 노인 환자의 치료에 있어서 또 하나의 도전이다.

생리적으로는 노화가 진행됨에 따라 침 생산, 식도 운동, 그리고 위 분비 등이 감소할 수 있다. 이런 요인들로 영양소 섭취 능력의 감소가 발생할 수 수 있다. 변비나 분변 박힘(fecal impaction) 또한 흔하다. 이런 요인들이 복합적으로 약물 대사 능력을 감소시킬 수 있다.

특히 신체검사가 부정확한 경우가 많으므로 복부 둔상의 경우에는 외상초음파를 통한 혈복강이나 내부장기 손상의 조기 진단이 중요하고, CT 검사는 후복막 출혈이나 장간막손상 등의 감별에 유용하다. 내부 고형장기 손상시 노인군에서는 다른 연령군에서 시행하는 보존적 요법보다는 조기의 수술적 고려가 더 나은 예후를 보일 수도 있기 때문에 주의해야 한다.

골반 손상

골반골 골절과 동반되어 발생하는 저혈량성 쇼크의 경우에는 높은 사망률과 이환률을 갖는다. 개방성 골절이 있는 경우에는 90% 가까운 사망률을 보인다. 교통사고의 경우에는 복합 골절의 양상이며, 단순 낙상의 경우에는 두덩뼈가지(pubic ramus) 골절이 가장 흔하게 발생한다. 노인의 경우에는 특히 조기 재활을 통한 움직이지 않음으로서 발생하는 합병증을 최소화하려는 노력이 특히 중요하다.

신경 및 감각 기능(Neurologic and sensory function) : 노화에 따라 뇌의 기능도 변화한다. 뇌 실질은 수축하는 반면 뇌의 가장 바깥 부분의 수막인 경질막은 상대적으로 단단하게 머리뼈에 붙어 있다. 이런 이유로 인해 충격시에 뇌를 보호하는 기능대신 이 공간은 외상 후 생기는 경막하 출혈의 빈도를 증가시킨다. 또한 뇌 속에 있는 일부 동맥들은 딱딱해짐, 좁아짐이 발생하고 탄성이 감소하게 된다. 감속 사고 때에는 혈관 파열이 발생할 수 있으며 머리뼈 안에 심각한 출혈이 발생할 수 있다. 또한 머리로 가는 혈류도 감소한다. 노인들은 통증 지각 등의 감각 반응이 느려지며, 청력, 시력, 또는 다른 지각 능력 등이 떨어진다. 많은 노인들은 만성 관절염, 또는 장기 복용중인 약물 등에 의해 통증에 무감각해진다. 이러한 요인들로 인해 손상 부위가 있는 경우에도 발견하지 못할 수 있다. 노화로 인한 뇌혈류 감소의 징후에는 혼돈, 흥분성, 건망증, 수면 형태의 변화, 그리고 기억력 소실 및 퇴행성 변화 등의 정신 기능장애가 발생한다. 쇼크 상태에서의 보상 기전이 감소되어 있으며, 심한 경우에는 없을 수 도 있다.

사지 손상

낙상의 빈도 증가와 같이 뼈의 밀도감소로 인해(뼈 엉성증) 노인군에서는 골절의 빈도가 증가하는 특징이 있다. 단순한 낙상으로 인해 골절이 발생할 수 도 있으며, 병원 입원률이 증가한다. 또한 이런 이유로 인해 일상생활로의 빠른 복귀를 위한 재활 치료의 중요성도 간과할 수 없는 요소이다.

상지 손상의 경우에는 상완골 골두 골절 및 탈구가 많아지며, 남자보다는 여자에서 호발한다. 콜리스(Colles') 골절도 호발하며, 뼈의 밀도가 감소된 노인에서 흔히 발생한다. 하지 손상은 낙상으로 인한 대퇴경부 골절이 가장 흔히 발생하며, 일부 노인에서는 경부 골절이 있는 경우에도 불완전 하지만 보행이 가능한 경우가 있으므로 주의를 요한다. 노인군에서는 동반질환의 유무 및 전신상태에 따라 대퇴 경부골절로 인해 사망률이 증가할 수 있다.

노인 외상 환자의 평가 및 처치

노인에서는 동반된 내과적 질환 및 감소된 생리적 예비로 인해 외상이 발생한 경우 평가 및 처치의 어려움이 발생한다. 노화와 더불어 신체적 기능이 감소하며, 신체 스트레스에 적응하는 능력이 떨어진다. 이런 요인들이 복합적으로 손상후에 환자의 생존에 영향을 미치는 요소로 중요한 역할을 한다. 동반질환의 여부는 외상환자의 예후에 중요 결정인자로 작용한다. 만성폐쇄성 폐질환, 허혈성 심질환, 만성 간질환, 당뇨 및 응고장애 등은 나쁜 예후인자로 잘 알려져 있다. 노인 환자의 평가에서도 다른 평가와 동일하게 우선순위, 처치 그리고 생명이 위험한 상황들을 고려해야 한다. 노인 환자의 경우, 동시에 한 가지 이상의 질환이나 손상으로 고생하는 경우가 드물지 않다. 노인의 경우 성인의 경우와는 달리 통증, 저산소증, 또는 저혈량 상태의 반응이 동일하지 않을 수 있다는 사실을 반드시 기억해야 한다.

환자의 병력 청취에 어려움이 있을 수 있다. 이러한 어려움은 감각의 감소, 시력 및 청력의 소실, 또는 우울증 등에 기인한다. 노인 외상 환자를 평가함에 있어 다른 고려도 필수적이다. 말초 맥박 촉지도 힘들 수 있다.

노인 환자의 다른 신체 검사와 기대되는 범위의 활력징후의 변화에 주의를 기울인다. 성인에서는 단독의 합병증이 없는 손상이라도 노인에서는 심각할 수 있다. 이런 이유는 환자의 전반적인 신체 상태와, 방어 기전의 약화, 그리고 손상을 국소화시키는 능력이 감소함으로 발생한다. 약물 복용력은 비정상적인 맥박을 설명할 수도 있고, 순환계통이 이상이 있음에도 정상으로 간주할 수 있게 만드는 경우도 있다. 결과적으로 경고 없이 환자는 급격하게 악화된다. 환자가 복용하는 약을 정확하게 아는 경우에는 현재 환자의 징후나 증상이 불안정할 수 있다는 고려를 해야 한다.

일차 조사(Primary survey)

현장평가

현장 조사는 현장 안전, 환자의 수, 그리고 손상 기전에 대한 조사가 포함된다. 일차 조사 후에는 많은 정보를 수집하고, 믿을 만한 가족이나 이웃에게서 병력을 확인한다. 이것은 환자가 다른 사람의 대화를 들을 수 없는 장소에서 시행해야만 한다. 노인의 경우 성인보다 충분한 능력이 되지 않기 때문이다. 환자의 주위 환경을 조사하면서, 환자가 혼자 살 수 있는 환경인지, 술 섭취나 다른 약물의 복용 여부, 그리고 폭력, 학대 또는 방임의 증거 등이 있는 지를 관찰한다. 노인의 방임 또는 학대는 흔한 일이다. 환자의 평가나 주위 환경의 평가에서 방임이나 학대의 증거가 의심스러운 경우에도 책임 있는 사람에게 반드시 보고를 해야 한다. 환자의 복용 약물을 수집하여 병원으로 갖고 온다.

기도 및 경추 고정

노화가 진행함에 따라 치아의 문제 등의 이유로 기도 유지가 힘들 수 있다. 또한 해부학적 구조가 변형될 수 있다. 기도유지술 또한 턱관절의 관절염이 동반된 경우에는 시행할 수 없는 경우도 발생한다. 경추의 관절염이 있는 노인에 경우에는 척추관절강직증과 더불어 경추 손상에 매우 취약하고 또한 같은 이유로 기도 유지 자체가 매우 힘든 상황이 발생할 수 있다.

기도 확보를 할 경우에는 치아 우식, 잇몸 질환, 보철물 사용 등이 부분적 기도 폐쇄의 잠재적 원인이 될 가능성을 생각해야 한다. 공기의 움직임을 보고, 듣고, 느껴야 한다. 공기 환기가 적절한지 호흡 횟수는 적당한지를 평가한다. 기도 유지가 힘든 경우나 의식상태가 처지는 경우의 노인 환자는 즉시 이송한다. 이러한 상황에서는 잦은 호흡 상태의 감시 및 의식상태의 확인이(혈당 검사 포함) 매우 중요하다. 이송이 필요한 경우에는 빠른 산소 투여를 시행하며, 기관삽관을 요하는 경우에는 숙련자에 의해 상황에 맞게 고려해야 할 사항이다.

호흡 평가

제한성 폐질환이나 폐쇄성 폐질환이 있으면서 호흡예비가 감소된 환자의 호흡기능 평가가 어려운 경우가 있다. 노인군에서는 흉부손상에 취약할 수 있다. 동일한 이유로 인해 기존 폐질환이 있는 노인군의 흉부 방사선 판독이나 동맥가스혈 검사의 해석이 힘든 경우가 발생한다. 동반되어 있는 빠른 호흡과 낮은 생리적 예비로 인해 임박한 호흡부전을 조기에 발견하지 못하는 경우도 발생한다.

환자의 입 근처에 구조자의 얼굴을 가까이 한 후에 흉곽의 움직임을 관찰하며, 입에서 호흡음을 듣고, 귀로는 환자의 호흡을 느껴야 한다. 만약에 호흡이 빨라 공기 순환이 부적절한 경우, 호흡이 너무 느린 경우, 또는 호흡 공기의 양이 부적절한 경우에는 100% 산소를 공급하면서 호흡을 보조해 주어야 한다. 이런 경우에는 이산화탄소 축적의 가능성 때문에 산소 공급을 주저해서는 안 된다. 노인군에서의 호흡평가는 호기말 이산화탄소 분압감시 장치 및 주기적인 동맥혈 가스검사를 통해 주의깊게 관찰해야만 한다. 적절한 통증 치료 및 세심한 환자 평가는 아무리 강조해도 지나치지 않다. 또한 기관삽관이나 인공호흡기 치료가 필요한 경우에는 빠른 조치가 필요하다.

순환 평가

노화과정이 진행함에 따라 심근 수축력의 감소로 인해 심장 기능의 예비가 감소하며, 출혈이 발생한 경우에도 반응이 신속하지 못하는 요인으로 작용한다. 특히 장기간의 고혈압 및 허혈성심질환을 가진 노인군에서의 저혈량은 치명적 결과를 초래할 수 있다. 복용중인 약물에 의한 저혈량 상태에서의 보상작용도 감소한다. 베타차단제 또는 칼슘길항제를 복용하는 노인군에서는 보상성 빈맥이나 말초혈관 수축반응이 저하되어 나타난다. 또한 신장기능의 감소로 인해 혈역학적 반응이 저하될 수 있다. 노인군에서 순환허탈을 조기에 인식하지 못하며 치료가 지연되는 경우에서는 다발성장기손상 같은 합병증의 위험은 증가한다. 손목에서는 맥박의 횟수 및 질을 평가한다(손목에서 맥박이 없는 경우에는 목에서). 피부의 색조 및 상태를 조사한다. 환자의 출혈 부위를 조사하고, 출혈 부위는 압박 지혈한다.

치료의 가장 핵심은 치료 지연으로 인해 발생할 수 있는 합병증을 최소화시키는 것이다. 빠른 침습적 감시를 통한 저혈량성 쇼크나 다발성장기기능 부전의 예방이 도움이 될 수 있다.

신경학적 검사(Disability)

노인군에서의 머리 둔상에 대한 검사는 기존 인지능력의 장애가 동반되어 있거나 급성 섬망으로 인해 힘든 경우가 많다. 시력 및 청력 감소 또한 평가를 힘들게 만드는 요인이다. 머리 손상으로 발생하는 혼란 등의 신체검사 징후 또한 외상성 원인이 아닐 수도 있다. 노인군은 앞에서 언급한대로 추핵, 인대 및 근육 등의 퇴화로 인해 발생한 척추의 변형으로 인해 척수손상에 취약한 특징이 있다. 척추관 협착증, 골연화증 등으로 인해 척추 고정 및 보호가 힘든 경우가 발생할 수 있다.

빠른 CT 검사 및 조기의 수술적 처치가 노인군에서의 예후를 결정짓는 중요한 요소이다. 또한 척수 손상에 대한 가능성을 항상 염두에 두고 진단 및 치료를 결정하는 것이 매우 중요하다.

노출 및 환경 조절(Exposure and environment)

노인군에서는 중심체온의 유지가 복용중인 약물, 전신성 질환의 결과, 반응 감소 및 추위 노출 등으로 인해 힘든 경우가 발생한다. 병원전 단계 및 응급실 단계에서 명확한 저체온증을 보이는 유병률의 조사는 없지만 많은 수의 노인이 치료 및 검사 절차에서 저체온증에 빠지는 것으로 알려져 있다.

손상받은 노인군에 대한 적극적인 저체온증에 대한 대처도 중요하다.

빠른 외상 조사 또는 집중적 검사

손상 기전이 위험한 경우(자동차 사고, 높은 곳에서의 추락 등) 또는 환자가 무의식인 상태라면 구조자는 기본외상 처치술에 근거한 빠른 외상 조사를 시행해야 한다. 만약 손상 기전이 국소적인 경우에는 손상 부위의 대한 집중적 검사를 시행한다. 손상 기전이 경미하고 초기의 환자 평가가 정상인경우에는 환자의 주 증상에 근거하여 바로 집중적 검사를 시행한다.

요약

국내에서도 급격한 고령화 사회와 맞물려 신체건강의 향상으로 인해 치료 및 이송이 필요한 노인 외상 환자의 수가 증가하고 있다. 손상 기전이 성인과는 다르지만 평가 및 치료의 우선순위는 동일하다. 일반적으로, 노인의 경우에는 성인보다 손상이 심각하며 합병증이 많은 특징이 있다. 노화의 생리적 과정 및 동반된 기존 질환으로 인해 평가 및 처치가 힘든 특징이 있다. 특히 빠른 진단 및 치료가 환자의 생존률을 향상시키고, 빠른 기능회복의 가장 중요한 요인이라는 사항에 대한 인식은 매우 중요하다.

노화과정에 따른 신체 변화의 양상을 잘 인식하고, 적절한 조기 치료 및 침습적 환자 감시 등을 포함한 환자 감시는 노인 외상의 예후를 향상시킬 수 있다.

외상성 심정지

서론

우리나라에서 외상은 주요 3대 사망원인 중의 하나로 알려져 있으며, 이런 외부 손상에 의해 심정지가 유발된 상태를 외상성 심정지라 한다. 우리나라에서 외상성 심정지는 전체 병원 밖 심정지 환자의 약 1/4에 해당되며, 대부분 운수사고, 추락, 익수 등에 의해 유발된다. 외상성 심정지 환자의 생존율은 심인성 심정지 환자에 비해 매우 저조한 것으로 알려져 있다. 이에 대한 이유는 정확하게 밝혀지지 않으나, 다발성 외상에 의한 대량 출혈과 동반된 중증 뇌손상은 소생술에 반응하지 않는 경우가 많으며, 결과적으로 사망률을 증가시키는 주요한 원인으로 알려져 있다. 또한 관통성 외상에 의한 심정지는 다발성 외상에 의한 심정지에 비해 치료 가능한 원인이 있는 경우가 많으며, 상대적으로 생존율이 높은 것으로 알려져 있다. 그러므로 외상성 심정지 환자를 치료하는 의료진은 소생술을 시행함과 동시에 치료 가능한 심정지 원인을 즉시 감별하여 적절한 치료를 시행하여야 한다. 실제로 외상성 심정지 환자에 대한 기본 소생술 및 전문소생술의 시행 원칙은 심인성 심정지 환자에서와 크게 다르지 않으며, 저산소증(hypoxia), 혈량저하증(hypovolemia), 긴장성 기흉(tension pneumothorax), 심낭 압전(cardiac tamponade), 저체온증(hypothermia) 등의 치료 가능한 원인을 조기에 감별하여 치료하는 것이 중요하다.

2. 외상성 심정지의 원인 및 감별진단

외상에 의한 심정지는 대부분 동반된 외상에 의해 유발된다. 그러나 심근경색, 경련, 실신 등은 이차적인 교통사고, 추락 등의 외상을 유발할 수 있다. 그러므로 외상성 심정지 환자를 치료하는 의료진은 항상 외상 이외의 일차적인 심정지 원인이 있을 수 있음을 유념하여야 한다. 사고 발생 기전에 대한 초기자료는 출동한 의료진 이외에는 정확히 알 수 없는 경우가 많다. 그러므로 사고 현장에 출동한 의료진은 환자의 응급처치와 더불어 사고의 발생 기전과 원인에 대해 정확한 정보를 얻을 수 있도록 노력하여야 한다.

표 20-1 | 외상에 의한 심정지의 원인

기 도(Airway)	이물질에 의한 급성 기도폐쇄 의식저하에 따른 기도폐쇄 상부 기관손상 및 흡인손상에 의한 기도폐쇄 상부 척수 손상
호 흡(Breathing)	폐좌상, 기흉 및 혈흉 흡인성 가슴 관통상 동요가슴(flail chest) 연기 및 일산화탄소 흡입 흡인 및 외상성 폐부종 익수(near-drowning)
순 환(Circulation)	출혈성 쇼크 긴장성 기흉 심장압전(cardiac tamponade) 심근 손상 및 심장 타박
의식저하(Disability) 및 기타	외상에 의한 뇌출혈 외상에 의한 뇌손상 및 뇌타박상 저체온증

외상성 심정지는 다양한 원인에 의해 유발될 수 있다(표 20-1). 그러므로 의료진은 외상성 심정지를 확인하여 기본 소생술을 시행함과 동시에 신속하게 외상 환자의 일차 평가(primary survey) 및 이차 평가(secondary survey)를 실시하여 치료 가능한 심정지 원인을 확인하여야 한다.

1) 외상 환자의 기도확인(Airway)

급성 기도폐쇄에 의한 저산소증(hypoxia)의 발생은 심정지를 유발할 수 있다. 만약 식사 중에 심정지가 발생하였거나 소아 심정지 환자의 경우에는 이물질에 의한 급성 기도폐쇄를 반드시 확인한다. 이 경우에는 기본 소생술을 시행하기 전에 입안을 확인하여 이물질이 있는지 확인하고, 이물질이 육안으로 보이는 경우에만 손가락으로 제거한다. 또한 약물 중독 또는 중증 두부손상에 의해 유발된 의식저하는 환자의 혀를 뒤로 쳐지게 하여 기도폐쇄에 의한 심정지를 유발할 수 있다.

추락 및 다이빙 손상에 의한 상부 척수 손상은 인두 근육, 호흡 근육, 횡격막 등의 마비를 초래하여 급성 기도폐쇄 및 저산소증에 의한 심정지를 유발할 수 있다. 또한 기관(trachea) 부위의 직접적인 외상은 혈종에 의한 상부 기관폐쇄를 유발할 수 있으며, 뜨거운 연기를 흡인한 환자는 상부 기관의 부종에 의한 급성 기도폐쇄가 유발될 수 있음을 고려하여야 한다.

이와 같이 외상성 심정지 환자를 치료하는 의료진은 외상 기전을 항상 같이 고려하여 기도폐쇄에 의한 심정지 가능성을 의심하여야 한다.

2) 외상 환자의 호흡확인(Breathing)

기도폐쇄가 없는 외상 환자에서 부적절한 호흡에 의한 저산소증의 발생은 심정지를 유발할 수 있다. 외상성

표 20-2 | 외상성 심정지 환자의 이학적 관찰소견

경 부	경정맥 팽대가 있는가? 기관(trachea)은 정중앙에 위치해 있는가? 경부의 연부조직 손상이 있는가?
가 슴	가슴부위 피부 손상이 있는가?(관통상, 멍, 동요가슴 등) 호흡시 양쪽 가슴이 대칭으로 움직이는가? 가슴 벽의 불안정한 움직임이 있는가? 복장뼈/갈비뼈의 변형 및 골마찰(crepitation)이 있는가? 피하기종(subcutaneous emphysema)이 있는가? 양측 폐야에서 호흡음이 들리는가? 양측의 폐음이 동일한가?
복부 및 골반	복부 팽만이 있는가? 골반골의 변형 및 불안정성이 관찰되는가?
사지 및 기타	골절에 의한 사지의 변형이 있는가? 피부 손상에 의한 외부 출혈이 있는가?

심정지 환자에서 저산소증은 가슴 손상에 동반된 폐좌상, 기흉 및 혈흉, 흡인성 가슴 관통상, 동요가슴(flail chest), 연기 및 일산화탄소 흡입, 흡인 및 익수, 외상성 폐부종 등에 의해 유발될 수 있다. 그러므로 의료진은 가슴부위에 손상을 받은 심정지 환자에서 가슴부위 피부손상 여부, 복장뼈 및 갈비뼈 부위의 변형, 호흡음의 감소 및 이상 호흡음의 청진 등 호흡에 대한 이학적 소견을 종합하여 치료 가능한 심정지 원인을 감별해야 한다(표 20-2). 호흡문제가 있는 외상성 심정지 환자를 소생시키기 위해서는 기본 소생술을 시행함과 동시에 교정 가능한 심정지 원인을 보다 적극적으로 치료해야 한다.

3) 외상 환자의 순환확인(Circulation)

대량 출혈에 의한 출혈성 쇼크는 외상성 심정지의 가장 흔한 원인이다. 그러므로 외상성 심정지 환자를 치료하는 의료진은 환자의 외부 및 내부출혈의 가능성을 항상 고려하여야 한다. 먼저 의료진은 이학적 검사를 실시하여 동반된 골절, 골반골 골절 및 불안정성, 피부손상 및 외부출혈의 정도 등을 평가하여야 한다. 외상성 심정지 환자의 편평한 경정맥은 출혈성 쇼크를 의미할 수 있다. 외부 출혈은 쉽게 확인할 수 있으나, 내부 장기 손상에 의한 내부 출혈은 출혈양도 많을 뿐만 아니라 초기에 출혈 정도를 감별하기 어려운 경우가 많다. 외상성 심정지 환자의 내부 출혈을 확인에는 응급 초음파 검사 및 필수 기본 방사선 촬영 등의 방사선 검사의 시행이 도움이 된다. 그러나 심정지 환자에서 방사선 검사의 시행은 소생술을 방해하기 때문에 적용이 제한적이다. 이에 따라, 최근에는 기본 소생술의 시행과 더불어 환자의 침상 곁에서 바로 시행할 수 있는 응급 초음파 검사의 활용도가 점차 증가되고 있다.

외상환자에서 긴장성 기흉 및 심낭압전의 발생은 상대적인 순환부족을 유발하여 무맥성 전기 활동(pulseless electrical activity) 및 무수축에 의한 심정지를 유발할 수 있다. 대량의 기흉이나 심낭 내로의 출혈은 심장을 압박하여 심장 내 압력을 증가시킨다. 심장의 높은 압력은 정맥으로부터 관류되어 온 혈액이 심장내로 채워지지 못하게 하며, 결과적으로 심정지를 유발한다. 특징적으로 긴장성 기흉 환자에서는 한쪽 호흡음의 감소와 함께 정맥 관류의 감소로 인한 경정맥의 팽대가 관찰되고, 손상부위 반대쪽으로 기관이 치우쳐 있으며, 타진상 손상 부위의 과다공명음이 들린다. 만약 한쪽 호흡음의 감소와 타진시 둔탁한 소리가 난다면 혈흉의 가능성을 의심하여야 한다. 그러나 기관삽관을 시행한 환자에서 삽관 튜브가 한쪽 기관지로 너무 깊이 들어간 경우에도 한쪽 폐로만 호흡이 이루어지므로 호흡음의 감소 소견이 관찰될 수 있으므로 주의하여야 한다. 심낭압전 환자에서는 양쪽 호흡음이 비교적 정상적이면서 경정맥 팽대의 소견이 관찰된다. 그러나 대량 출혈에 의한 쇼크가 유발된 상태에서는 긴장성 기흉 및 심낭압전 환자에서 경정맥 팽대 소견이 동반되지 않을 수 있으므로 감별에 주의하여야 한다. 최근에는 환자의 침상 곁에서 바로 시행할 수 있는 흉부 초음파 검사 및 경흉부 심초음파 검사가 감별 진단에 도움이 되는 것으로 보고되고 있다.

가슴 부위에 직접적인 손상을 받은 경우에는 심근 손상 및 심장 타박에 의한 부정맥의 발생 및 심장 펌프기능의 부전 등이 유발될 수 있다. 특히 심장 부위 가슴에 갑작스런 충격이 가해진 경우에는 심실세동에 의한 특징적인 외상성 심정지(commotio cordis)가 유발될 수 있다. 이런 형태의 외상성 심정지는 흔히 젊은 환자가 운동 경기 중 심장 부위에 공을 직접 맞은 경우에 발생된다. 심장의 재분극 시기에 발생한 직접적인 외부 충격이 심실세동을 유발하는 것으로 알려져 있으며, 심실세동에 의한 심인성 심정지 환자와 마찬가지로 신속하게 기본 소생술 및 제세동 처치를 시행하여야 한다.

4) 외상 환자의 의식확인(Disability) 및 기타

외상에 의한 뇌출혈 및 뇌타박상은 무맥성 전기 활동(pulseless electrical activity) 및 무수축에 의한 심정지를 유발할 수 있으며, 중증 뇌손상에 의한 심정지 환자는 생존률이 매우 낮은 것으로 알려져 있다. 그러므로 외상성 심정지 환자에서 두부 외상 소견이 관찰되는 경우에는 자발순환 회복 이후에 두부전산화 단층촬영 등과 같은 방사선 검사를 시행하여 중증 뇌손상에 의한 심정지 원인을 감별하여야 한다.

추운 환경에서 발생한 외상으로 인해 환자가 오랫동안 외부에 방치된 경우에는 저체온증에 의해 심정지가 유발될 수 있다. 그러므로 외상성 심정지 환자의 체온이 낮은 경우에는 중심체온을 측정하여 저체온증의 동반 여부를 감별하여야 한다.

3. 외상성 심정지의 응급처치

1) 외상성 심정지 환자에서 병원전 기본 소생술의 시행

의료진은 외상성 심정지 환자에게 우선적으로 양질의 심폐소생술을 시행해야 한다. 이와 더불어 치료 가능한 심정지 원인을 감별하기 위한 일차평가를 실시하여 응급처치를 시행하면서 외과적 치료가 가능한 의료기관으로 빨리 이송해야 한다. 일차평가 및 응급처치는 구급차 안에서 이송 중에 시행할 수 있으며, 여러 명의 의료진이 한 팀으로 응급처치 및 이송을 동시에 시행하는 것이 바람직 한다. 예를 들어 첫 번째 구조자는 기도처치 및 인공호흡을 담당하고, 두 번째 구조자는 가슴압박을 시행하며, 세 번째 구조자는 심정지의 원인을 찾아 치료하는 것이 바람직하다.

먼저 외상환자의 반응과 호흡을 함께 확인한다. 만약 환자가 어깨를 두드리는 의료진의 자극에 반응하지 못하고, 정상적인 호흡을 하지 않는다면 외상성 심정지를 의심한다. 이때 환자가 헐떡이면서 정상적으로 호흡하지 못한다면 임종호흡(gasping)의 가능성을 염두에 두어야 한다. 임종호흡은 실질적인 가스교환이 이루어지지 않는 비정상적인 호흡으로 일부 심정지 환자에서 관찰될 수 있다. 환자의 반응과 호흡을 확인한 뒤에는 10초 이내로 환자의 경동맥 맥박을 확인한다. 이때 환자의 경부를 함께 관찰하여 외상의 징후를 확인한다. 만일 맥박이 만져지지 않는다면 외상성 심정지를 진단한 뒤에 심폐소생술을 시작하고, 빨리 이송할 수 있도록 준비한다. 외상성 심정지를 확인한 뒤에는 지체없이 30회의 가슴압박을 최소 분당 100회의 속도와 최소 5cm 이상의 깊이로 시행하며, 압박된 가슴은 완전히 이완되도록 한다. 외상성 심정지 환자에서 가슴압박은 심박출량을 결정하는 중요한 요소이기 때문에 이송 중에 가능한 멈추지 않도록 한다. 30회의 가슴압박을 시행한 뒤에는 경구 기도기를 삽입한 뒤에 기도를 유지한 채 2회의 인공호흡을 실시한다. 인공호흡은 100% 산소를 연결한 백마스크를 이용하여 실시하며, 환자의 가슴이 올라오는 것이 확인될 정도로 시행한다. 가슴압박과 인공호흡은 30:2의 비율로 반복하며, 동시에 시행하지 않도록 주의한다. 기관삽관을 시행하지 않은 상태에서 인공호흡과 가슴압박을 동시에 시행하는 경우에는 대부분의 공기가 환자의 식도록 넘어가기 때문에 구토 및 흡인의 위험성이 증가된다. 또한 인공호흡을 실시할 경우에는 환자의 머리는 젖히고 턱을 들어 올려 환자의 기도를 개방시켜야 한다. 그러나 경추 손상이 의심되는 경우에는 환자의 경추를 고정한 뒤에 환자의 머리를 젖히지 않고 턱밀어올리기(jaw thrust) 방법을 이용하여 환자의 기도를 개방시켜야 한다. 만일 이물질에 의한 기도폐쇄가 의심되는 경우에는 손가락이나, 후두경과 흡인기를 사용하여 이물질을 제거한다. 그러나 환자의 입안에서 이물질이 관찰되지 않는 경우에는 제거를 시도하지 말고 심폐소생술을 지속하면서 신속하게 이송하는 것이 바람직하다.

두 명의 구조자가 인공호흡과 가슴압박을 시행하는 동안 세 번째 구조자는 자동제세동기를 환자에게 적용한다. 만약 심실세동이 확인된다면 지체없이 제세동기의 추천 에너지 용량(120-200J)으로 제세동을 실시한 뒤에 심폐소생술을 재개한다. 무수축 또는 무맥성 전기 활동이 관찰되거나 제세동이 필요없는 경우에는 심폐소생술을 지속하면서 환자의 전신을 조사하여 치료 가능한 심정지 원인을 파악하기 위해 노력해야 한다. 이와 같이 외상성 심정지 환자의 병원전 응급처치는 여러 명의 구조자가 함께 시행하는 것이 바람직하다.

2) 외상성 심정지 환자에서 전문소생술의 시행 및 치료 가능한 원인의 교정

① 기도처치

흔들리는 구급차 안에서 백 마스크를 이용하여 인공호흡을 실시할 때 경구 기도기의 삽입은 외상성 심정지 환자의 기도 유지에 도움이 된다. 백 마스크를 이용한 인공호흡이 적절하게 시행되지 않는 경우에는 기관삽관 등의 전문 기도처치를 시행하는 것이 바람직하다. 그러나 기관삽관은 많은 경험과 훈련이 필요한 술기로서 숙련된 구조자가 있는 경우에 한하여 실시되어야 한다. 실제로 무리한 기관삽관의 시도나 기관삽관의 반복된 실패는 합병증의 발생, 가슴압박 중단 시간의 증가 등 심폐소생술의 질을 저하시키는 주된 요인으로 작용하기도 한다. 실제로 병원 전 단계에서는 기관삽관보다 쉽게 적용할 수 있는 후두마스크기도기(laryngeal mask airway), 콤비튜브(combitube), 후두기도기(laryngeal airway) 등의 대체 전문기도기가 유용한 것으로 알려져 있다. 전문기도기를 삽입한 뒤에는 중단 없이 지속적으로 가슴압박을 시행하며, 인공호흡은 6~8초에 한 번씩 백 마스크를 이용하여 시행한다. 기관삽관을 시행한 뒤에는 호기말 이산화탄소 분압을 측정하여, 삽관튜브가 기관 내로 잘 위치되어 있는지 확인해야 한다. 만약 삽관튜브가 식도에 삽관된 경우에는 호기말 이산화탄소 분압이 측정되지 않으며, 기관 내로 삽관된 경우에는 약 10mmHg 정도의 호기말 이산화탄소 분압이 측정된다.

② 호흡처치

외상성 심정지 환자의 가슴에 흡인성 흉부 관통상이나 동요가슴이 있는 경우에는 조기에 기관삽관을 시행하는 것이 바람직하다. 초기에 소량의 기흉이 있었던 외상성 심정지 환자는 양압 환기를 시행함에 따라 기흉의 양이 점차 증가되어 긴장성 기흉으로 진행될 수 있으므로 주의하여야 한다. 긴장성 기흉이 의심되는 경우에는 2~3번째 늑간의 중간겨드랑선 부위에 굵은 주사바늘을 위치시켜 감압을 시행한다. 이후에도 긴장성 기흉이 지속된다면 주사바늘을 하나 더 위치시킨 뒤에 가능한 빨리 흉관삽관술을 시행하는 것이 바람직하다.

③ 순환처치

환자를 이송하는 동안 정맥로를 확보하여 정질액(crystalloid solution)을 빠르게 투여하며, 정맥로가 확보된 뒤에는 에피네프린 1mg을 3~5분 간격으로 정맥주사 한다. 이러한 순환처치는 외상성 심정지 환자의 의료기관 후송을 지연시켜서는 안 되며, 항상 심폐소생술과 함께 시행되어야 한다.

심낭압전이 의심되는 경우에는 바늘을 이용하여 심장막천자(pericardiocentesis)를 시행할 수 있다. 그러나 병원 전단계에서 심장막천자의 시행은 외상성 심정지 환자의 이송 시간을 증가시키고, 심장 손상 등의 합병증을 유발하여 유용하지 않은 것으로 보고되고 있다. 그러므로 심장막천자는 의료기관에 도착 이후에 경흉부 심초음파 검사 등의 방사선 검사로 심낭압전이 확인된 뒤에 시행되는 것이 바람직하다.

④ 외부 출혈의 지혈

지속되는 외부 출혈은 직접 압박하거나 드레싱을 시행하며, 필요한 경우에는 부목고정을 실시한다. 사지 말단 부위의 출혈에 대한 압박대(tourniquet)의 무조건적인 적용은 바람직하지 않으며, 필요에 따라 제한적으로 시행되어야 한다.

⑤ 응급 가슴절개술(emergency thoracotomy)의 시행

가슴부위에 관통상을 입은 심정지 환자에서 응급 가슴절개술의 시행이 응급센터에서 효과적이었다는 일부 보고가 있으나, 병원 전단계에서는 고려되지 않는 것이 바람직하다.

소아외상

아이와 가족과의 대화

소아가족단위의 구성원인 소아가 외상을 입었을 때 가족중심 처치는 소아에게 중요하며 소아 삶속에서 변하지 않은 요소가 가족이다. 소아 처치 제공자가 항상 부모는 아니지만 소아의 보호자와 관련될 때 통상적으로 "부모"라는 단어를 사용함을 기억해야 한다. 소아 처치 시 가능하면 부모를 많이 참여시켜야 한다. 소아에게 관심과 애정을 제공하도록 부모를 지지해준다. 조심스런 안내와 지시를 받은 부모는 현장에서 가장 중요한 자산이다. 응급구조사는 부모에게 무엇을 하는지, 왜 하는지 설명해주고, 소아의 병력, 신체검진, 처치를 증진하기 위하여 소아와의 신뢰관계를 이용한다. 가족에 대한 존경과 일체감은 손상된 소아의 안정화를 위한 모든 처치에 도움이 된다.

부모의 신뢰를 얻는 가장 좋은 방법은 응급구조사가 소아를 다루는데 있어서 유능하다는 것을 증명해 보이는 것이다. 부모들은 응급구조사가 믿음직스럽고 체계적으로 행동하고 소아를 위한 기구나 장비를 능숙하게 사용하면 응급구조사를 신뢰하게 되고 매우 협조적이 된다. 소아를 처치하는 데 있어 부모들을 참여시킴으로써 부모들이 매우 중요한 존재임을 상기시켜 주는 것도 좋은 방법이다. 가능하면 언제든지 부모가 소아와 육체적인 접촉과 대화를 할 수 있게 허용하는 것이 좋다. 부모들은 응급구조사가 드레싱을 시행할 때 압박붕대를 들고 있거나 아이의 손을 잡고 있는 등의 역할을 할 수 있다.

응급구조사가 아이를 진정으로 염려하고 있다는 것을 보여주어야 한다. 한 가지 기술을 예로 들면, 응급구조사가 처치를 시행하는 동안 부모가 문진을 시행하는 것이다. 그래서 아이와 부모가 이해할 수 있는 말로 응급구조사가 행하는 처치와 평가과정을 이야기 해준다. 응급구조사는 성인 의식상태를 평가하는 것과 같은 방법으로 아이의 의식상태의 변화에 대해 기록하고 보고하여야 한다. 또한 응급구조사는 아이의 의식상태를 보다 좋은 방법으로 평가할 수 있다. 사람이나 장난감으로부터 위안을 받거나 기분이 전환되는 아이는 정상적인 의식상태이다(최적의 적절한 관류상태). 반면 그렇지 못한 아이는 심한 통증이나 저 산소 상태임을 알 수 있다. 아이가 지시에 잘 따르는 지 그리고 산만한지의 여부는 아이의 의식상태 관찰에 중요한 요소가 실마리가 된다. 부모는 아이의 기준이 되는 의식상태에 익숙하기 때문에 소아의 의식상태의 미묘한 변화를 감지할 수 있는 좋은 자원이다. 부모는 응급구조사보다 먼저 아이가 이상하다고 말 할 것이다.

9개월 미만 영아들은 담요에 싸여 있을 때나, 어르는 소리, 딸랑딸랑하는 소리, 열쇠고리 소리 등의 색다른 소리들을 듣는 것을 좋아하고 편안함을 느낀다. 2살 미만의 소아들의 주위를 끄는 데는 펜라이트와 같은 불빛 같은 것이 좋다. 아이의 발달수준에 맞는 적절한 언어를 사용한다. 2살 미만의 소아들은 "엄마"와 "아빠"와 같은"아" 음을 가진 많은 단어들을 알고 있기 때문에 그러한 발음을 하려한다. 이러한 것을 사용하는 것이 좋다. 2살짜리 소아들은 전형적으로 부정적이기 때문에 주의를 끌거나 편안하게 하는 데 어려움이 있다. 2살 소아들은 모든 질문에 '아니오' 라고 답한다. 따라서 소아와 부모에게 응급구조사가 할 것과 이유를 설명한다. 예를 들면 "너의 머리를 잡을 거란다. 어머니, 아이가 목을 다쳤을 경우에는 위험합니다." 단순하게 천천히 명확하게 말해야 한다. 부드럽고 확고하게 해야 한다. 이제 막 아장아장 걷기 시작한 영아나 소아들은 장남감이나 인형을 사용해 많은 도움을 받을 수 있다. 아이의 장남감이 차 안에 있거나 근처에 있으면 부모에게 그 장난감을 가져오게 해서 아이에게 주는 것이 도움이 된다. 그러면 병원에 오는 동안 아이를 안심시킬 수 있다. 시간이 되면 응급구조사는 두 개의 설압자로 비행기를 만들 수도 있고 고무장갑으로 인형을 만들어 보일 수 있다(그러나 아이가 3살 이상이거나, 고무장갑을 입에 넣어도 질식할 염려가 없을 경우에만 사용하여야 한다).

아이에게 구급차를 타는 것이 어떤지, 또한 경추 고정 장비를 하는 것이 어떤지 아이의 허락을 구해서는 안 된다. 대부분의 아이들은 '아니오' 라고 대답한다. 응급구조사가 시행 하려는 것을 웃는 얼굴로 말해주는 것이 좋다. 또한 응급구조사가 시행하는 처치가 아프지 않다는 확신을 주는 것이 도움이 된다. 경우에 따라서는 부모나 응급구조사 자신에게 미리 시범을 보여주어 아이를 안심시킬 수 있다. 어른의 입장에서 말하는 것은 소아 환자를 위협하는 결과를 초래한다. 소아 환자를 대할 때는 어린아이의 수준에 맞게 응급구조사의 수준을 낮추어야 한다. 소아 환자를 대면하는 데 있어 응급구조사는 아이의 수준에 맞추는데 많은 시간을 할애하는 것이 필요하다. 특히 2살에서 4살 사이의 놀란 소아 환자들은 자신을 방어하는데 있어 물거나, 침을 뱉거나, 때리려고 한다. 물론 이러한 행동은 두려움 때문이다. 그러나 침착하게 이러한 행동은 아주 지극히 정상적이라 생각하고, 환자가 아프지 않게 재평가를 하고 또한 부모가 필요하다면 부모의 도움을 받아 처치를 시행하여야 한다. 소아 환자나 부모들은 환자를 고정시키거나 감싸는(packaging)것을 이해하지 못한다. 환자를 고정시키거나 감싸는 것의 필요성을 설명해 주어야 한다. 물론 드물기는 하지만 척추손상이 있어서 환자를 고정하고 감싸지 않으면 매우 위험하다는 것을 설명해 주면 대부분의 부모들은 이해하고 협조한다. 아이를 고정시키거나 감쌀 때는 게임을 하듯 하여야 한다. 만약에 부모가 환자를 고정시키거나 감싸는 것을 거부하면 보고서에 기록하고 가능하면 부모로부터 서명을 받아야 한다.

우리나라에서는 명확한 규정은 없지만 일반적으로 특별한 사유가 없는 한 부모나 법적보호자의 동의 없이 소아환자를 이송하거나 진료할 수 없다. 위중한 손상을 입었거나 안정화를 위해 동의가 필요하더라도 동의를 얻기 위해 처치를 지연해서는 안 된다. 부모의 동의를 구하는데 너무 많은 시간이 소요될 때 응급구조사는 적절한 결정을 내려야 한다. 소아 환자에게 응급조치를 시행하는 것이 불가피한 경우(예를 들면 자전거-자동차 사고이고 부모가 없는 경우) 응급구조사는 적절한 처치를 취해야만 한다. 동의를 얻기 전이나, 동의 없이 이송할 때는 그렇게밖에 할 수 없었던 이유를 기록하고 응급의료진에게 보고하여야 한다. 만약 부모나 법적 보호자가 응급구조사의 처치에 동의하지 않는 경우 우선은 설득하려고 노력하여야 한다. 적절한 노력에도 불구하고 부모나 법적보호자가 동의하지 않으면 서면보고서에 응급구조사의 처치를 서류로 만들고 부모나 법적보호자의 서명을 받도록 한다. 만약 응급구조사의 판단에 아동학대가 의심되면 경찰이나 당국에 알려야 한다.

차량 이동시 가능하다면 차량 안에서 부모는 아이와 동승하도록 한다. 이것은 분리불안에 중요하며 특히 손상이 심한 경우에 그렇다. 부모에게 처치에 방해되지 않는 범위에서 아이를 편안하게 하고 지지를 하도록 지시와 위치를 지정해준다.

소아 환자를 이송할 때 부모에게 다른 어린 자녀가 있는지를 물어보아야 한다. 어떤 경우에는 다친 아이에게만 너무 신경을 써서, 집에 홀로 남아 있는 또 다른 어린 아이가 위험한 상태에 처할 수가 있다는 것을 잊어버리는 경우가 있다.

장비

표 21-1은 응급구조사가 가지고 다녀야 할 소아 장비들이다. 70kg의 심장발작 환자에게 3.5mm 기관내 튜브 같은 소아기구를 사용할 수 없는 것처럼 소아 또한 성인장비를 사용할 수 없다. 소아용 장비는 별도로 분리된 외상상자에 보관되어야 한다. 소아용 장비는 각 크기별로 별도의 외상상자에 비치되어 모든 장비는 즉시 이용할 수 있어야 한다. 소아용 기구를 구급차 안의 공간이 부족하다는 이유로 다용도 외상상자에 같이 넣고 다니면 비실용적이다. 의료상담지시가 부정확하다면 차량 내 다용도 여행용가방을 두는 것은 실용적이지 못하다.

Broselow Tape(length-based tapes 또는 Standard Pediatric Aid to Resuscitation Card System[SPARC])는 소아의 신장을 재면 체중을 알 수 있고, 또한 미리 계산된 체액 및 약물의 용량을 알 수 있고, 또한 계산된 장비의 크기를 알 수 있게 고안된 측정기이다. 가지고 있는 장비는 상자나 가방 안에 분류해 놓고 length-based tape는 칸마다 색깔로 구분되어 있다(색깔로 구분된 가방이 편리하게 이용된다).

신장에 기초한 약물용량 차트나 띠의 이용은(Broselow Tape나 SPARCS) 소아를 위한 적절한 장비와 약물용량을 결정하는데 중요한 요소가 된다. 이러한 장비는 정확한 장비의 크기와 약물용량을 기억하는 대신에 환자에게 집중할 수 있게 해준다. 이 Tape 체계는 응급의료진보다 체중을 더 잘 추정하게 하며 마취과 의사보다 기관내삽관튜브 크기를 더 잘 추정할 수 있게 한다.

표 21-1 | 병원 전 소아용 처치 장비 와 물품

기본인명구조술 장비와 물품	
필수	**필요시**
구인두기도기 : 삽입 시 설압자가 있는 영아용, 소아용, 성인용(크기 00-5) 자가 팽창 소생 백, 소아와 성인용 마스크를 포함한 백밸브 마스크 장비 : 영아용, 소아용, 성인용 비재호흡마스크 : 소아용과 성인용 청진기 소아용 견인부목 두부고정대가 있는 소아용 척추고정판 소아용 경추칼라(단단한 것) 혈압계 커프, 영아용과 소아용 조절기가 있는 휴대용 흡인기 흡인 카테터 : tonsil tip과 6F-14F 사지 부목 : 소아용 구형 흡인기 산과용 팩 보온용 담요	영아용 보호좌석 글라스고우혼수점수자료(GCS) 작은 장난감 혈당측정기 맥박산소계측기
전문인명구조술 장비와 물품	
전문인명구조술에는 모든 기본인명구조술 목록에 다음을 추가 한다	
필수	**필요시**
이송용 모니터 성인과 소아용 패들이 있는 제세동기 모니터 전극 : 소아용 기관내삽관 튜브, 커프가 없는 2.5-6mm, 커프가 있는 6-8mm 기관내삽관 탐침 : 소아와 성인용 영아와 소아용 후두경(직선형 날 0-3, 곡선형 날 2-4) 비위관 튜브, 크기 5, 8, 10, 12, 14Fr KEN(고정용 장비) 마질 겸자 : 소아용과 성인용 골강내 투여 바늘, 크기 16, 18, 20게이지 나비 바늘(Butterfly cannulae), 23과 25게이지 Over-the-needle catheter, 16-24게이지 소아용 상지고정대 Broselow 띠 분무기	일회용 호기말 이산화탄소(End-tidal CO_2) 모니터

환자 평가(그림 21-1)

소아의 흔한 손상기전

소아는 추락, 자동차사고, 자동차-보행자사고, 화상, 이물질에 의한 기도폐쇄, 아동학대가 흔한 손상이다. 땅으로 추락한 소아는 머리가 다른 신체부위에 비해 크고 무겁기 때문에 머리로 떨어진다. 소아가 추락하면 응급구조사는 두부손상을 예견해야 한다. 자동차 충돌 시, 특히 안전벨트가 부적절하게 매여져 있을 때 간, 비장,

장이 주로 손상을 입는다. 손상유형과 기전이 다른 상황은 아동 학대이다. 병력이 손상과 일치하지 않거나, 병원 찾는 것이 지연되거나 말이 자꾸 변하면 학대를 의심할 수 있다.

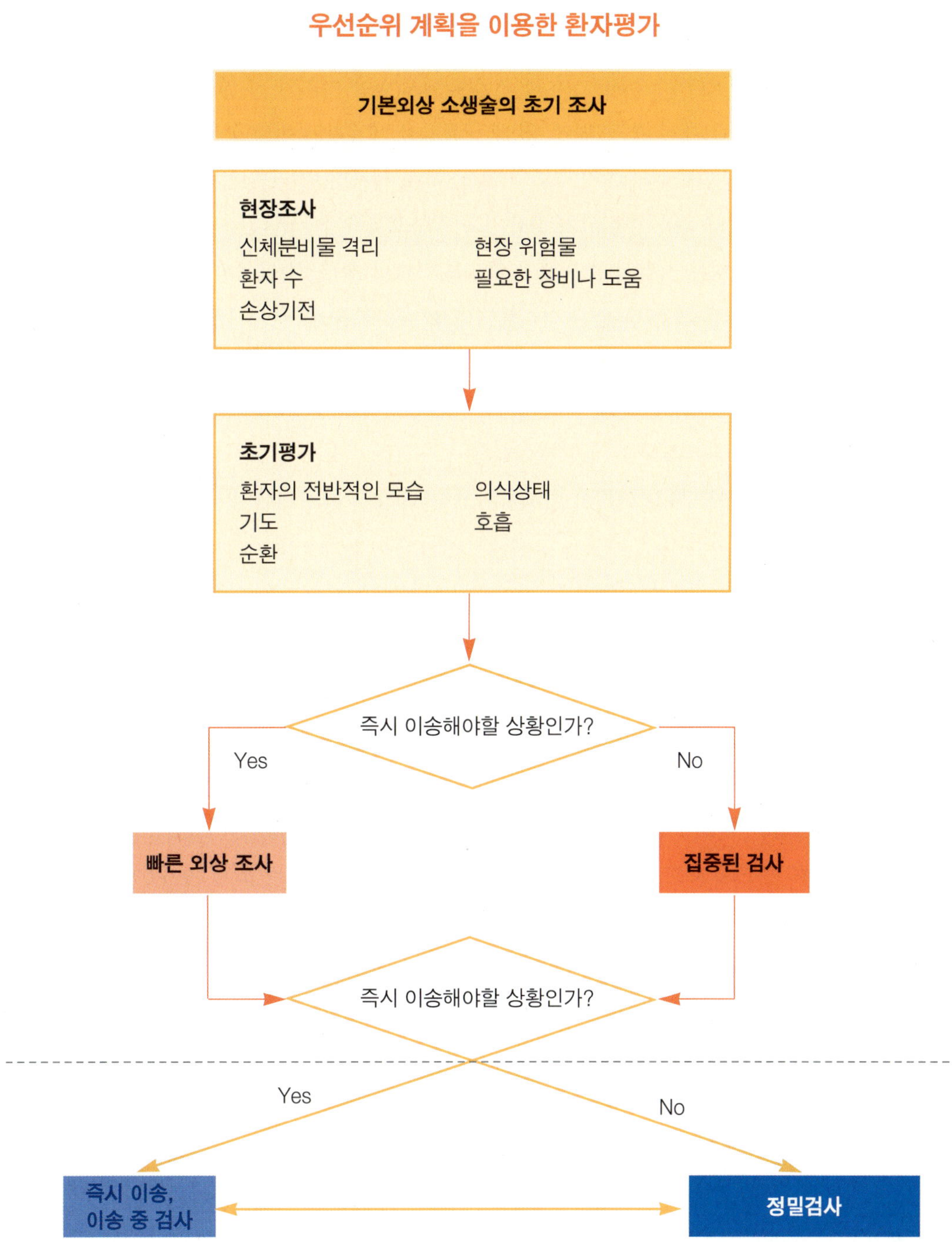

그림 21-1 | 외상 환자의 평가와 처치 단계이다. 소아와 성인이 동일하다.

기도 유지, 경부고정 및 초기 의식평가

소아 평가는 성인의 경우보다 오히려 더 용이하다. 소아의 혀는 크고 조직이 부드러워 기도가 막히기 쉽지만 몇몇 다른 특성들로 인하여 오히려 소아의 기도유지는 성인의 경우보다 더 쉽다. 예를 들어 신생아들은 코로만 숨을 쉬기 때문에 입을 벌리거나 구형 흡인기(bulb syringe)로 코를 세척하면 생명을 구할 수 있다. 구형 흡인기를 사용하는 방법은 흡인하기 전에 구를 꽉 쥔 상태에서 끝을 아기의 코 안에 집어넣고 꽉 쥐었던 구를 서서히 풀어 주면 된다. 끝을 코에서 빼고; 점액, 혈액, 구토물을 제거하기 위해 구를 꽉 쥐며 이것을 반복한다. 구형 흡인기는 또한 영아의 후인두부의 분비액을 제거하는데도 사용할 수 있다.

응급구조사의 손으로 아이의 목을 중립위치로 유지되도록 고정하여야 한다. 1차 평가가 아기의 목에 경추 고정 장비를 착용할 때까지 많은 시간이 소요되지 않도록 하여야 한다. 소아에서 기도폐쇄의 징후를 알아야 한다 : 무호흡, 협착음, 그렁거림. 외상을 입은 의식불명의 소아는 목을 움직여서는 안 되기 때문에 하악견인법(jaw thrust)은 기도 유지의 첫 번째 기술이다. 어린 소아는 후두가 상대적으로 무척 크기 때문에 편평하게 누워 있으면 목이 구부러지면서 기도를 막게 된다. 따라서 아기의 목이 중립위치로 유지되게 하기 위해서는 아기의 몸통 밑에 패드를 대어 주는 등의 조치가 필요하다.

또한 목의 과신전 또한 기도를 막을 염려가 있다. 구토반사가 없는 무의식인 소아에게 구인두기도기는 혀에 의한 기도폐쇄를 방지할 수 있고 또한 기도를 유지하는데 도움이 된다. 치아가 흔들리면 기도를 폐쇄시키지 않도록 제거한다. 구인두 기도기를 의식이 있는 아이에게 사용하면 아주 민감하게 구토반사를 자극하기 때문에 구토반사가 없는 무의식인 아이에게만 사용하여야 한다. 비인두 기도기는 소아의 비강이 너무 작기 때문에 사용하기가 어렵다. 따라서 소아에서는 비인두 기도기를 사용해서는 안 된다. 호흡평가가 끝나는 대로 환기(ventilation)를 시행해 주어야 한다.

목 부상의 징후(좌상, 흔적, 열상), 경동맥 맥박, 경정맥 팽대, 기관 편위 여부를 조사한다. 목의 외상은 아주 경미한 것이라도 생명을 위협할 수 있다. 어린 소아에 있어 기관의 편위를 발견하는 것은 매우 어렵기는 하지만 성인과 마찬가지로 매우 중요한 의미를 지닌다. 평가를 시작할 때 아이의 초기 의식상태를 대한 기록지에 작성하여야 한다. 미취학 아동이 잠을 잘 때는 무의식 상태로 보일 지라도 대부분의 소아는 구급차가 도착할 때까지 잠을 자지 않는다. 부모에게 기도와 의식수준에 관한 초기평가를 하기위해 아이가 깨어있게 하도록 요청한다. 외상을 입은 경우 의식수준의 저하는 쇼크, 두부 외상, 발작 등을 암시한다.

호흡 평가

소아의 호흡을 평가하는 것은 어렵다. 대부분의 소아는 문제가 있을 때, 더 이상 보상을 할 수 없을 때 무호흡기간이나 매우 느린 호흡기간 후에 호흡이 빨라진다. 소아가 호흡하기 위한 노력, 퇴축, 비강 확대, 꽁꽁거리는 소리가 들렸을 때는 언제든지 보고한다. 호흡의 평가는 가슴의 움직임을 보고, 호흡소리를 듣고, 코에서 나오는 공기의 흐름을 느낀다. 전혀 움직임이 없을 경우 인공호흡을 시행한다. 환기가 부적절한 경우 반드시 도와주어야 한다. 어린 소아에게 구강 대 구강법으로 인공호흡을 할 경우에는 응급구조사의 입이 아이의 입과 코를 전부 덮도록 한다. 백 밸브 마스크(bag-valve-mask)로 호흡시킬 경우 안면마스크가 잘 맞지 않으면 마스크를 거꾸로 하여 시행하면 공기가 잘 새지 않는다. 이 때 응급구조사는 손의 위치를 주의하여야 한다(그림 21-2). 응급구조사의 큰 손이 오히려 기도를 막거나 아이의 눈을 다치게 할 수 있다. 위에 공기가 들어가는 것과 기흉의 발생을 막기 위해서는 호흡시킬 때 20㎝H2O 이하의 낮은 압력으로 천천히 주입하여야 한다. 또한 비율은 1살 미만의 영아에게는 분당 30회, 1살 이상의 소아에게는 분당 20회, 청소년에게는 분당 15회이다. 가장 중요한 것은 인공 호흡시 가슴의 상승을 관찰하는 것이다. 가슴이 부풀어 오른다는 것은 공기가 폐로 제대로 들어간다는 것을 의미한다. 청진기로 가슴의 양측으로 공기가 실제로 잘 환기되는지를 검사하여야 한다. 윤상연골(셀릭 수기)을 가볍게 눌러 압력을 가하는 방법도 소아에게는 유용할 수 있다. 어떤 종류의 백 밸브 마스크는 밸브(pop-off)가 부착되어 이 밸브를 조작하면 약 40㎝H2O의 압력으로 공기를 주입할 수 있다. 이러한 밸브가 장착된 기종은 보통 적절한 압력보다 더 많은 압력을 만들 수 있다. 익수, 기관지 경련, 흡인 등의 경우에는 폐가 경직되는 경우가 많아 압력이 필요할 수 있다. 응급구조사는 자신이 사용하는 장비에 익숙해져야 한다. 일반적인 백 밸브 마스크는 밸브(pop-off)가 없다는 것을 알아야 한다.

소아에게 백 밸브 마스크 환기가 효과적이라면 기관내삽관이 선택적인 절차이다. 현장에서 소아에게 기관내삽관은 안하는 것이 낫다. 기관내삽관은 낮 동안, 밝은 조명의 응급실내에서조차도 어렵다. 응급구조사가 현장에서 반드시 기관내삽관을 하여야 한다면 소아에게, 사전에 산소를 투여하면서 장비를 준비한다. 모든 아동에게 구강으로 삽관이 이용된다. 맹목적비기관삽관법은 8살 미만 소아에게 추천되지 않는다. 콧구멍이 너무 적고 후두가 너무 앞쪽에 있기 때문이다. 구강내삽관시 기관내삽관튜브의 크기 선택은 length-based 띠 체계에 의해 또한 소아의 콧구멍 크기와 같은 크기로 알 수 있다. 다른 방법은 아래와 같다.

4 + 연령/4 = 튜브의 크기(mm)

어린 소아는 기도의 가장 적은 부분이 성문 바로 아래 있어서 응급구조사는 6mm 보다 적은 튜브조차도 커프가 없는 것을 사용하여야 한다. 기관내 삽관 시 목 움직임의 위험이 있어서 누군가가 삽관동안 손으로 목을 고정해야 한다. 직선형 날을 구강의 오른쪽으로 놓음으로서 부드럽게 혀를 왼쪽으로 움직인다. 후두경 날은 후두개곡(vallecula)에 위치하며 들어올린다. 성인과 비교하여 작은 소아의 후두는 입 쪽과 가깝기 때문에 이러한 기술이 효과적이다. 응급구조사가 성문을 볼 수 없다면 후두경 날을 후두개 쪽으로 밀고 다시 들어올린다. 성문은 쉽게 보일 것이다. 아이에게 아무런 환기가 이루어지고 있지 않을 때 응급구조사는 숨을 참아야 한다. 응급구조사가 숨을 참지 못할때 까지 혹은 삽관까지 15초가 넘어갈때 삽관을 중단하고, 재산소화를 다시 시도한다. 다른 효과적인 방법은 환기를 담당한 다른 대원이 목을 잡아 안정시키면서 15까지 천천히 센다. 지침에 따라 튜브위치를 조사한다. 그 상태에서 튜브를 고정한다. 목의 단순한 굴곡은 튜브를 오른쪽 주기관지로 밀 수 있으며 목의 신전은 기관에서 튜브가 빠지는 원인이 된다. 응급구조사의 엄지와 집게손가락으로 튜브를 입술과 잇몸 경계선에서 단단히 잡고 아이가 움직이더라도 튜브 위치가 고정되도록 한다. 튜브를 입의 가장자리에 고정하고 두부고정대로 머리를 고정한다. 기관내삽관 튜브를 고정하는 다른 방법은 IV 튜브를 이

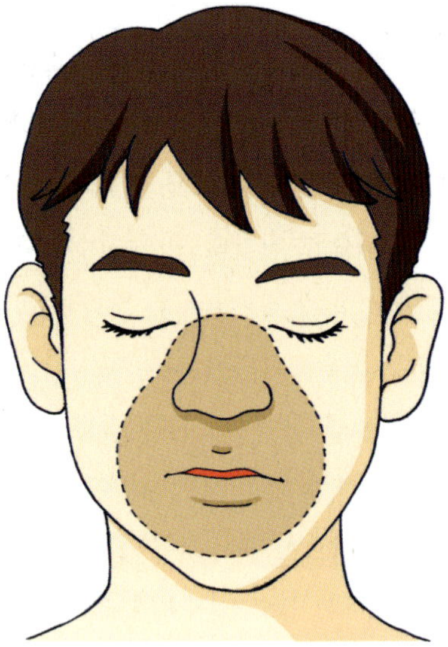

그림 21-2-a | 마스크는 코와 뺨 위의 안면열에 맞아야 한다.

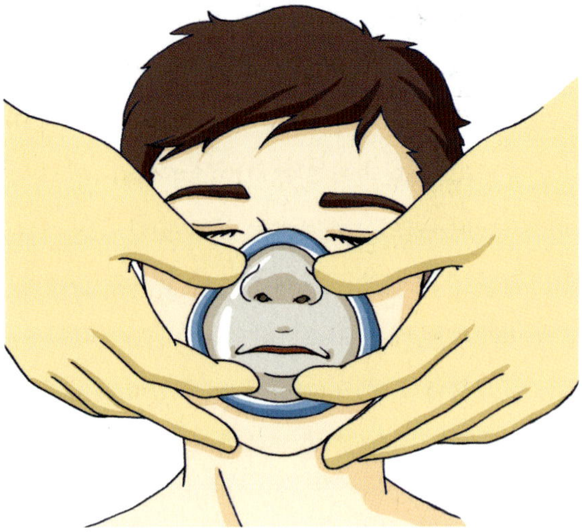

그림 21-2-b | 두 손으로 마스크를 안면에 밀착

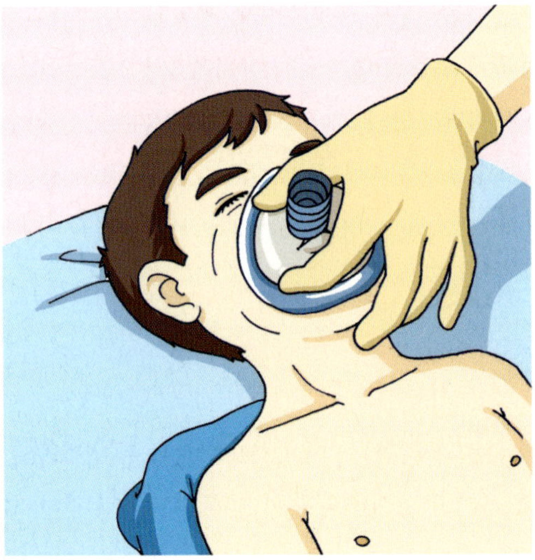

그림 21-2-c | 한손으로 마스크를 안면에 밀착

용하여 튜브를 고정하는 것이다.

응급구조사가 소아를 이송할 때 응급구조사는 가끔 즉흥적이어야 한다. 끈과 고정 띠는 아이 흉부 운동을 제한할 수 있으므로 이송도중에 자주 환기를 평가한다. 심각한 손상이 있는 소아는 호흡곤란이 없는 것처럼 보여도 보충적 산소(가능한 한 100%에 가까운)를 제공해야 한다. 손상, 공포, 울 때 조직에서 산소요구량은 증가한다. 어떠한 손상이라도 있는 소아는 구토하기 쉽기때문에 항상 준비해야 한다. 순환상태를 평가하기 전에 환기가 이루어져야 됨을 명심해야 한다.

순환 평가

소아의 초기 쇼크는 성인보다 진단하기 어렵다. 빈맥은 소아에서 쇼크을 암시하는 가장 신뢰할 만한 자료이다. 소아의 맥박은 느끼기가 어렵기 때문에 소아환자를 많이 평가해 봄으로써 축적되는 경험과 자신의 아이들에게서 느껴본 경험으로 맥박을 촉지 하여야 한다. 일반적으로 소아들은 상완동맥의 맥박은 느끼기가 쉽지만 경동맥의 맥박은 오히려 촉지하기 어렵다. 족배 동맥의 맥박을 촉지 하는 것이 대퇴동맥의 맥박을 촉지 하는 것보다 아이에게 겁을 덜 줄 수 있기 때문에 평가하기가 용이하다. 약하고, 분당 130회 이상의 빠른 맥박은 신

표 21-2 | 활력징후의 범위

연령	체중(kg)	호흡	맥박	수축기압
신생아	3-4	30-50	120-160	>60
6개월-1년	8-10	30-40	120-140	70-80
2-4년	12-16	20-30	100-110	80-95
5-8년	18-26	14-20	80-100	100-120
>12년	>50	12-16	80-100	100-120

생아를 제외한 대부분의 소아에 있어서 쇼크의 징후이다(표 21-2). 지연된 모세혈관 재충혈과 차가운 사지는 감소한 조직관류를 의미한다. 모세혈관 재충혈시간 평가(capillary refill)는 순환계통을 체크를 하는데 있어 좋은 방법이기는 하나, 이것만으로 쇼크를 진단해서는 안 된다. 현재 모세혈관 재충혈 시간 평가에 대해서는 논란이 있다. 모세혈관 재충혈 시간 평가 방법은 손톱, 발톱이나 발바닥 또는 흉골의 피부를 2초 동안 압박하여 모세혈관의 혈액을 비운 후 얼마나 빠르게 혈액이 다시 충만 되는가를 평가하는 것이다. 피부색이 압박하기 전의 색깔로 2초 이전에 되돌아가야 한다. 만약 소아의 혈관이 수축한 상태가 아니라면 쇼크의 징후라고 할 수도 있다.

소아에서 쇼크의 징후는 개인적인 편차가 있을 수 있다. 빈맥은 공포나 발열에 의해 발생한다. 6개월 미만 영아에서 얼룩반점은 정상일 수 있지만 나쁜 순환상태의 징후로서 나타날 수 있으므로 반드시 기록하여야 한다. 손발이 찬 경우 신경쇠약, 추운 날씨 또는 나쁜 관류 등을 감별하여야 한다. 모세혈관 재충혈은 추운 소아에서 지연될 수 있다. 일반적으로 소아를 조심스럽게 평가하고 빈맥이나 말초조직의 허혈 징후(지연된 모세혈관 재충혈이나 사지가 찬 경우)가 있으면 쇼크로 판단한다.

소아의 의식 수준은 순환상태를 체크하는데 유용한 지표가 되나 의식이 명료한 소아에 있어서도 순환상태에 문제가 있을 수 있다. 언급한 바와 같이, 소아가 부모에게 집중하거나 부모나 응급구조팀에 의해 위안이 된다면 소아의 뇌가 정상 활동을 할 수 있을 만큼 순환이 충분하다는 것이다.

혈압이 떨어지는 것은 쇼크 후기에 나타나는 징후이다. 그러나 경험이 많지 않은 사람이 소아의 혈압을 측정하는 것은 아이를 놀라게 할 뿐만 아니라 시간만 소비하는 일이 되기 쉽다. 응급상황에서 소아의 혈압을 좀 더 쉽고 신뢰성 있게 측정하려면 많은 경험과 연습이 필요하다. 혈압계 커프(cuff)의 크기는 환자의 팔에 넉넉하게 맞으면서 가능한 큰 것을 사용하여야 한다. 현장에 소음이 너무 많은 경우 촉지에 의한 방법으로 혈압을 잴 수 있다. 요골동맥의 맥박을 찾아 촉지한 상태에서 혈압계 커프를 환자의 팔에 채워서 맥박을 느낄 수 없을 때까지 압력을 올린 다음 혈압계에 있는 눈금을 보면서 서서히 압력을 내린다. 이 때 맥박이 처음 느껴지는 순간의 압력이 수축기 압력이 된다. 이 수치를 기록하고 촉지에 의한 방법으로 측정한 혈압임을 알리기 위해 어느 부위 '촉지' 라고 따로 표시한다. 촉지에 의한 방법으로 측정한 수축기압은 청진기로 측정한 혈압보다 약간 낮다. 소아에게 있어서는 수축기 압이 80mmHg 이하, 영아에 있어서는 70mmHg 이하이면 쇼크의 징후이다.

쇼크는 복부, 흉부, 대퇴골절로 보이지 않는 출혈로 이차적으로 발생할 수 있다. 성인의 경우 두개골 골절로 인한 출혈로 쇼크가 발생하는 일은 거의 없지만, 영아에 있어서는 두개골 골절로 인해 발생하는 출혈로도 쇼크가 발생할 수 있다. 따라서 영아가 눈에 보이는 출혈이 없는 데도 쇼크 상태라면 두 개강 내 출혈을 고려해 보아야 한다.

소아의 경우 MAST는 특별한 상황이 아니면 사용이 더 이상 추천되지 않는다. 약간 나이 먹은 어린 아이들은 일반적으로 꼭 맞는 팬츠를 입고 있는 경우가 많으며, 이 경우 이미 MAST를 입고 있는 것과 같은 상태이다. 따라서 어린 아이의 의복을 자르는 것은 MAST의 공기를 빼는 것과 같은 결과를 초래해 순환상태 저하현상을 초래하게 된다. 따라서, 쇼크 상태의 어린 아이의 의복을 자르기 전에 정맥로를 우선 확보하여야 한다.

저 체액성 쇼크가 있다면 수액소생술이 필요하다. 이송하는데 많은 시간이 소요되거나 소아가 후기 쇼크의 징후가 나타나면 정맥로를 확보하고 수액(fluid bolus)을 급속 주입하여야 한다. 초기에는 링거액(Ringer' s lactate)이나 생리식염수(normal saline)를 환자 체중kg당 20cc를 가능한 빨리 주입하여야 한다. 만약 환자가 반응이 없을 경우, kg당 20cc를 한 번 더 시도해 볼 수 있다. 만약 환자가 쇼크 후기 상태일 경우이거나, 적절한 정맥을 찾을 수 없을 때, 또는 정맥로 확보를 두 번 실패했을 때나 90초 이상 소요되었을 때, 골강내 주사(intraosseous infusion)를 시행하여야 한다. 이것은 출혈성 쇼크인 소아에게 정맥로를 확보할 수 없고 다른 방법이 없을 때 시행한다.

지혈

분명한 출혈은 순환을 유지하기 위해 지혈되어야 한다. 소아의 혈액량은 체중 kg 당 80-90cc에 불과하기 때문에 약 10kg의 소아의 혈액은 1 L가 채 되지 않는다. 서너 군데의 화상은 200cc의 출혈 가능성이 있고 소아 총 혈액량의 20% 가량 된다. 따라서 혈액의 손실에 대해 성인의 경우보다 소아에게는 좀 더 세심한 주의를 기울여야 한다. 필요하다면 동맥의 출혈을 막기 위해 충분하게 압력을 가해야 한다. 만약 환자의 부모나 옆에 있는 사람에게 압력을 가하는 것을 부탁한다면, 지혈에 충분한 압력을 가하여 지혈 할 수 있게 감시해야 한다. 정맥의 출혈을 지혈을 위해서는 밴드로 꽉 묶어 주면 된다. 상처 입은 사지를 높이 올려 주는 것도 지혈하는 데 도움이 된다.

치명적인 외상의 판단

치명적인 외상은 빠른 이송이 매우 중요하다. 소아용 척추고정판을 이용해 신속하게 이송하여야 한다. 목을 중립위치에 위치하기 위해 몸통 밑에 패드를 받쳐주어야 한다. 적절한 크기의 단단한 경추고정대(C-coller) 유용하며 특히 1세 이상에서 머리를 움직이지 않게 할 수 있다. 적절한 크기의 경추 고정 장비는 환자와 응급구조사에게 머리를 움직이게 해서는 안 된다는 사실을 상기시켜 준다. 그러나 경추 고정 장비는 소아에게 때때로 잘 맞지 않는 경우가 많다. 경추 고정 장비에만 의존하지 말고 테이프나 머리 고정 장비 등을 이용해 머리를 고정시킬 수도 있다. 소아들은 운반하기 쉽고, 빠르게 이송할 수 있으며 또한 빠르게 이송되어야만 한다. 현장에서 시행해야 할 절차들은 매우 적다. 특히 소아에게 있어서는 시간이 생명이다. 현장체류시간은 5분 이내가

표 21-3 | 소아전문 외상센터로 이송하여야 하는 손상유형의 기준

기도폐쇄
기도유지가 요구된
호흡곤란
쇼크
의식수준 저하
동공확장
GCS < 13
소아외상 점수 < 8
심각한 손상을 의심하는 하는 손상기전-저속의 오토바이 충돌, 자전거사고

1. 3m 이상의 높이에서 추락
2. 사망자가 발생한 사고
3. 자동차 사고로 환자가 자동차 밖으로 튕겨져 나간 경우
4. 자동차 사고로 엔진이 조수석으로 밀고 들어온 경우
5. 보행자나 자전거 운전자가 자동차에 치인 경우
6. 한 군데 이상 사지가 골절된 경우
7. 한 군데 이상 장기에 중요한 손상을 입은 경우

바람직하다. 치명적인 소아환자에게는 충분한 산소를 공급해 주어야 한다. 만약 응급실로 이송하는 시간이 짧다면 치명적인 소아환자에게 기관내 삽관을 시행하여 백 밸브 마스크로 환기를 시켜주어야 한다. 모든 응급실에서 소아환자에 맞는 장비나 의료진을 확보하고 있지는 못하다. 좀 더 심각한 외상을 입은 소아환자의 발생에 대비한 이송계획을 미리 정해두어서 중증의 소아외상 환자가 발생해도 혼란을 최소화 할 수 있으며 시간을 절약할 수 있다. 표 21-3에는 반드시 소아외상전문병원으로 이송하여야 하는 경우이다. 또한 중화상, 익수, 두부손상으로 인한 무의식 등의 경우들이 있는데 이러한 경우에는 반드시 환아를 소아외상처치가 가능한 병원으로 이송해야 한다.

만약 소아외상환자가 이러한 절차가 필요할 경우 이송시간이 얼마나 되는지를 결정해야 한다. 응급구조사는 현장에서 응급실까지 이송하는데 걸리는 시간을 고려해야 하고, 이와 같은 절차가 얼마나 긴박한 상황인가를 인지해야 하며, 병원에서 처치하는 것보다 현장에서 처치하는 것이 얼마나 어려운지, 그리고 결정적인 처치까지의 시간이 얼마나 지연되는지를 고려해야만 한다. 만약 응급구조사가 3분 동안 정맥로를 확보하고, 30분을 이송할 상황이라면, 가능한 빨리 정맥로를 확보하여야 한다. 만약 응급구조사가 헬리콥터가 도착할 때까지 기다리는 상황이라면, 물론 가능한 정맥로를 확보하고 이송준비를 하도록 노력하여야 할 것이다. 구급차가 도착할 때까지는 소아외상환자를 고정 장비에 고정하여 즉각 떠날 준비가 되어 있어야 하며 응급구조사는 이송도중에는 환자의 생명을 구하는 처치를 하여야 한다. 응급실로 이송하는 도중에 시간여유가 있을 경우 정밀검사와 이송 중 평가를 시행한다. 만약에 초기 평가가 끝난 후, 치명적인 외상이 없다면 아이를 척추 고정판에 고정된 상태에서 차근차근 정밀검사를 시행하여야 한다.

정밀검사

소아도 성인의 경우와 같이 정확한 활력징후를 체크하고, SAMPLE병력을 검사하고, 자세한 신경검사를 포함

해 머리에서 발끝까지 평가를 한다. 신경학적 검사 동안 아이가 집중할 수 있는지 산만한지 기록한다. 이송 중 붕대를 감거나 부목을 대면서도 계속 감시하여야 한다. 또한 검사결과를 응급실의 응급의료진에게 보고하여야 한다. 이송 중 GCS점수와 소아외상점수(pediatric trauma score)를 계산해 보아야 한다(표 21-4, 5).

표 21-4 | 의식수준 점수(GCS)

<table>
<tr><th></th><th colspan="2">>1세</th><th><1세</th></tr>
<tr><td>눈뜨기</td><td colspan="2">4. 스스로
3. 목소리에
2. 통증에
1. 무반응</td><td>스스로
목소리에
통증에
무반응</td></tr>
<tr><th></th><th colspan="2">>1세</th><th><1세</th></tr>
<tr><td>동작반응</td><td colspan="2">6. 명령에 따라
5. 통증부위 지적
4. 통증에 굴곡-뿌리침
3. 통증에 굴곡-비정상(피질박리 경직)
2. 신전(제뇌경직)
1. 무반응</td><td>통증부위 지적
통증에 굴곡-뿌리침
통증에 굴곡-비정상
통증에 굴곡-비정상(피질박리 경직)
신전(제뇌경직)
무반응</td></tr>
<tr><th></th><th>>4 세</th><th><2-5 세</th><th>0-23 개월</th></tr>
<tr><td>언어반응</td><td>5. 논리적이고 대화가능
4. 비논리적이나 대화가능
3. 부적당한 말
2. 이해할 수 없는 소리
1. 무반응</td><td>적절한 말과 대화가능
부적절한 말
울거나(면서) 소리 지름
신음소리(Grunt)
무반응</td><td>적절한 미소, 만족, 울음
적절한 울음
부적절하게 울거나(면서)소리지름
신음소리
무반응</td></tr>
</table>

표 21-5 | 소아 외상 점수(pediatric trauma score)

점수	+1	+1	−1
몸무게	>20kg	10-20kg	<10kg
기도유지	정상	구강 또는 비강 기도유지기	기관절개술을 통한 기도삽관
혈압	요골동맥에서 맥박촉지 >90mmHg	경동맥 또는 대퇴동맥에서 50-30mmHg	맥박이 뛰지 않음 <50mmHg
의식수준	완전히 깨어있는 상태	둔하거나 또는 의식소실의 과거력	혼수상태
개방성상처	없음	경증	중증 또는 관통상
골절	없음	폐쇄성 골절	개방성 또는 다발성 골절

손상

머리 손상

소아 외상에서 머리손상은 가장 흔한 사망원인이다. 소아는 성인보다 머리가 전체 몸에 비해 차지하는 비율이 높기 때문에 소아에 있어서 두부손상은 가장 일차적인 관심의 초점이 된다. 뇌의 손상은 사고로 인해 발생한 두부손상으로부터 발생하지만 많은 경우에 있어서 두부손상이 뇌의 손상으로 진행하는 것을 예방할 수 있다. 두부손상으로부터 뇌의 손상을 방지하기 위해서는 다음의 3 가지 처치가 필요하다.

1. 산소를 공급해 주어야 한다. 두부손상은 뇌세포의 신진 대사율을 증가시키고 어느 한 부분의 혈액순환을 감소시킨다.
2. 혈압을 높은 상태로 유지하여야 한다. 혈액은 뇌에 산소를 공급하기 때문에 미취학 아동에게는 수축기압이 적어도 80mmHg, 취학 아동에게는 수축기압이 적어도 90mmHg 이상이 되도록 유지하여야 한다. 소아의 혈압을 정확히 측정하는 것은 매우 어렵기 때문에, 쇼크 초기 징후(빈맥, 부족한 관류)를 잘 관찰하여야 한다.
3. 흡인기를 준비하여야 한다. 두부손상 환자는 자주 토할 수 있다.

두부 손상에 있어서 의식 수준의 변화는 가장 중요한 지표가 된다. 응급실에 내원하는 소아의 GCS 점수가 13에서 10으로 떨어져서 오는 경우와 GCS가 7에서 10으로 올라가서 오는 경우는 매우 다르다. 반혼수(semicoma)와 같이 모호한 표현은 도움이 안 된다. 대신 소아가 순종적인지, 달래면 잘 듣는지, 부모에게 가려고 하려는지, 목소리나, 통증에 대해 반응하는지의 여부에 대하여 기록하여야 한다. 동공반응도 어른의 경우와 같이 매우 중요하다. 동공이 양쪽 좌우로 움직인다든지 한 곳에 고정되어 있는지 기록하여야 한다. 그러나 동공의 움직임을 확인하기 위해 머리를 움직여서는 안 된다.

같은 정도의 두부 손상에 대해 성인보다 소아가 더 예후가 좋다. 낮은 GCS수준의 두부 손상을 가진 소아도 산소화 유지, 뇌 관류에 집중된 의학적 관리가 잘되면 치료가 되는 경우가 있다. 경막하 혈종 같은 소아두부손상의 특정유형은 뇌의 완전한 치유를 위해 즉각적인 외과적 중재가 요구된다. 위중한 두부 손상이 있는 소아는 결정적인 처치가 가능한 장비가 구비되어 있는 외상센터로 이송하여야 한다.

가슴 손상

소아들이 호흡장애가 있을 때는 빈호흡, 그렁거림(grunting), 비강확대(nasal flaring), 흉부 뒤당김(chest retraction) 등 육안 상 관찰이 가능한 징후를 보인다. 소아는 정상적으로 호흡수가 성인들보다 많다. 호흡수가 소아는 40회 이상, 영아는 60회 이상이면 호흡장애가 있으며 충분한 산소공급이 필요하다. 약간의 끙끙거림은 별 의미가 없지만 지속적으로 그렁거린다면 호흡보조가 필요하다. 호흡장애가 있는 소아의 코는 토끼 코와 같이 크게 확대되어 호흡을 한다. 이것을 우리는 비강확대(flaring)라고 한다. 흉부 뒤당김(retraction)은 호흡할 때 상흉골(suprasternal), 늑골 사이(intercostal), 또는 하늑골(subcostal) 부위가 함몰하여 나타나는 현상이다.

흉부 뒤당김은 소아가 호흡하기가 어렵다는 것을 의미한다. 이러한 징후가 지속된다면 호흡계에 문제가 있다는 것을 의미한다(기흉, 혈흉, 이물질, 폐좌상).

소아에게 있어 둔상은 기흉의 위험성이 높다. 가슴이 작기 때문에 성인보다 한 쪽 폐와 다른 쪽 폐의 호흡소리의 차이는 성인보다 미묘하다. 아무리 주의 깊게 들어도 차이가 느껴지지 않는 경우가 있을 수 있다. 일반적으로 소아는 짧고 굵은 목을 가지고 있어 경정맥의 팽대와 기관지의 편위를 발견하기가 어렵고 따라서 긴장성 기흉을 진단하기가 매우 어렵다. 작은 기흉이 긴장성 기흉으로 발전될 경우, 심장과 기관지가 기흉이 있는 편의 반대쪽으로 이동한다. 심장의 이동을 알기 위해서는 심장음이 가장 크게 들리는 지점(point of maximum impuse; PMI)에 필기구로 표시해 놓고 계속해서 PMI지점을 체크한다. 이러한 방법을 사용하여 청진기를 사용하여 심장음을 듣거나 흉부 감압법을 시행하는데 도움을 받을 수 있다. 주사바늘을 이용하여 흉부천자(needle thoracostomy)를 시행하여 환자의 생명을 구할 수 있다.

청소년기가 안 된 소아의 흉곽은 매우 탄력적이다. 따라서 심낭 압전, 연가양 흉부, 대동맥 파열들은 소아에게는 드물게 발생한다. 하지만 폐좌상은 자주 발생한다. 늑골골절이나 연가양 흉부가 있는 소아라면 소아 흉부의 큰 힘에 작용했다면 내부장기 손상을 추정할 수 있다.

복부 손상

소아응급센터에서 외상으로 인한 두 번째의 사망원인은 간과 비장의 파열로 인한 내출혈이다. 소아의 간과 비장은 늑골 아래로 내려와 있어 둔상에도 손상받기 쉽다. 늑골에 의한 보호가 어렵고 상대적으로 간과 비장의 크기가 크기 때문에 손상 시 쉽게 파열된다. 복부손상은 현장에서 진단하기 어렵다. 소아는 외상의 적은 징후가 복부손상일 수 있다. 복부에 안전벨트 자국이나 멍이 있는 소아는 내부 장기 손상을 추정할 수 있다. 흉부와 복부에 둔상이 있는 소아는 쇼크에 대비해야 한다. 소아의 간과 비장의 낭은 어른보다 두껍다. 출혈 시 장기 내에 담고 있다. 만약 둔상이 있는 소아가 명백한 출혈 없이 쇼크이면 빨리 이송해야 한다. 생명을 구하는 처치는 병원으로 가는 도중 시행해야 한다. 만약 외상센터까지의 예상도착 시간이 5~10분 정도라면 굳이 정맥로를 확보할 필요가 없다. 그러나 만약 소아의 상태가 위험하거나 이송시간이 길어질 경우, 골강내 주사 시행 전에 적어도 두 군데 이상의 정맥로를 확보하여 수액 등을 투여해 주어야 한다. 복부손상을 입거나 우는 소아는 위 팽만이 되고 종종 구토 경향이 있기 때문에 흡인기를 준비하여야 한다.

척추 손상

소아는 짧은 목, 큰 머리, 느슨한 인대를 갖고 있지만 청소년이 되기 전에는 척추손상이 흔치 않다. 그러나 경추손상이 발생하면 잠재적인 척추손상이 있는 모든 소아에서 척추운동제한을 시행한다. 패드가 부착된 두부 고정 장비로 소아의 머리를 고정할 경우에는 경추 고정 장비는 하지 않아도 된다. 소아를 고정시키고 감쌀 때는 게임을 하듯 시행하여야 한다는 것을 잊어서는 안 된다. 소아는 모든 곳을 감싸고, 준비가 된 후에 구급차에 옮겨야 한다. 가능하면 소아를 감싸는 동안 부모나 다른 친한 사람들의 도움을 받아야 된다. 소아를 감싸는데 있어서 가슴이 너무 조여지지 않도록 조심하여야 한다. 앞에서 지적했듯이 8살까지의 소아는 목의 중립위치를 유지하기 위해서는 몸통 밑에 패드를 받쳐 주어야 한다.

어린이용 안전 좌석

적절한 방법으로 고정된 소아는 고정되지 않은 경우에 비해 심각한 손상을 입을 확률이 낮다. 소아가 어린이용 보호좌석(car seat)에 앉아 있는 상태일 경우, 장치를 제거하지 않은 상태로 쉽게 이송할 수 있다. 우선 다른 외상환자와 같은 방법으로 소아를 검사한다. 손상이 없으면 소아의 머리주변에 적절히 패드를 대고 보호좌석과 함께 테이프로 붙인다. 이송을 위한 이러한 방법은 완전한 평가 후에 손상이 없는 소아에게만 시행되어야 한다. 소아에게 심각한 손상의 증거가 있으면 보호용 좌석으로부터 옮겨져 고정되어야 한다. 최근의 몇몇 새차는 소아용 보호좌석이 고정되어 장착되어 있는 경우가 있다. 이러한 장치는 고정되어 있어서 소아를 고정시켜 이송하기 위해서는 보호좌석에 있는 소아를 꺼내어 소아용 SMR 장치로 옮겨서 구출해야 한다.

요점

1. 소아는 특수한 장비가 요구된다. 이러한 장비 없이는 응급구조사는 소아 환자에게 적절한 처치를 제공할 수 없다.
2. 소아에서 커프가 없는 기관내삽관튜브는 특히 아이가 움직일 때 쉽게 빠질 수 있다. 자주 평가하는 것이 무엇보다도 중요하다. 지속적인 호기말 CO_2 감시는 도움이 된다.
3. 강한 보상기전 때문에 소아는 쇼크 초기 시 의외로 좋아 보인다. 나빠졌을 때 "악화" 된다. 응급구조사가 이송시간과 손상기전 혹은 평가가 출혈성 쇼크의 가능성이 있다면 준비해야 한다. 소아에게 수액소생술을 실시할 때는 처음으로 20cc/kg를 투여한 후 환아를 재평가한다.
4. 응급구조사는 현장을 볼 수 있는 유일한 사람이다. 아동학대의 징후를 경계한다.

요약

외상을 입은 소아에게 최선의 의료를 제공해 주기 위해서는 적절한 장비를 갖추어야 하고 당황한 부모에게 어떻게 대해야 하는지를 알아야 하고 나이에 따라 소아의 정상적인 활력징후를 알아야 하며(또는 외상 상자에 잘 보관해 놓아야 한다), 소아에게 흔한 손상의 유형을 잘 알고 있어야 한다. 다행히 소아를 평가하는 절차는 성인의 경우와 마찬가지이다. 만약 평가를 잘 한다면 처치를 위한 결정을 내리는데 좋은 정보를 얻을 수 있다. 평가와 처치가 소아의 생명을 구하는 기술이지만 손상의 예방에 관해서도 모든 의료진은 많은 관심을 가져야 한다. 어린이용 보호좌석, 자전거 헬멧, 안전띠, 모든 차량사고, 수상안전, 화상, 화재안전, 총기 안전, 소방 훈련 등은 우리 모두의 관심사이다. 우리는 안전 교육을 시키는데 많은 시간을 할애해야 하고 어린이용 보고 좌석, 안전띠, 음주운전 등에 대해 법률을 강화한다.

CHAPTER 22

임신 중 외상

임신상태에서의 외상은 특별한 형태의 환자이다. 임신한 환자뿐 아니라 태아도 같이 보호하며 치료해야 한다. 임신 상태는 또한 손상에 취약하다. 실신, 과호흡, 및 심한 피로가 임신 초기에 자주 나타난다. 이 시기에는 생리적 변화가 심하게 나타나서 평형과 균형이 깨지게 된다.

역학

임신 중 외상은 병적인 상태 및 죽음을 야기한다. 모든 임신 여성의 대략 6~7%가 어느 정도의 외상을 경험한다. 외상을 받은 임신 여성의 1/12정도에서 중증외상이 일어난다. 외상을 받은 임신부 중 100명의 출산 중 3에서 4명의 임신부가 중환자실 입원을 필요로 한다. 임신 외상 환자의 65~75%가 자동차 충돌로 인한 것이다. 낙상, 학대, 가정폭력, 관통상, 화상 등이 그 다음 원인이다.

임신 중 생리학적 변화

임신동안에는 극적인 생리적 변화가 나타난다. 임신하고 있는 상태에서의 독특한 변화는 산모와 태아에 의해 영향을 끼치고, 때때로 생리적 반응을 변화시킨다. 태아는 임신의 첫 번째 석 달 동안에 형태를 갖추게 된다. 임신 석 달째 후에는 태아의 완전한 형태를 갖추고, 자궁이 빠르게 자라게 되어, 5개월째에는 배꼽주변에 위치하고, 7개월째가 되면 상복부에 위치하게 된다. 태아는 24주부터 생존을 고려하게 된다(그림 22-1, 표 22-1).

임신 중의 생리학적 변화로는 순환하는 피의 양(증가), 심박출량(증가), 혈압(감소)이 있다(그림 22-2 a, b). 커진 자궁에 의해 횡격막이 올라가고, 전체적인 흉강의 크기가 감소하여 호흡 상태에도 중요한 변화가 일어난다. 이것은 사전의 환자의 과호흡과 상대적 알칼리증을 일으킨다. 또한 적혈구와 혈장도 둘 다 증가하는데, 적혈구보다 혈장의 증가가 더 많아 환자는 상대적 빈혈(임신 중 생리적 빈혈)을 보이게 된다. 그러나 많은 임신

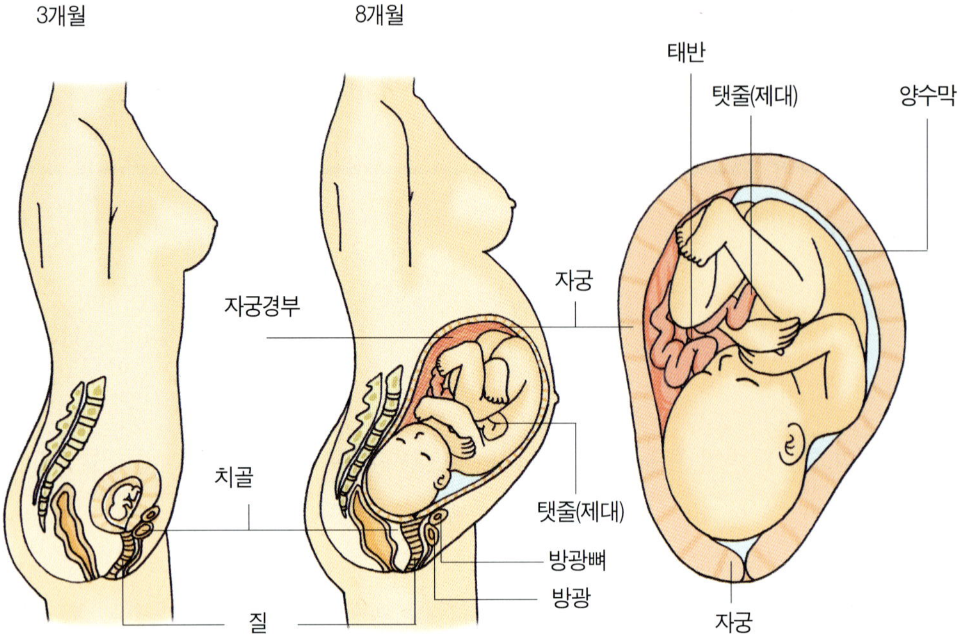

그림 22-1 | 임신 중 해부학 : 임신 3주와 8주에서의 자궁

표 22-1 | 임신의 평가

구분	임신1기(1~12주)	임신2기(13~24주)	임신3기(25~40주)
생명력	태아생명력 없음	잠재적 생명력 있음	태아 생명력 있음
자궁출혈	잠재적 유산	잠재적 유산	잠재적 조산
태아심박동	정확히 측정할 수 없음	분당 120~170회	분당 120~160회
기저부 부터 치골결합부 까지의 높이	측정 어려움	16주에 배꼽중앙과 같은 높이 20주에 배꼽과 같은 높이	37까지는 1주마다 1cm씩 커진다.

표 22-2 | 임신 중 생리학적 변화

측정 변수	여성의 정상치	변화
혈액량	4000ml	40~50%증가
심박동수	70	10~15%증가
혈압	110/70	5~15mmHg감소
심박출량	4~5L/min	20~30%증가
적혈구용적률/혈색소	40/13	감소
폐 이산화탄소분압	38	감소
위장운동성	정상	감소

부들이 안 좋은 영양섭취 상태를 가져 절대적인 빈혈로 발전하게 된다. 위장 운동기능 또한 감소한다. 그래서 임신한 환자의 거의 대부분이 위가 가득 차 있게 된다. 항상 구토와 흡인을 경계해야 한다. 표 22-2는 임신동안의 변화를 설명한다.

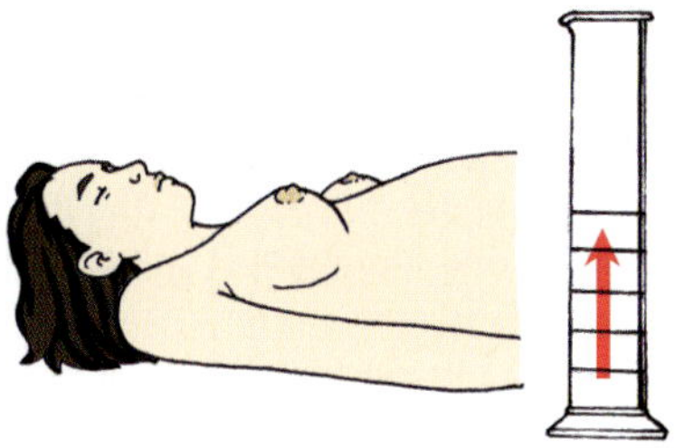

- 혈액양이 보통 45%정도 증가한다. 적혈구 양 증가보다 혈장의 증가가 더 커서 일어나는 불균형적인 희석으로 "임신 빈혈"이 발생한다.

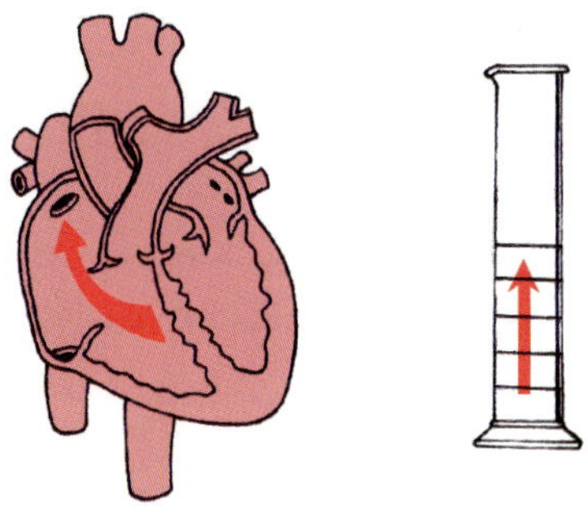

- 임신 1 기 동안 심박출량이 분당 1.0~1.5리터 증가하고, 임신 2기에는 심박출량이 분당 6~7리터에 도달하고, 분만 할 때까지 유지된다.

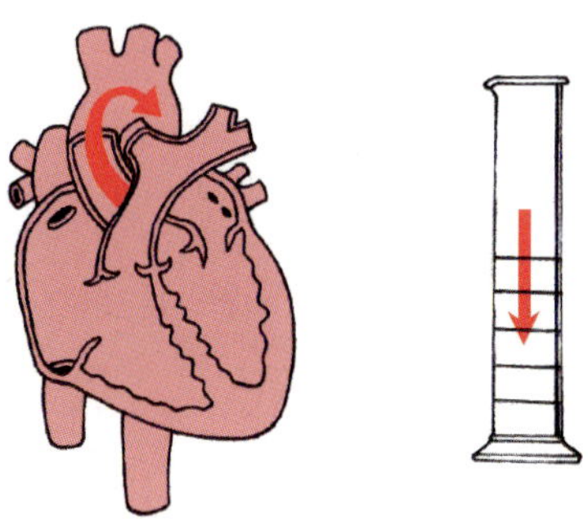

- 일회 심박출량은 임신초기 상승 후 점차 감소한다. 반면 심박동수는 평균 분당 10에서 15회 증가한다.

그림 22-2-a | 임신 중 생리학적 변화

저혈량에 대한 반응

급성출혈은 순환혈액량을 감소시킨다. 정맥 환류의 감소로 심박출량이 감소한다. 저혈량은 혈압을 떨어뜨리는 원인이고, 미주신경을 억제시키고, 카테콜라민을 분비하게 한다. 이러한 반응의 결과로 혈관이 수축하고, 빈맥이 일어난다. 혈관 수축은 자궁에 중대한 영향을 준다. 자궁혈관 수축은 자궁의 혈류량을 20~30%정도 감소시킨다. 임산부는 1500cc 이상의 출혈이전까지는 산모혈압에 측정할만한 변화가 생기지는 않는다. 그러나 태아는 저관류의 반작용으로 동맥혈압의 감소와 심박동수의 감소가 일어난다. 태아는 모체순환으로 부터의 산소분압의 감소로 안 좋아지기 시작한다. 그러므로 산소 부족과 부적당한 피 공급으로 안 좋아지는 태아에 충분한 산소를 제공하기 위해 산모에게 100%의 산소를 공급하는 것은 중요하다.

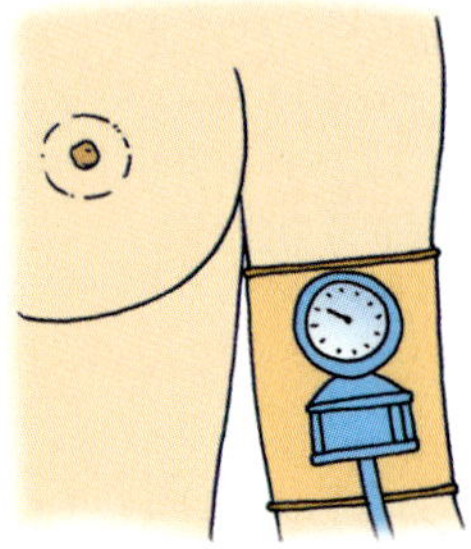

- 혈압의 중간 값은 임신동안 특징적으로 10~15mmHg 정도 감소하고, 이것은 주로 임신 1기 마지막에 뚜렷하다. 맥압은 이완 구성물들의 큰 감소로 인하여 넓어진다.

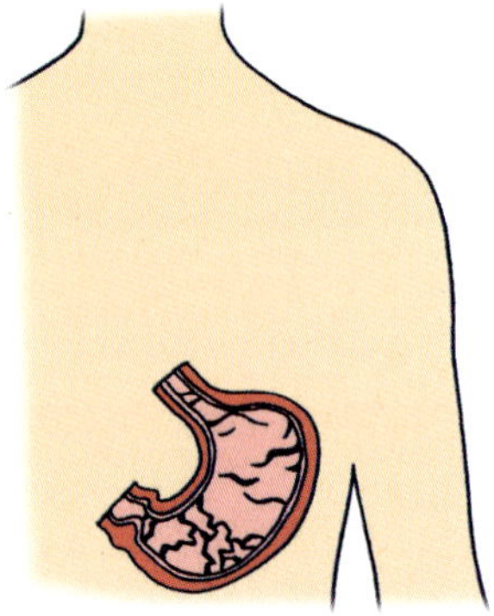

- 연동운동이 느려짐 : 음식물의 섭취 후 수 시간까지 위에 음식물이 남아있다. 구토와 흡인의 위험이 높아진다.

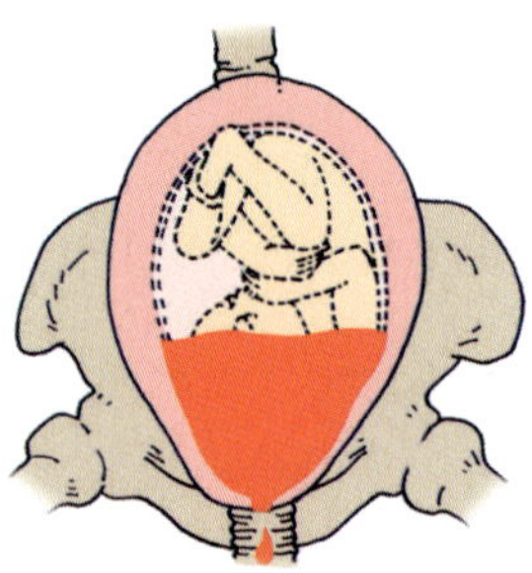

- 자궁 또는 골반 손상은 대량 출혈의 원인이다.

그림 22-2-b | 임신 중 생리학적 변화

초기 평가 및 처치

임신외상 환자의 처치의 주요목적은 산모의 평가 및 안정이다. 기본외상 소생술의 긴급 외상평가는 임신환자와 다른 일반 환자와 같다. 모든 병원 전 중재술은 태아와 산모의 치료결과를 최적화하는 것에 향하게 된다. 만일 환자가 임신하고 있으면 치료되고 있는 두 사람의 환자가 있는 것과 같다. 태아에 대한 최적의 치료는 산모의 적절한 치료에 있다.

산소투여(100% non-rebreather 마스크 또는 기관삽관에 의한)는 신속히 해야 하고, 즉시 정맥확보 및 수액투여를 시행해야 한다. 임신시의 해부학적, 생리적 변화는 외상평가를 더 어렵게 만들기 때문에 이러한 환자의 감시는 즉시 시행하고, 지속적으로 감시되어져야 한다. 임신 환자의 정맥환류 감소로 인한 급성 저혈압은 특

표 22-3 | 기본외상 소생술 1차 검사에서의 간단한 자궁크기 평가

자궁크기 < 20 주	자궁크기 > 20 주
자궁이 배꼽높이에 없다 ↓ 임신치료 변화 없음 ↓ 산모안정화	자궁이 배꼽높이 또는 더 높다 ↓ 자궁의 측면전위 ↓ 태아 활동성에 대해 간략한 확정(가능하다면) ↓ 산모안정화 이차적 태아 안정화

별한 언급을 필요로 한다. 이 "앙와위 저혈압 증후군"은 주로 20주 이상(자궁이 배꼽위에 위치) 또는 큰 자궁을 가진 산모가 앙와위 자세로 있을 때 발생한다. 이것은 모성 저혈압이나, 실신, 태아 서맥을 일으킨다. 그러므로 만약 나타난 금기증이 없다면 모든 임신 외상환자를 이송할 때는 대정맥 압박을 감소시키기 위한 아래 방법 중 한 가지를 해야만 한다.

1. 척추교정판을 왼쪽으로 15~30° 기울인다.
2. 오른쪽 엉덩이를 타월을 가지고 4~6인치 정도 올리고, 수기로 자궁의 위치를 왼쪽으로 바꾸어 놓는다.

만삭의 산모를 긴 척추교정판에 고정할 때는 매우 주의 깊게 해야 만하고, 그 후에 15~30° 왼쪽으로 기울여야 한다. 만약 척추고정판이 잘 고정되어 있지 않으면, 많은 환자(그리고 척추고정판)가 오른쪽으로 굴러 구급차 바닥에 구르게 된다. 진공 척추고정판은 딱딱한 척추고정판보다 더 편안하고 임신환자의 자세 유지를 더 쉽게 할 수 있다. 표 22-3은 자궁 크기의 평가를 설명하고 있다. 그리고 이것은 임신 환자 처치에 효과적이다.

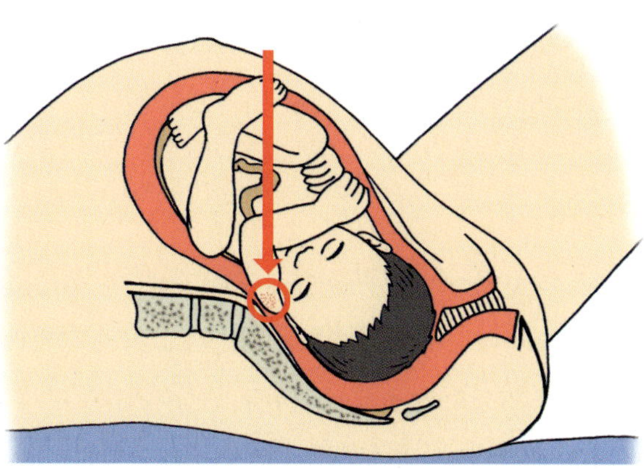

그림 22-3 | 모체 심장에서 정맥환류는 태아가 대정맥을 압박하여 30%이상 감소한다. 이송 중에 환자를 왼쪽으로 눕히거나 척추고정판을 왼쪽으로 기울여야 한다.

외상의 유형

자동차 사고

외상에서 태아 사망의 가장 흔한 원인은 산모사망이다. 임신과 관련된 외상의 65~75%가 자동차 충돌과 관련이 있다. 자동차 충돌을 가진 임신 환자에서 태아절박가사, 태아사망, 태반박리, 자궁파열(그림 22-4)이 자주 보인다. 두부손상이 임신 중 자동차 충돌로 인한 가장 흔한 죽음의 원인이다. 이것은 조절되지 않는 출혈과 밀접한 관련이 있다. 자동차 충돌에 의한 임신 희생자는 골반 골절과 같은 동반질환을 가지고 있고, 이 결과로 후복막강내에 숨어있는 출혈이 생기기도 한다. 후복막강은 저 압력의 정맥 체계이기 때문에 임상적 증상이 거의 없이 4L 혹은 그이상의 피가 이곳으로 출혈되어 축적되기도 한다. 어깨와 복부의 안전벨트의 사용은 환자의 사망률을 의미 있게 감소 시켰고, 이로 인한 자궁손상 증가 양상은 보이지 않는다.

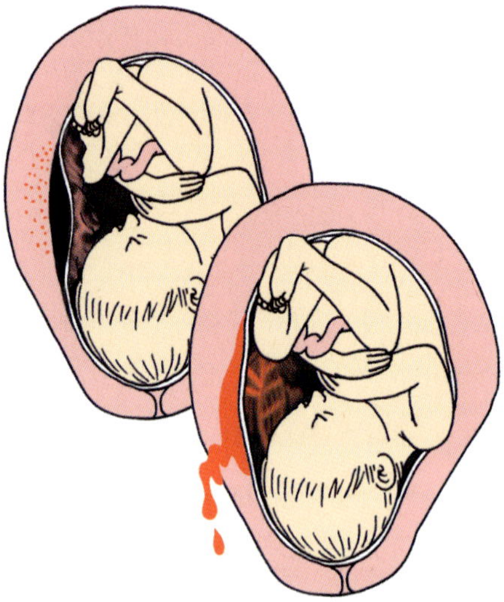

그림 22-4 | 자궁의 둔상
둔상은 태반박리나 자궁파열의 원인이 된다. 대량출혈이 일어난다. 그러나 초기에 질 출혈은 보이지 않을 수 있다.

관통상

자상 혹은 총상이 가장 흔한 관통상의 경우이다. 만약 자궁의 기저부 아래쪽을 통해 안쪽으로 들어갔다면 자궁은 종종 칼이나 탄환의 힘을 흡수하여 모체 보호의 역할을 한다. 상복부 상처는 자궁에 의해 장의 공간이 정상공간보다 더 작게 압축되어 자주 장 손상을 일으킨다. 복부 총상에 의한 산모의 태아 사망률은 40~70%로 높게 나타난다. 반면 모체 사망률은 큰 자궁이 항상 중요 장기들을 보호해주어 4~10%로 낮게 나타나다. 자상에 의한 경우 태아 사망률은 약 40%정도이고 양상은 총상의 경우와 비슷하다. 최종적 치료는 쇼크의 정도, 동반된 장기 손상, 임신의 주수와 관련이 있다.

가정폭력

가정폭력을 경험한 산모의 많은 경우에서 임신 과정에서 유산 등의 안 좋은 경우가 나타난다. 임신 2기와 3기를 걸쳐서, 임신동안 열 명 중 한명의 임산부가 학대를 경험한다고 평가된다.

임신 중의 물리적 학대는 우발적인 외상의 경우에서 원위부 손상이 많은 것에 비해 근위부 및 중간부위 손상이 더 명백하다. 얼굴과 목이 가장 흔하다. 가정폭력은 낮은 체중의 신생아 출산과도 관련이 있다. 큰 스트레스를 받는 산모는 임신기간 동안에 안 좋은 호르몬(높은 아드레날린 수치 등)을 생산한다. 배우자나 남자친구가 폭력의 가해자인 경우가 대부분이다(70~80%).

낙상

임신이 진행됨에 따라 낙상의 빈도도 증가한다. 이것은 환자의 중력의 중심의 변화 때문이다. 중대한 손상의 빈도는 충격의 힘에 비례하고, 충격을 받는 특정 부분과 관련이 있다. 골반 손상으로 인해 태반분리나 태아 골절이 일어날 수 있다. 응급센터에서의 평가와 감시가 반드시 필요하다.

화상

화상 환자중 임산부는 많지는 않다(4%미만).

사망과 병적인 상태는 열성손상 때문이고, 임신환자와 비 임신 환자간의 특이한 차이는 없다. 그렇지만, 비 임신 환자보다 임신환자에서 수액요구량이 더 많다는 것을 기억하는 것이 중요하다. 모체 화상 범위가 20%를 넘게 되면 태아 사망률도 증가 한다.

임신 중 외상 예방

임신 중 외상의 원인을 조사 해보면, 자동차에서 안전벨트를 매는 것, 가정폭력을 보고하고 충고 하는 것, 임신과 동반된 생리적, 해부학적, 감정적 변화를 교육시키는 것이 임신 중에 외상을 감소시키기 위한 중요한 일들이다. 임신 중 외상 예방에 관한 산전 진료나 산전 교육을 받은 환자들은 거의 없다. 상황이 위급하지 않다면 임신하고 있은 환자들을 교육하는 것을 주저해서는 안 된다

요약

임신 외상환자를 치료하기 위해서는 임신동안에 일어나는 생리적 변화에 대한 지식을 필요로 한다. 임신 외상환자는 빠른 평가 및 과감한 산소 투여 및 수액처치를 포함한 안정화를 위한 신속한 중재술을 필요로 한다. 이송 시 하대정맥 압박 증후군을 예방하기 위한 특별한 기술을 필요로 한다. 초기 진단이 어렵기 때문에 출혈성 쇼크의 발생에 대한 어떤 위험이 있다면, 이송동안 낮은 역치를 가지고 있어야 한다. 중증 손상을 가진 임신 중인 환자는 이러한 복잡한 환자에 대한 치료가 가능한 병원으로 직접 이송되어져야 한다. 태아의 선택적 치료의 결과는 모체의 치료에 달려있다.

요점

1. 임신 환자의 정상 생체 징후를 쇼크의 징후로 실수하지 마라. 임신 환자는 정상보다 휴식기 맥박이 10~15회 빠르고, 평상시보다 혈압이 10~15mmHg 낮다. 그러나 혈압에 심각한 변화가 나타나기 전에 30에서 35%의 출혈을 발생할 수 있다는 것을 깨닫는 것 또한 중요하다.
2. 복부 부위의 외상은 자궁 안이나 후복막강의 숨은 출혈의 원인이 될 수 있다. 몸의 호르몬의 변화에 따라 임신 기간 동안 복벽이 점차적으로 늘어나는 것이 복막표면의 자극에 대한 민감도를 낮추는 것을 상기하라. 그러므로 복강내에 출혈이 복부방위나 경축, 반발통 없이 생길 수 있다.
3. 두 명의 환자를 치료하는 것이다. 그렇지만 태아의 사망률은 모체에 대한 치료의 제공과 관련이 있다. 병원 전 중재의 목적은 모체 생존율을 최대화 시키는 것이고, 이것은 태아 생존의 가능성을 최대화 하는 것이기도 하다.
4. 임신 환자의 손상에서 태아의 저산소증은 간과되어 질수 있다. 고농도 산소투여를 포함하여 치료해라.
5. 전원시에는 척추운동을 제한하고, 사지를 고정하고, 하대정맥압박의 예방이 잘 이루어 져야 한다.
6. 만약 모체가 사망하면 심폐소생술을 계속하고, 병원에 즉시 제왕절개술을 시행할 준비를 하도록 알린다.
7. 임산부의 심정지는 일반 심정지 환자와 같게 치료하라. 제세동이나 약물의 용량도 같다. 필요로 하는 수액의 양은 증가하고 이송 중에는 약 4L의 링거액을 가능한 빨리 투여하라.

외상환자 응급처치에서 감염관리

1. 감염 관리의 필요성

병원전 처치를 담당하는 응급의료인은 직무 특성상 환자 발생 신고 후부터 직접 환자에 대한 응급처치 업무를 담당하고 있으므로, 현장 및 구급차 안에서의 응급처치 과정 중 다양한 형태의 감염 위험에 노출되어 있다. 특히 외상 환자는 출혈이 발생한 경우가 많으므로 혈액 등에 노출되어 감염의 위험이 더욱 높을 수밖에 없다. 이러한 이유로 인해 감염성 질환에 대해 환자에 대한 응급처치와 관련하여 환자를 이송하는 의료기관의 의료인 본인의 감염 위험성뿐만 아니라 주변의 가족이나 직장 동료 그리고 병을 전파할 가능성이 있는 고위험 집단이다. 감염에 노출되는 응급의료인은 단순히 개인의 감염뿐만 아니라, 주위의 동료 및 가족에게도 전염시킬 가능성이 존재한다는 것을 반드시 인식하고 있어야 한다.

선진 외국의 경우에는 특히 병원 전 단계에서 환자의 이송 및 처치 현장에 있는 응급의료인의 역할과 관련된 직업적 노출 빈도 및 감염질환에 대한 자료의 축적으로 인해 국가 차원의 예방 및 노출 후에 대한 처치 등의 전반적인 내용에 대한 활발한 연구가 이루어지고 있다. 특히 혈액 노출과 관련된 질환에 대한 위험 증가로 인해 다양한 지침이 마련되고 있다.

응급의료 특성상 다양한 형태의 감염 위험에 노출되어 있으며, 또한 환자를 처치 및 이송 단계에서 사용하는 의료기구의 소독 및 사용, 그리고 환자에게서 전파될 수 있는 감염성 질환에 대한 지식뿐만 아니라 실제 사용할 수 있는 감염방지 술기 및 장비에 대한 실제적인 적용도 매우 중요하다.

후천성면역결핍증(Acquired immune deficiency syndrome, AIDS, 이하 에이즈), 결핵, A형을 포함한 여러 종류의 간염 등 다양한 질환에 대한 인식 및 매번 환자를 이송할 때마다 시행하는 효과적인 손 세척 등을 포함하는 정말 간단한 자기 보호를 통해 감염예방을 시행하는 것이 응급의료 현장에서 응급 환자의 치료 및 이송을 담당하는 응급의료인의 주요 지침의 하나라고 할 수 있겠다.

중증급성호흡기증후군(Severe acute respiratory syndrome, 사스), 인플루엔자, 콜레라, 세균성이질, 유행성 눈병 등 집단으로 발생하는 질환의 경우에는 철저한 손 씻기로 감염 위험을 50~70% 정도를 낮출 수 있기 때문에 구급차량 내에 손 씻기와 관련된 소독장비를 구비하는 것과 더불어 환자를 이송하는 경우의 실제적 효과적인 손 씻기는 매우 중요하다.

응급의료인은 근무 특성상 직업과 관련되어 혈액 또는 주사바늘 손상, 날카로운 도구 등 위험성을 내포하는 다양한 형태의 생물학적 물질에 노출되어 있다. 특히 응급의료인이 환자의 정맥 주사로 확보나 혈액 채취를 하는 경우 발생하는 주사바늘에 찔림으로 감염에 노출되는 상황에 대한 이해는 중요하다. 응급의료인들은 주사 바늘 등과 같은 의료 기구를 확인하고, 효과적으로 사용하는 방법, 그리고 안전하게 사용하는 것에 대해 사전교육이 반드시 필요하다. 또한 점막 또는 피부를 통한 접촉이나 이송 중 사람에게 물리는 손상 등의 위험이 있다. 혈액에 대한 노출로 인해 생명에 위험을 초래하는 에이즈, B형 간염, C형 간염 등이 발생할 수 있다. 그리고 감염 위험성이 있는 체액에 노출됨으로써 의료인들이 감염되는 사례가 계속 보고되고 있다. 또한 진단되지 않거나, 감염된 의료인이 치료시기를 놓칠 수 있으며, 다른 사람, 특히 배우자에게(또는 성적 파트너) 감염의 위험이 될 수 있다. 게다가, 의료인이 일하는 작업 현장의 위험에 대한 정확한 실태 파악이 되지 않아, 효율적으로 감염의 전파를 예방할 수 있는 조치를 취하지 못하는 일도 발생할 수 있다. 이러한 위험성이 정확히 알려지지 않고 위험인자에 대한 부정확한 정보로 인하여 응급의료인의 안전장비 미착용, 치료 과정 중의 부주의 및 의료 장비의 개발이 이루어지지 않는 일들이 발생할 수 있다.

국내 응급의료의 역할 증가와 맞물려, 향후 병원 내에서 주로 발생하는 바늘에 찔리는 사고가 구급대원의 역할 중 하나인 환자 정맥 주사로 확보 및 수액 치료의 과정이나 저혈당 환자에서 혈당을 측정하기 위한 랜싯(lancet) 사용에서 발생할 수 있으며, 이에 대한 위험에 대한 인식 및 질환에 대한 정보는 필수적이다. 에이즈 및 C형 간염의 경우, 환자에서 의료인으로의 감염 경로로 손상된 피부와 점막을 통한 경로도 보고되었다. 또한 B형 간염에 노출된 의료인으로 인한 집단 내 의료인 사이의 감염률이 높게 보고된 경우도 발생하고 있다.

감염 예방을 위한 보호 장비의 착용과 사용한 날카로운 기구의 폐기 및 착용한 장갑의 폐기에 관한 지식 및 실습 등도 안전하게 교육되어야 한다.

질병관리본부의 전염병 지침에 명시되어 있는 접촉격리대상 전염병 환자의 처치 및 이송과 관련되어 발생한 분비물, 배설물, 의복 및 오염된 물품에 대해서는 철저한 관리와 폐기, 그리고 의료장비의 철저한 소독을 시행해야 한다. 특히 1회용 사용 물품을 주로 사용하고 사용한 물품은 안전하게 폐기 처분해야한다. 오염된 물품에 대해서는 병원균을 죽일 수 있는 프로토콜에 의해 철저한 장비 소독 후 재사용해야만 한다.

환자 발생 시에 환자 주변의 소독 및 전염 방지를 위한 소독 방법은 아래와 같다. 소독의 대상이 되는 물품은 의료기구 및 의복, 침구류 등 환자의 이송 중 환자가 직접 사용하였거나, 병원체의 전파가 가능한 모든 물품을 대상으로 시행한다. 재사용을 목적으로 하는 경우에는 증기소독, 자비소독, 약물소독, 일광소독 등의 방법을 사용하여 시행하며, 재사용이 불필요하거나 불가능한 경우라면, 소각 등의 방법을 사용하여 폐기까지도 고려한다.

아직 국내의 정확한 통계는 보고되지 않았으나, 2004년 미국에서 응급의료인들이 환자 이송 및 처치 과정 중 약 385,000개의 사례에서 피부 손상을 입는 것으로 보고되고 있다. 그러나 실제 보고되는 경우가 실제 노출된 경우보다 낮은 것으로 알려져 있다. 이런 이유로는 감염의 위험이 낮을 것이라는 생각, 보고 절차를 알지 못함, 그리고 부주의하다는 질책 등의 원인으로 파악되고 있다.

위에 언급한 바와 같이 응급의료들은 특히, 환자의 처치 및 이송 중 노출될 수 있는 환자의 혈액 및 기침이나 객혈로 발생할 수 있는 기관지 분비물 포함한 체액에 대한 주의는 매우 중요하다.

감염될 수 있는 질환에 대한, 노출된 후에 또는 노출 전 응급의료인에게 시행될 수 있는 B형 간염에 대한 예방에 대한 실제적인 지침 및 도움 또한 매우 중요하다. A형 및 C형 간염에 대한 처치에 대한 또는 인간면역결핍 바이러스 노출 시의 행동 요령에 대한 예방 접종 및 사후 관리에 대한 지침이 필요하다.

또한 응급처치 중 발생할 수 있는 감염에 대한 교육 및 실습 목표 또는 응급의료인이 현장에서 감염 방지를 낮추기 위해 시행할 수 있는 방법에 대한 다른 참여 노력에 대한 실제적인 연구도 매우 중요하다. 이런 주제로는 노출 빈도, 이러한 노출에 대한 대응 전략, 감염방지를 위한 안전한 작업환경 마련 등이 우선순위가 될 수 있다. 그리고 응급의료인들의 경우에는 감염에 노출된 상황의 심각성을 잘 알지 못하기 때문에 발생하는 보고체계의 부재 또는 감염 위험성의 증가에 대한 지속적인 교육 및 홍보가 필요하다. 특히 이런 상황에 대한 교육이 없었던 응급의료인들의 감염원 노출에 대한 보고가 낮은 것은 매우 위험한 상황으로 인식해야 한다.

국내의 경우에는 산업안전보건법에 의해 의료진들이 치료나 이송과 관련되어 발생한 바늘 찔림 사고(needle stick injury)를 보고하도록 되어있으나, 실제 이를 담당하는 기관이나 보고체계는 마련되어 있지 않은 실정이다. 정부에서는 노동부를 통한 병원종사자의 감염관리를 위한 산업안전보건법 안내자료 및 보건관리자용 안내지침의 개발 및 보급을 담당하고 있으며, '주사침 손상 예방을 위한 지침'과 '주사침 손상 감시체계'의 운영 등을 준비하고 있는 단계이다.

2. 감염예방의 정의

감염은 혈액의 포함 여부와 관계없이 혈액, 체액, 분비물(혈액이 포함되지 않은 땀은 제외)에 의해 전파 가능한 질환이며, 감염예방은 감염되었거나 감염되었을지도 모르는 환자로부터 감염원이 전파될 가능성을 최소화하기 위한 모든 조치로 환자의 이송 및 처치 과정 중에 적용하는 것으로 환자의 진단이나 감염 상태 등에 상관없이 적용하는 것이다. 응급 진료의 원칙 사항 중 하나인, 어떤 질환이나 질병이 의심되는 경우에는 확진이 되지 않은 상황에서는 질환을 그 질병으로 인식한 상황에서 환자를 처치하는 것이 원칙이다. 즉, 환자가 호흡기 증상이 있는 경우라면, 호흡기 질환 중 전염 가능한 질환인 결핵, 인플루엔자 등의 가능성을 항상 염두에 두고 이송 및 처치를 시행하는 것이다. 감염 예방을 위해서는 익히 알고 있는 위생적인 손 씻기, 마스크 착용, 가운 착용, 보호 안경 착용 등 실제적으로 효과가 입증된 방법을 이용하여 감염 예방을 적극적으로 실천하는 것이다.

관련 용어의 정의

- 감염체(organism) : 감염을 일으킬 수 있는 세균, 바이러스, 기생충 등의 유기체를 모두 일컫는다.
- 감염(infection) : 세균, 바이러스, 기생충과 같은 유기체가 숙주 또는 숙주 조직 내로 침투한 상태이다.
- 오염(contamination) : 의복, 물, 음식 혹은 환자의 몸에 감염원이 묻거나 묻어있는 상태이다.
- 전염성(contagious) 질환 : 타인에게 전파 가능한 질환이다.
- 병원소(reservoir) : 감염체가 살 수 있고 증식할 수 있는 장소(고인물, 하수도 등)를 말한다.

- 감염원(source of infection) : 감염을 유발하는 원인, 즉 사람, 사물 혹은 세균, 바이러스, 기생충을 가지고 있는 물질이다.
- 전염가능기간(period of communicability) : 감염원이 보균자로부터 숙주로 전파 가능한 기간을 의미한다.
- 잠복기(incubation period) : 숙주가 감염원에 노출된 후 감염 증상이 나타날 때까지의 시간으로 외상처럼 사고 당시 질환을 확인할 수 없는 이유가 된다. 잠복기 동안 보균자는 주위의 가족 및 직장동료에게 감염원의 역할을 하게 된다.
- 보균자(carrier) : 감염성 질환을 전파할 수 있는 감염체를 가지고 있는 동물이나 사람을 일컫는다.
- 전파(transmission) : 감염원이 퍼지는 현상, 감염의 전파 방법에는 접촉, 공기를 통한, 매개(vehicles), 매개체(vectors)에 의한 전파가 있다.
- 숙주(host) : 감염원에 의해 공격받는 유기체나 개체를 말한다.

3. 감염 질환의 전파양식

감염 질환은 전파 방식과 매개체의 종류에 따라 구분하는데 가장 흔한 감염의 형태인 접촉 감염 전파(contact transmission), 공기 감염 전파(air-borne transmission), 비말에 의한 감염 전파(droplet transmission), 매개성 감염 전파(vehicle-mediated transmission), 중개성 감염 전파(vector-mediated transmission)로 나눌 수 있다.

1) 접촉 감염 전파

두 가지 방법이 있는데, 직접 신체 접촉은 감염체를 가지고 있는 개체와 감염자가 직접 접촉되는 경우이며, 간접 신체 접촉은 감염자에 의하여 오염되어 감염원을 가지고 있는 매개체 표면, 의복류, 장비, 침대 시트 등과 같은 무생물체에 접촉되어 감염이 발생하는 경우이다.

2) 공기 감염 전파

환자의 기침에 의한 감염체가 5㎛ 이하의 작은 입자 형태로 공기 중의 먼지와 함께 떠다니다가 흡입에 의해 전염되는 경우를 말한다.

3) 비말에 의한 감염 전파

감염 원인균을 가진 큰 입자가 기침, 재채기, 또는 흡인 시 다른 사람의 코나 점막 또는 결막에 튀어서 1m 이내 근거리에 있는 사람에게 감염이 유발되는 경우이다. 신종인플루엔자 전파가 이와 같은 방식이다.

4) 매개성 전파

감염체가 오염된 음식이나 물을 섭취하거거나, 오염된 약물이나 혈액 등이 체내에 주사되어 감염체가 숙주 내로 직접 들어오는 경우를 말한다. B형 간염의 전파가 이에 해당한다.

5) 중개성 전파

감염체를 가지고 있는 곤충 등에 의하여 전파되는 방법이다. 예를 들면 말라리아 감염은 모기에 의해 전파된다.

4. 전염성 질환의 숙주민감성

숙주 민감성이란 숙주의 일반적인 건강 상태 즉, 영양 상태, 호르몬 균형, 질병 발병률, 과거 질병력 등과 질병에 노출 된 과거 병력, 질병에 대한 항체의 영향력 등 면역력 상태, 지형과 환경적인 상태, 먹는 습관, 개인적인 위생 상태, 성행위 유무 등 숙주(사람)의 감염 여부에 영향을 미치는 것을 말한다. 전신 상태나 면역 상태가 좋지 않은 노인이나 영아에서 같은 질환에 노출되는 경우 건강한 군에서는 질환으로 이행하지 않는 반면에 이 군에서는 질환으로 이행하고 사망에까지 이르는 경우가 발생할 수 있다.

응급의료에서 감염 질환

이 장에서는 응급의료인이 환자 치료 과정에서 전염될 가능성이 높은 감염 질환, 감염이 매우 심각한 결과를 초래할 수 있는 감염 질환에 대하여 기술하였다. 감염 질환의 적절한 관리를 위해서는 각 질환별 특징과 관리에 대하여 잘 숙지하고 주의해야 한다.

1. 간염

간염의 증상으로는 전신쇠약, 근육통, 심한 피로감, 식욕 부진, 관절통, 오심, 구토 등의 증상이 감염 초기에 발생한다. 그러나 질환의 특성상 병원균에 노출된 후 즉시 증상이 발현되는 것이 아니라, 잠복기를 거쳐 증상이 나타난다. 또한 증상이 감기의 증상과 유사하기 때문에 질환을 심각한 증상으로 생각하지 않으며, 이런 이유로 인해 병원에서 간염에 대한 검사를 하지 않고 시간이 경과하면서 호전되는 양상이 대부분이다. 일부 환자들에서는 병이 진행하면서 우상 복부에 복통을 호소하고 황달, 짙은 색 소변 등 전형적인 전격성 간염으로 이행하는 특징이 있다.

간염의 원인은 매우 다양하며 화학물질, 알코올, 약물, 바이러스 등이 원인이지만 바이러스에 의한 간염만이 전염된다.

이런 간염의 종류에는 A형(감염성) 간염, B형(혈청성) 간염, C형(수혈성) 간염 등이 있다. 의료진은 이런 간염에 대한 지식 및 질환에 대한 의심을 통한 대비 및 치료가 필요하다.

바이러스성 간염이란 간에 침범하는 바이러스 감염을 통틀어 일컫는 말이다. 적어도 5종류 이상의 바이러스가 있는데, A형, B형, C형, D형, 그리고 E형 등이다. A형과 E형은 분변에 오염된 물질에 의해 전파되며 혈액을 통해서 감염되지는 않는다. D형은 이미 B형에 감염된 환자에서 감염된 혈액, 체액 등에 노출될 때 감염이 일어난다.

응급의료 관련 종사자들은 혈액과 주사바늘에 노출될 기회가 많으므로 이에 대한 주의가 필요하다. 다행히 A형, B형 간염은 감염을 막을 수 있는 효과적인 백신이 나와 있다.

1) A형 간염

A형 간염 바이러스(hepatitis A virus)에 의한 급성 간염질환으로 주로 A형 간염 바이러스에 오염된 음식물에 의해 전파되는 양상이 제일 많다. 환자의 대변을 통한 경구 감염, 습관성 약물 중독자에서 주사기를 통한 감염 및 혈액제재를 통한 감염도 국내에서 보고되고 있다. 증상 발현 2주 전부터 황달이 발생한 후 2주까지의 기간 동안 바이러스 배출이 가장 왕성한 것으로 알려져 있다.

현재 국내에서는 급성 A형 간염 환자의 급증이 관찰되고 있으며, 2002년 연간 환자수가 300여명 수준이었으나, 2008년 약 8천명으로 약 26배 가까이 급증하였을 뿐 아니라 2009년 6월까지 통계에 의하면 환자 수는 8,014명, 급성전격성 간염으로 인한 간이식 11례, 사망 5례가 보고되었다.

A형 간염의 임상적 잠복기는 15~45일이다. 임상 증상은 다른 간염과 구별되지 않은 비슷한 증상을 나타내며, 초기에는 가벼운 감기와 비슷한 증상들이다. 병이 진행하면서 피로, 무기력, 식욕부진, 열, 근육통, 복통, 오심, 구토 등의 급작스런 증상이 시작된다. 어린이의 경우에는 설사나 드물게 호흡기계 증상이 나타나기도 한다. 수일에서 일주일 후에는 간염의 특징적인 증상인 짙은 소변과 황달, 백색 변 등이 관찰되고, 동반되는 징후로는 간 비대와 압통이 있을 수 있다.

전염력이 높고 주로 경구 감염되므로, 올바른 임상적 과거력 청취와 섭취한 음식, 풍토 지역으로의 여행, 탁아소 유아, 마약 중독자, 남성 동성애자, 혈우병 환자 등 고위험군의 포함 여부 등 기본적인 질문들이 중요하다. 이러한 환자를 이송하게 되는 구급대원의 경우 손 위생에 신경을 쓰지 못할 경우에는 의료인 본인의 감염뿐 아니라 동료나 가족에게 병을 옮길 수 있는 오염원의 역할을 할 수도 있다.

전신증상이 나타난 후 일주일 이내에 황달이 나타나는 특징적인 임상 양상을 통해 A형 간염을 의심할 수 있고, A형 간염항체 검사를 통해 확진할 수 있다. 항A형 간염 바이러스(anti-HAV: anti-hepatitis A virus) 항체 검사를 통해 A형 간염을 진단할 수 있는데, 항A형 간염 바이러스 면역글로불린 M(IgM anti-HAV) 항체검사에서 양성으로 나타나고, 특징적인 임상증상을 보인다면 확진한다.

특히 고위험군인 의료인인 경우에는(30세 이상) 혈액검사로 A형간염 IgG 항체 검사를 시행 후 예방접종을 시행하는 것을 원칙으로 하며, 6~12개월 간격으로 2회 추가 접종을 시행한다.

경구 감염되는 질환이므로 의료인의 경우에는 환자의 이송과 관련되어 이송 전이나 후, 그리고 화장실을 다녀온 뒤 손을 깨끗이 씻는다. 동료 의료인 중에 A형 간염을 앓은 환자가 있으면, 접촉 후 1주일 이내 백신접종을 하는 것이 사후예방책으로 효과적이다.

특히 이전에 B형 간염, C형 간염 및 알코올성 간염과 같은 만성 간질환을 앓고 있는 의료진에서 환자가 발생한다면 사망률이 증가하므로 특히 주의가 필요하다. 그러나 급성 A형 간염의 경우 B형 간염이나 C형 간염과 달리 만성화되지 않고 대부분 완전히 회복되는 것이 특징이다.

간염의 전염은 대부분 발병 전 2~6주 사이 잠복기에 발생하므로, 발병 후에는 A형 간염환자가 대변으로 분비하는 바이러스 양은 대부분은 매우 적어서 발병 후에는 오히려 전염력이 낮아지는 특징이 있고, 예방 접종이외의 A형 간염에 효과적인 항바이러스약제는 현재 사용할 수 없다.

2) B형 간염

B형 간염 바이러스는 급성 또는 만성 간염, 그리고 간암의 원인이다. 국내 보고에서 HBsAg이 양성인 B형 간염 보균자는 1980년대 8% 수준에서 지속적인 예방 접종의 결과로 감소추세에 있으며, 2005년 조사에서는 10세 이상 인구 중 남자의 경우 4.4%, 여자는 3.0%로 조사된 바 있다.

의료진이 환자의 치료 및 이송 중 발생한 B형 간염의 국내의 정확한 자료는 조사된 바는 없지만, 미국 산업보건안전청은 1999년의 B형 간염 노출에 의한 감염 비율이 6~30%라고 보고하였다. 백신 접종이 일반화됨에 따라 이러한 감염 빈도는 과거에 비해 낮아지고 있다. 급성 감염 후에 약 5~10%의 환자는 만성 보균자 상태로 전환된다. 이 만성 환자들은 전염력이 있을 수 있다.

B형 간염은 오염된 혈액이나 혈액이 다량 포함된 가검물, 성적 접촉, 감염된 물건을 직접 만지거나 상처를 통해 전파된다. 감염은 보통 바늘에 긁히거나 성적인 접촉을 통해 이루어진다. 감염은 혈액이 섞인 분비물이 피부의 상처나 점막에 노출되었을 때도 발생할 수 있다. 일반적인 검사를 통해 준비된 혈액 수혈을 통한 감염 위험은 매우 낮은 것으로 알려져 있다.

일반 국민들 사이에서 B형 간염의 발병률이 매우 낮기는 하지만, 특정 집단의 경우에는 일반 국민들 보다 많은 사람들이 바이러스를 갖고 있다. 이런 고위험군으로는 B형 간염 바이러스 보균자의 가족, 혈액제재를 자주 수혈 받는 환자, 혈액 투석을 받는 환자, 주사용 약물 중독자, 의료기관 종사자, 수용 시설의 수용자 및 근무자가 해당하며, 특히 의료인들이 고위험군에 해당한다는 사실은 매우 중요하다. 특히 업무와 관련되어 환자의 정맥 주사로 확보나 혈액 채취 시 사고로 바늘에 찔리는 경우 또는 환자의 혈액에 직접 노출되는 경우에 감염의 위험성이 있다.

임상적으로 B형 간염의 잠복기는 45~180일 정도이다. 급성 질환인 경우에는 황달, 검은 빛깔의 소변, 식욕부진, 오심, 근육통, 심한 피로, 우상복부 압통 등 간염을 나타내는 전형적인 증상이 나타나지만, 증상이 없는 경우도 있기 때문에 환자가 간염에 감염된 사실을 모르는 경우도 발생한다. 6개월 이상 지속되는 만성 간염의 증상으로는 피로, 전신 권태감, 황달, 식욕부진 등의 증상이 발생할 수 있다.

미국에서는 1991년 산업보건안전청에서 직업상 혈액과 혈액이 포함된 가검물에 노출된 위험이 있는 의료종사자들이 B형 간염 백신을 접종하도록 권고하였다. 국내 전염병 관리를 담당하는 질병관리본부 지침에서도 고위험군에 해당하는 구급대원 포함하여 의료기관 종사자에 대하여 예방접종을 권고하고 있다.

최근 백신은 유전자재조합에 의해 생산되어 다른 사람의 조직은 전혀 포함되어 있지 않기 때문에, 백신은 안전하고 접종한 사람의 약 90% 이상에서 항체가 만들어진다.

간염을 예방하기 위한 다른 방법은 항B형간염 글로불린(이하 HBIG)이다. HBIG는 약 70%에서만 효과적이고 6개월간 효과가 지속된다. HBIG는 면역이 없는 사람이 B형 간염 바이러스에 중대하게 노출된 경우에 사용한다. 이것은 B형 간염 백신과 함께 사용한다.

환자의 경우에는 혈액 및 체액 격리가 필요하며, 이송 및 처치 과정 중 발생한 오염된 장비는 적절한 소독방법을 통해 소독한다.

3) C형 간염

C형 간염 바이러스(hepatitis C virus) 감염에 의한 질환으로 국내에서는 매년 2,000~3,000명의 새로운 환자 발생이 보고되고 있다. C형 간염 바이러스는 1988~1989년 사이에 알려졌다. 이 바이러스는 A형도 B형도 아닌 대부분 간염의 원인으로 생각되었다.

C형 간염의 잠복기는 대략 6~7주이다. C형 간염 바이러스의 항체는 이전에 감염된 환자를 확인하는데 사용된다. 이러한 검사는 감염 후 5~6주후면 양성반응을 보인다.

1992년 이전에는 C형 간염 바이러스가 수혈에 의해 발생하는 간염의 가장 많은 원인이었다. 또한 수혈을 통한 전파뿐만 아니라, 정맥 주사 바늘의 공동사용, 성적인 접촉, 문신, 바디 피어싱(body piercing) 등 B형 간염 바이러스와 같은 방법으로 전파된다. 특히 의료인이 주의해야 할 사고로 인해 주사 바늘에 한번 긁힌 경우 C형 간염 바이러스에 감염될 위험은 1.8%이다.

임상적 잠복기는 15~150일로 매우 다양하게 나타난다. C형 간염 바이러스 감염은 감염 초기에 B형 간염 바이러스 감염보다 덜 심한 경향을 보인다. 그러나 감염 후 만성화가 쉽게 되기 때문에 의료인들의 감염 위험은 훨씬 커지게 된다. 만성간염, 간경화, 및 간암으로 만성화되는 특징이 있다. 간 기능 부전과 간경화는 만성 보균자의 10~20%에서 발생하는 것으로 보고되었다.

환자의 경우에는 혈액 및 체액관리가 필요하며, 환자의 이송 및 처치 과정에서 혈액과 체액에 오염된 장비의 경우에는 소독이 필수적이다.

C형 간염 바이러스 보균자의 발견과 전파경로 차단이 제일 중요하며, 현재 사용할 수 있는 백신은 없다. C형 간염 바이러스 감염 후 면역 글로불린 투여는 질환을 방지하지 못한다고 알려져 있다. 그러나 노출 후 검사는 노출 후 4~6주사이로 앞당겨 감염 여부를 확인할 수 있다. 새로운 검사 방법은 바이러스 자체를 검사하는 것이다. 이러한 시간 단축은 6개월간 추적 관찰하는 대신 유효하다.

2. 에이즈

인간면역결핍 바이러스(Human immunodeficiency virus, HIV) 감염

국내의 경우에는 1985년 첫 감염자가 보고되었다. 질병관리본부 통계에 의하면 2006년 9월말까지 국내 내국인 누적 감염자수는 4,401명으로, 이 중 806명이 사망하고 3,595명의 생존을 보고하고 있다. 감염경로의 대부분은 성(性)적인 접촉에 의한 감염이며, 수혈, 주사기 공동 사용 및 수직감염이 보고되었다. 특히 의료인의 경우에는 환자의 처치와 관련되어 주사바늘 손상 등 사고에 의한 감염이 지속적으로 보고되고 있는 현실이다.

HIV에 감염된 환자는 면역체계 결함이 발생한다. HIV에 감염된 환자들은 동일 연령대의 건강한 사람들에서는 잘 발생하지 않는 다양한 유형의 감염이 잘 발견된다. HIV에 감염된 환자들은 광범위한 임상 양상을 나타

표 23-1 | HIV 감염원 노출 종류에 따른 감염 위험도

감염 경로	감염원에 10,000회 노출 시 감염 발생 위험
수혈	9,000
약물 남용자의 부사 바늘 공유	67
항문 성교*	50
주사 바늘 긁힘 사고	30
정상 성교	10
항문 성교**	6.5
구강 성교*	1
구강 성교**	0.5

* Receptive, ** Insertive

낸다. 많은 HIV 감염 환자들은 무증상 보균자이다. 이러한 무증상기는 통상 8~10년 정도 지속하며, 증상은 없지만 면역기능은 계속 저하되고, 바이러스는 체내에서 계속 증식하는 단계이다. 치료를 받지 않는 보균자나 에이즈 증상을 보이는 경우 혹은 무증상인 경우 할 것 없이 바이러스를 전파할 수 있다. 현재 사용 중인 약물로 치료한 환자는 바이러스가 음성으로 될 수 있으며, 위험을 다소 낮출 수 있다.

HIV는 B형 간염 바이러스와 비슷한 방법으로 전염된다. 바이러스는 다양한 종류의 체액에서 자라지만 현장에서 바이러스를 전파시키는 역할을 하는 것은 혈액이다. 정액이나 질 분비물이 성행위 동안에 바이러스를 전파시키지만 이것은 현장에서는 고려의 대상이 되지 않는다. 통상적인 접촉으로 HIV가 전파된 경우는 없다. 건강한 의료 종사자들이 감염된 예로 바늘에 긁히는 것과 같은 사고, 점막이나 개방된 상처가 다량의 감염 혈액에 노출된 경우가 보고되었다. 각 노출 종류에 따른 감염 위험을 표로 나타내었다(표 23-1).

HIV는 두 가지 경우에서 B형 간염과 다르다.

1. HIV는 신체 외부에서 살지 못한다. 특별한 소독약이 필요하지 않다.
2. HIV는 B형 간염 바이러스 비해 전파의 효율성이 지극히 낮다. 백신을 맞지 않은 사람에서 B형 간염 바이러스에 노출된 경우 4명 중 한명에서 질환이 발생할 가능성이 있다. 같은 사람에서 HIV가 혈관에 노출된 경우 1,000명 중 3명, 점막에 노출된 경우 1,000명 중 1명에서 감염될 수 있다.

다양한 집단이 HIV 고위험군으로 확인되었다. 이러한 집단은 남성 동성연애자 또는 양성연애자, 혈관 내 약물남용자, 수혈이나 혈우병 환자에서처럼 혈액제제를 투여 받는 환자, HIV 보균자와 성적 접촉을 갖는 사람

수직감염 : vertical transmission, 모체로부터 아기에게 직접 이행하는 감염을 말하는데, 감염경로에는 경태반감염(經胎盤感染)·산도감염(産道感染)·모유감염 등이 있으나 사람의 경우는 주로 산도감염이 발생한다. 산도감염을 일으키는 바이러스는 3가지가 있다. ① 단순헤르페스바이러스 : 임산부가 이 바이러스에 의한 성기헤르페스에 걸려 있는 경우 수직감염된다. ② 사이토메갈로바이러스 : 잠복감염된 여성이 임신한 경우 자궁경관 분비물 속에 배설되어 수직감염된다. ③ B형간염바이러스 : B형간염바이러스에 감염된 모체혈(母體血)을 받게 되는 신생아의 점막이나 피부의 손상부위를 통해 비경구적(非經口的)으로 수직감염되어 B형간염바이러스 보균자가 된다.

표 23-2 | 혈액과 가검물에 노출된 후 항 HIV 치료의 위험 평가

분류	환자상태 및 노출형태	치료
고위험군	HIV 감염 말기 + 바늘에 깊이 찔린 경우	치료권장
위험 증가군	HIV 감염 말기 + 바늘에 살짝 찔린 경우 또는 긁힌 경우 또는 정맥 주사로가 감염된 경우 또는 다른 뾰족한 물체에나 찔린 경우 또는 피부나 점막이 노출된 경우	치료가능 효과가능
위험 증가군	바늘에 깊이 찔린 경우 + HIV 보균자 또는 위험군(죄수, 약물 중독자, 동성애자 또는 양성애자, 간염)	
저위험군	바늘에 살짝 찔린 경우 또는 긁힌 경우 또는 정맥 주사로 감염된 경우 또는 다른 뾰족한 물체에나 찔린 경우 또는 피부나 점막이 노출된 경우 + HIV 보균자 또는 위험군(죄수, 약물 중독자, 동성애자 또는 양성애자, 간염) 또는모르는 경우	치료 제공 효과 없음
저위험군	HIV 감염 말기 + 피부가 온전한 경우	치료 제공 효과 없음
위험 없음	HIV 보균자 또는 모르는 경우 + 온전한 피부 또는 소변 또는 침	치료 필요 없음

등이다. 그러나 HIV 감염 환자를 현장에서는 확인하기 힘들어서 모든 혈액 및 혈액 오염 가검물에 노출된 경우에는 HIV에 노출된 것으로 간주하여야 한다. 이러한 개념은 왜 모든 가검물에 대한 주의가 일반적으로 적용되는지에 대한 해답이기도 하다.

HIV에 대한 현재 사용할 수 있는 백신은 존재하지 않는다. 항레트로바이러스(anti-retroviral) 약물은 병의 근본적 치료를 할 수는 없지만 에이즈 환자의 생명을 연장시킬 수는 있다. 많은 연구에서 다량의 HIV 감염 혈액 및 혈액 오염 가검물에 노출된 의료종사자들에서 항레트로바이러스 제제를 즉시 사용한 경우 HIV 감염 위험을 감소시켰다고 보고하였다. 이런 약물 사용 여부는 노출의 형태, 환자의 HIV 감염 가능성, 노출 후 시간 경과 등에 의해 결정된다(표 23-2). 일반적으로 바늘 긁힘 사고나 찔림 사고에서 구멍이 있는 바늘이 그렇지 않은 경우보다 더 위험한 것으로 알려져 있다.

3. 결핵(Tuberculosis)

결핵균(Mycobacterium tuberculosis) 감염에 의한 질환으로 국내에서는 2005년 까지 매년 30,000명 이상의 신환이 발생이 보고되고 있으며, 활동성 폐결핵 환자의 비말핵을 통해 전파된다.

1985년에서 1993년까지 미국 내에서 활동성 결핵 발생이 급격히 증가하여 25,000명 이상의 환자가 발생하였다. 이것은 HIV 감염 환자들 중에서 발생이 증가하였고, 아시아, 라틴아메리카, 캐리비안, 아프리카 등 결핵

만연 지역에서 이민자가 증가하였기 때문이다. 공중 보건의 강화에 힘입어 최근 수년간 결핵은 감소추세를 보이고 있다. 1990~1997년 사이에 36%의 감소를 기록했다. 결핵 위험이 높은 사람은 부랑자, 이민자들 중 특정 부류, HIV 감염 위험자, 교도소, 보육시설, 부랑자 수용 시설 등에서 집단생활을 하는 사람 등이다.

결핵은 전염력이 아주 큰 질환은 아니다. 접촉에 의한 결핵은 가족과 같이 함께 오랫동안 지내는 경우에 발생한다. 단지 폐와 인후의 활동성 결핵인 경우 전염을 일으킬 수 있다. 결핵 발생 빈도가 매우 높은 환경에서 일할 때 5% 정도의 의료 종사자들에서 결핵 양성 반응이 나타나는 것으로 추정된다.

임상 징후는 환자의 면역력이 약해졌을 때 나타나게 된다. 결핵은 전신 감염증으로 주 감염 부위에 따라 매우 다양한 임상증상을 나타낸다. 발열, 전신피로감, 식은땀, 체중 감소 등이 공통적으로 나타나는 임상 양상이다. 박테리아는 폐에서 감염을 일으키고 이어 다른 부위로 퍼지는데 특히 신장, 척추, 뇌 등으로 전파된다. 이러한 것을 폐외 결핵이라 부르며 의료종사자들에게 전염되지 않는다. 다른 종류의 결핵은 비특이적이라고 불린다. 이러한 형태의 결핵은 HIV 감염자에게서 흔하게 발생한다. 비 특이적인 결핵은 전염되지 않는다.

결핵의 증상은 2주 이상 지속되는 악성 기침, 흉부 통증, 피 묻은 가래, 심한 경우 호흡곤란 등 폐의 증상이 두드러지게 나타난다. 다른 증상으로 전신 무력, 피로감, 체중 감소, 식욕 감퇴, 열, 오한, 야간 발한 등이 나타날 수 있다. 결핵이 의심되는 사람은 2~3주 이상 지속되어온 기침과 그 외에 다른 2가지 증상과 징후를 나타낸다.

결핵의 치료는 항생제를 사용한다. 결핵 감염은 피부 반응 검사 상 양성인 경우를 의미한다. 이것은 활동성 결핵을 의미하지는 않는다. 결핵 질환은 활동성 결핵 감염을 의미한다. 만일 피부 반응 검사 상 양성 반응을 보이지만 활동성 결핵의 증상이 없을 때에는 아이소니아지드(isoniazid, INH) 또는 리팜핀(rifampin)을 6~9개월간 감염이 제거될 때까지 사용한다. 결핵 질환이 판명되면 3~4종류의 약물을 사용한다. 몇 종류의 결핵균들은 항생제에 내성을 갖기도 하고, 여러 가지 약물에 복합 내성을 갖고 있는 경우도 있지만 매우 드물게 발생한다.

1995년 이후 미국 질병관리센터는 결핵 감염이 의심되는 모든 환자에게 수술 마스크를 착용시킬 것을 권고하고 있다. 그렇게 하면 의료 종사자들은 다른 어떤 종류의 마스크도 착용할 필요가 없어진다. 의료 종사자들은 고용 전에 결핵 피부 반응 검사를 시행하여야 하며 주기적으로 검사를 시행하여 결핵 감염 여부를 확인하여야 한다.

국내 질병관리본부 지침의 환자관리는 활동성 폐결핵 환자 중 필요한 경우로 판단된 경우에 호흡기격리를 권고하고 있다.

4. 중증급성호흡증후군(Severe Acute Respiratory Syndrome, SARS)

SARS는 사스 코로나바이러스(SARS coronavirus)가 인간의 호흡기에 감염되면서 나타나는 급격한 호흡기 증상을 동반하는 질환이다. 주요 감염경로는 환자와의 직, 간접 접촉을 통한 비말전파이며, 공기를 통한 전파(airborne spread)도 가능한 것으로 알려져 있다.

활동성 폐결핵 : 활동성 폐결핵이란 현재 폐결핵을 앓고 있다는 것으로, 폐에서 나오는 가래에 결핵균이 있거나 흉부엑스레이 소견에서 전형적인 폐결핵 양상이 보이는 것을 말한다.

임상적 잠복기는 2~10일 정도이다. 38℃ 이상의 발열과 함께 기침 또는 호흡곤란 등 호흡기 증상이 나타나며, 사망률은 9.6%로 조사되었다.

이 질환은 2002년 처음으로 동남아시아 지역에서 발생한 새로운 양상의 폐렴이 보고되기 시작하면서 알려지기 시작하였다. 이어서 2003년 동물에서 나타나는 코로나바이러스가 인간에서도 감염이 가능하다고 보고되었고, 또한 인간에서 인간으로의 사스 코로나바이러스가 전파되는 것이 증명되었다. 2004년 5월 18일 마지막으로 중국에서 대량 환자가 보고 된 이후로 발생이 보고되지 않고 있다.

1) 사스 바이러스(SARS Virus)

SARS 환자와 대화 또는 SARS 환자가 기침 할 때 발생하는 비말에 의해 눈, 코, 입 등의 점막을 통하여 전파된다. 사스 코로나바이러스는 외부 환경에서 3시간 정도 생존이 가능하므로, 환자가 만졌던 물체나 체액을 통해서도 전달이 가능하다고 알려져 있다. 감염의 남여 차이는 없다. 젊은 성인에서 발생이 가장 많고, 노인과 소아에서는 잘 감염되지 않는 것으로 알려져 있다.

2) 사스 코로나바이러스 감염에 의한 징후와 증상

증상은 우선 가벼운 감기 증상으로 시작된다. 발열, 근육통, 전신통증, 두통 등의 가벼운 감기 증상으로 시작되어 다른 질환과 잘 구분되지 않는다. 발열이 가장 흔히 나타나는 증상이었고(100%), 무력감(94.2%), 기침(92.1%), 두통(61.1%), 근육통(60%), 오한(46.8%), 어지러움(46.8%), 호흡곤란(42.9%), 설사(24.2%), 콧물(22.2%), 흉통(21.6%), 오심(19.7%), 인후통(17.2%), 구토(10.0%) 등이었다. 1주 정도 경과 후에 기침과 호흡곤란이 나타난다. 급격히 악화되는 양상으로 호흡기능의 저하와 저산소증이 나타난다. 대량의 물성 설사가 70% 정도에서 보고되어진다. 90%의 환자는 2주정도 경과 후에 증상이 호전되어진다. 병원균의 전파는 주로 2주째에 주로 나타난다.

SARS가 있는 노인에서는 발열이 나타나지 않을 수도 있을 뿐만 아니라, 다른 박테리아성 폐렴 또는 폐혈증과 동반되어 나타나는 경우도 있어서 진료와 치료가 더욱 문제가 되고, 예후가 좋지 않다.

소아에서 발생하는 SARS는 증상도 경미하고 예후도 좋은 것으로 알려져 있다. 임산부에서 발생한 SARS는 유산을 유발 할 수 있으며, 임신 후기 사망률을 증가시키는 것으로 알려져 있다. SARS에 의한 사망률은 9.6% 정도이다.

3) 사스 코로나바이러스 감염 진단

(1) 임상적 증상에 의한 진단은 다음 4 가지가 만족될 경우이다.

① 38℃ 이상의 발열

② 하나 이상의 기침, 호흡곤란, 호흡, 숨참 등 호흡기 증상

③ 폐렴이나 급성호흡곤란증후군 등이 동반된 폐침습의 방사선 소견 또는 원인 모를 폐렴이나 급성호흡곤란증후군 등이 동반된 병리학적 소견의 부검 결과

④ 다른 진단되는 병이 없는 경우

(2) 실험적 검사에 의한 진단은 두 가지 이상의 실험적 조사를 시행하여야 한다.

① Real Time-PCA를 통한 핵산검사(nucleic acid test)

② ELISA를 통한 혈청전환(sero-conversion)

③ 바이러스 분리(virus isolation)

4) 발병 환자의 정의(Case Definitions for Surveillance of SARS)

(3) 의심 환자(suspect case)

① 38℃ 이상의 열, 기침 또는 호흡곤란, 증상 발생 10일 이내에 다음과 같은 경우에 노출

- 의심 환자 또는 가능성 환자(probable case)와 접촉
- SARS가 최근 유행하는 지역으로의 여행
- SARS가 최근 유행하는 지역에서의 거주

② 설명할 수 없는 급성호흡장애로 인해 사망한 경우

- 의심 환자 또는 가능성 환자(probable case)와 접촉
- SARS가 최근 유행하는 지역으로의 여행
- SARS가 최근 유행하는 지역에서의 거주

(4) 가능 환자(probable case)

① 의심환자이면서 흉부가슴사진에서 폐렴 또는 호흡장애증후군이 나타나는 방사선적으로 증거가 있는 경우.

② 의심환자이면서 사스 코로나바이러스가 한 가지 이상의 실험적 검사로 진단되는 경우

③ 의심환자이면서 원인 없이 호흡장애증후군의 부검소견이 발견되는 경우

5) SARS 치료

SARS의 치료는 박테리아가 아니라 바이러스가 원인이므로 고유의 치료는 존재하지 않는다. 증상완화 치료와 호흡기 치료를 통한 보존적 치료가 우선이다. 동반되는 폐렴을 막기 위해 항생제와 항바이러스 제제도 같이 사용할 수 있다. 로피나비르(lopinavir), 리토나비르(ritonavir) 등의 항바이러스 제제가 사망률과 기도 삽관율을 낮춘다고 보고 되어졌다. 또한 SARS 환자의 치료에 인터페론 알파콘-1(interferon alfacon-1)과 부신피질호르몬(corticosteroids)의 사용이 임상지료를 호전시킨다고 보고 되어졌다.

환자는 발견 즉시 격리되어져서 치료받아야 하고, 철저한 검역 작업이 이루어 져야 한다. 또한 병원 내 감염이 많이 발생하므로, 감염 질환에 대한 원칙적인 접근과 격리병실에서 정해진 지침에 의한 진료가 이루어져야 한다.

현재까지 SARS에 대한 예방 백신은 개발되어 있지 않다. 따라서 폐렴 증상의 유행 등에 대한 사전감시망 구축과 발열환자의 대량 발생 시에 역학적 조사가 필요하다.

환자를 직접 치료하는 과정에서 시행하는 시술 중, 환자의 점막에서 비말을 만들 수 있는 기도 삽관, 기관지

내시경, 흡입제제 투여 등과 같은 시술들을 통해서도 감염이 확인되었다. SARS 같은 전염병에서 환자의 치료가 가장 처음 시작되는 곳에서 오히려 감염이 발생할 위험성이 매우 높으므로 환자의 치료에 가장 먼저 접촉하는 응급실 등에서 오히려 감염이 많이 발생할 수 있다.

의료인의 감염을 막기 위하여 개인 손 씻기, 마스크, 고글, 장갑 등 개인 보호 장구의 착용은 매우 중요하다. 의료인이 마스크(N95마스크 등), 장갑, 가운 착용, 손 씻기를 모두 실행한 경우에 그렇지 않은 경우보다 감염 발생률이 현저히 낮았다고 보고하였다. 이러한 일차 의료인의 감염을 막아야 2차, 3차 감염을 예방할 수 있다.

5. 조류 인플루엔자 인체감염증(Avian influenza infection in humans)

조류 인플루엔자(H5N1형) 바이러스의 인체 감염에 의한 급성호흡기 전염병으로, 대부분의 인체감염사례는 조류 인플루엔자 바이러스에 감염된 닭, 오리, 칠면조 등 가금류와의 접촉 또는 감염된 조류의 배설 분비물에 오염된 물건과의 접촉이 감염경로로 밝혀졌다.

질병관리본부 자료에 의하면 매우 드물지만 사람간의 전파도 보고된 바 있다. 임상적 잠복기는 7일(3~10일)이며, 임상증상으로는 발열, 기침, 근육통 등 전형적인 인플루엔자 유사증상에서 안구 감염, 폐렴, 급성호흡기 부전 등의 중증 호흡기 질환까지 다양한 양상의 질환으로 사망률이 매우 높은 질환이다.

접촉자의 경우에는 질병관리본부에서 제시한 지침에 따른다. 손 씻기 등 개인위생 강화가 제일 효과적이며, 환자의 진료를 담당하는 의료인의 경우에는 개인 보호 장비를 반드시 착용한 후 환자를 치료해야 한다.

1) 환자의 진단 기준

질병관리본부 국립보건원에서 의심 또는 추정 환자의 기준에 해당하면서 다음 검사 방법 등에 의해 조류 인플루엔자 바이러스 병원체 감염이 확인된 경우이다.

2) 진단 검사 방법

(1) H5N1 바이러스 분리

(2) 두 가지 서로 다른 PCR target(예, 인플루엔자 A와 H5 HA)을 이용한 H5 PCR 양성

(3) 증상 발현 후 7일 이내 채취한 급성기 혈청과 회복기 혈청에 대한 H5N1 중화시험 결과 중화항체가의 4배 이상의 상승결과가 있는 경우. 단 회복기 혈청의 중화 항체 역가는 1:80 이상 이어야 한다.

(4) 증상 발현 14일 이후에 채취한 단일 혈청에서 H5N1 마이크로 중화항체가가 1:80 이상이어야 하며, 다른 혈청검사가 양성인 경우에 해당한다.

6. 백일해

백일해균(Bordetella pertussis)에 의한 급성 호흡기 질환으로 비말 등의 공기 매개 감염, 또는 환자나 병원체 보유자의 호흡기 분비물과 직접 접촉으로 전파가 가능한 질환이다.

임상적 소견에서 잠복기는 7~10일(4~21일)이다. 콧물, 눈물, 가벼운 기침 등의 상기도 감염 증상이 1~2주간 나타나는 전구기 후에, 이후 2~4주간에 걸친 발작적인 기침과 동반되어 구토 증상이 보이는 발작기

(paroxysmal stage)이다. 발작기 후 1~2주 정도에 걸쳐 회복기에 접어드는데 이때 상기도 감염에 이환되어 다시 발작성 기침이 재발되는 경우가 있다. 6개월 미만의 영아에서는 사망률과 이환율이 증가하기 때문에 주의하여야 한다.

환자의 경우에는 호흡기 격리가 필요하며, 환자의 비인두 분비물 및 분비물에 오염된 물품은 적절한 소독 방법을 이용하여 소독한다. 환자와 접촉한 의료진의 경우에는 연령이나 예방 접종력에 관계없이 예방적 화학요법을 통해 관리해야 한다.

7. 홍역(Measles)

홍역 바이러스(measles virus) 감염에 의한 급성 열성 발진성 질환이다. 감염경로는 비말 등의 공기매개 감염 또는 환자의 비인두 분비물과 직접적인 접촉을 통해 감염이 가능하다. 환자가 발생된 경우에는 발진이 나타나기 전 3~5일 전부터 발진 후 4일경 까지 감염력이 있는 경우이기 때문에 조심해야 한다.

임상적으로 잠복기는 10~12일 이며, 병이 발생하기 전 3~5일 사이의 전구기는 전염력이 매우 강한 시기로 38℃ 이상의 발열, 기침, 콧물, 결막염 및 특징적인 구강내 소견(Koplik' s spot) 등이 나타난 후 발진기로 이행한다(사진). 발진기에는 홍반성 구진성 발진(비수포성)이 목 뒤, 귀 아래에서 시작하여, 즉 머리에서 시작하여 몸통, 팔 다리 쪽으로 퍼지고, 손바닥 및 발바닥에도 발생한다(그림 23-1, 2). 이 발진은 서로 융합되는 특징이 있다. 발진이 나타난 경우에는 3일 이상 지속되며, 발진이 나타난 후 2~3일간은 38℃ 이상의 고열이 특징적이다. 회복기에는 발진이 사라지며, 발진 후 피부에 색소 침착 소견을 보인다.

환자의 경우에는 호흡기 격리가 필요하고, 전구 증상이 나타난 후 발진 5일 후 까지 격리하는 것이 원칙이다. 의료진의 경우에는 홍역 환자와 접촉한 후 감수성이 있는 사람에게서 발병할 수 있다. 노출 후 72시간 내에 예방 접종이 효과적인 것으로 알려져 있다.

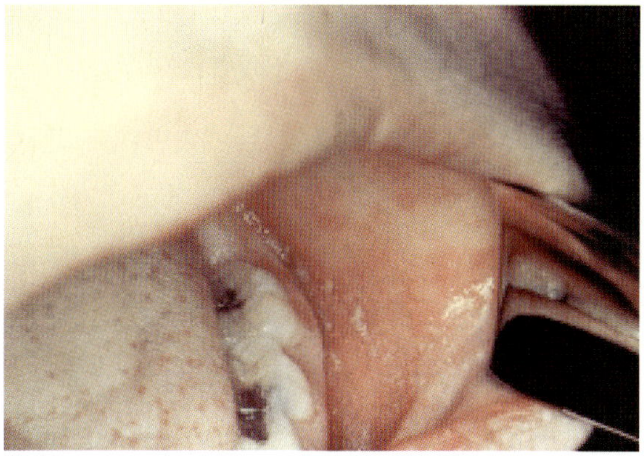

그림 23-1 | Koplik' s spot 사진

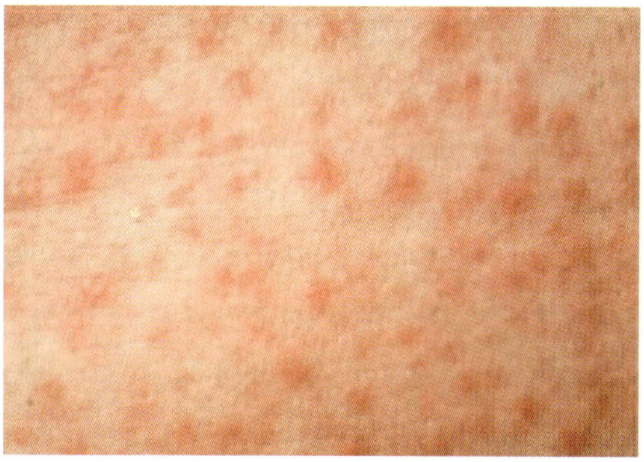

그림 23-2 | 홍역 피부 소견

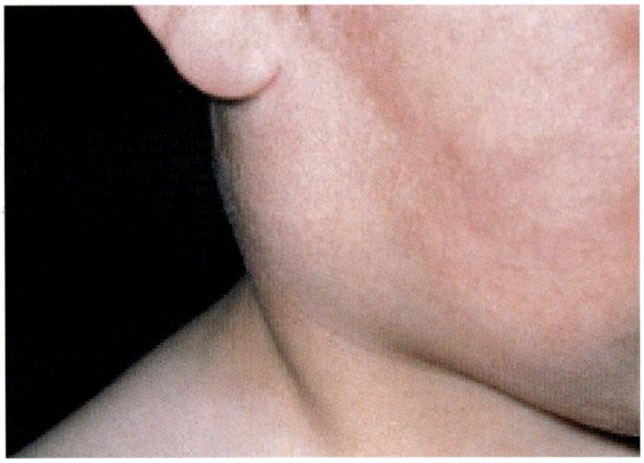

그림 23-3 | 유행성 이하선염 환자의 사진으로 턱 부위의 부종이 관찰된다.

8. 유행성 이하선염(Mumps)

유행성 이하선 바이러스(mumps virus) 감염에 의한 이하선(침샘) 부종이 특징적으로 나타나는 급성 발열성 질환이다. 감염경로는 비말 등의 공기 매개감염 또는 환자의 타액과 직접적으로 접촉하는 경우에 감염이 가능하다.

임상적으로 잠복기는 14~24일이다. 전구기 기간은 1~2일이며, 발열, 두통, 근육통, 구토 등의 비특이적인 증상이 나타나는 시기이다. 이하선을 침범하는 경우가 대부분이며, 악하선과 설하선도 드물게 침범한다. 발병 초기에는 한 쪽에서 시작하지만 이후 양측 모두를 침범하는 경우가 대부분이다. 증상 발현 후 3~7일 이내에 증상이 호전되는 경우가 대부분이다.

환자가 발생하면 호흡기 격리를 원칙으로 한다. 환자와 접촉한 의료진의 경우에는 예방 접종은 효과가 없는 것으로 알려져 있으며, 환자의 코나 목의 분비물에 의하여 감염된 물품은 적절한 소독 방법을 통해 소독하는 것이 원칙이다.

9. 풍진(Rubella)

풍진 바이러스(Rubella virus) 감염에 의한 급성 발열성 질환이다. 감염자의 비인두 분비물의 비말을 통한 공기 전파 감염이나 직접 접촉에 의해 전파가 가능하다. 산모에서 태아로의 수직감염도 중요하다. 또한 선천성 풍진 증후군에 걸린 소아는 고농도의 바이러스를 배출하기 때문에 중요한 감염원이 될 수 있다.

특히 풍진의 경우에는 환자와 직접 접촉한 의료인 뿐 아니라 환자의 관리가 매우 중요한 질환이다. 이런 이유로 인해 현장에서 환자(소아)를 이송하게 되는 의료진의 경우에는 감염의 기회가 증가한다. 임신 초기의 산모의 경우엔 많은 주의를 요하며, 임신을 고려하고 있는 가임기 의료인의 경우, 항체가 음성이라면 예방접종을 고려한다.

환자와 접촉한 의료인이 예방접종을 하더라도 100% 감염을 예방하지 못한다. 노출 후에 예방 접종 또는 면역 글로불린은 예방효과가 없기 때문에, 일단 환자와 접촉한 사실이 있는 경우에는 본인의 발병 여부를 주의 깊게 관찰해야 한다. 환자가 발생한 경우에는 호흡기 격리를 원칙으로 한다.

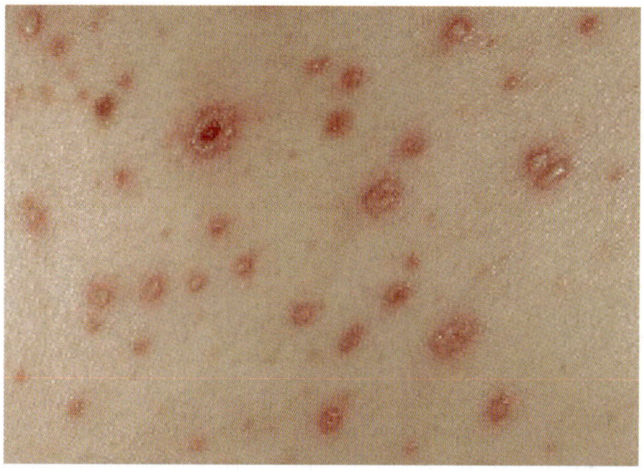

그림 23-4 | 수두 환자의 피부 발진, 시기가 다른 여러 단계의 발진이 함께 보이는 것이 특징적이다.

10. 수두(Varicella)

수두 바이러스(Varicella zoster virus)에 의한 급성 발진성 전염병이다. 국내에서는 4월~7월, 11월~2월에 유행하는 양상의 질병 형태를 보이고 있는 질환으로 수포액의 직접 접촉이나 공기를 통한 감염이 발생한다.

임상적 잠복기는 10~21일(평균 14~16일)이다. 전구기는 발진이 발생하기 1~2일 전에 나타날 수도 있으며, 권태감과 미열 등의 비특이적 증상이 대부분이다. 발진기에 발생하는 발진은 주로 몸통, 두피 및 얼굴에 발생하고, 24시간 이내에 반점(macules), 구진(papules), 수포(vesicles), 농포(pustules), 가피 순으로 빠르게 진행하는 특징이 있다. 또한 동시에 여러 모양의 발진이 관찰되고, 수포의 경우에는 매우 가려운 특징이 있다.

의료진 중 임산부는 수두환자와 접촉하지 않도록 주의하는 것이 필요하다. 환자의 경우에는 처음 발진이 나타난 후 6일간 또는 가피가 형성될 때까지는 전염력이 있으므로 학교 등 공공기관의 출입을 제한하는 것이 필요하다. 면역기능이 저하된 경우 및 감염 감수성이 있는 경우에는 3일 이내에 수두 예방접종을 권고하고 있다.

11. 성홍열(Scarlet fever)

베타용혈성연쇄구균(Group A β-hemolytic streptococci)의 발열성 외독소에 의한 급성발열성 질환이다. 주로 비말감염을 통해 전파되며, 환자 및 보균자의 분비물과 직접접촉에 의한 전파도 발생한다.

임상적 잠복기는 1~3일이며, 인두통에 동반하여 갑작스러운 발열(39~40도), 두통, 구토, 복통, 인두염 등의 증상이 발생한다. 심한 인후 충혈, 연구개 및 목젖의 출혈반, 딸기 모양의 혀(그림 23-5), 편도선이나 인후부에 고름이 동반되는 점액 삼출액과 목의 임파선 종창 등의 임상 양상을 나타낸다. 또한 발진이 동반되는데, 임상 증상이 발생한 후 12~48시간 사이에 나타난다. 발진의 양상은 몸통의 상부에서 시작해서 팔다리로 퍼져나가는 미만성의 선홍색 작은 구진으로 압력을 가할 때 퇴색하는 특징이 있다. 발진이 발생한 후에는 피부 탈락이 동반된다.

환자가 발생한 경우에는 환자의 배액 및 분비물 관리를 철저히 시행한다. 또한 환자 이송 및 처치과정 중 발생한 배액 및 분비물과 이에 오염된 의료기구의 소독을 원칙으로 한다.

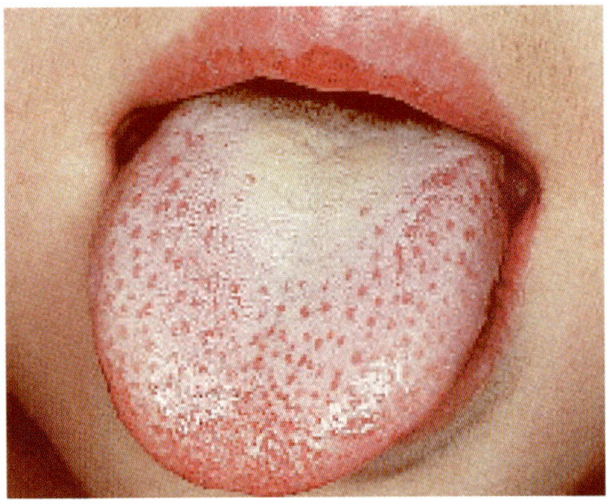

그림 23-5 | 성홍열 환자의 딸기 모양 혀

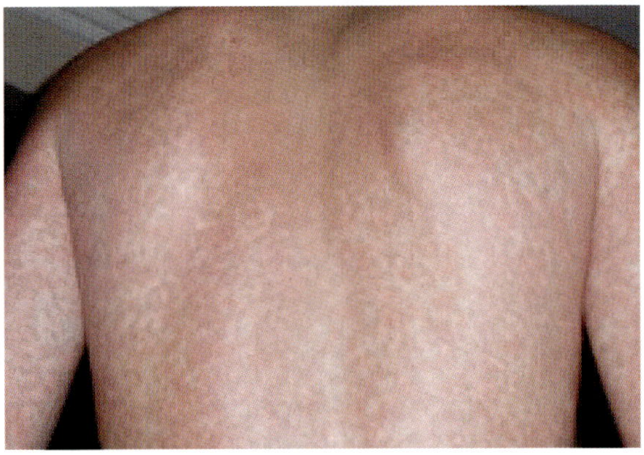

그림 23-6 | 성홍열 환자의 피부 발진

12. 수막구균성 수막염(Meningococcal meningitis)

수막염균(Neisseria meningitidis) 감염에 의해 발생하는 급성 중추신경계 질환으로 비말 감염이나 환자 및 병원체보유자의 호흡기 분비물과 직접적인 접촉을 통해 병이 발생한다.

임상적 잠복기는 2~5일이며, 비특이적인 증상인 인두염, 발열, 근육통, 전신쇠약 등의 감기 증상이 초기에 나타난다. 대부분의 경우에서 수막구균성 패혈증이 동반되며, 패혈증 발생으로 인한 대사성 산증, 혈액응고장애, 다발성 장기 기능 부전, 저혈압, 혼수 등의 쇼크증상으로 인해 사망에까지 이르는 무서운 질환이다. 환자는 의식변화, 심한 두통, 고열, 뇌막자극 증상 등 뇌막염소견으로 병원에 내원하는 경우가 많다.

환자는 호흡기 격리를 원칙으로 한다. 항생제 투여 후 24시간까지는 격리를 시행하며, 환자의 이송이나 치료 중 코, 목의 분비물과 이에 오염된 의료기구 등은 적절한 소독을 통해 물품소독을 시행한다. 환자와 접촉한 모든 접촉자는 예방적 항생제 투여를 원칙으로 한다. 질병관리본부에서 제시한 접촉자로는 환자 가족, 동거인, 유치원이나 학교 및 군대 등에서의 접촉자, 환자의 구강 분비물에 직접 노출된 의료인이 포함되므로, 특히 구급대원과 응급실 근무 의료인의 경우에는 반드시 환자 발생 후 적절한 조치가 필요한 질환이다.

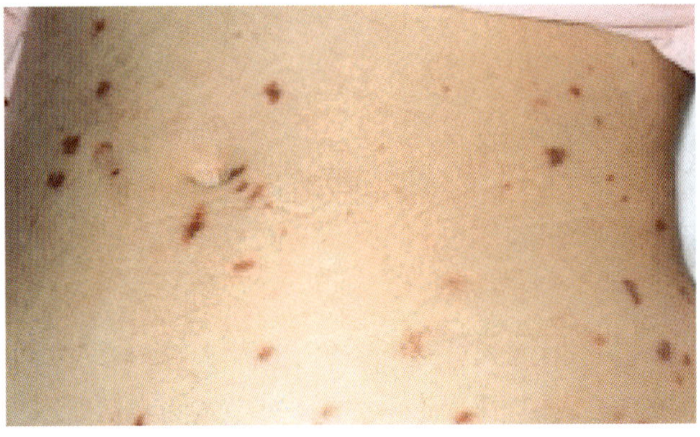

그림 23-7 | 수막구균성 수막염 환자의 피부 발진

CHAPTER 24 기본외상소생술

장비사용법

기도유지용 장비

1. 흡인기(Suction device)

1) 휴대용 흡인기

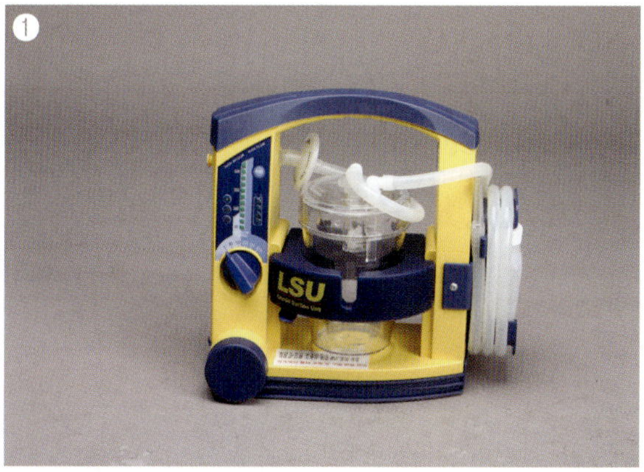

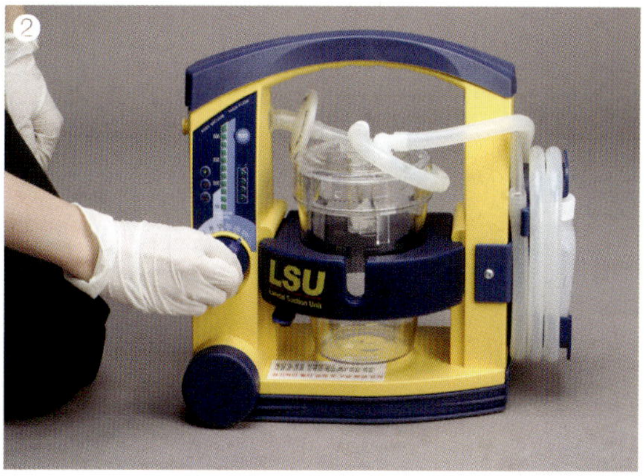

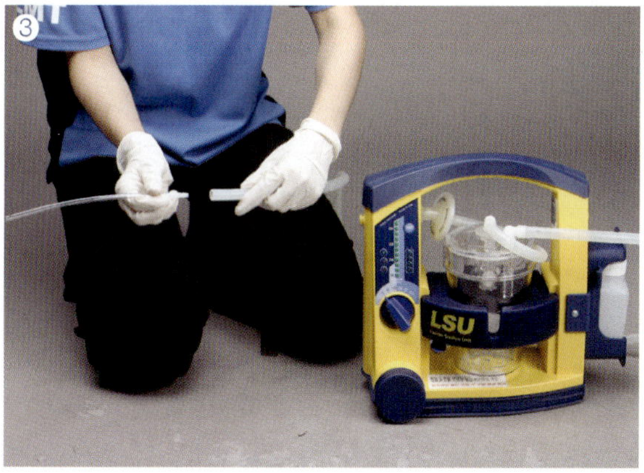

❶ 휴대용 흡인기

❷ 스위치를 돌려서 흡인기를 작동시킨다.

❸ 흡인팁을 흡인관에 끼운다.

- 환자의 입 가장자리(구각)에서 귓볼까지의 길이를 흡인 막대기로 측정하여 적절한 깊이를 결정한다.

▶주의 : 흡인 전, 후 충분한 산소를 공급한다.

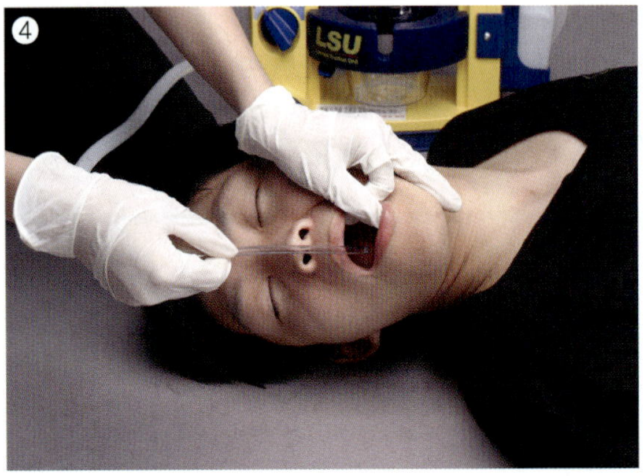

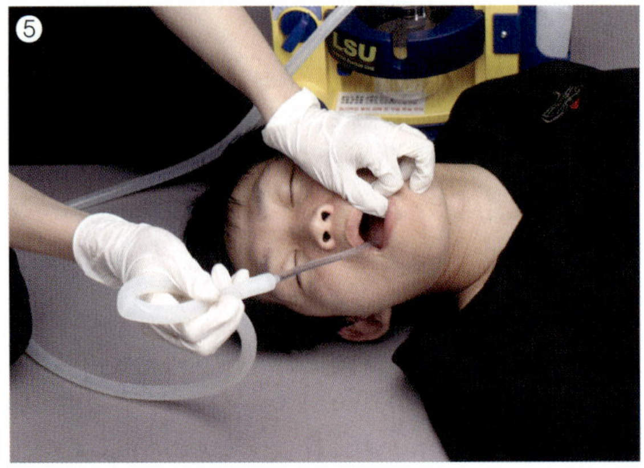

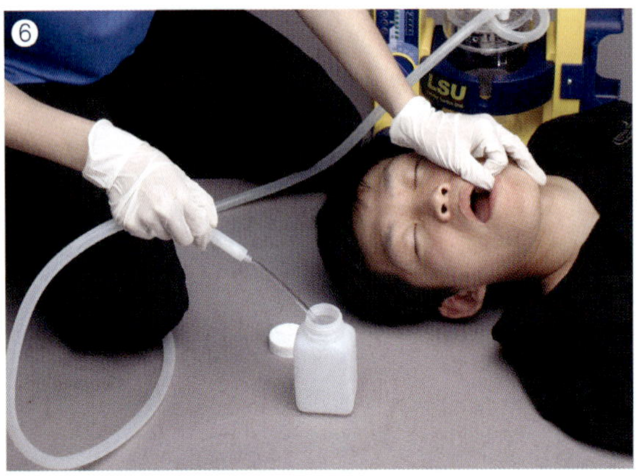

④ 교차수지법 또는 혀-턱들기방법(tongue-jaw lift method)으로 환자의 입을 벌린다.

⑤ 흡인관을 꺾어서 흡인팁을 삽입하는데 전에 측정한 깊이까지 입안으로 넣는다.
흡인관을 펴서 흡인한다.

▶ 주의 : 최대 흡인시간은 15초를 넘지 않도록 한다.

⑥ 흡인후에는 흡인팁에 증류수를 통과시켜 세척하고 환자에게 충분한 산소를 공급한다.

2) 수동형 흡인기

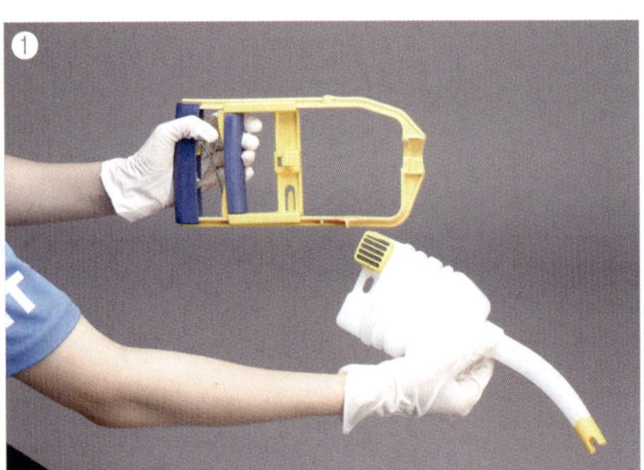

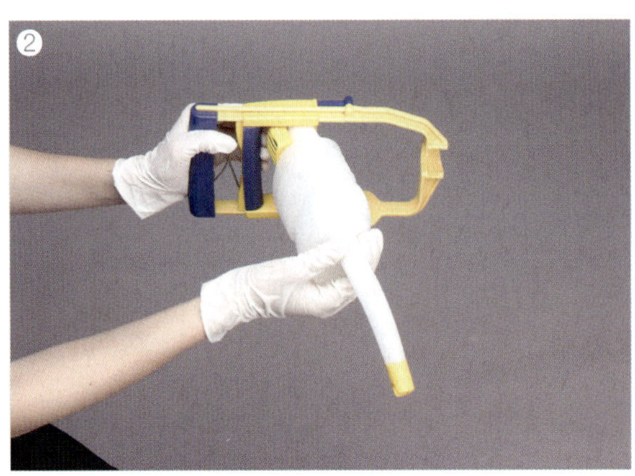

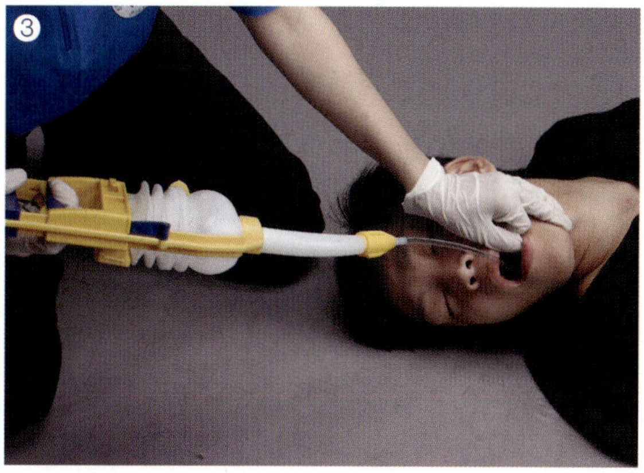

❶ 수동형 흡인기

❷ 흡입통과 본체를 연결한다.

❸ 수지교차법을 이용하여 환자의 입을 벌린 후 흡입관을 환자입에 넣고 흡인을 시행한다.

2. 인공기도유지기(Artificial Airways)

인공기도유지기의 일차적 기능은 혀에 의한 상기도 폐쇄를 예방하여 기도를 유지하는 것이다. 일반적으로 구인두 기도유지기와 비인두 기도유지기를 많이 사용한다.

1) 구인두기도유지기(Oropharyngeal Airway)

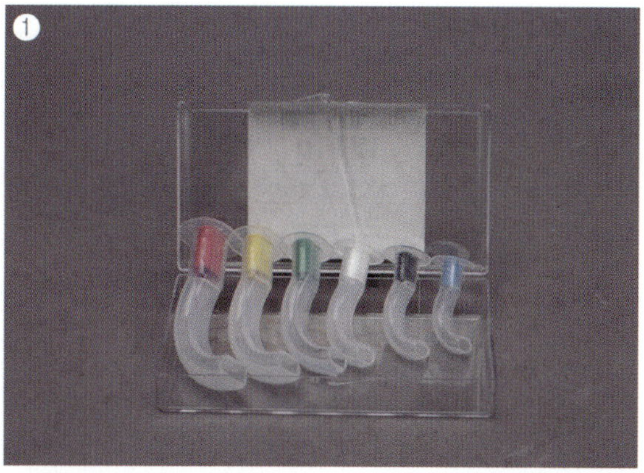

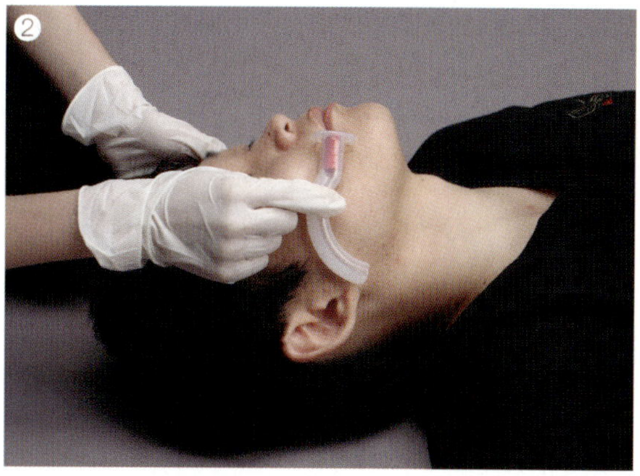

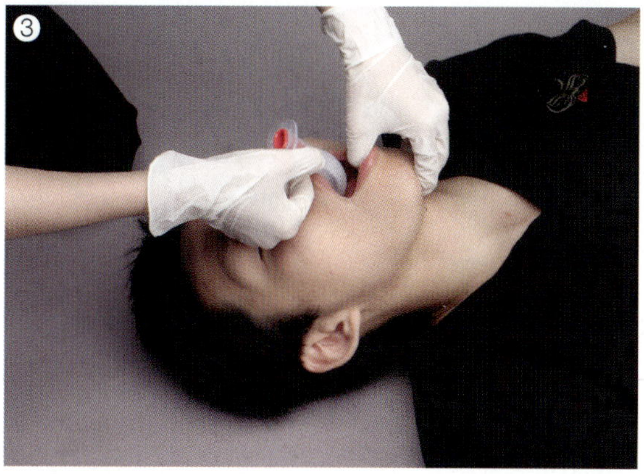

❶ 구인두기도유지기

❷ **(1) 크기 선정 방법**
환자의 입 가장자리에서부터 귓 볼(하악각)까지의 길이를 측정하여 적당한 구인두기도기를 선택한다.

❸ **(2) 180° 삽입방법**
구인두기도기의 끝이 입천장으로 향하도록 넣은 후 기도기 끝이 연구개에 닿으면 180° 로 돌린다.
플랜지 부분이 입술 중앙에 오도록 위치시킨다.

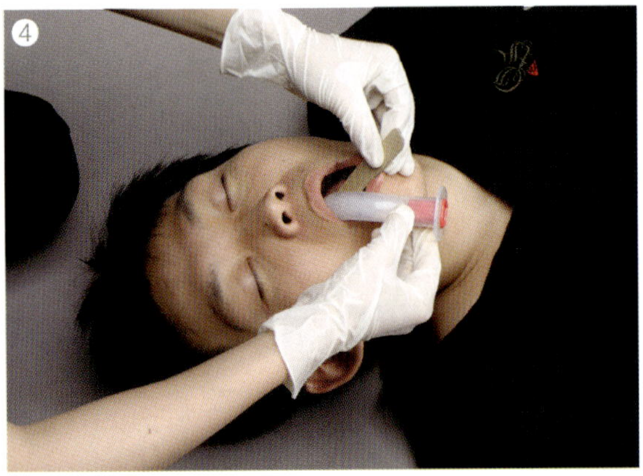

❹ **(3) 90° 삽입방법**

구인두기도기의 끝이 옆으로 넣은 후 90° 로 돌린다.
플랜지 부분이 입술 중앙에 오도록 위치시킨다.

(4) 설압자를 이용한 방법

설압자로 환자의 혀를 누른후 구인두기도기를 그대로 넣는다.

2) 비인두기도유지기(Nasopharyngeal airway)

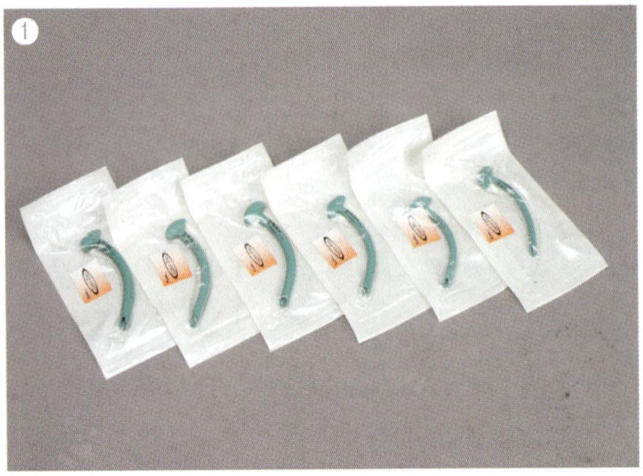

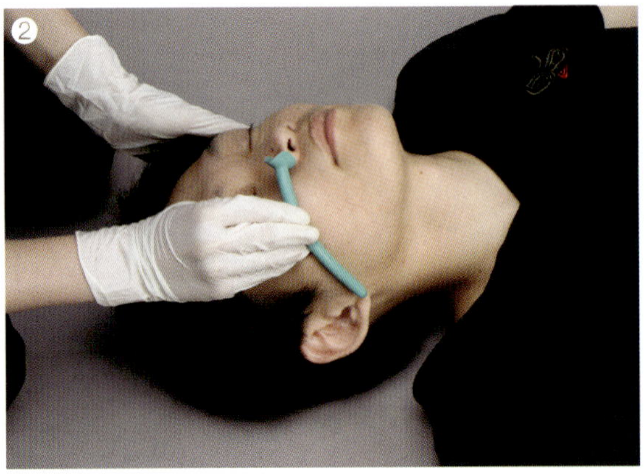

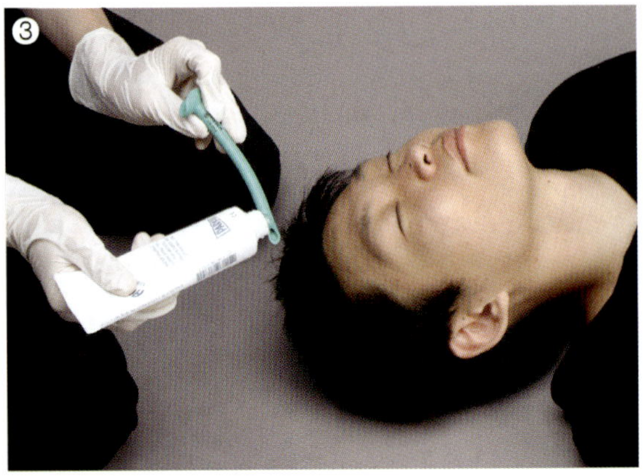

❶ 비인두기도유지기

❷ **(1) 크기선정방법**

환자의 코끝에서 귓불까지의 길이를 측정하여 적정한 비인두기도기를 선택한다.
환자의 콧구멍(또는 새끼 손가락) 사이즈와 비슷한 것을 선택한다.

❸ 삽입 전에 비인두기도기에 수용성윤활제를 적당히 바른다.

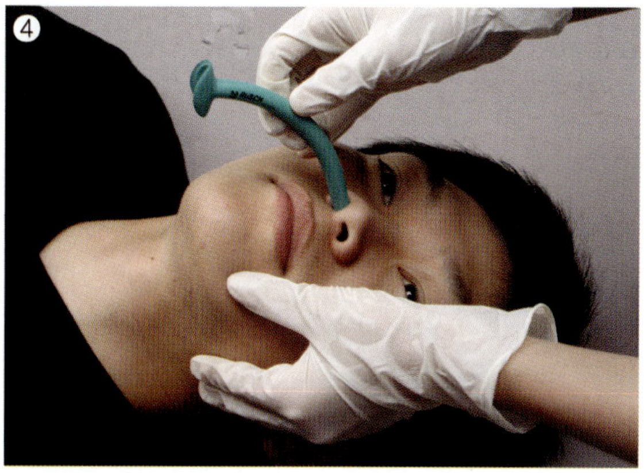

❹ 비인두기도기를 코에 삽입한다.

▶주의 : 비인두기도기의 경사면이 중격을 향하도록 하고 삽입한다.

3. 기관내 삽관(Endotracheal intubation)

1) 기관내삽관 세트

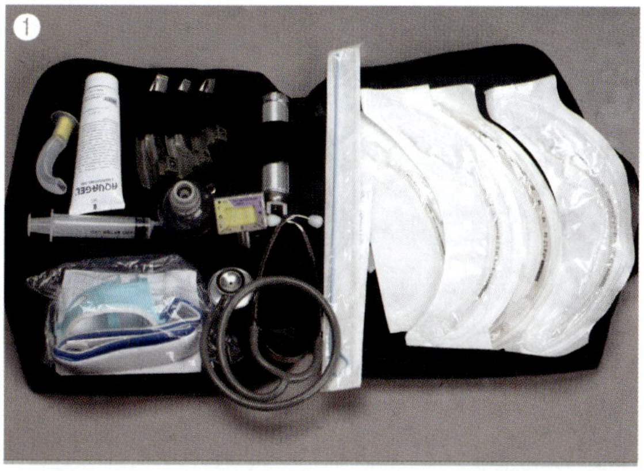

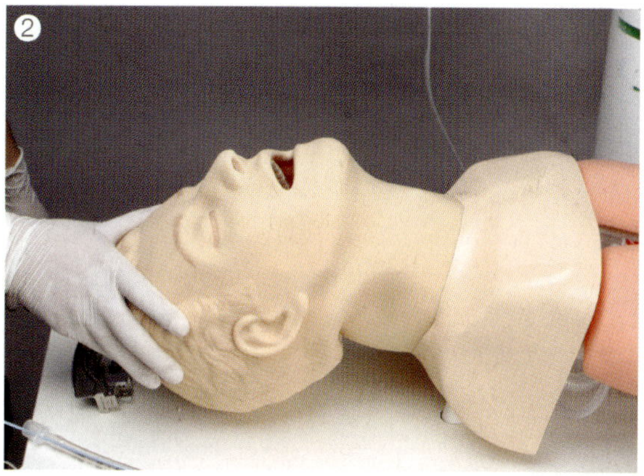

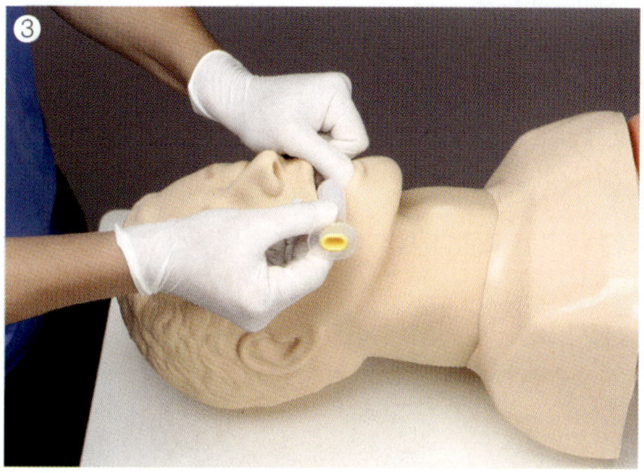

❶ 기관내삽관 세트

❷ 기도유지법을 이용하여 환자의 기도를 유지한다.

❸ 수지교차법으로 환자의 입을 벌려 구인두기도기를 삽입한다.

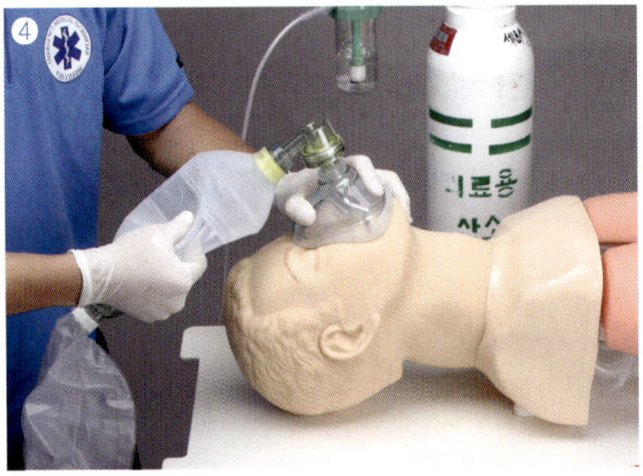

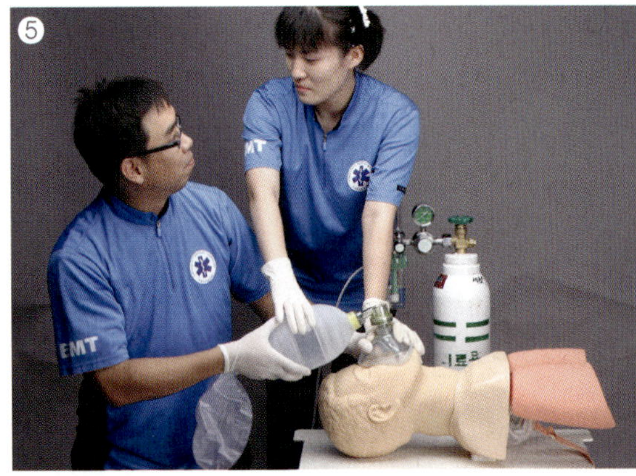

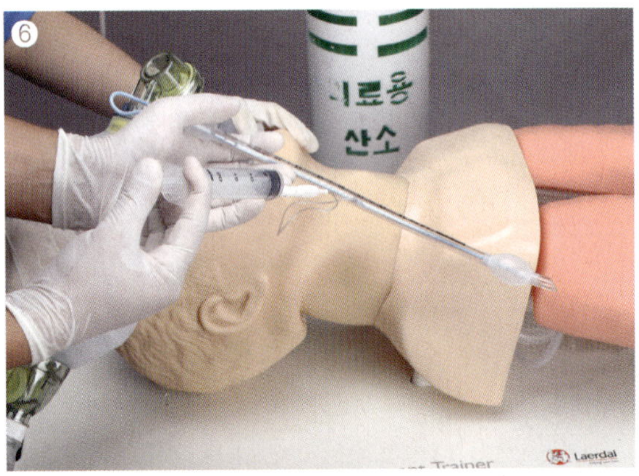

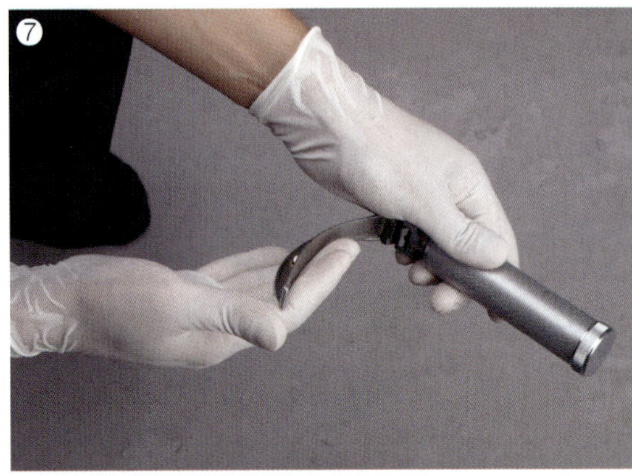

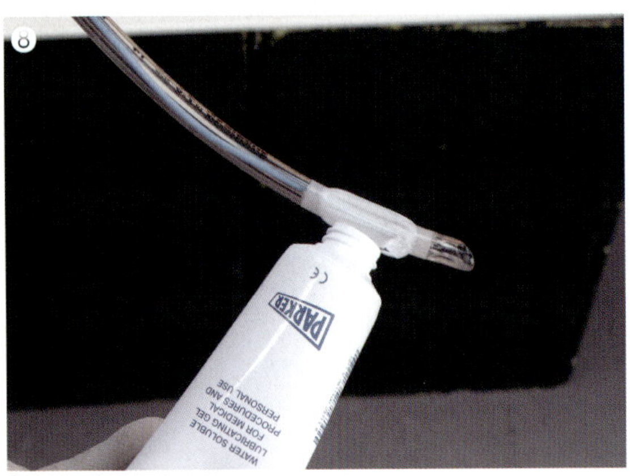

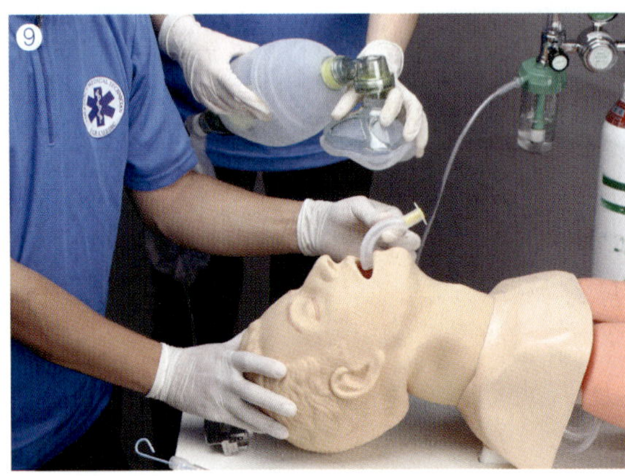

❹ 백-밸브마스크를 착용하여 충분한 산소를 공급한다.

❻ 탐침을 삽입한 후 튜브를 하키스틱 모양으로구부린 후 튜브의 커프에 주사기를 이용하여 공기를 넣어 커프가 새지 않는지 확인한다.

❽ 튜브에 젤(수용성 윤활제)을 바른다.

❺ 장비를 준비하기 위하여 다른 구조자에게 백-밸브마스크를 인계하고 있다.

▶주의 : 산소공급이 중단되지 않도록 하여야 한다.

❼ 후두경을 조립한 후 불이 들어오는지 확인한다.

❾ 산소공급을 중단하고 수지교차법으로 입을 벌린 후 구인두기도기를 제거한다.

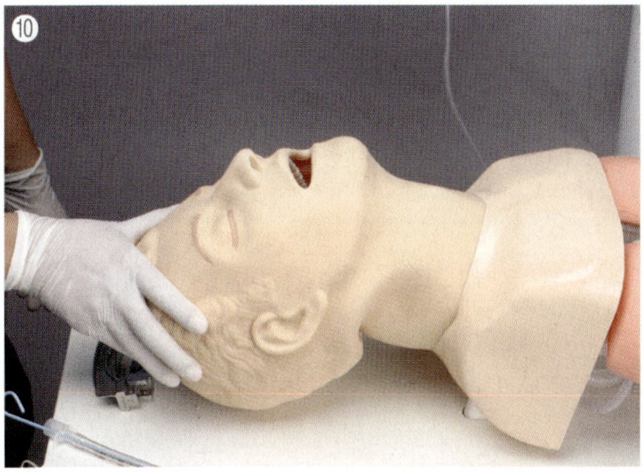

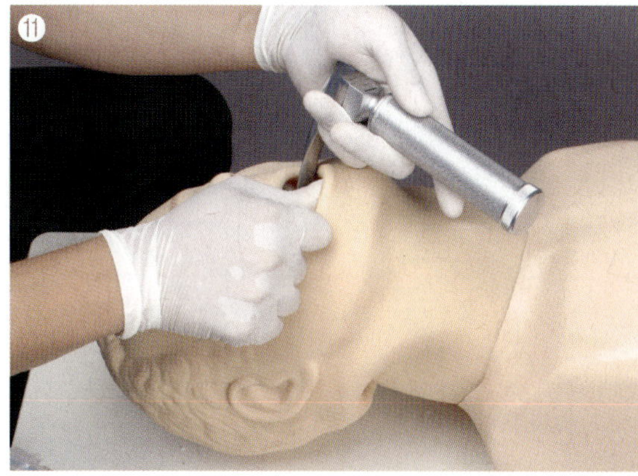

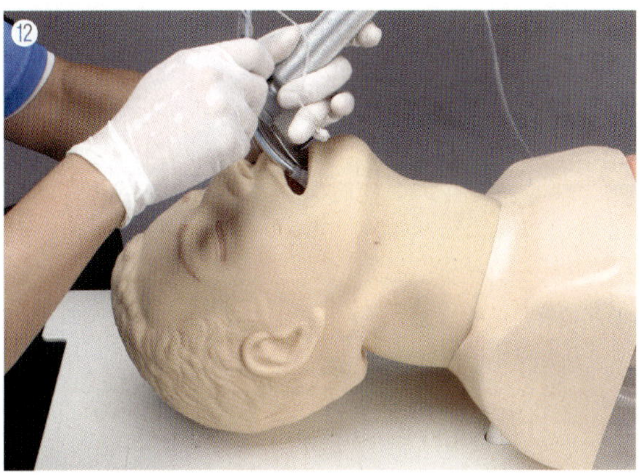

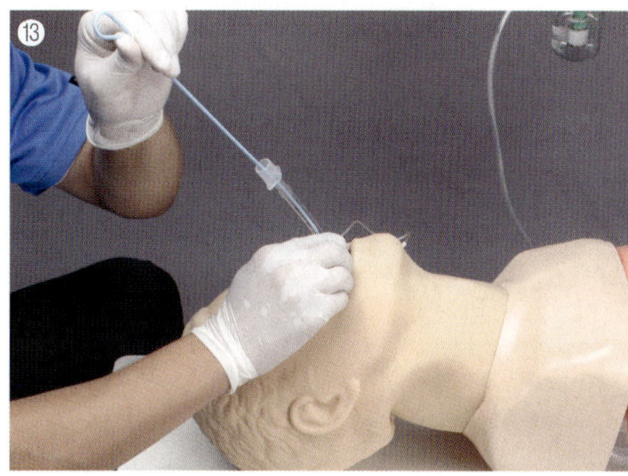

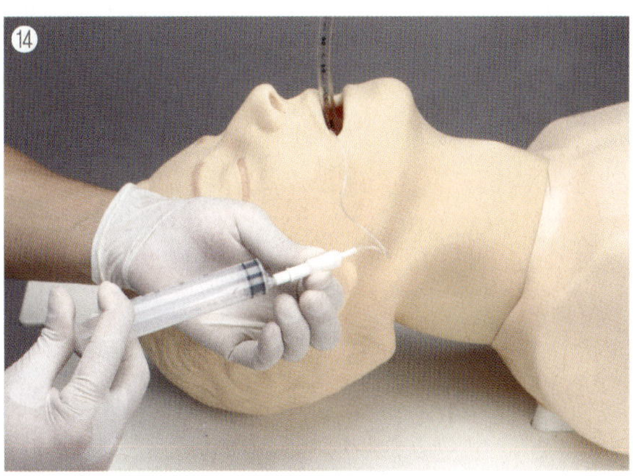

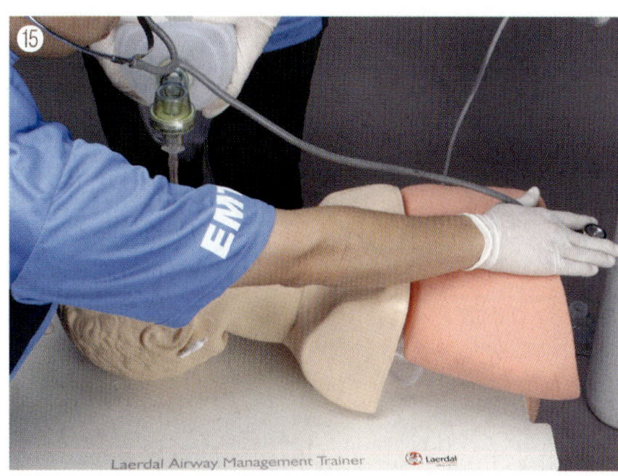

⑩ 환자의 기도를 개방한다.

⑪ 수지교차법으로 입을 벌린 후 sniffing position을 유지한 후 우측 입 가장자리로 후두경날을 삽입한다.

⑫ 후두경날을 삽입하여 성대를 확인한 후 기관내 튜브를 삽입한다.

⑬ 튜브 삽입 후 탐침을 제거한다.

⑭ 커프에 공기를 주입한다.

⑮ 백-밸브마스크를 튜브와 연결한 후, 상복부 부위에 청진기를 대고 청진하여 위장내 기관삽관 여부를 확인한다.

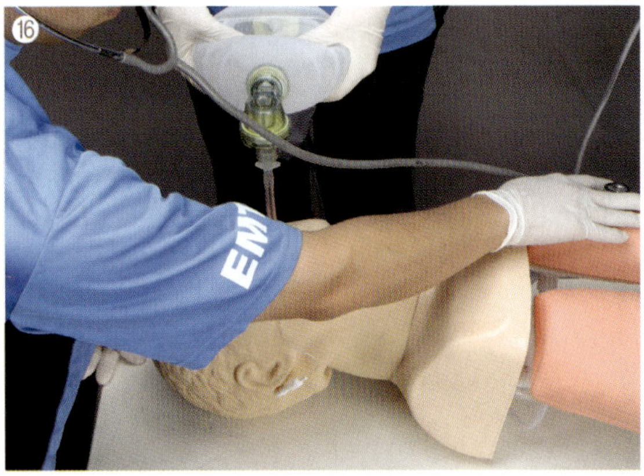

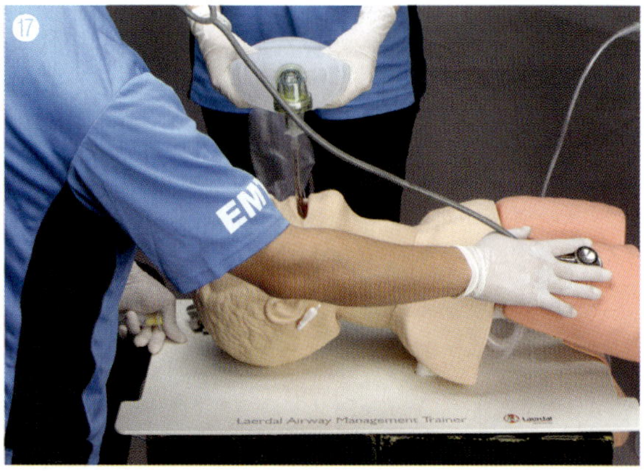

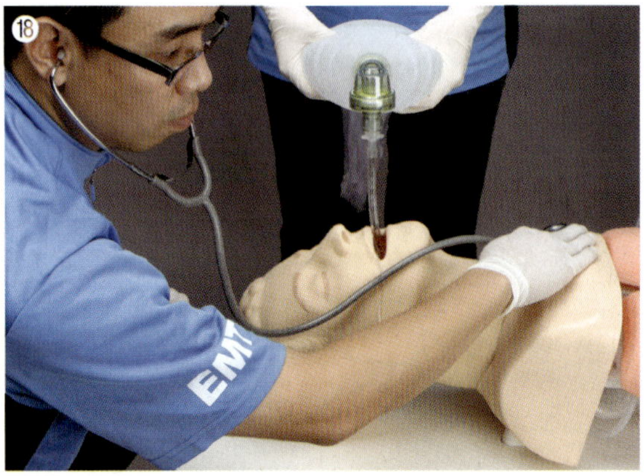

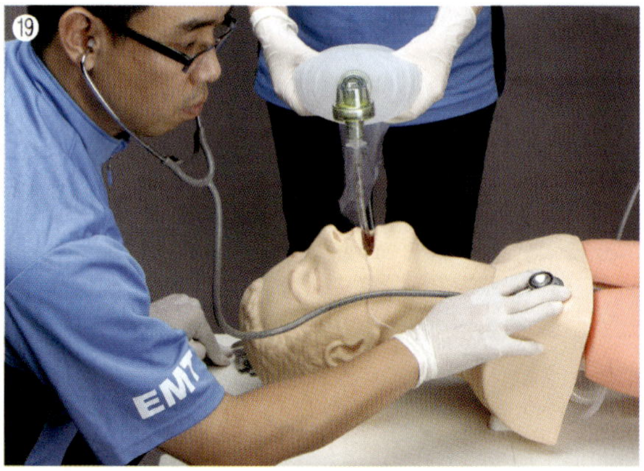

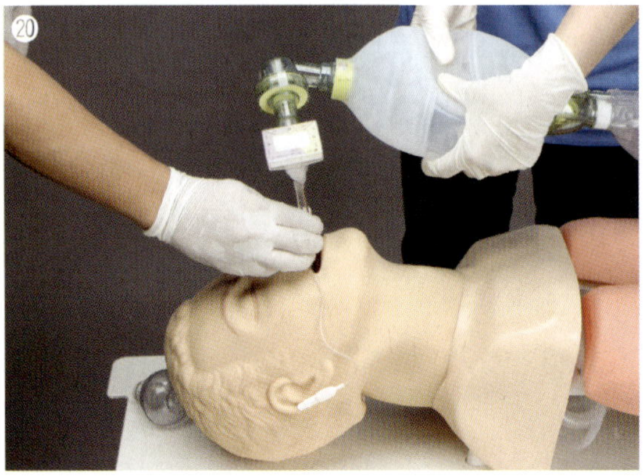

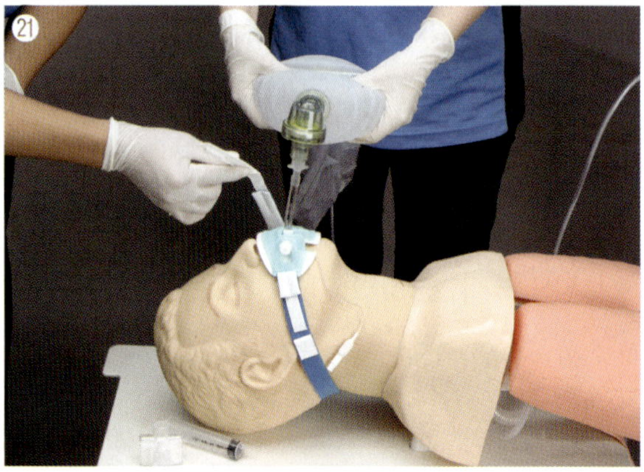

⑯~⑰ 좌우폐의 호흡음을 확인한다(4~5번째 늑간부분).

⑱~⑲ 좌우폐의 호흡음을 확인한다(2~3번째 늑간 부분).

⑳ 튜브에 나오는 환자의 호기로 이산화농도(ETCO2 : 호기말이산화탄소분압측정장비)를 측정하고 있다. 호기말 이산화탄소 분압 측정기(ETCO2)로 적절히 기관 삽관이 되어 있는지를 측정한다.

㉑ 튜브와 튜브 고정대를 이용하여 튜브를 고정한다.

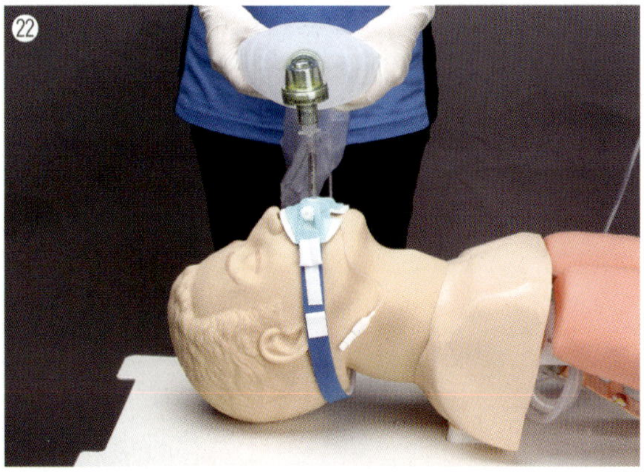

㉒ 지속적으로 산소를 공급한다.

기도유지에 문제가 생길경우 재기관삽관의 준비를 한다.

(2) 기관내삽관 제거

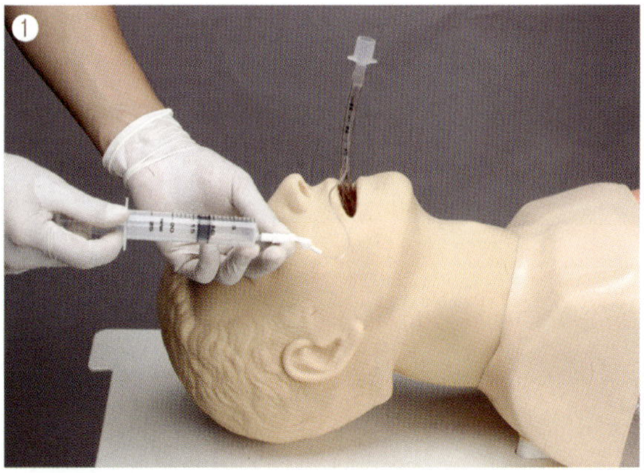

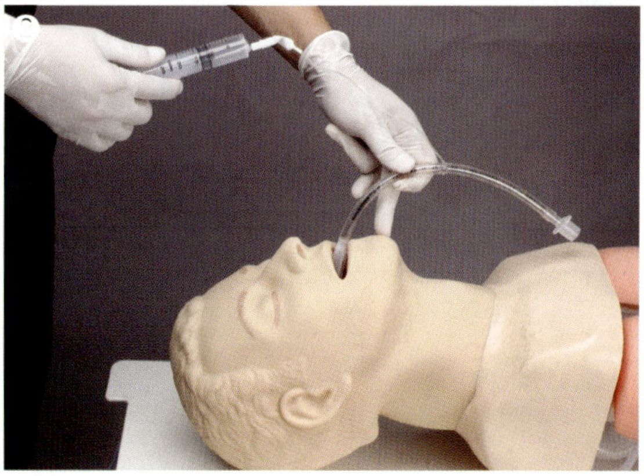

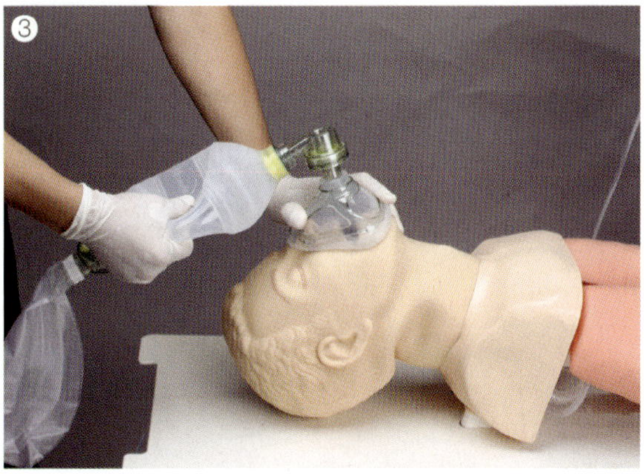

❶ 커프의 공기를 제거한다.

❷ 튜브를 제거한다.

❸ 백-밸브마스크를 이용하여 충분한 산소를 공급한다.

2) 경추손상이 의심되는 환자의 기도삽관법

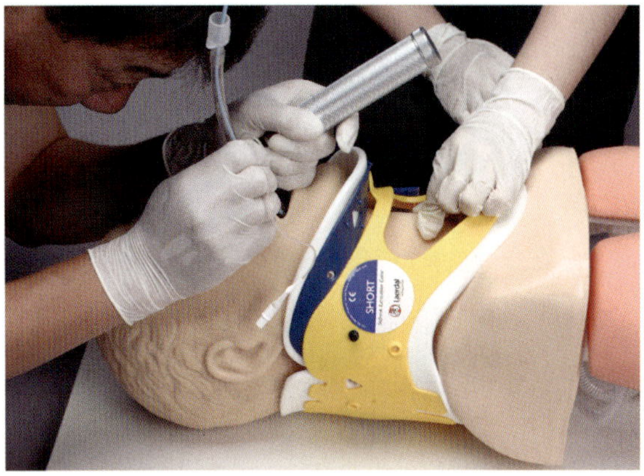

경추고정용장비를 착용한 후 기관내 삽관을 시행한다.

3) 바닥에 누워있는 환자의 기도삽관법

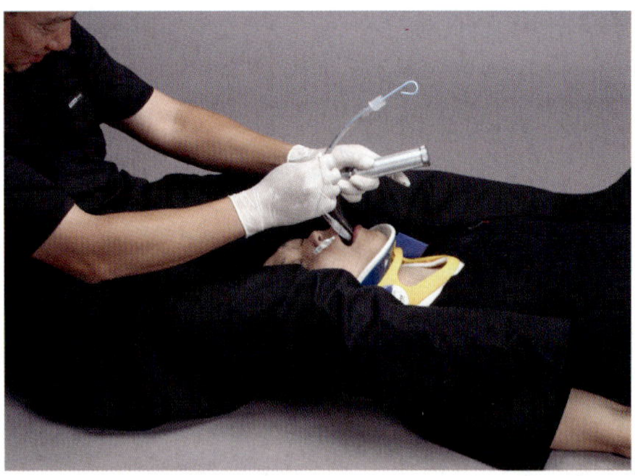

구조자의 다리사이에 환자를 놓고 기관내 삽관을 시행한다.

4) 영아에서의 기도삽관법

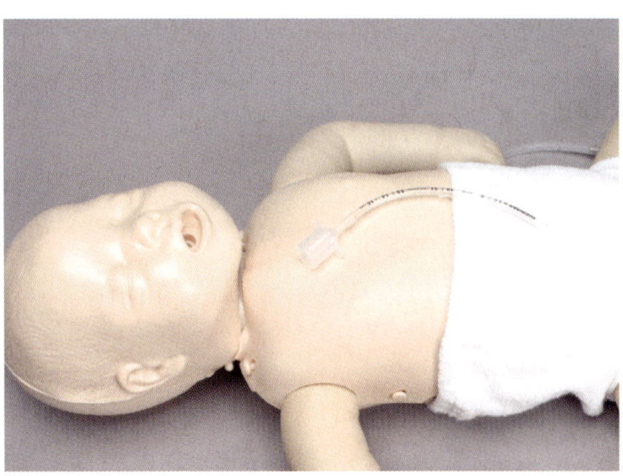

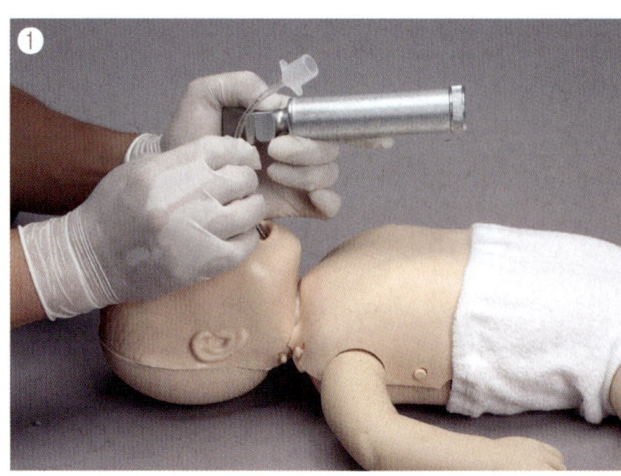

❶ 후두경날을 넣고 기관내 튜브를 삽입한다.

▶주의 : 영아의 경우 직선형 후두경 날을 선택한다.

4. 후두마스크(Laryngeal Mask Airway)

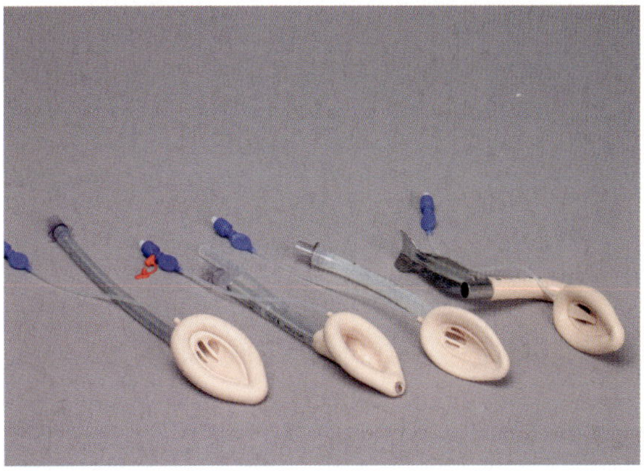

좌로부터 LMA-Flexible, LMA-ProSeal, LMA-Classic, LMA-Fastrach의 모양

1) LMA-Classic

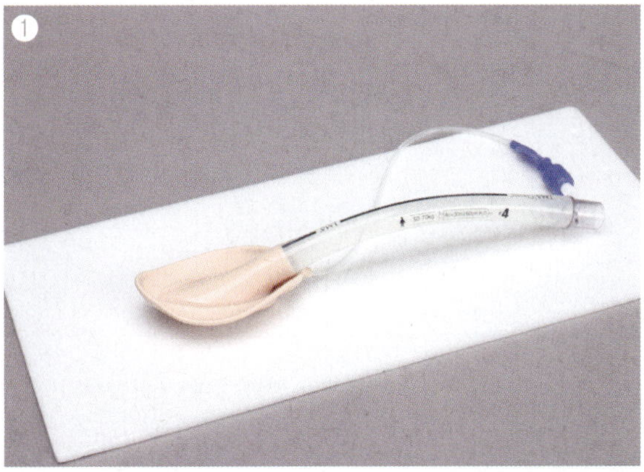

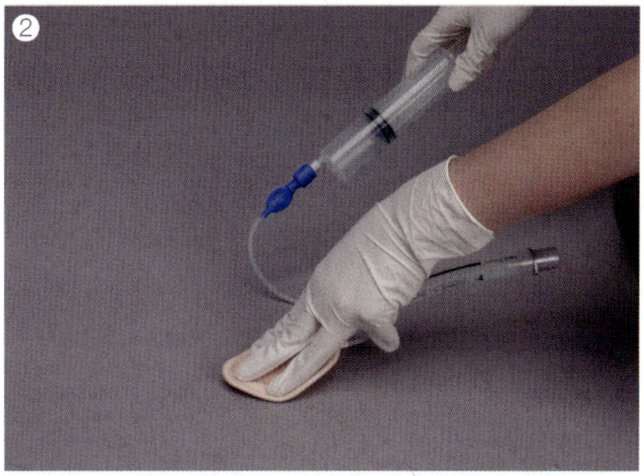

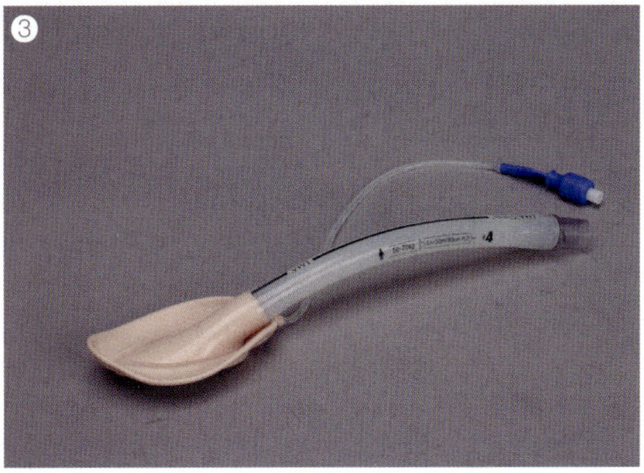

❶ LMA-Classic

❷ 커프의 양쪽을 누르면서 공기를 제거한다.

❸ LMA-Classic 커프의 공기를 제거한 후의 모습

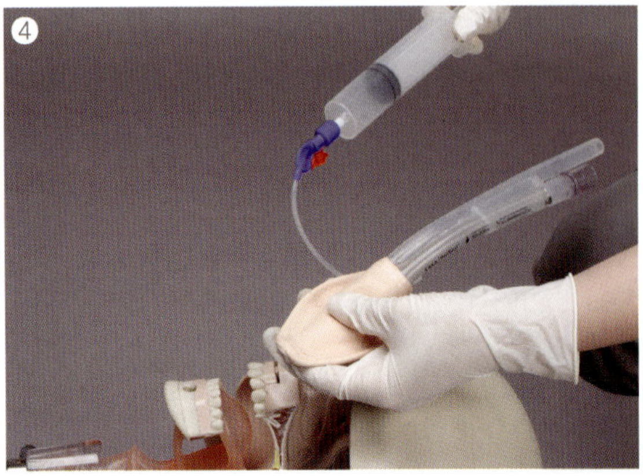

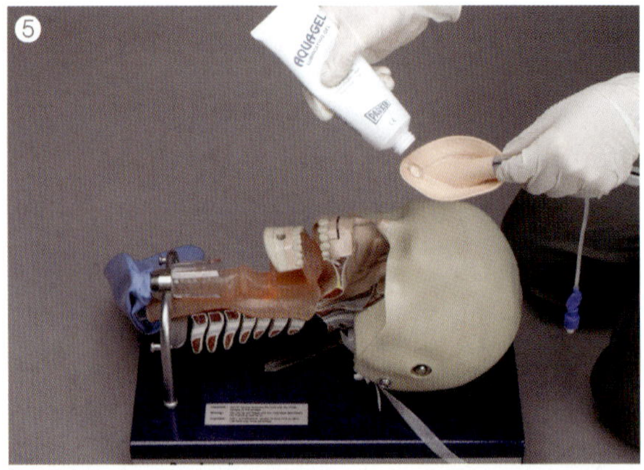

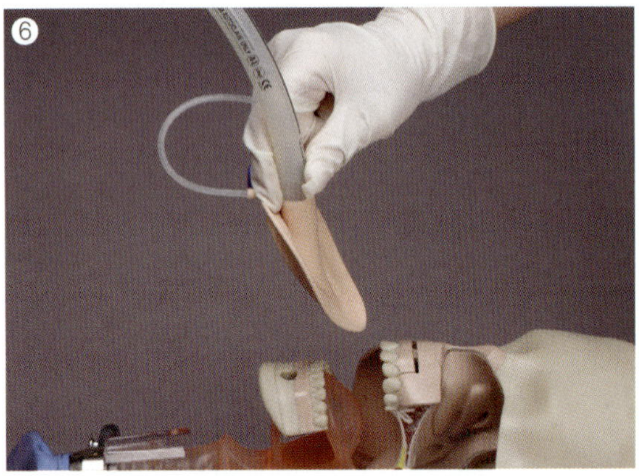

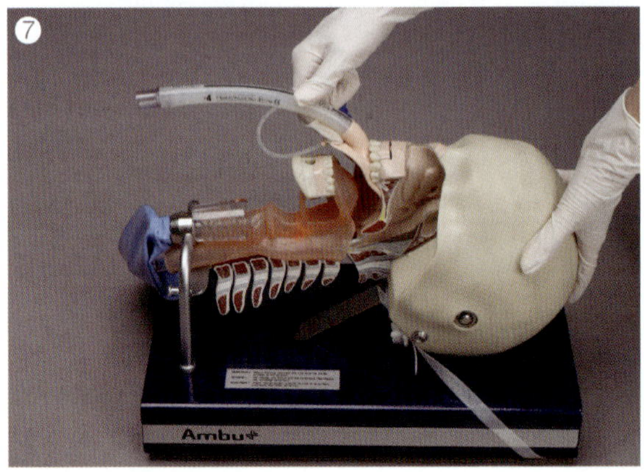

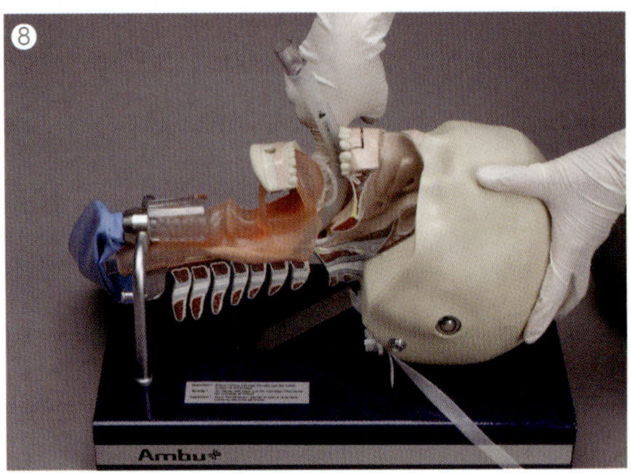

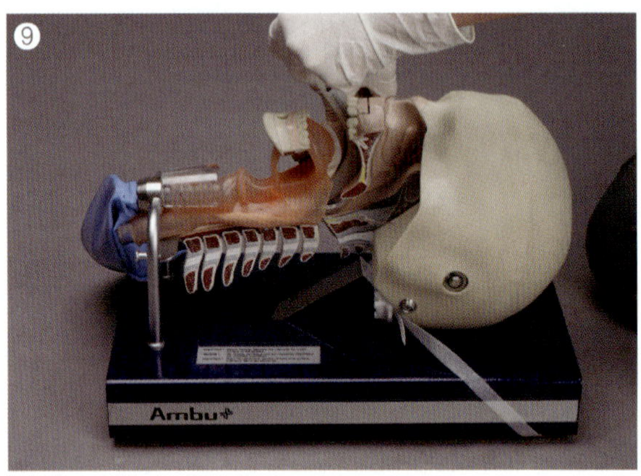

❹ 손위에 올려놓고 뒷면을 누르면서 제거할 수도 있다.

❻ 환자의 목을 신전시키고 튜브를 엄지와 검지를 이용, 연필 쥐듯이 가볍게 잡는다.

▶주의 : 잘못 삽입하는 모습. 튜브를 세워서 삽입하면 안된다.

❽ 커프를 입천정에 밀착시킨 채 끝까지 밀어 넣는다.

❺ 공기제거 후 뒷면에 수용성 윤활용젤리를 바른다.

❼ 커프를 입천정에 밀착시킨다.

❾ 다른 손으로 튜브를 잡고 밀어 넣던 손을 빼낸다.

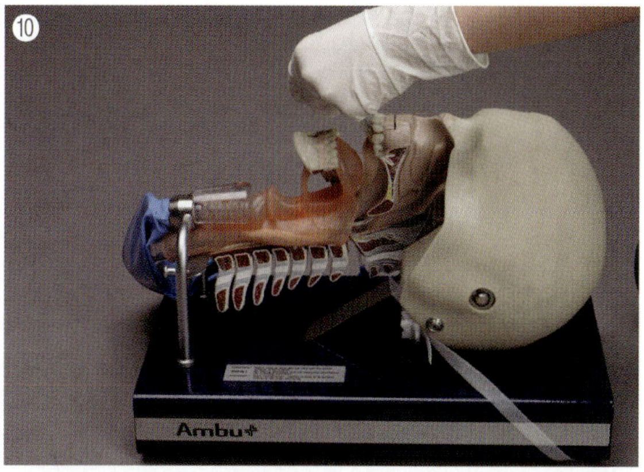

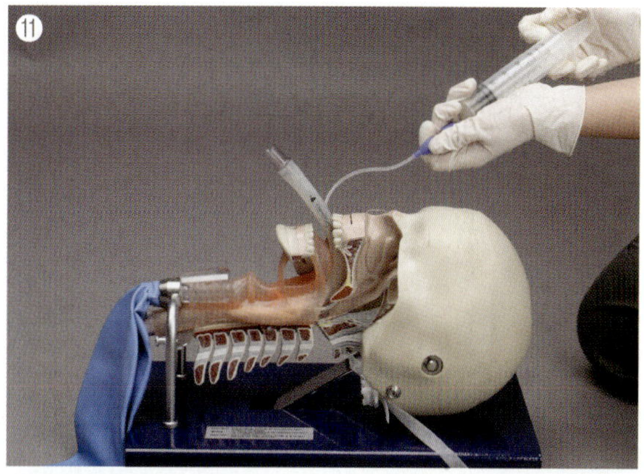

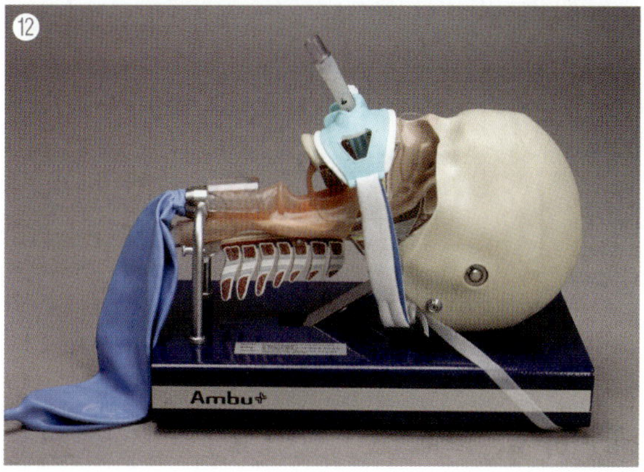

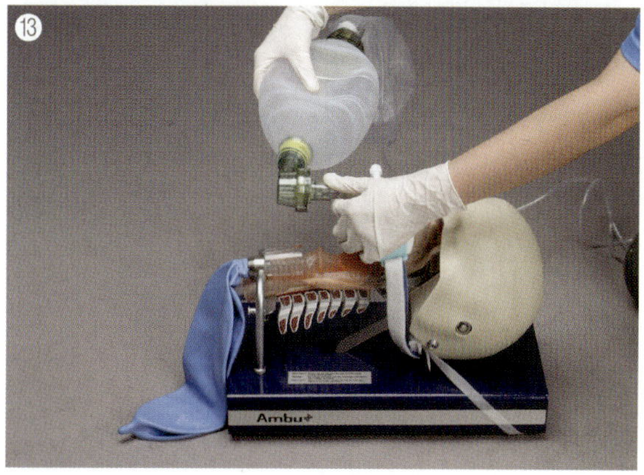

⑩ 튜브에 저항이 느껴질 때까지 충분히 밀어 넣는다.

⑪ 커프에 정해진 양의 공기를 주입한다.

⑫ 튜브홀더를 이용하여 고정할 수 있다.

⑬ BVM을 이용하여 인공호흡을 실시한다.

• LMA 제거방법

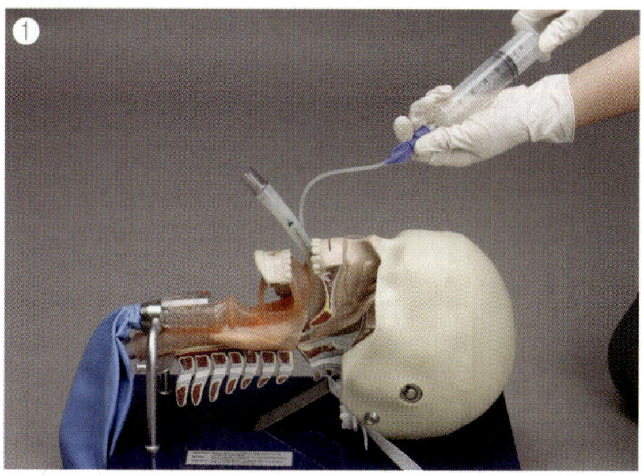

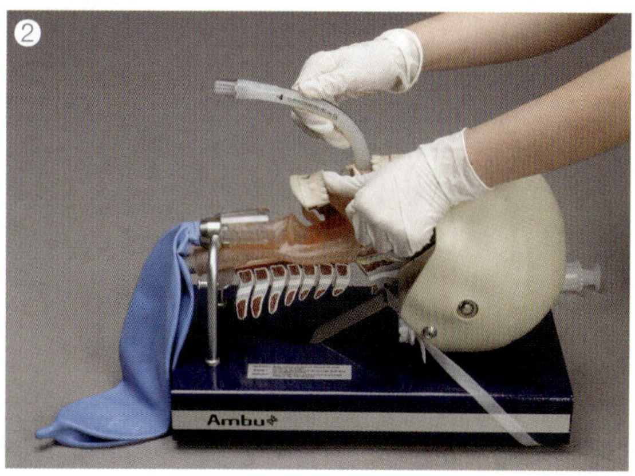

❶ 커프의 공기를 제거한다.

❷ 커프의 공기를 빼낸후 LMA를 제거한다.

2) LMA-ProSeal

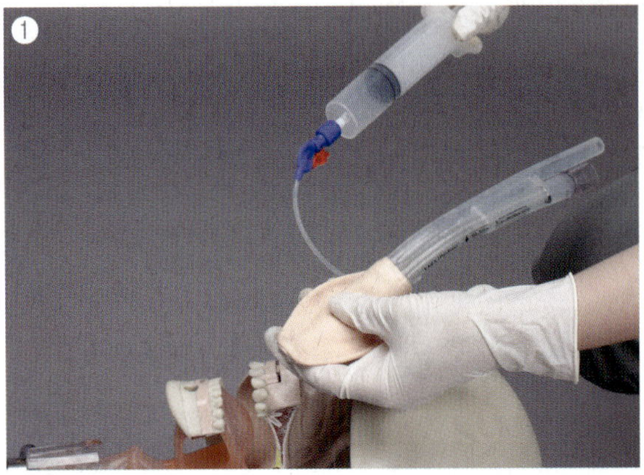

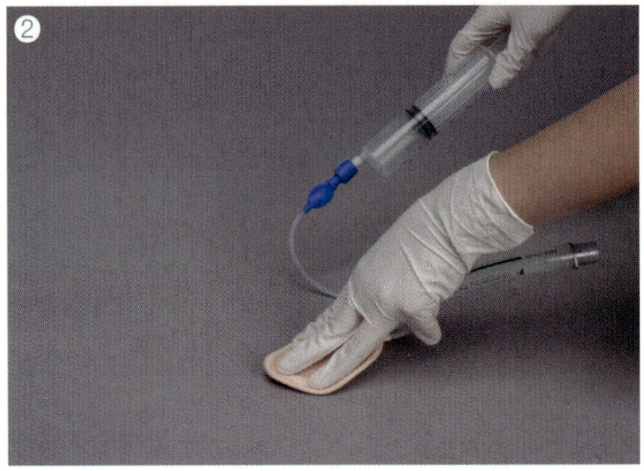

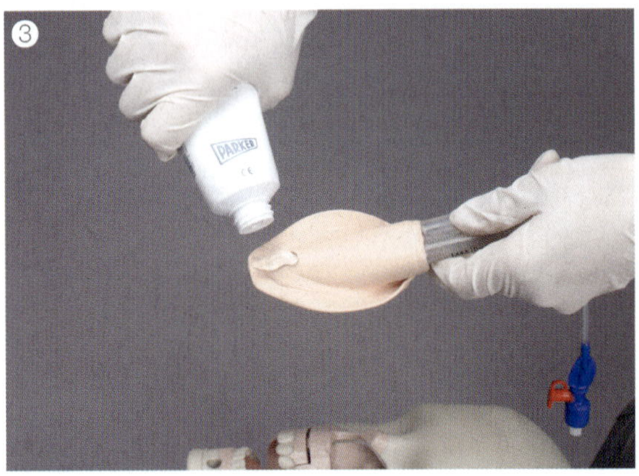

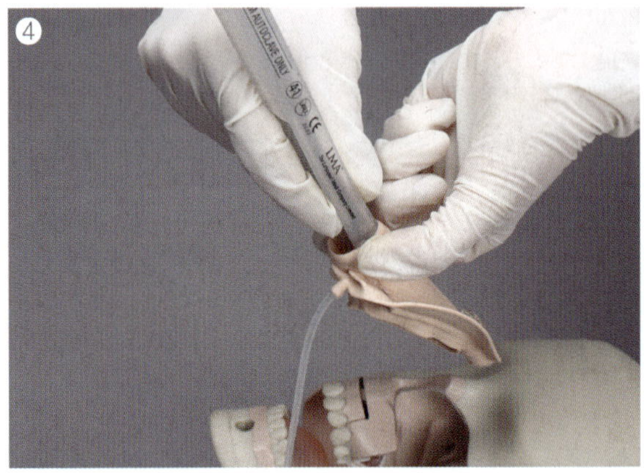

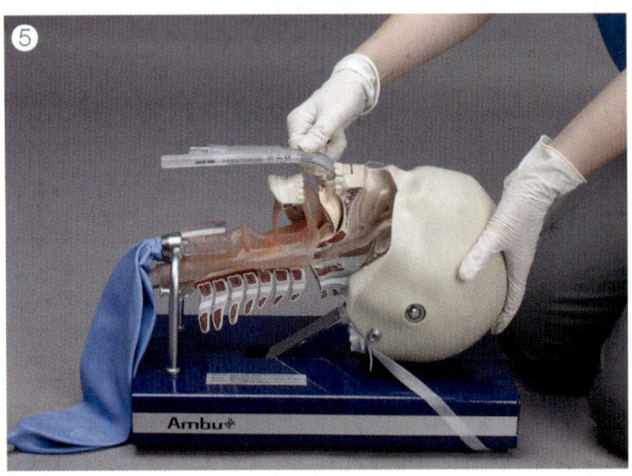

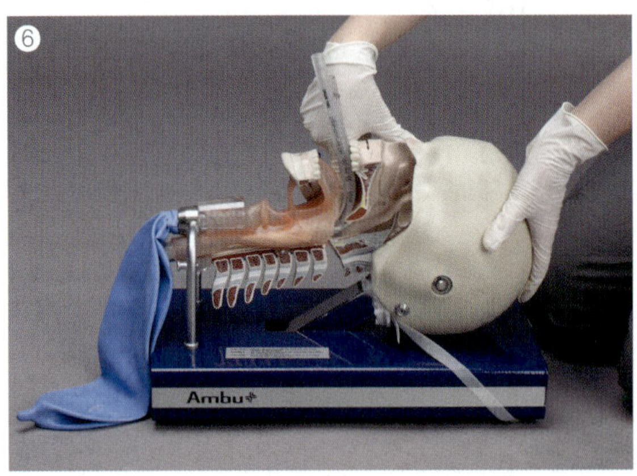

❶ 손바닥에 올려놓고 뒷면을 누르면서 공기를 제거한다.

❷ 커브의 양쪽을 누르면서 제거할 수도 있다.

❸ 공기제거 후 뒷면에 수용성 윤활용젤리를 바른다.

❹ 커프와 튜브사이의 스트랩에 손가락을 끼운다.

❺ 엄지와 검지를 이용해 연필을 쥐듯이 가볍게 잡고 커프 끝을 입천정에 밀착한다.

❻ 입천정을 따라 커프를 밀착시키면서 밀어 넣는다.

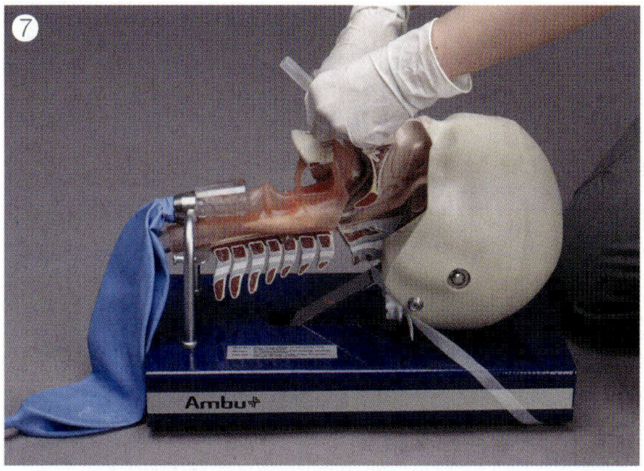

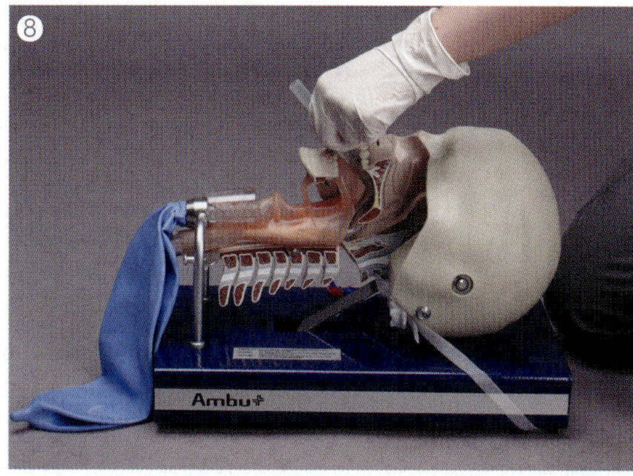

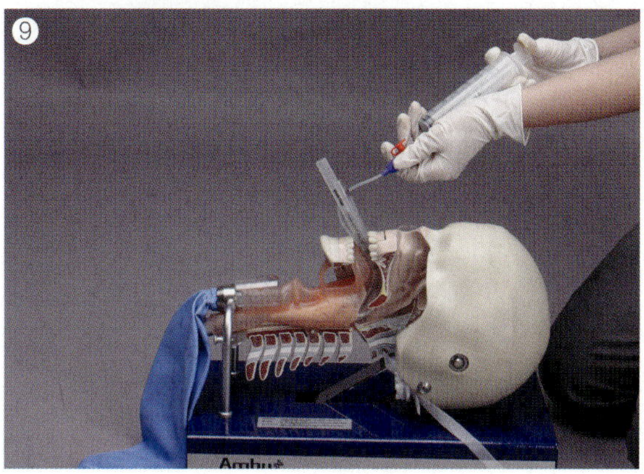

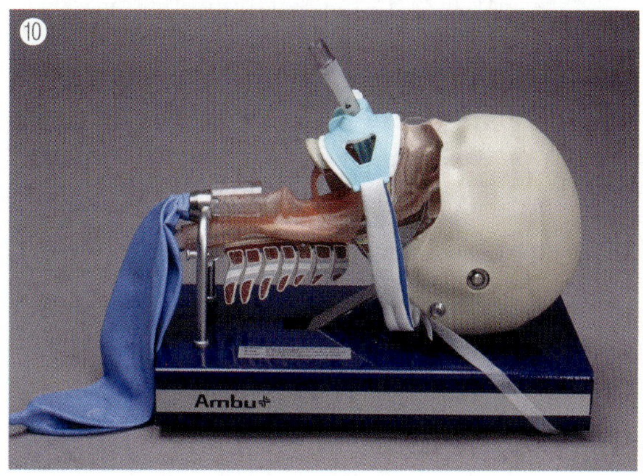

❼ 다른 손으로 튜브를 잡고 밀어 넣던 손을 빼낸다.

❽ 튜브에 저항이 느껴질 때까지 충분히 밀어 넣는다.

❾ 커프에 정해진 양의 공기를 주입한다.

❿ 튜브 홀더를 이용하여 고정한다.

3) LMA-Classic

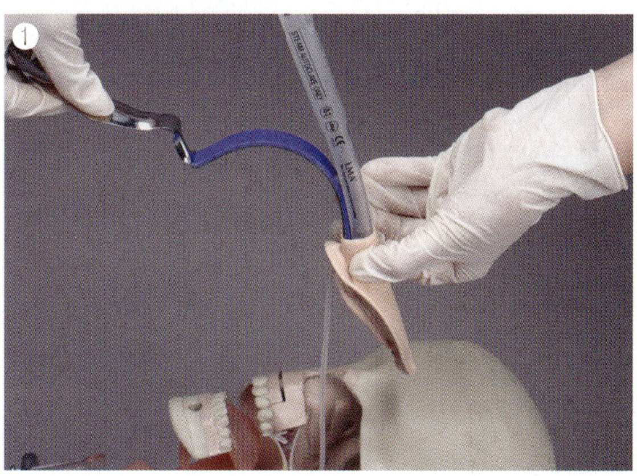

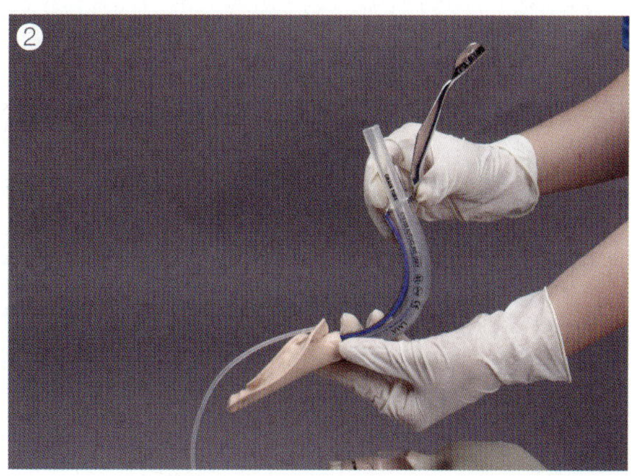

❶-❷ 손가락을 끼우던 스트랩에 삽입용 가이드를 끼워 튜브와 결합한다.

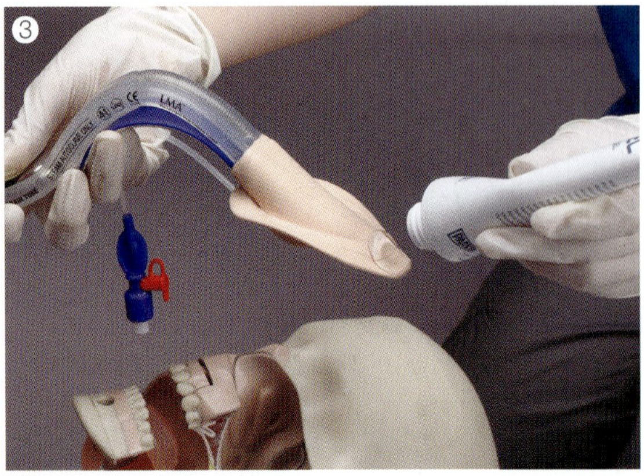

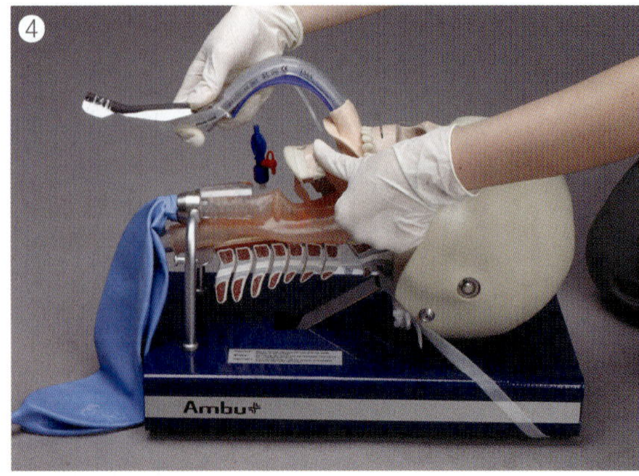

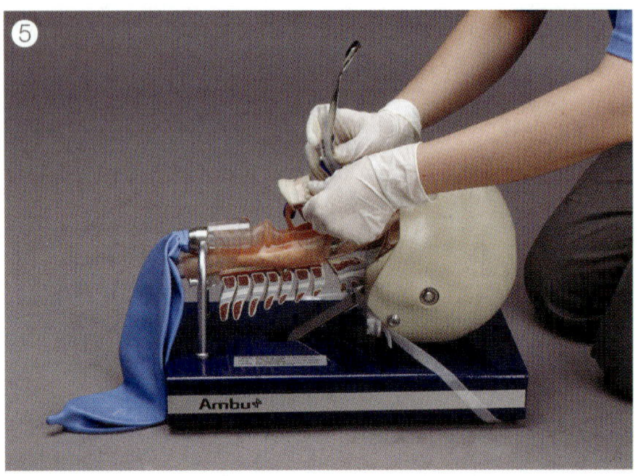

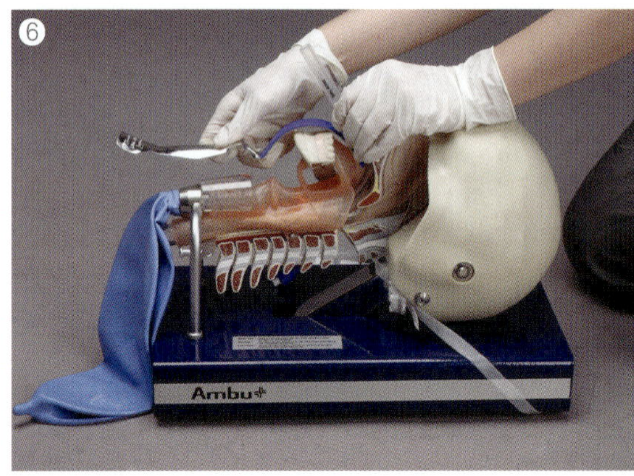

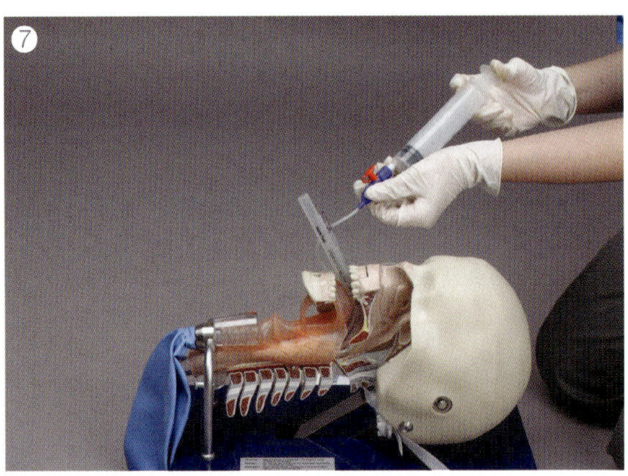

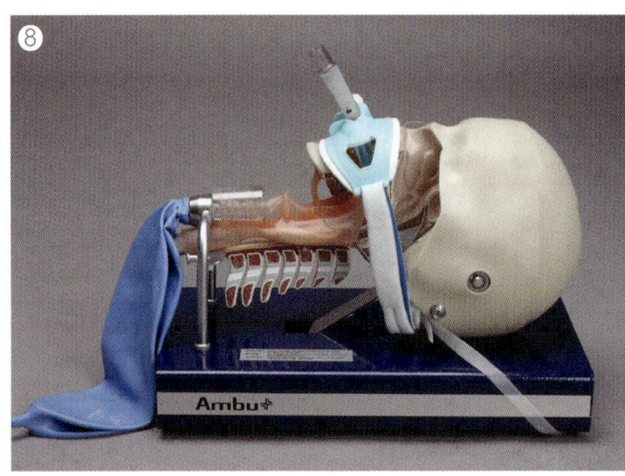

❸ 커프의 뒷면에 젤리를 바른다.

❺ 입천정을 따라 원을 그리며 회전하듯이 밀어 넣는다.

❼ 커프에 정해진 양의 공기를 주입한다.

❹ 삽입용 가이드의 손잡이를 가볍게 잡고 커프끝을 입천정에 밀착시킨다.

❻ 삽입용 가이드를 제거한다.

❽ 튜브 홀더를 이용하여 고정한다.

5. EOA(Esophageal Obutulator Airway)와 EGTA(Esophageal Gastric Tube Airway)

1) 식도폐쇄 기도유지기

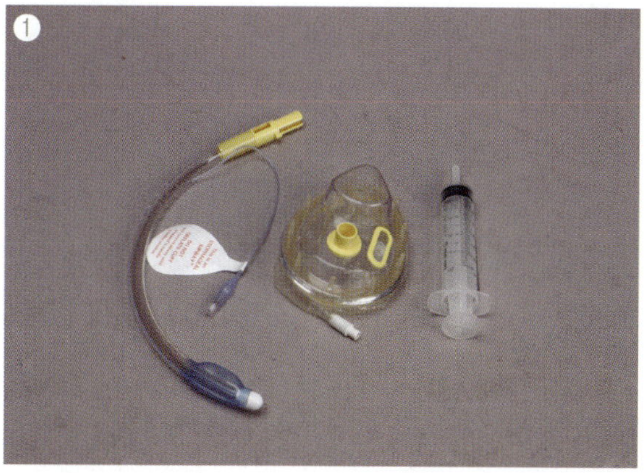

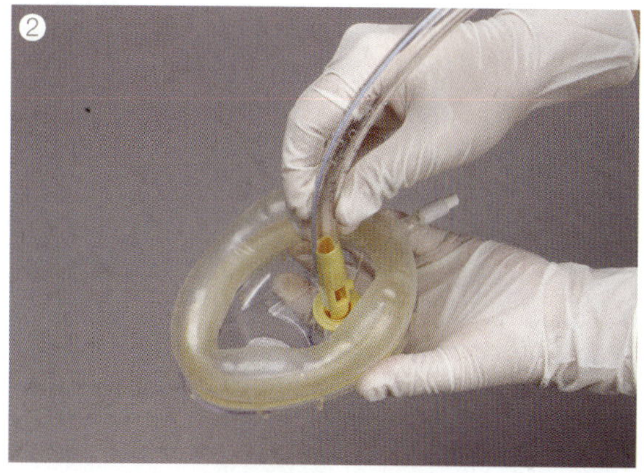

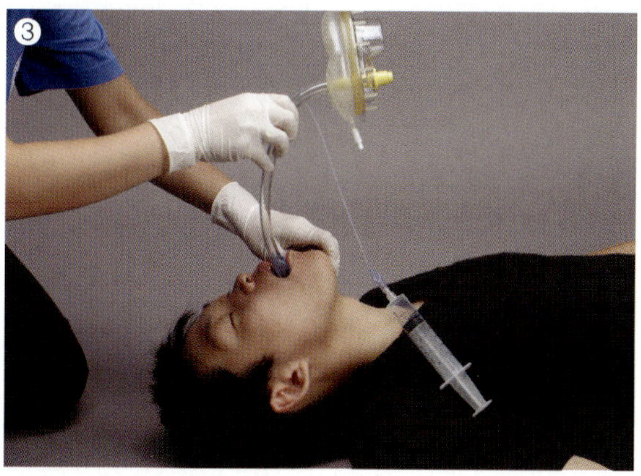

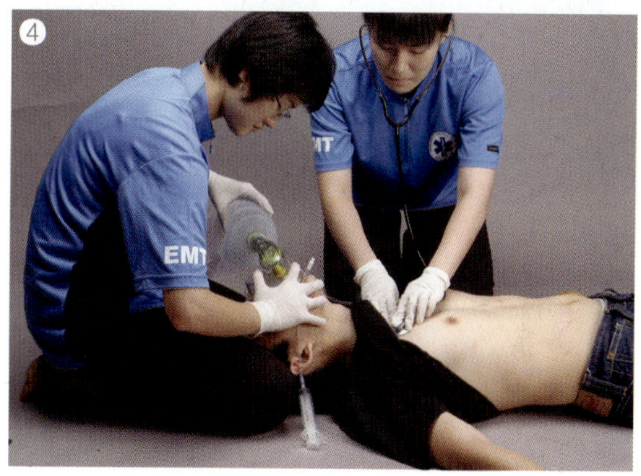

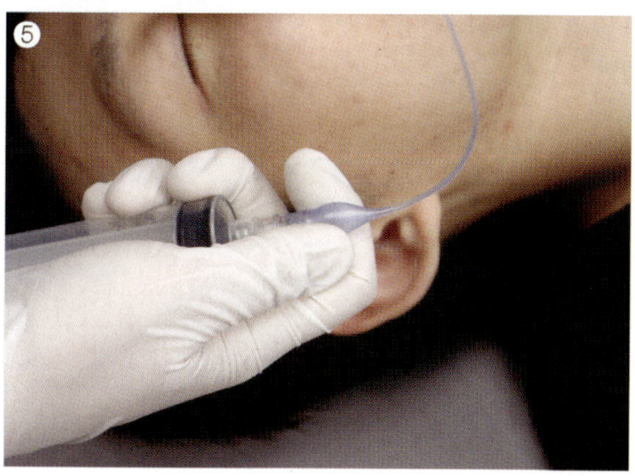

❶ 식도폐쇄 기도유지기

❷ 마스크에 공기를 채우고 튜브와 마스크를 연결한다.

▶주의 : 튜브의 커프에 주사기로 공기를 넣어 공기가 새지 않는지 확인한다.

❸ 튜브끝에 윤활제를 바른 후 식도폐쇄 기도유지기를 삽입한다.

▶주의 : 기도유지기를 삽입하기 전에 백-밸브마스크로 충분히 산소를 공급한다.

❹ 마스크와 백-밸브 마스크를 이용하여 산소를 공급한다. 다른 구조자는 청진기를 이용하여 호흡음을 확인한다.

❺ 커프에 주사기를 이용하여 공기를 주입한다.

2) 제거방법

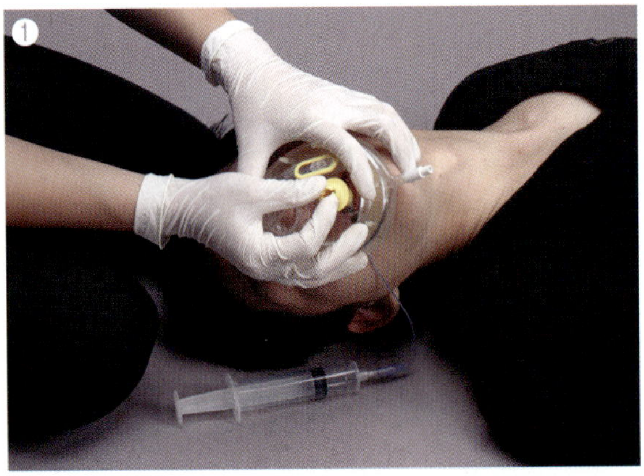

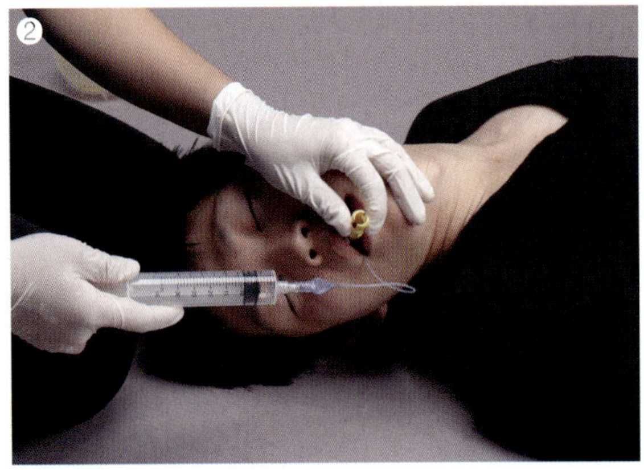

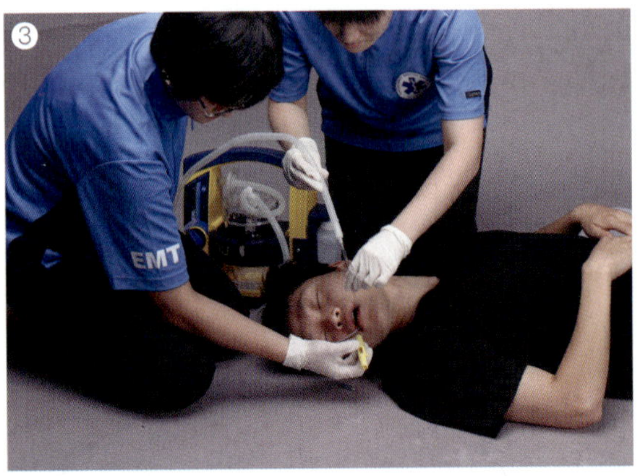

① 마스크를 제거한다.

② 커프에 있는 공기를 주사기로 제거한다.

③ 흡인하면서 튜브를 제거한다.

6. 마이크로쉴드(CPR Microshield)

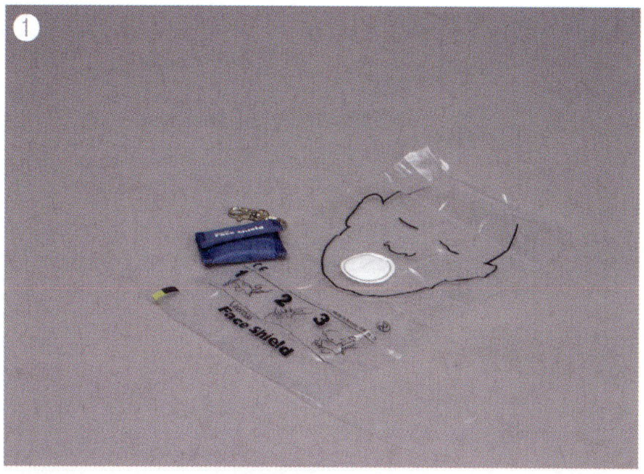

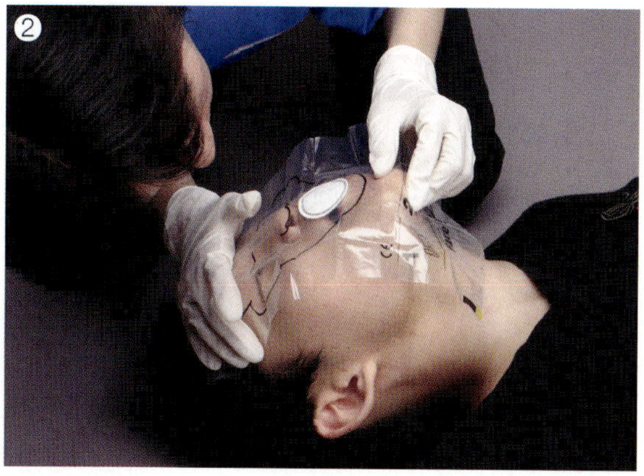

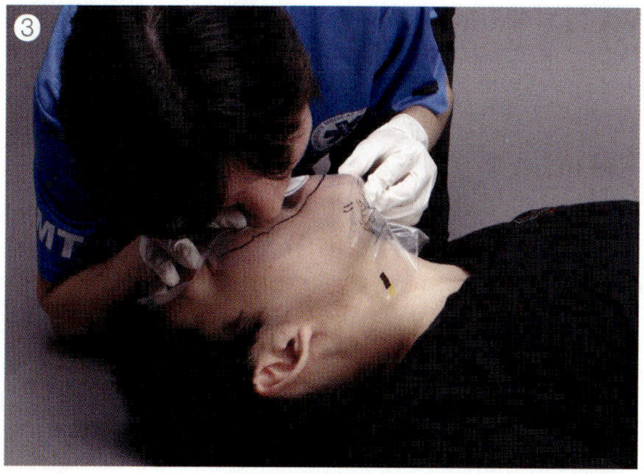

❶ 마이크로쉴드

❷ 마이크로쉴드를 환자의 입술에 댄다. 하얀색부분이 환자 입술 정중앙에 위치하도록한다.

❸ 환자의 입술에 구조자의 입술을 완전히 밀착시킨 후 인공호흡을 시행한다.

7. 교합저지기

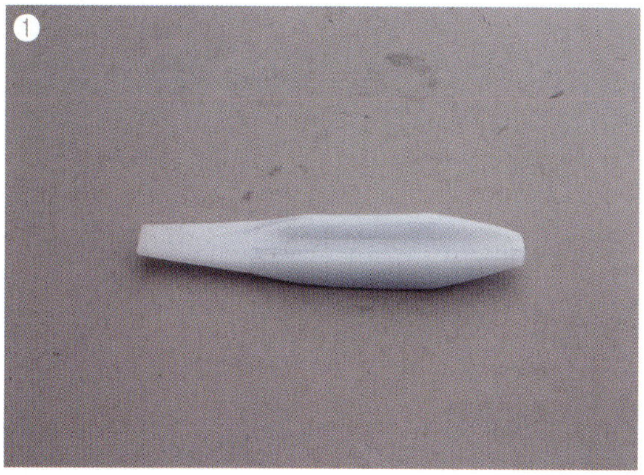

❶ 교합저지기

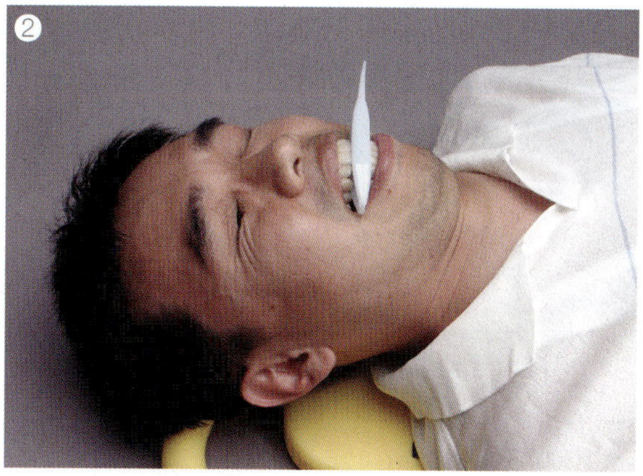

❷ 교합저지기를 착용한 모습이다.

호흡보조기구

1. 산소통(Oxygen Tank)

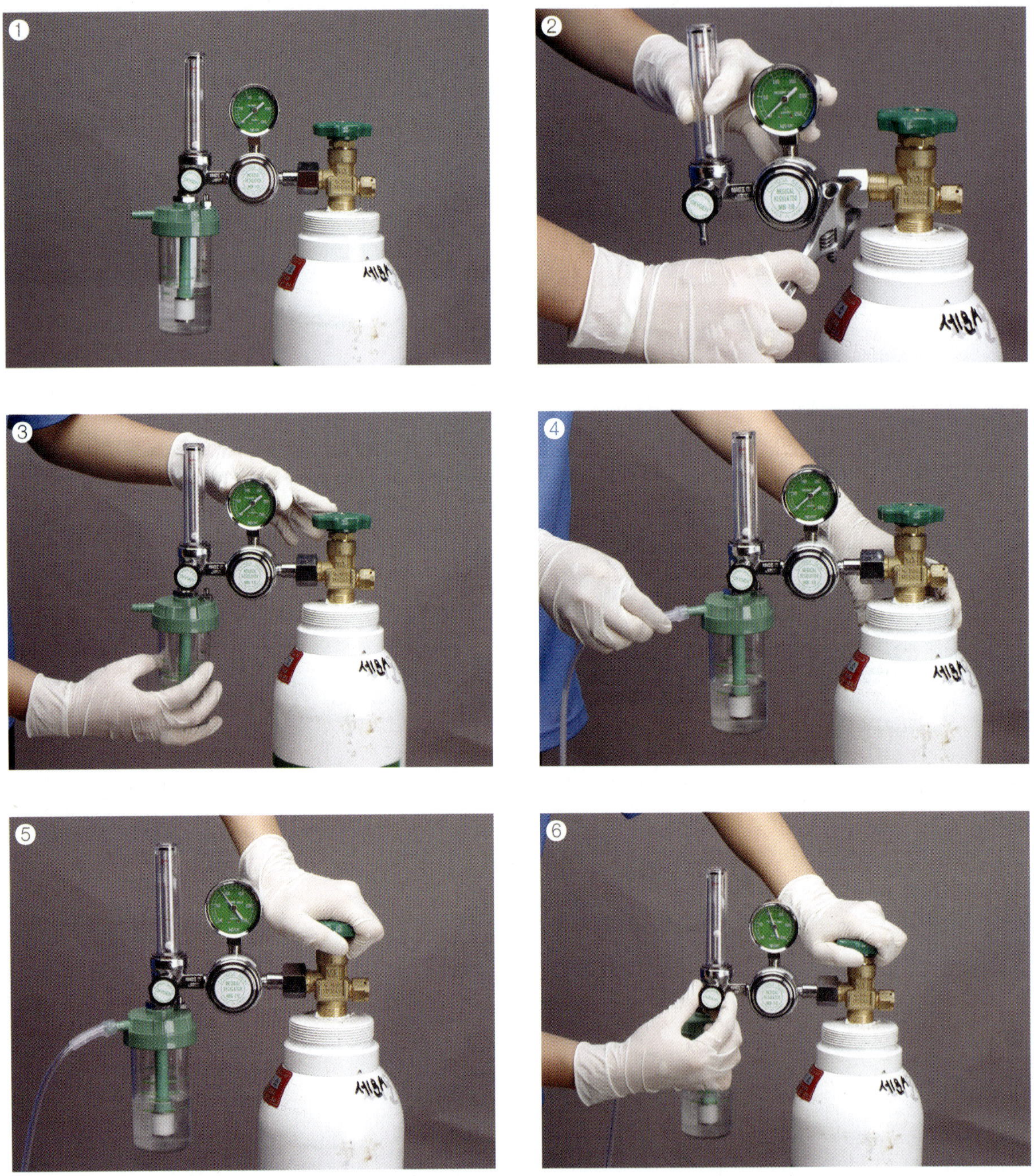

❶ 산소통

❷ 산소통에 압력보정유량계를 부착한다.

❸ 압력보정 유량계에 적정량의 증류수를 채운 산소가습기를 연결한다.

❹ 압력보정유량계와 산소관을 연결한다.

❺ 산소통에 밸브를 열어 산소를 공급한다.

❻ 압력보정유량계를 돌려서 산소량을 결정한다.

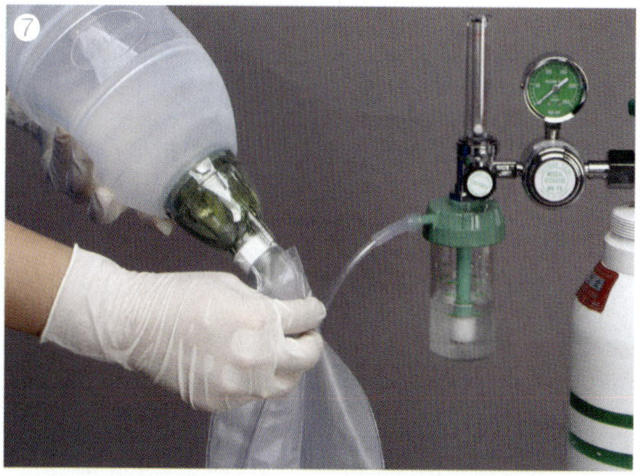

❼ 백-밸브마스크 등 환자에 맞는 호흡보조기구를 연결한다.

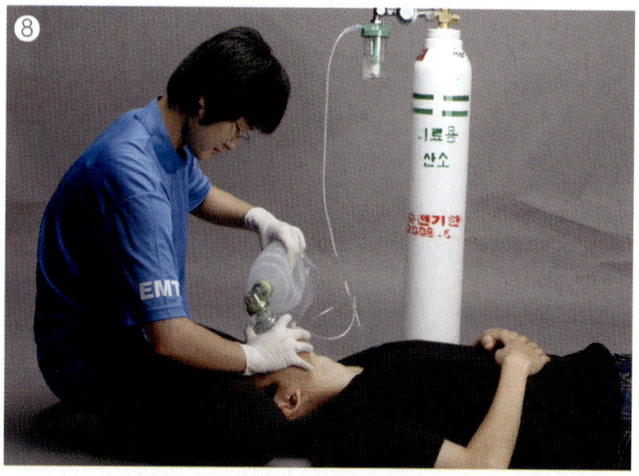

❽ 환자의 안면에 마스크를 밀착하여 산소를 공급한다.

2. 비관(Nasal Cannula)

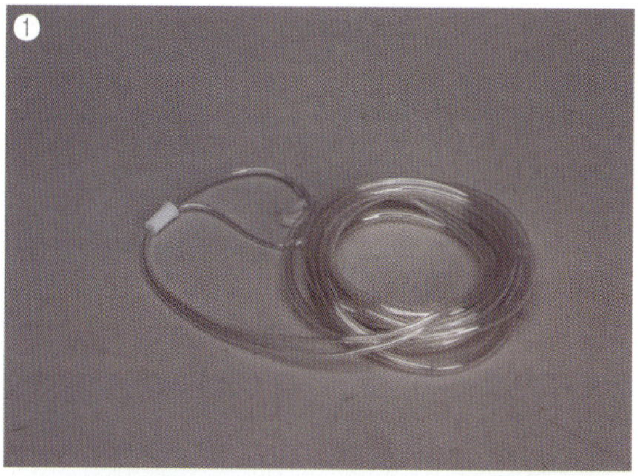

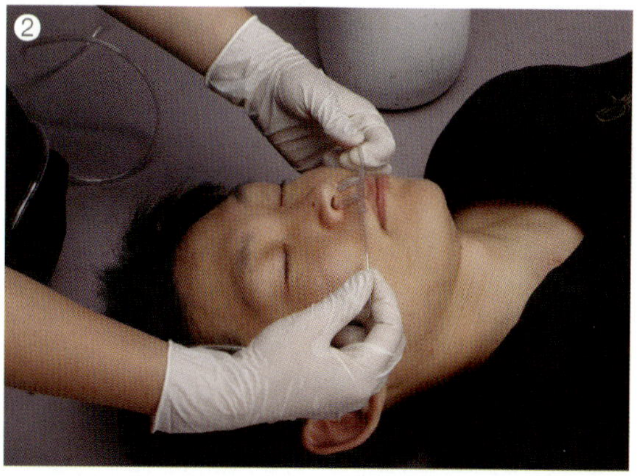

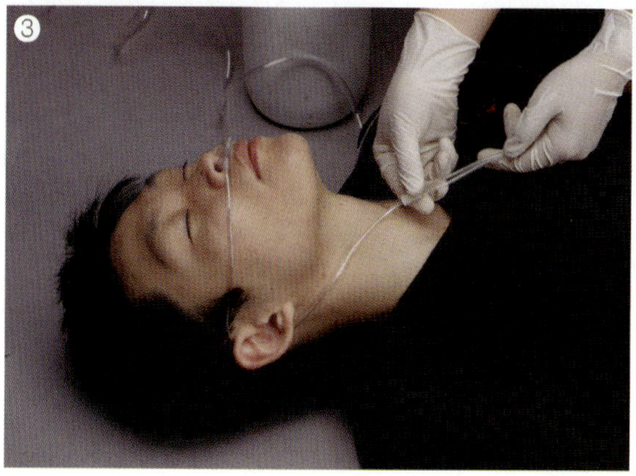

❶ 비관

- FiO_2 : 24~44%(1~6L/min)

❷ 산소통에 연결된 비관을 환자의 비강에 위치시킨다.

❸ 비관의 길이를 조절하여 고정한다.

3. 단순안면마스크(Simple Oxygen Mask)

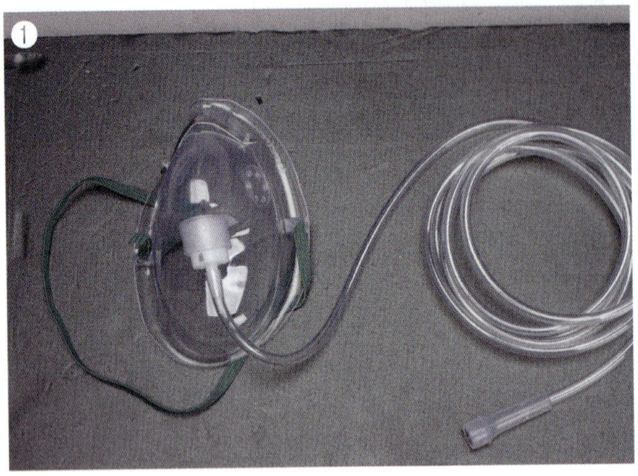

❶ 단순안면마스크

- FiO_2 : 40~50%(5~7L/min)

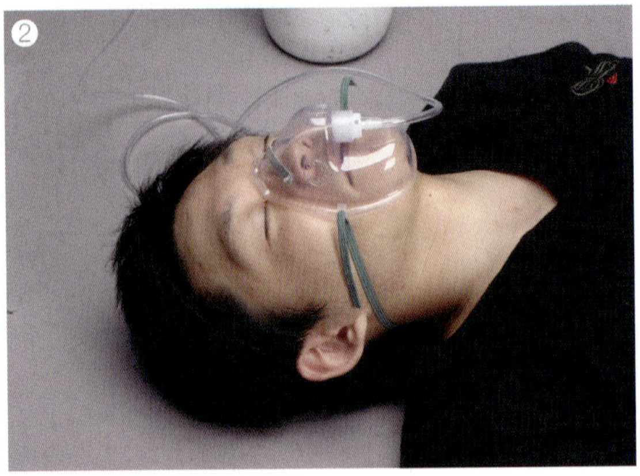

❷ 마스크를 환자의 코와 입술위부분에 위치시키고 고정끈으로 고정한 후 산소를 공급한다.

4. 비재호흡마스크(Non-rebrether mask)

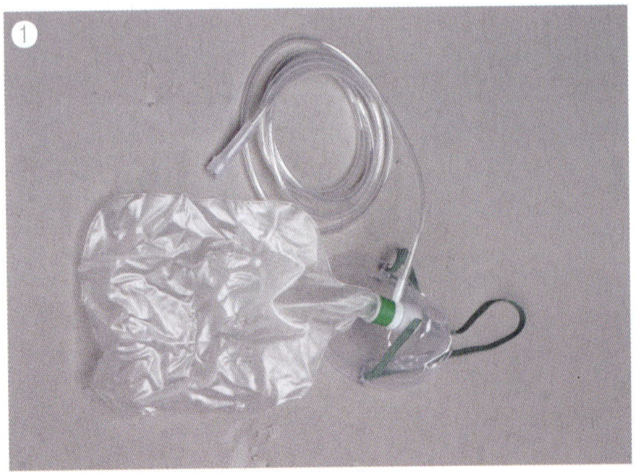

❶ 비재호흡마스크. 산소로 저장주머니를 먼저 부풀린다.

- FiO_2 : 95%(10~12L/min)

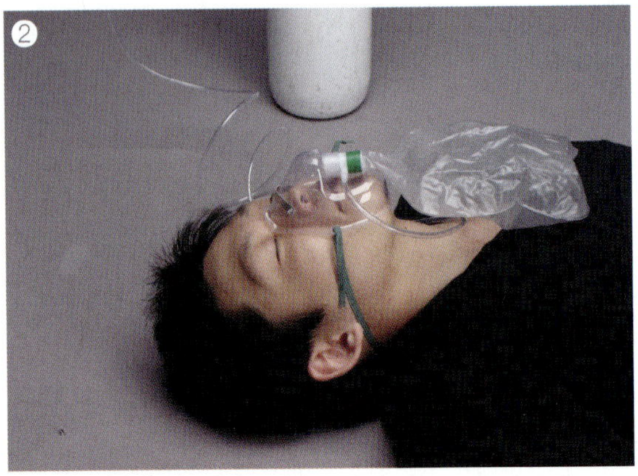

❷ 마스크를 환자의 코와 입술윗부분에 위치시킨후 고정끈으로 고정한다.

산소마스크를 착용하여 산소를 충분히 공급한다.

5. 벤튜리 마스크(Venturi mask)

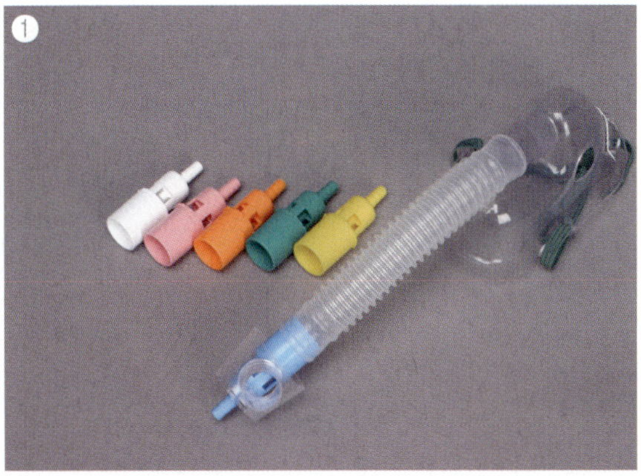

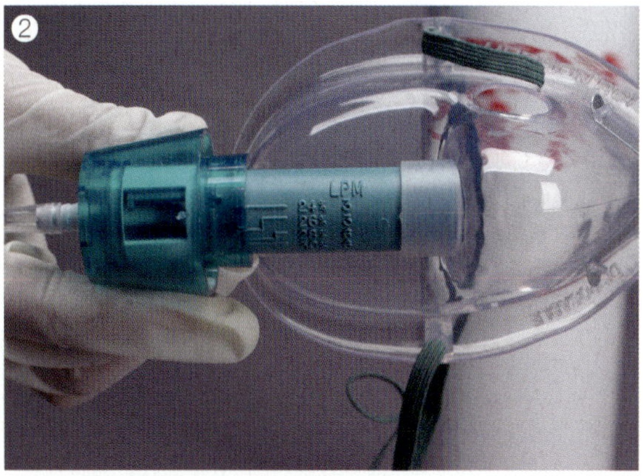

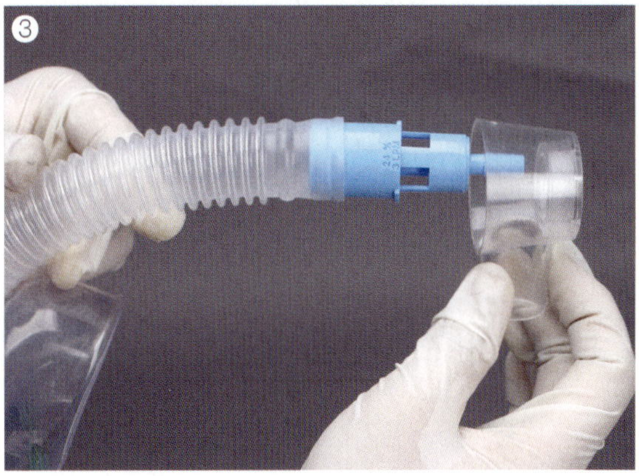

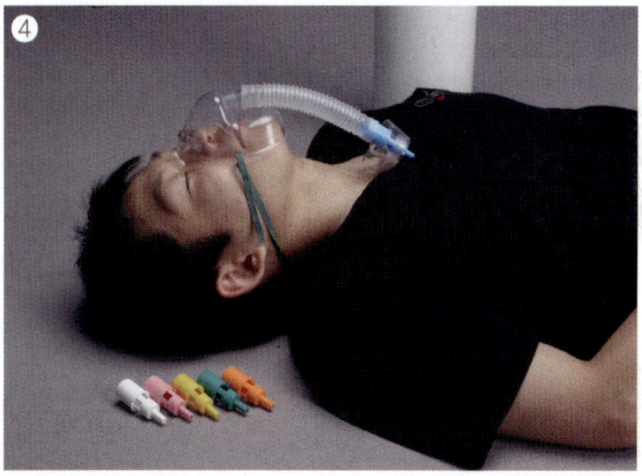

❶ 벤튜리 마스크
- FiO_2 : 25~60~(4~8L/min)

❷ 적절한 농도(FiO_2)의 산소조절계를 선택한 후 마스크를 연결한다.

❸ reservoir tube와 산소연결관을 결합시킨다.

❹ 마스크를 환자의 코와 입술윗부분에 위치시킨 후 고정끈으로 고정한다.

6. 포켓마스크(Pocket mask)

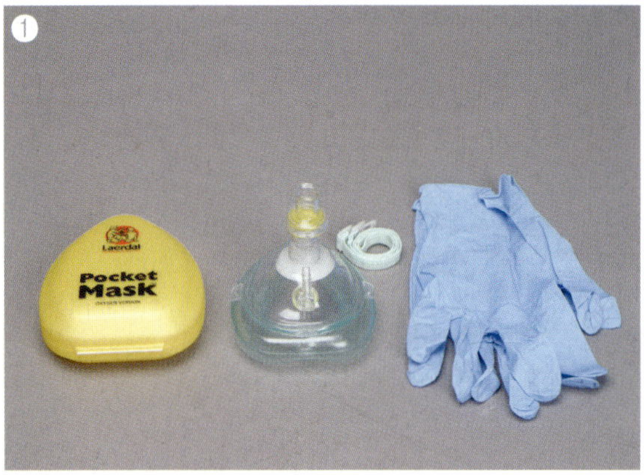

❶ 포켓마스크
- FiO_2 : 50%(5L/min)
- FiO_2 : 55%(15L/min)

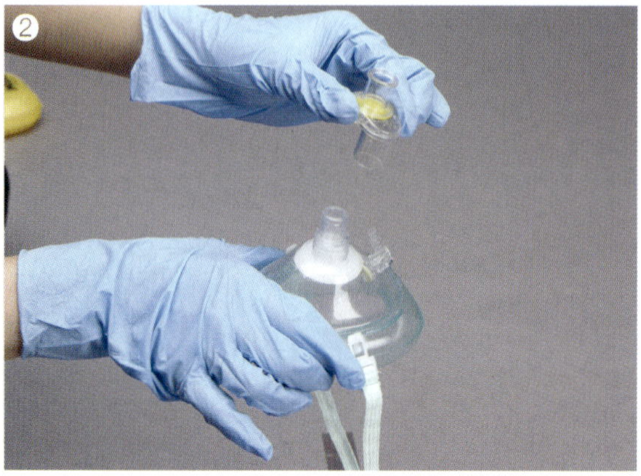

❷ 포켓마스크와 일반밸브를 연결한다.

1) 두부후굴 - 하악거상법을 이용한 인공호흡법

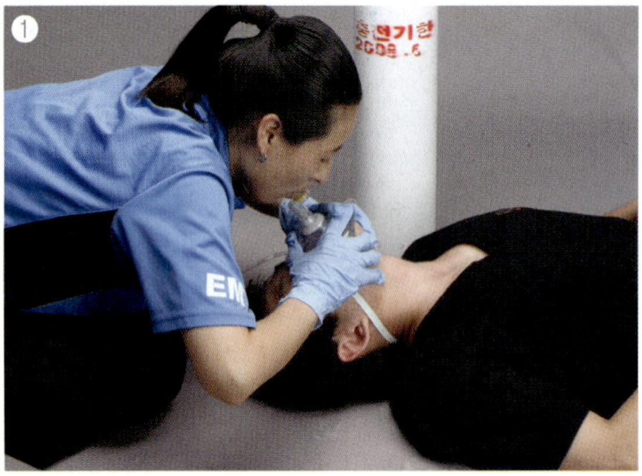

❶ 포켓마스크를 환자의 안면에 밀착시킨후 인공호흡을 시행한다.

2) 하악견인법(jaw-thrust)을 이용한 인공호흡법

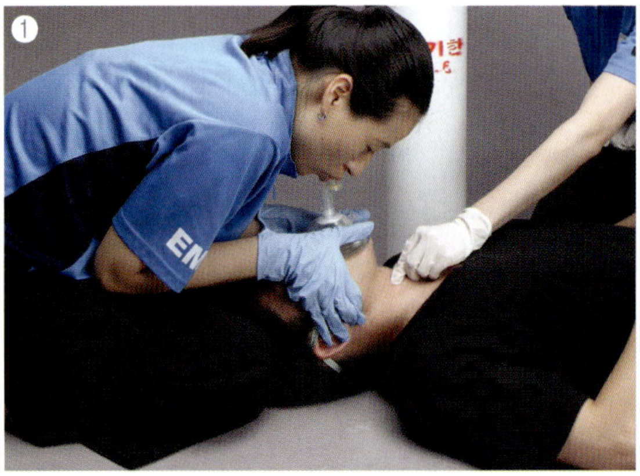

❶ 한 구조자는 마스크를 환자의 안면에 밀착시키고 권장하지 않음.
환자에게 인공호흡을 실시한다.

3) 환자 측면에서 인공호흡 하는 법

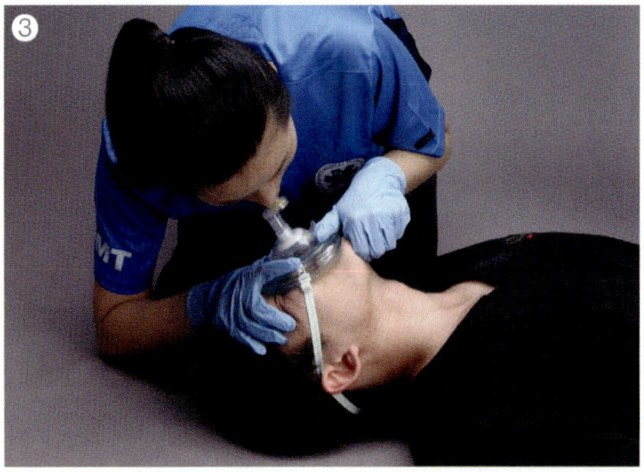

❶ 옆에서 인공호흡을 하는 모습

4) 영아포켓마스크(Infant pocket mask)

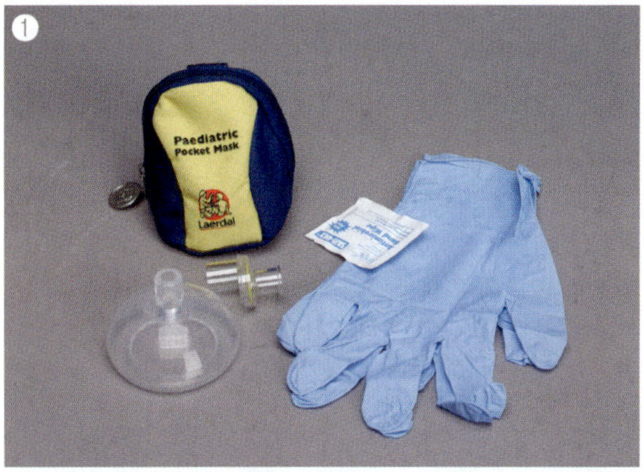

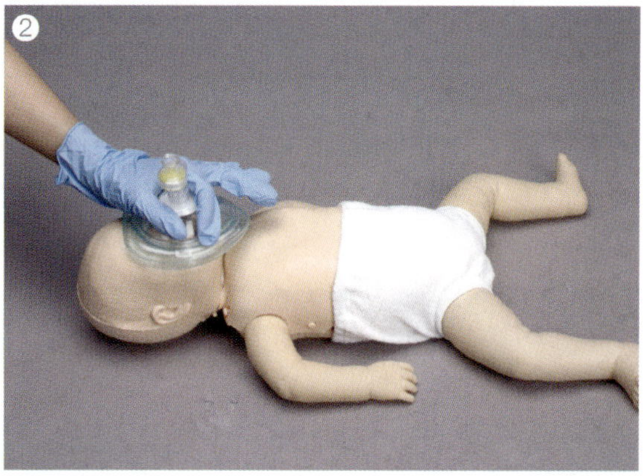

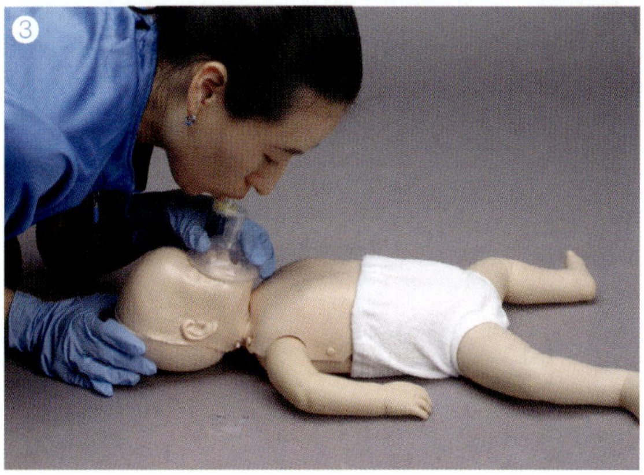

❶ 영아포켓마스크

❷ 영아의 기도를 유지한 후 포켓마스크를 한손으로 밀착하여 인공호흡을 시행한다.

❸ 포켓마스크를 이용한 영아의 인공호흡 자세

5) 백-밸브마스크(Bag-valve mask)

(1) 두명이 백-밸브마스크를 사용하는 방법

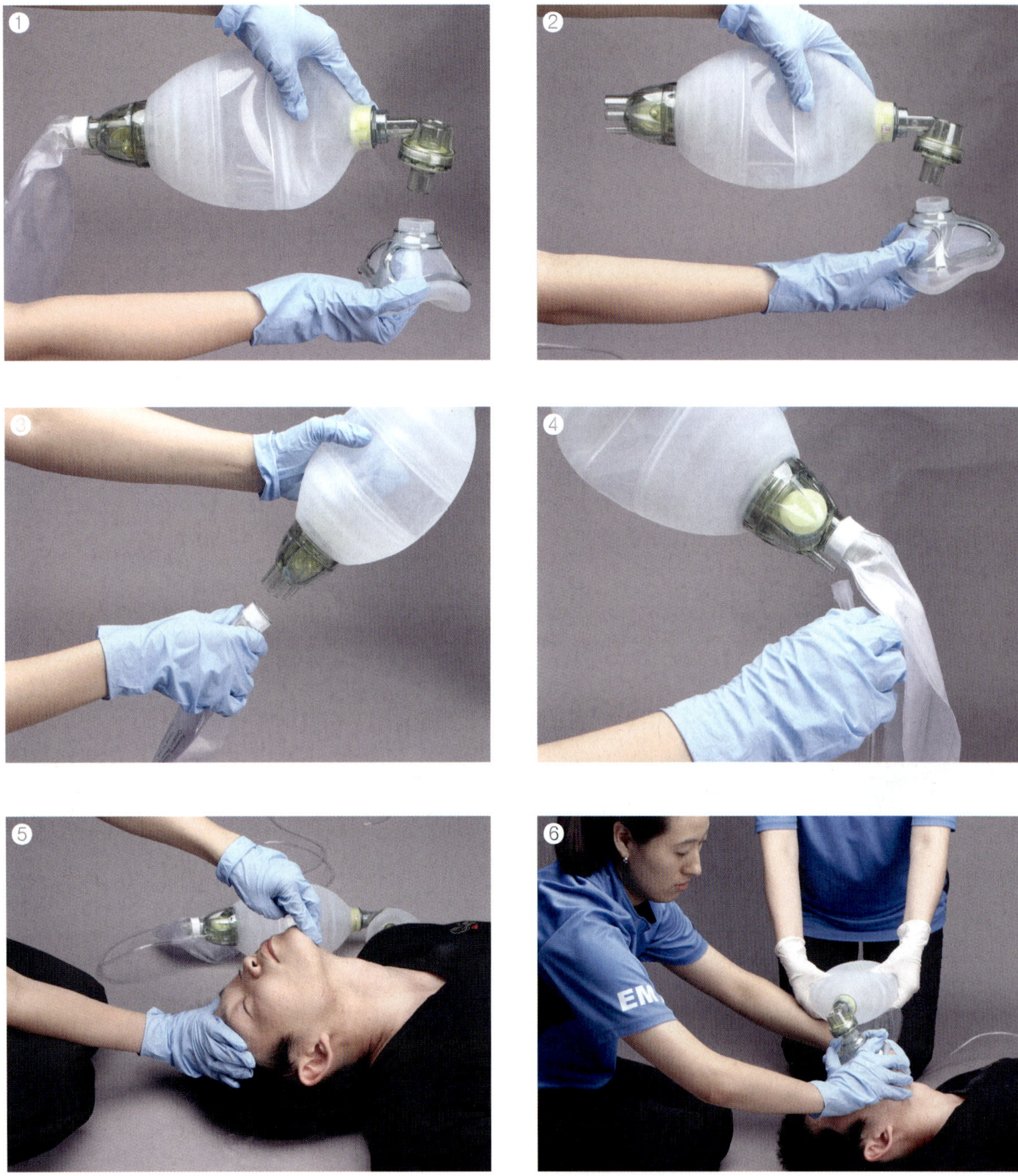

❶ 백-밸브마스크

- 10~15L/min
- FiO2 0.9~0.95(15L/min)

❷ 백-밸브와 마스크를 연결한다.

❸ 백-밸브와 산소저장백을 연결한다.

❹ 백-밸브마스크와 산소튜브를 연결한다.

❺ 환자의 기도를 확보한다.

❻ 환자의 얼굴에 적용하여 EClamp로 고정하여 얼굴에 밀착하여 bagging한다.

(2) 세명이 백-밸브마스크를 사용하는 방법

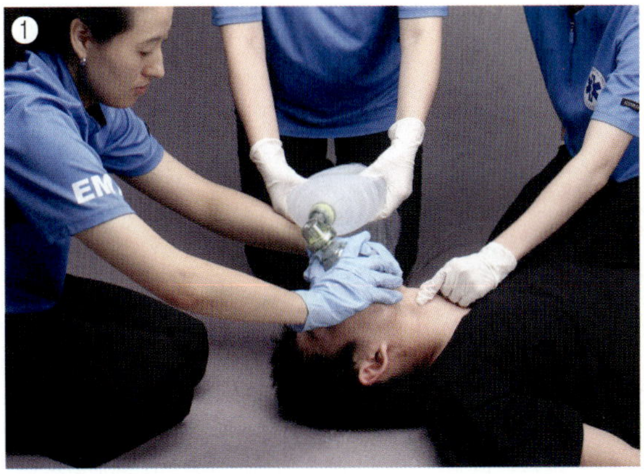

❶ 한 구조자는 두손으로 마스크를 밀착시키고 다른구조자는 산소를 공급한다.

6) 호흡감시장비

(1) 혈중산소포화농도 측정기 1

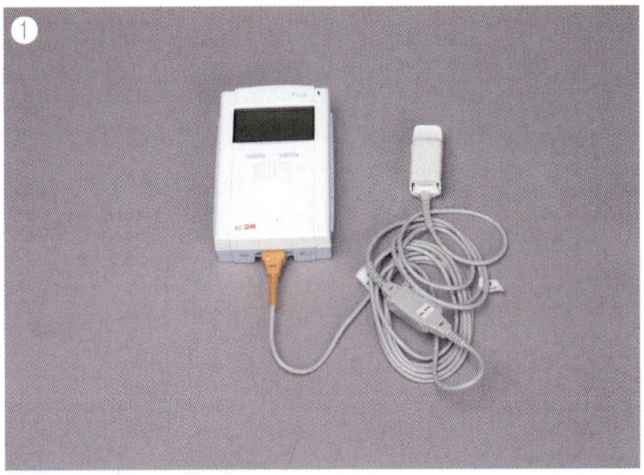

❶ 혈중산소포화농도 측정기 1

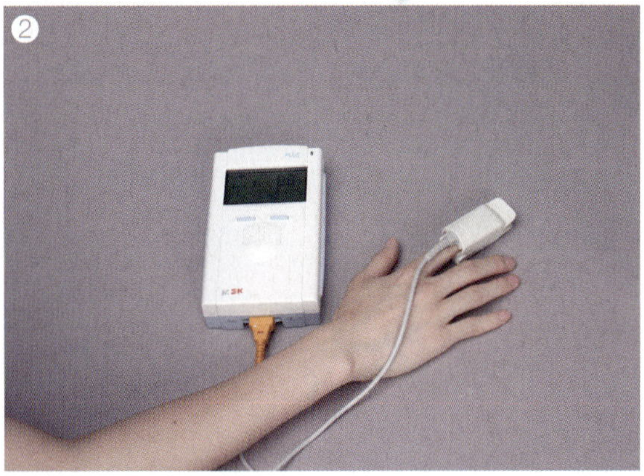

❷ 환자의 손가락에 측정기를 적용시킨 후 혈중 산소포화농도를 측정한다.

• 정상범위 : 97~100%

▶주위 : $PaO_2 \neq SaO_2$

90mmHg 100%

60mmHg 90%

30mmHg 60%

27mmHg 50%

(2) 혈중산소포화농도 측정기 2

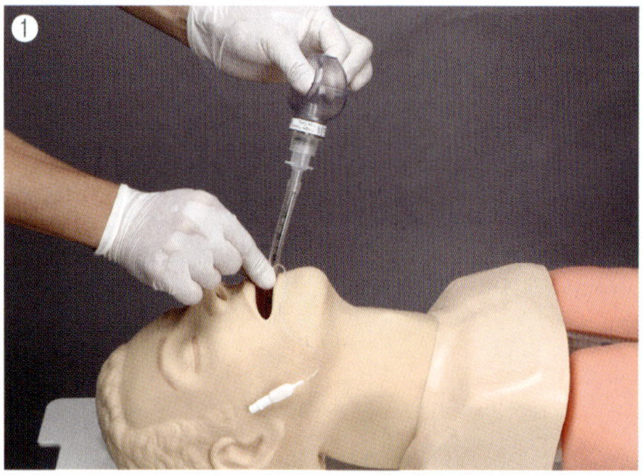

① 튜브에 나오는 환자의 호기로 산소농도를 측정하고 있다.

(3) 호기말 이산화탄소분압 측정기(End-tidal CO_2 monitoring)

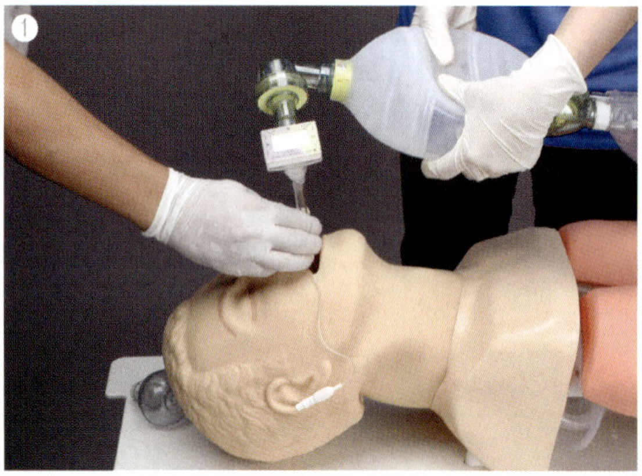

① 튜브에 나오는 환자의 호기로 적절한 기관삽입 유무를 확인한다.

순환보조장비

1. 자동심폐소생술기

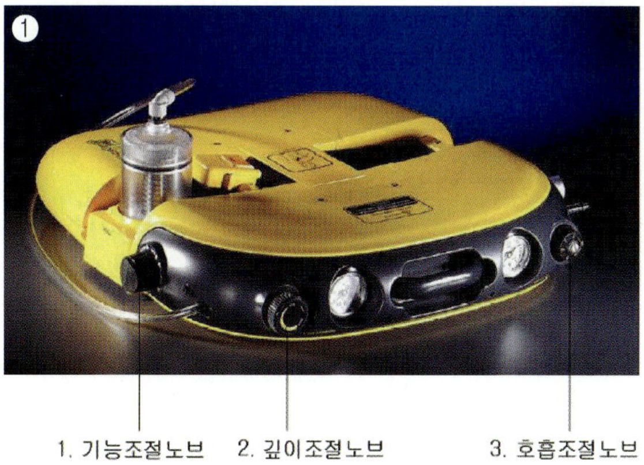

1) 기능 조절 노브

- X-CPR의 기능 조절 노브는 4단계로 구성되어 있다.
- 노브를 우측으로 돌리면 멈춤, 조임, 심폐소생술, 인공호흡의 단계로 기능이 작동한다.

2) 깊이조절 노브

- 압박깊이를 조절해주는 기능을 하는 노브로 몸의 크기에 따라 압박깊이를 0~5cm까지 조절할 수 있게 되어 있다.

3) 호흡조절 노브

- 호흡조절 노브로 돌리면 환자의 몸의 크기에 따라 호흡량을 0에서 최대 1,000ml로 조절 가능하다.

(1) 연결

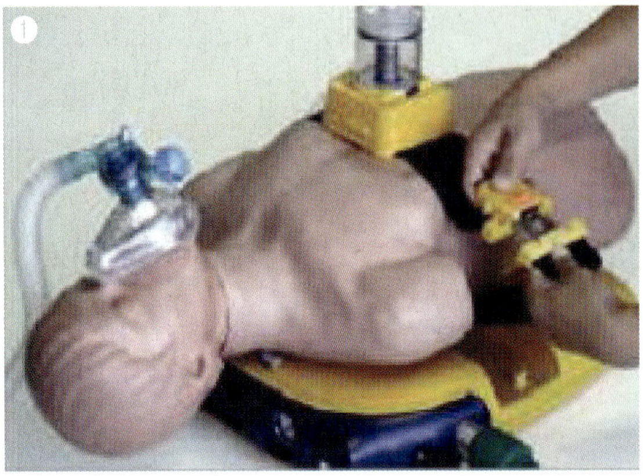

❶ 환를 장치위에 눕힌 후, 장치 양쪽에 부착되어 있는 가슴띠를 연결한다.

(2) 조임

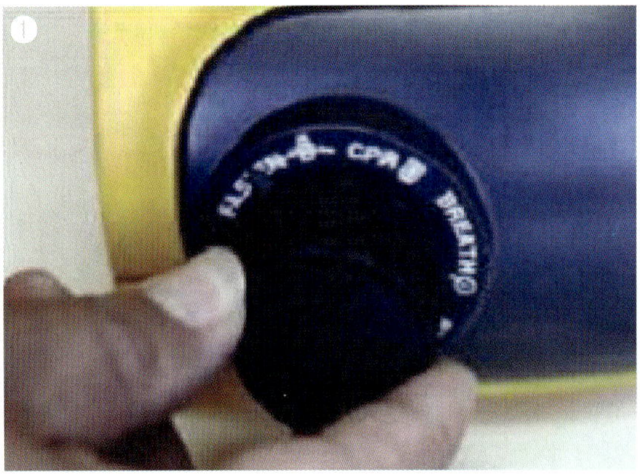

❶ 기능조절노브를 한 단계 오른쪽으로 돌려 조임 단계로 맞춘다.

(3) 심폐소생술

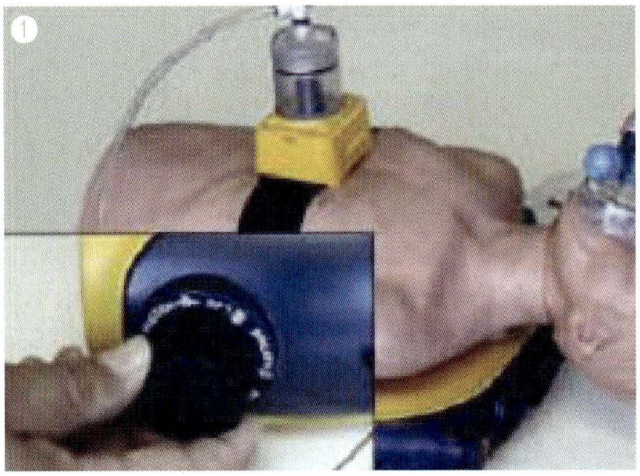

❶ 기능조절노브를 심폐소생술 단계로 맞춘다.

(4) 조절

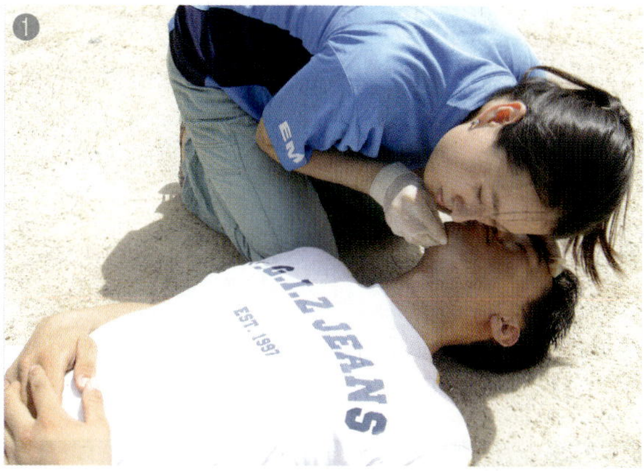

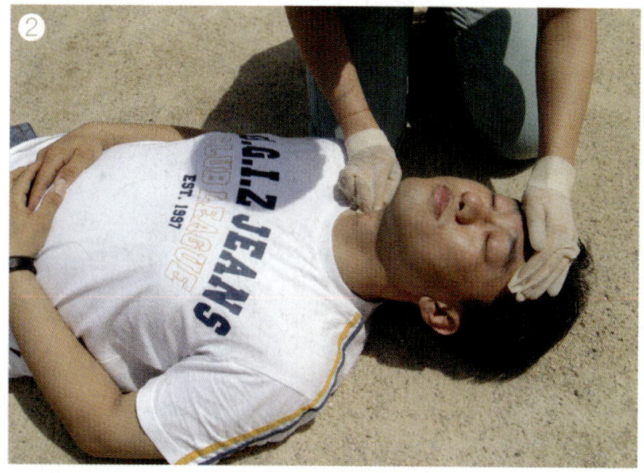

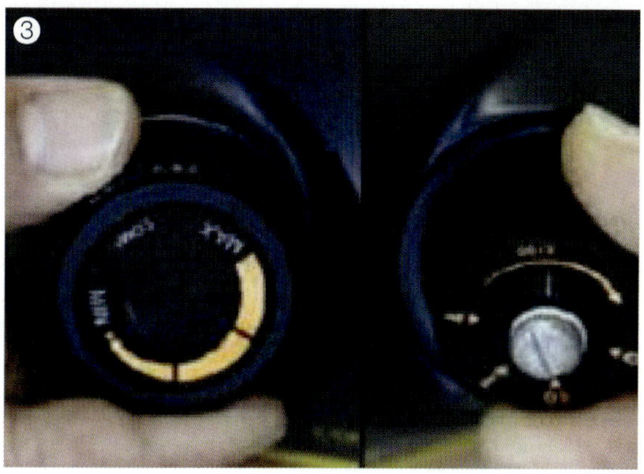

❶ 누워있는 환자의 의식과 호흡을 평가한다.

❷ 환자의 순환징후를 확인한다.

❸ 깊이조절노브를 돌려 압박깊이를 조절하고 호흡조절노브를 돌려 호흡량을 조절한다.

• 야외에서 X-CPR 사용시

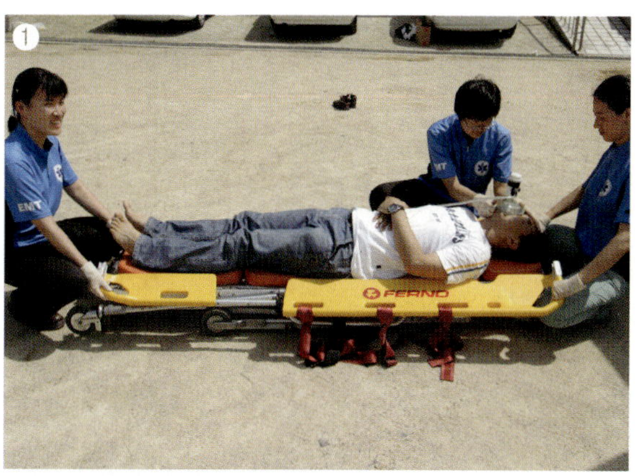

❶ 주들것위에 X-CPR을 놓고 분리형 들것을 이용하여 환자를 옮긴다.

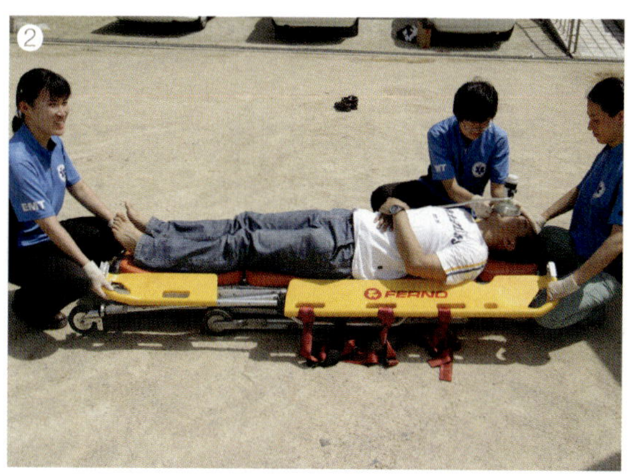

❷ 분리형 들것을 제거한다.

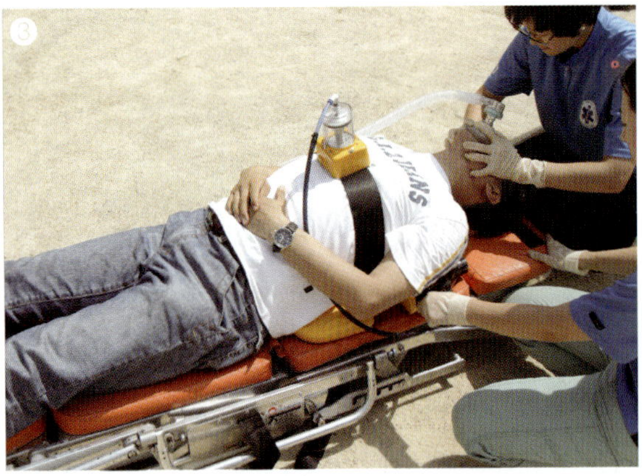

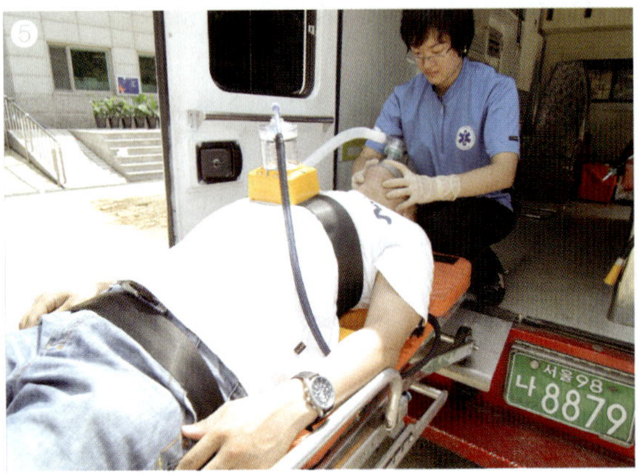

③ 흉부띠와 산소마스크를 연결한다.

⑤ 구급차에 이동하면서 심폐소생술을 하는 모습이다.

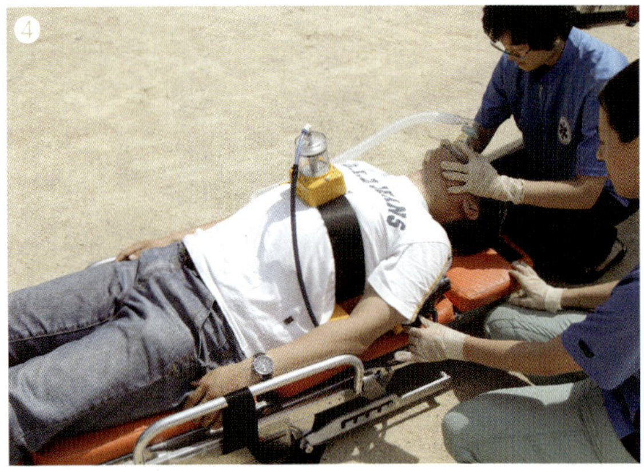

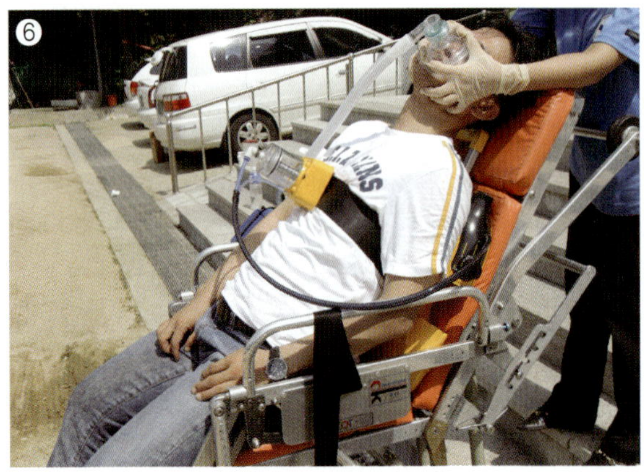

④ 길이조절 노브를 돌려 압박깊이를 조절하고 흐름조절노브를 돌려 호흡량을 조절한다.

⑥ 앉아있는 자세에서도 심폐소생술은 적용 시킬 수 있다.

2. 심폐소생술보드판

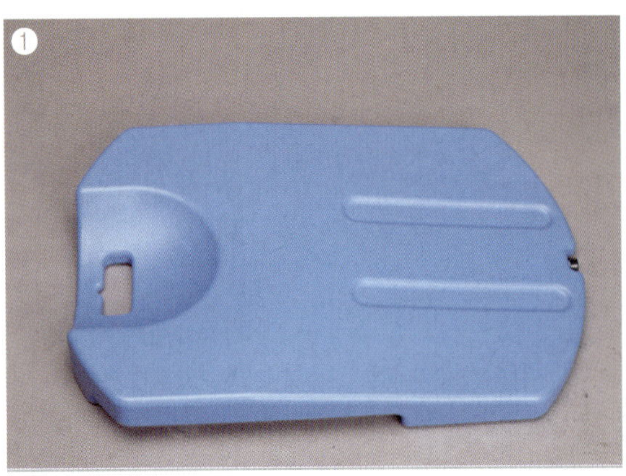

① 심폐소생술보드판

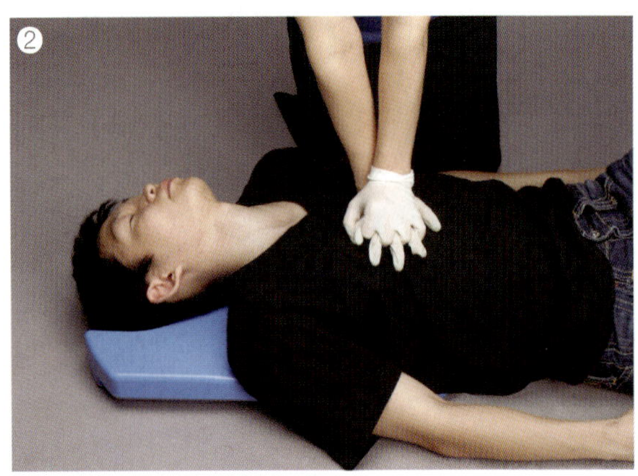

② 심폐소생술 보드를 적용 후 흉부압박을 하는 모습이다.

3. 제세동기

1) 자동제세동기(AED, Automated External Defibrillator)

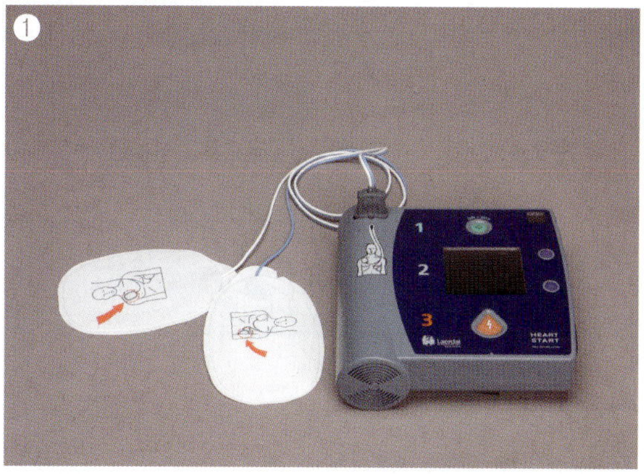

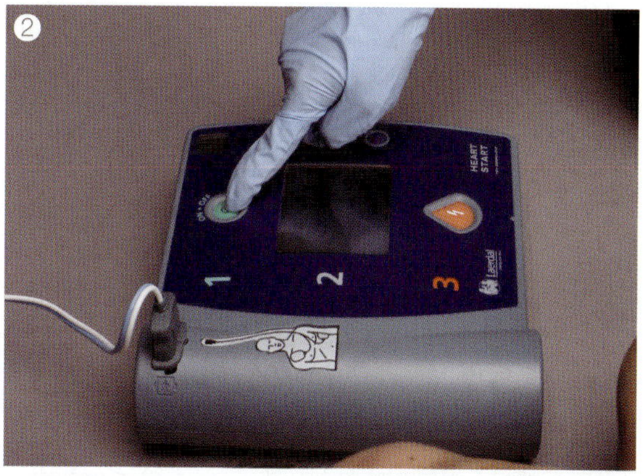

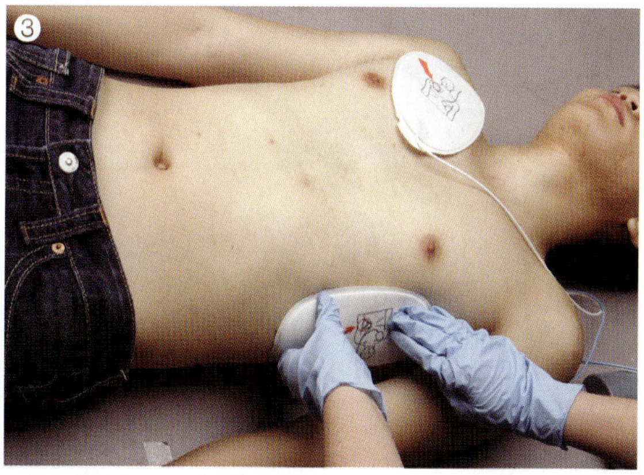

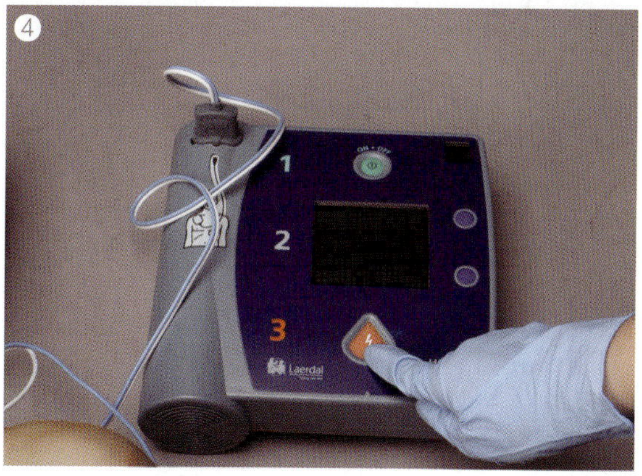

❶ 자동제세동기(AED)

❷ 전원 버튼을 눌러 전원을 켠다.

❸ 환자의 흉부에 이물질이 있으면 알코올 솜등을 이용하여 제거한 후 전극하나는 우측쇄골과 흉골사이에 다른 전극은 좌측 정중액와선과 좌측 유두선이 만나는 부분에 부착한다.

❹ AED는 기계가 판단함. 심실세동/심실빈맥(무맥성)이 발견되면 쇼크버튼을 눌러 제세동을 시행한다.

▶주의 : 쇼크버튼 및 분석버튼을 누르기 전에 반드시 환자와 제세동기 및 주위 사람들이 떨어져 있는지 확인한다.

2) 제세동기

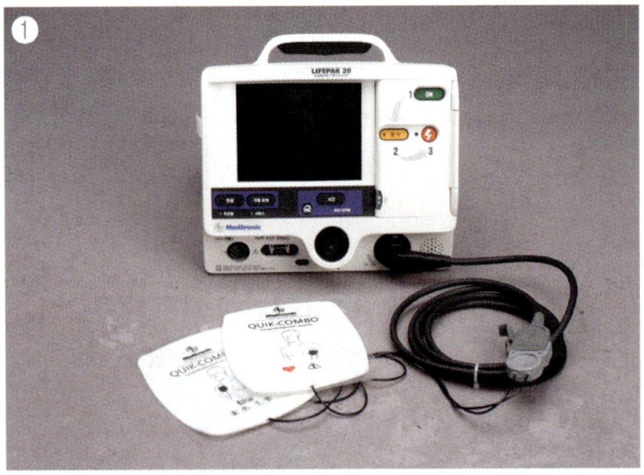

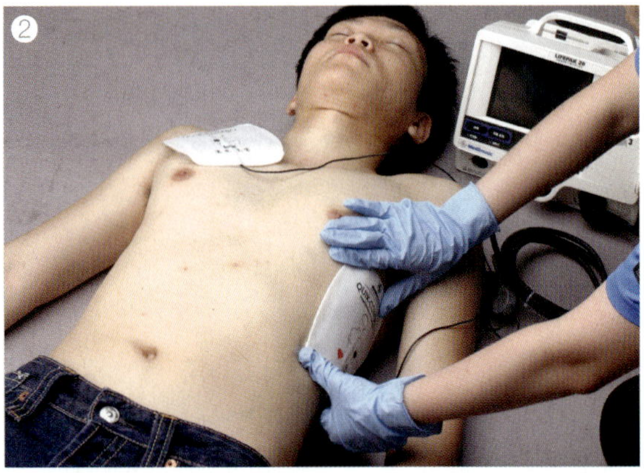

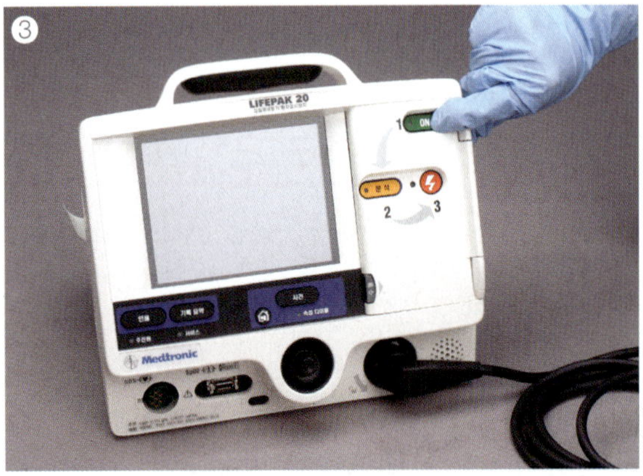

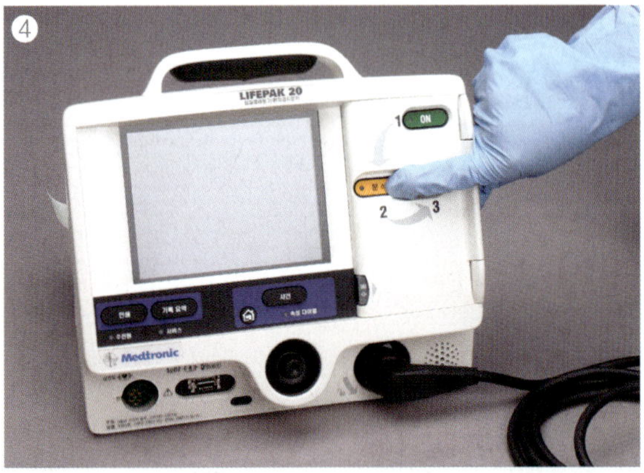

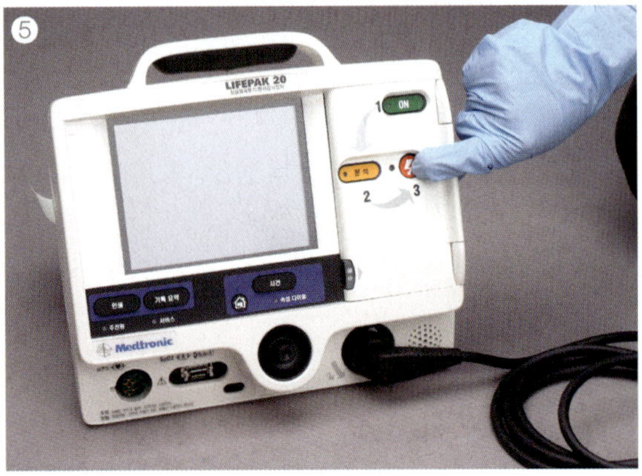

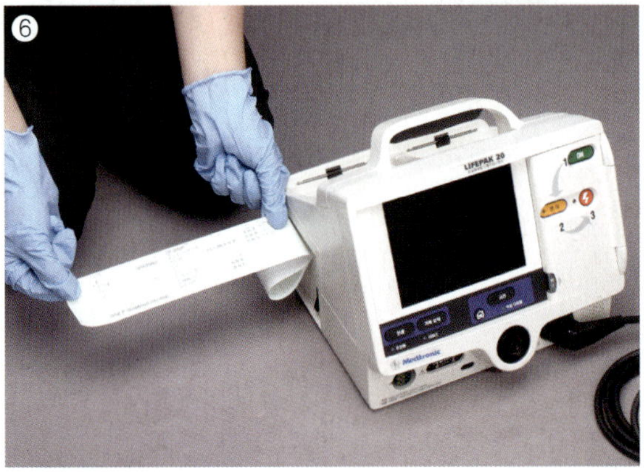

❶ 제세동기

❷ 전극을 부착한다.

❸ 전원버튼을 누른다.

❹ 분석버튼을 누른 후 리듬을 확인한다.

❺ 심전도를 확인하고 심실세동/심실빈맥(무맥성)발견되면 제세동을 시행한다.

❻ 환자의 기록지를 확인하고 있다.

4. 쇼크방지용하의(MAST: Military Anti-Shock Trouser)

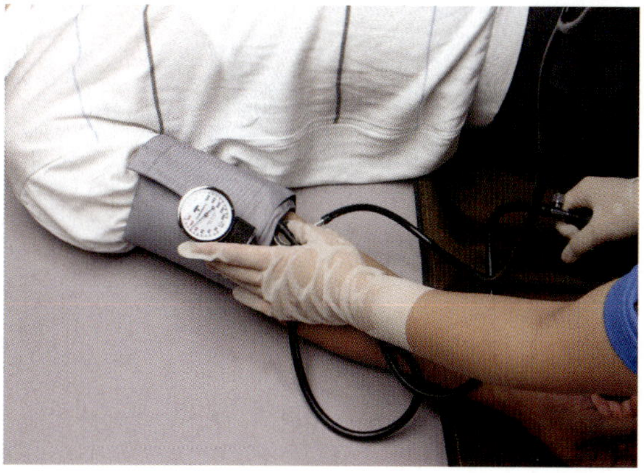

환자의 혈압을 측정한다.
환자의 수축기 혈압이 90mmHg이하이면 쇼크방지용 하의를 입힌다.

1) 바지 입히는 방법

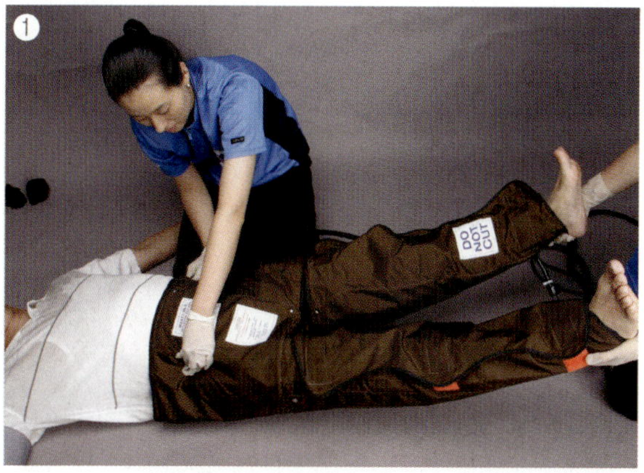

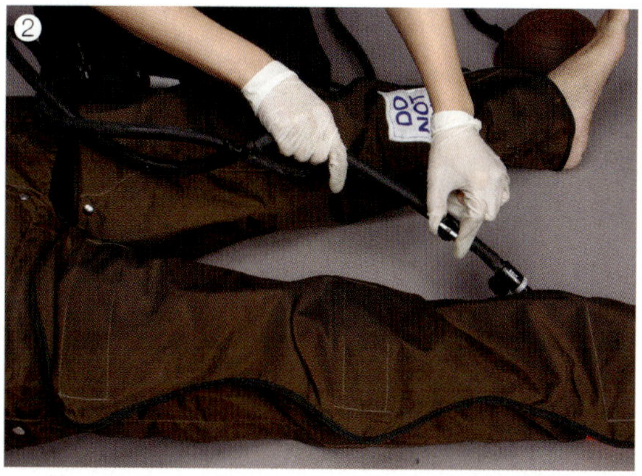

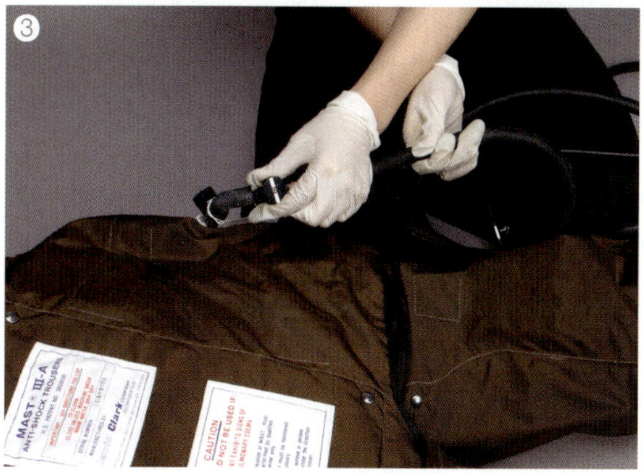

❶ 첫 번째 응급구조사가 다리를 들어올린후 다른 구조자는 쇼크방지용하의를 입힌다(복부착용시 10번째 하부부유늑골의 끝부분까지 위치시킨다).

❷ 복부와 양쪽 하지의 연결관을 펌프관과 연결한다.

❸ 복부의 밸브는 잠근다.

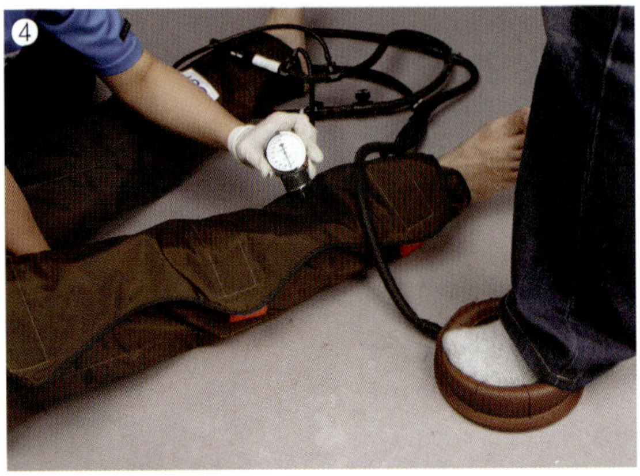

❹ 양쪽 하지의 밸브를 열고 펌프를 발로 밟아서 양쪽 하지의 공기를 채운다.

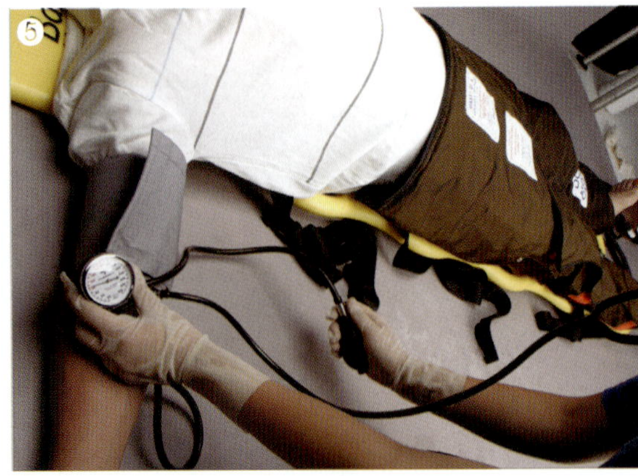

❺ 양쪽 하지의 밸브를 닫은 후 상완동맥에서 혈압을 측정한 결과 90mmHg 이하가 되면 복부의 밸브를 연다. 복부에 공기를 주입하는 동안 혈압을 자주 측정한다.

2) 분리형들것(scoop)을 사용하여 쇼크방지용하의를 착용하는 방법

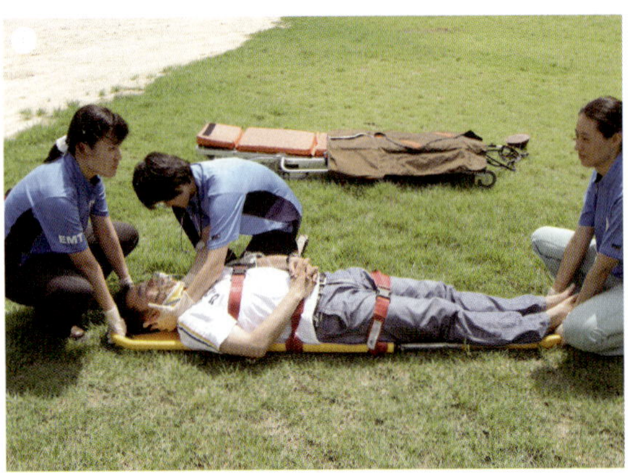

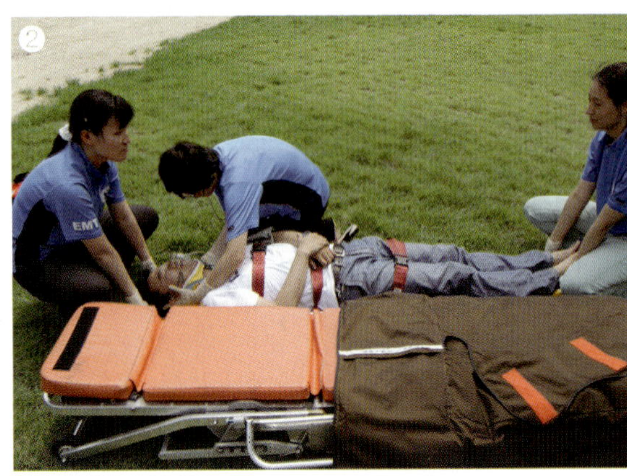

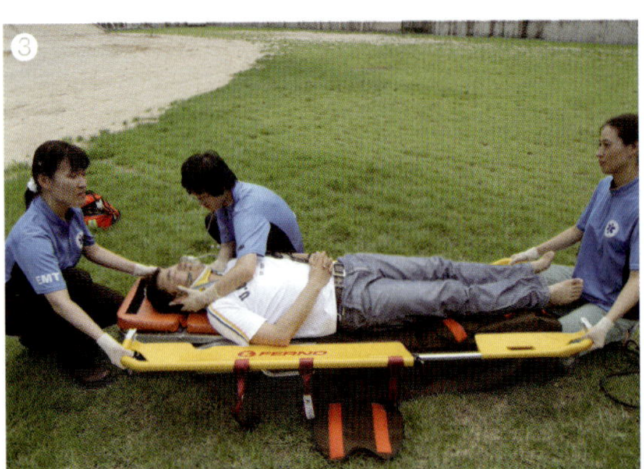

❶ 누워있는 환자의 환자평가를 시행한다.

❷ 주들것에 쇼크방지용하의를 준비하고 분리형들것을 사용하여 환자를 옮긴다.

❸ 환자를 주들것위에 올려놓고 분리형 들것을 해체한다.

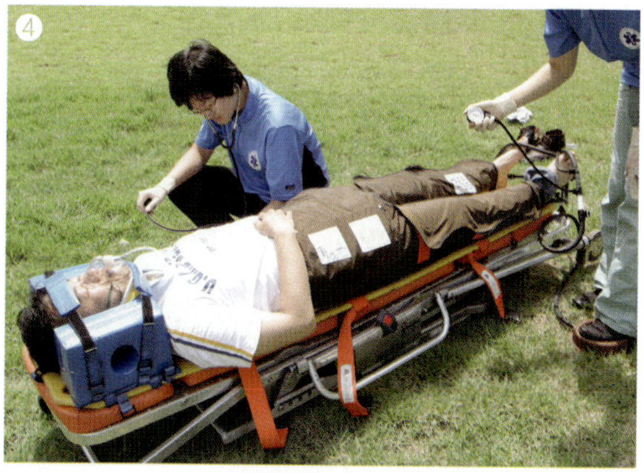

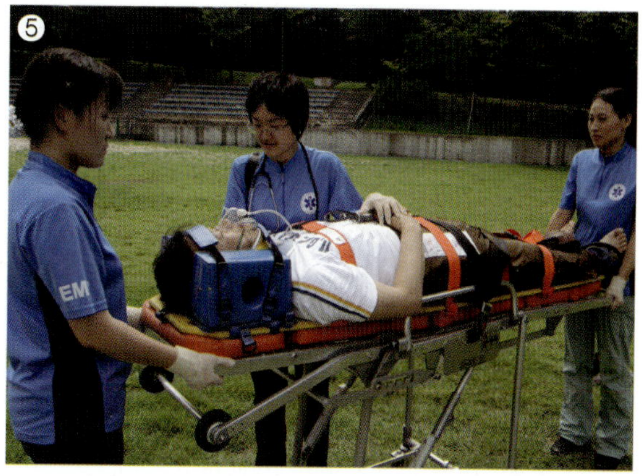

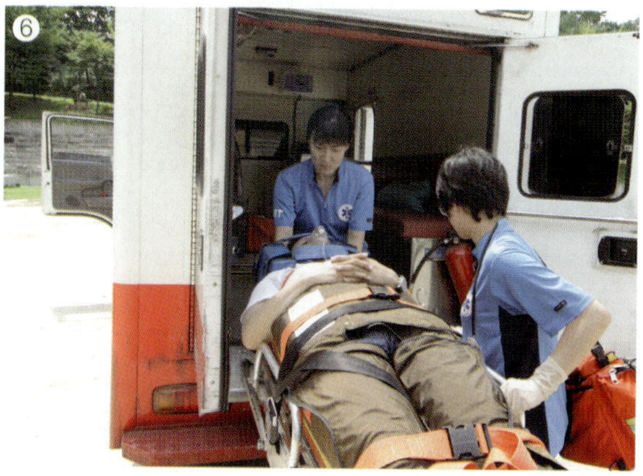

④ 쇼크방지용하의와 두부고정대를 착용하고 환자평가를 시행한다.

⑤ 주들것으로 환자를 이동한다.

⑥ 구급차에 환자 이동시 환자의 상태를 파악하며 이동한다.

고정장비

1. 경추고정장비(Cervical collar)

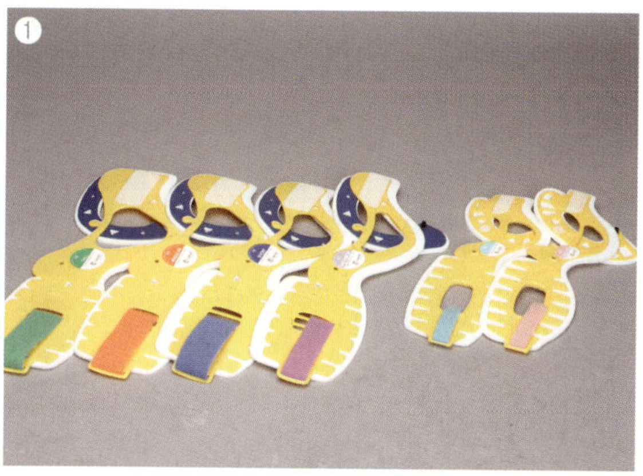

① 경추고정장비

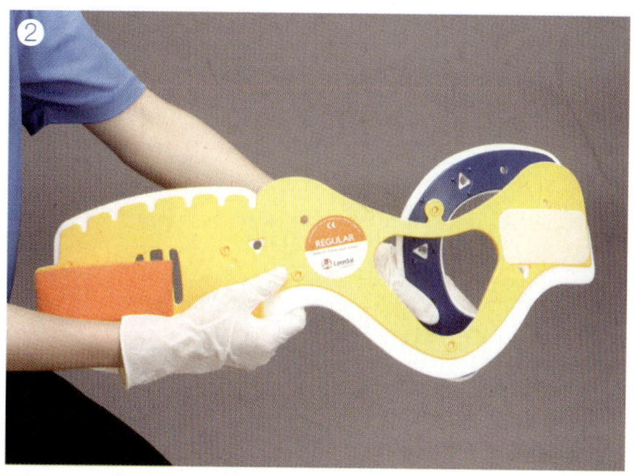

② 경추고정장비를 사진의 형태로 만든다.

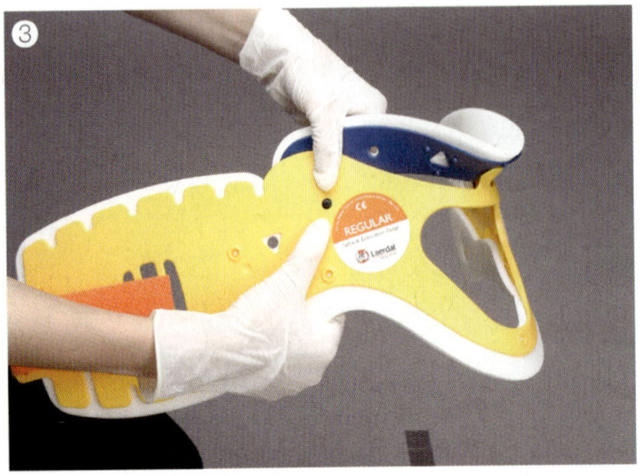

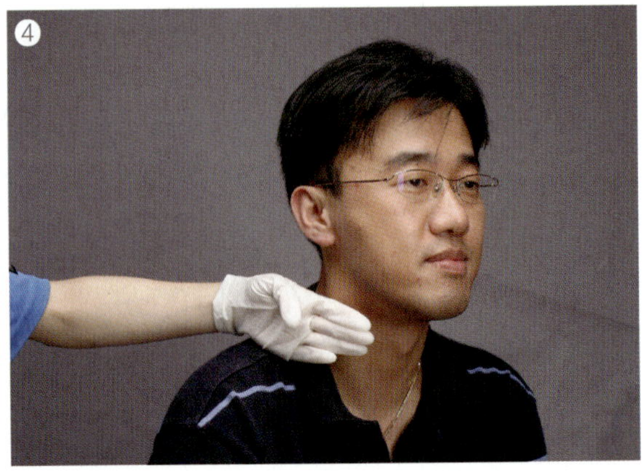

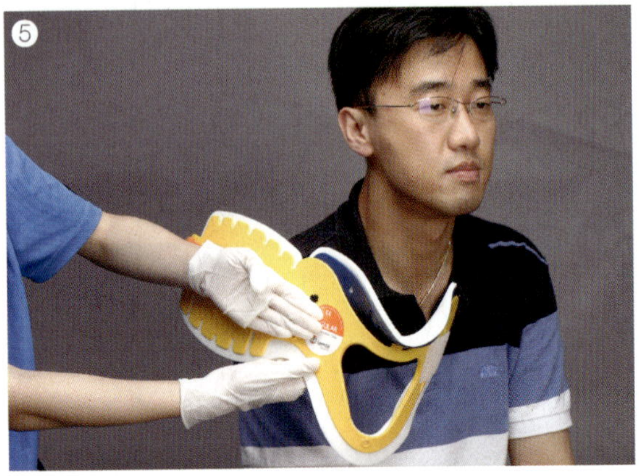

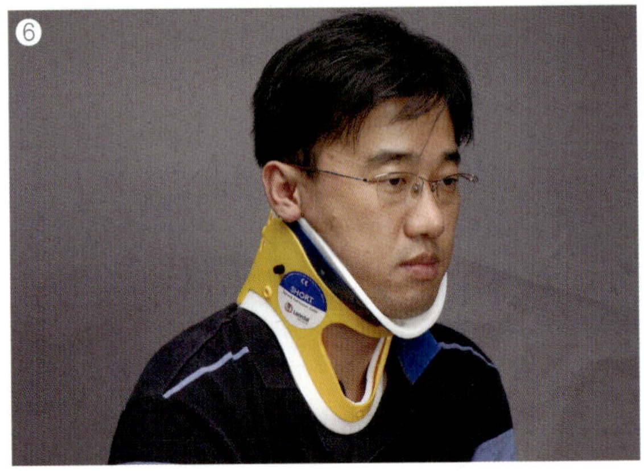

❸ 경추 고정대를 연결구멍에 조립한다.

❺ 적절한 경추고정장비를 선택한다.

❹ 적절한 경추고정장비를 선택하기 위하여 귓볼평행선과 하악중앙의 평행선 사이의 너비를 측정한다.

❻ 턱선을 맞추어 경추고정장비를 착용한다. 이때 머리가 흔들리지 않도록 다른 구조자가 머리를 고정하는 것이 좋다.

2. 구출용 짧은 척추고정판(KED: Kendric Extrication Device)

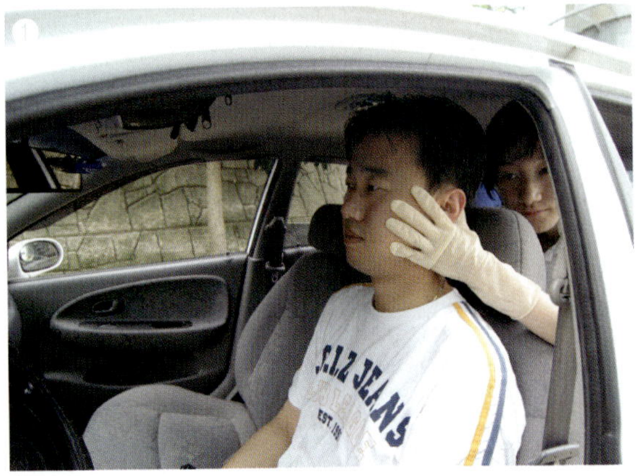

❶ 첫 번째 응급구조사가 환자의 뒤에서 머리와 경추를 고정한다.

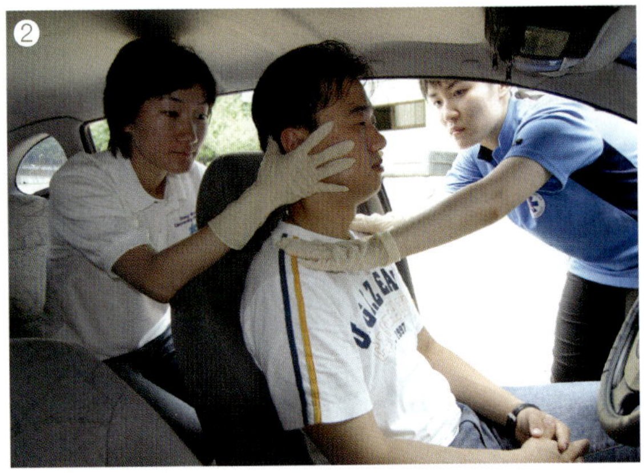

❷ 두 번째 응급구조사가 환자의 의식을 확인한다.

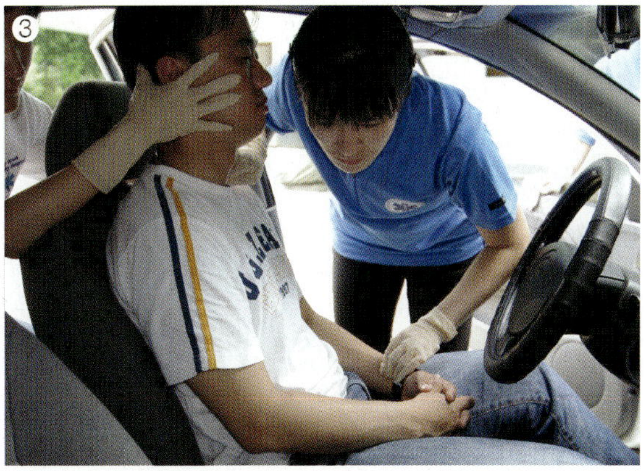

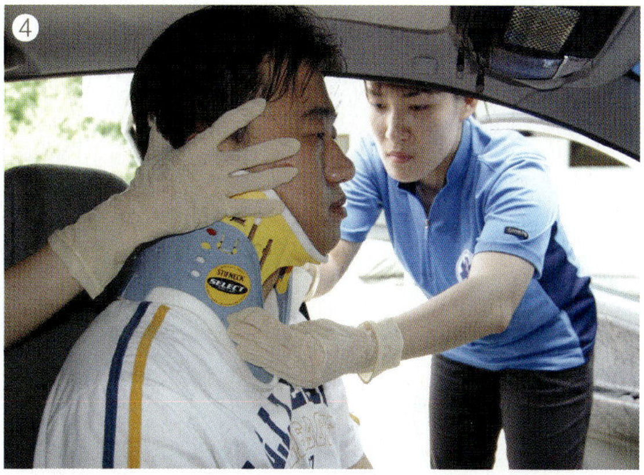

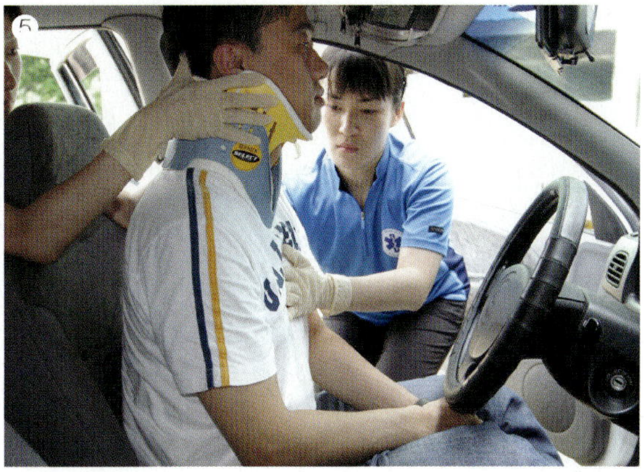

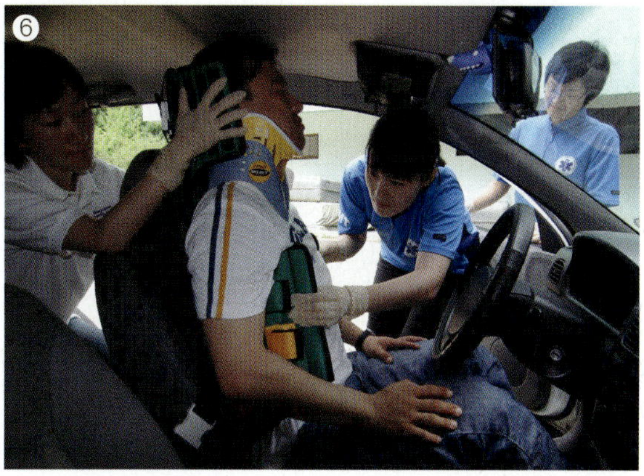

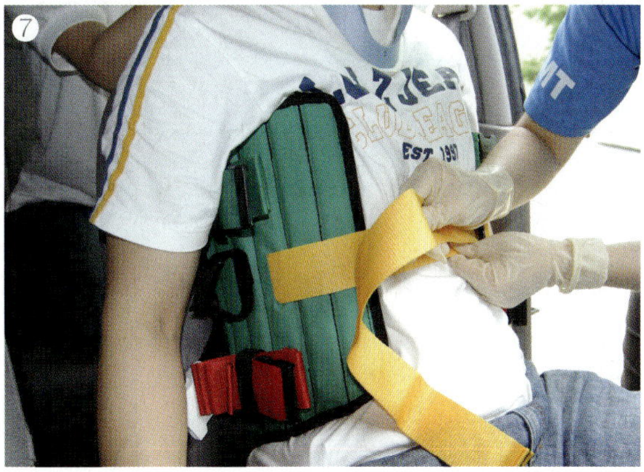

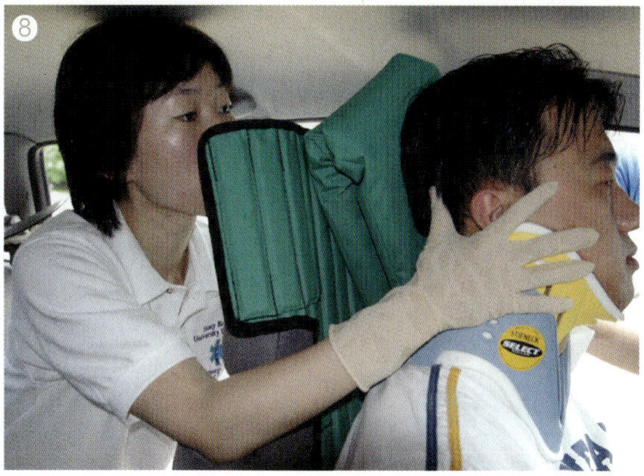

❸ 환자의 호흡 및 순환평가를 시행한다.

❺ 두명의 응급구조사가 환자의 척추가 일직선이 되도록 앞으로 이동한다.

❼ 흉복부 고정띠를 단단히 고정시킨다.

❹ 두 번째 응급구조사가 경추고정장비의 크기를 측정하고 환자에게 알맞은 경추고정장비를 착용한다.

❻ 구출용 짧은 척추고정판을 환자 정중앙에 오도록 하고 겨드랑이 끝부분까지 오도록 위치시킨다.

❽ 두경부패드를 환자 머리뒤에 위치시킨다.

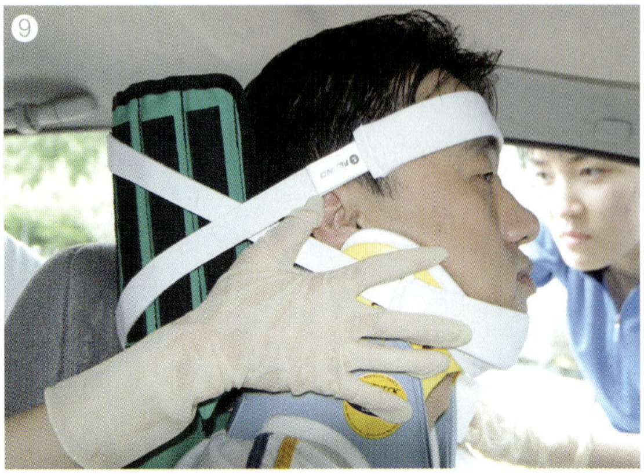

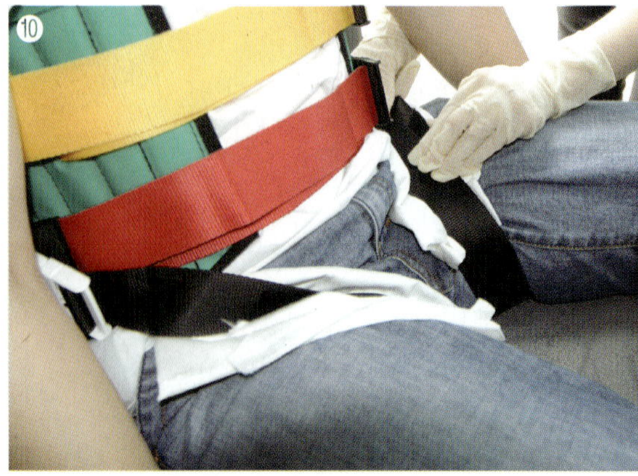

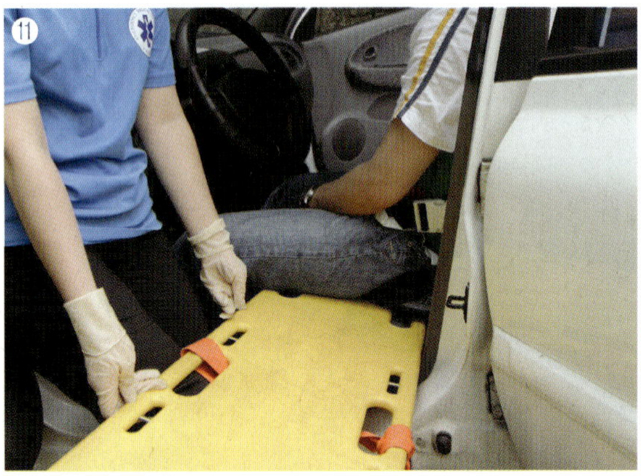

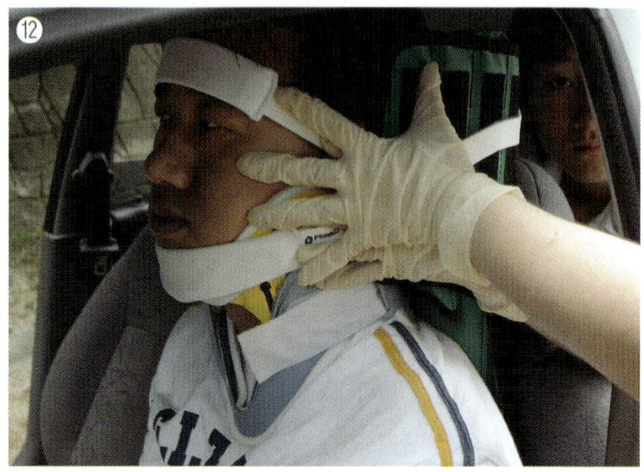

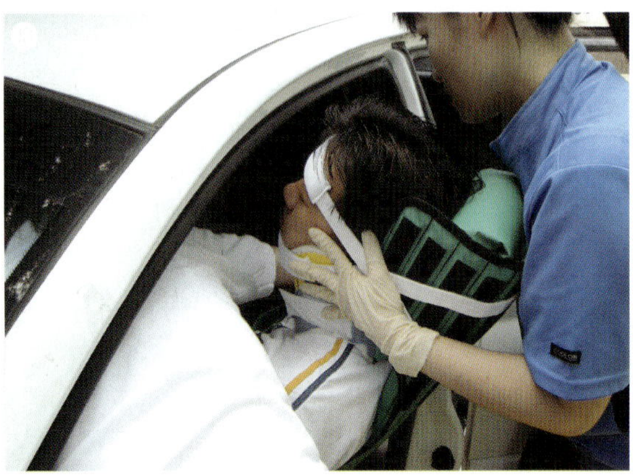

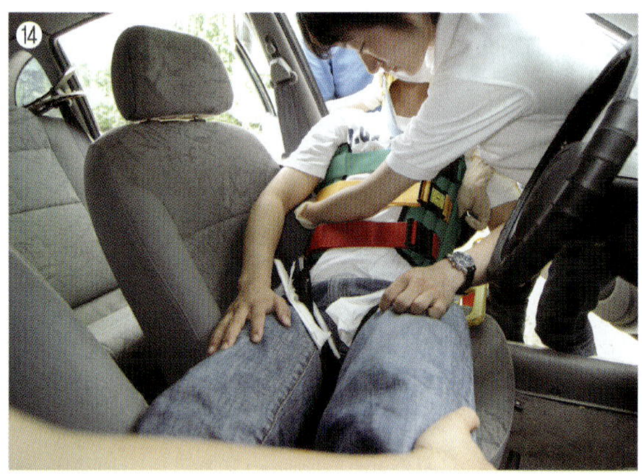

⑨ 머리를 고정띠를 이용하여 고정시킨다.

⑪ 긴척추고정판을 환자 엉덩이 밑에 댄다.

⑬ 한 구조자는 환자의 머리를 고정하고 다른 구조자는 환자의 몸통을 잡고 차량밖으로 이동한다.

⑩ 서혜부에 패드를 대고 다리고정띠를 고정시킨다.

▶주의 : 남자의 경우 생식기 손상에 유의한다.

⑫ 머리를 고정했던 응급구조사와 환자평가를 했던 응급구조사와의 임무를 교대한다.

⑭ 세명의 구조자가 있다면 환자의 다리(무릎)부위를 잡아서 환자 이동을 돕는다.

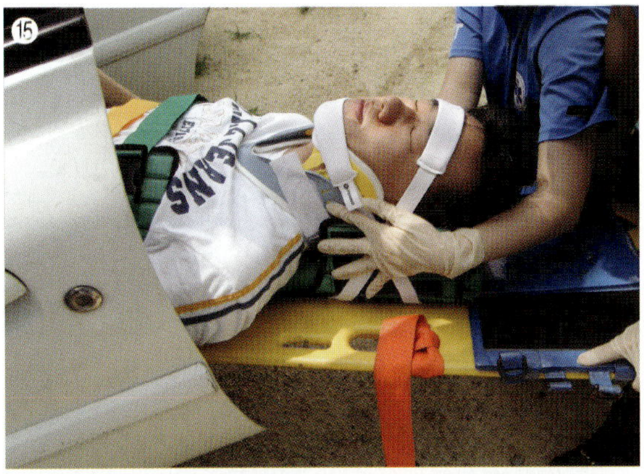
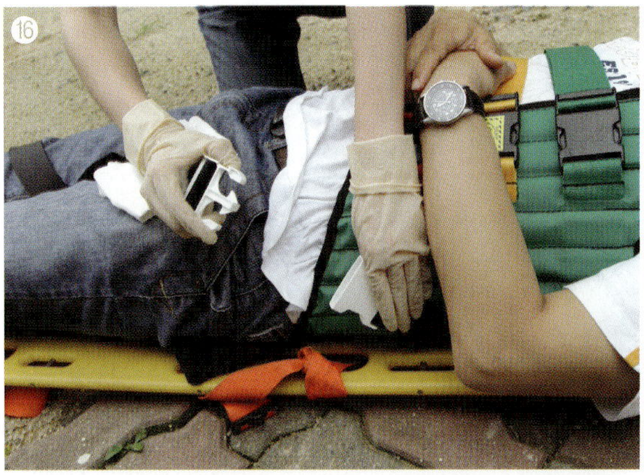
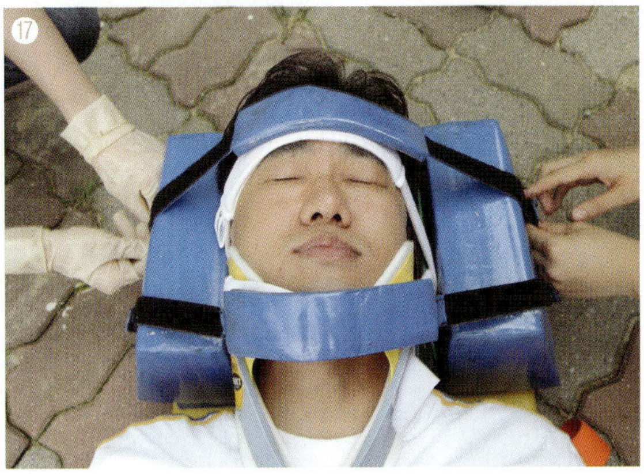
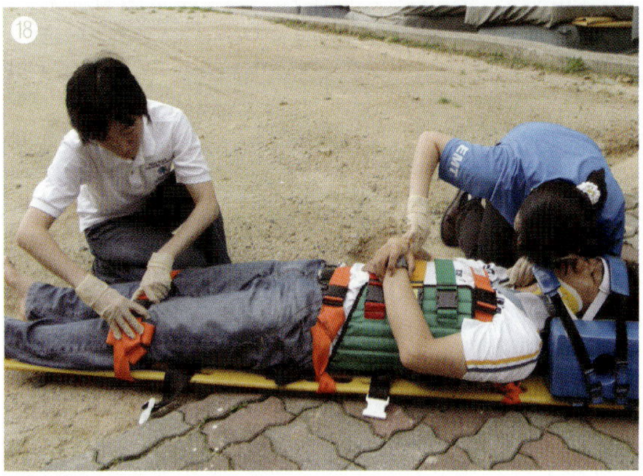

⑮ 차량에서 환자가 이동하는 모습이다.

⑰ 적절한 경추고정장비를 선택한다.

⑯ 차량에서 환자를 완전히 이동한 후에 다리고정벨트를 풀러주거나 재조정하여 환자의 다리에 압박이 가하지않도록 한다.

⑱ 한 구조자는 척추고정판에 있는 고정벨트를 이용하여 환자를 고정하고 다른 구조자는 환자의 기도, 호흡, 순환상태를 점검한다.

3. 짧은 척추고정판(Short spinal board)

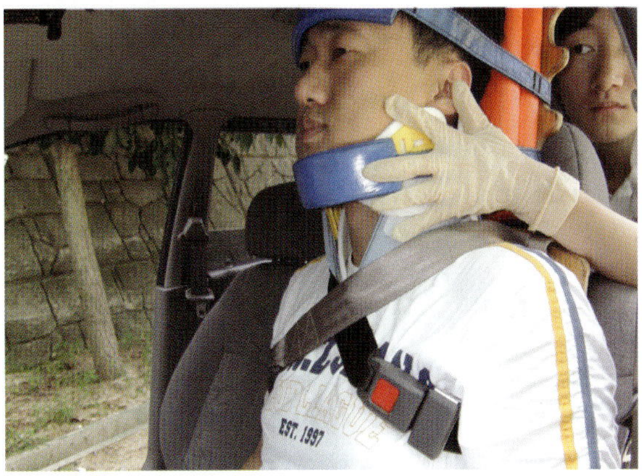

짧은 척추고정판을 이용하여 환자고정을 한 상태이다(구출방법은 짧은 척추고정판 사용법 참조).

4. 경성부목

1) 성형부목(fracture kit)

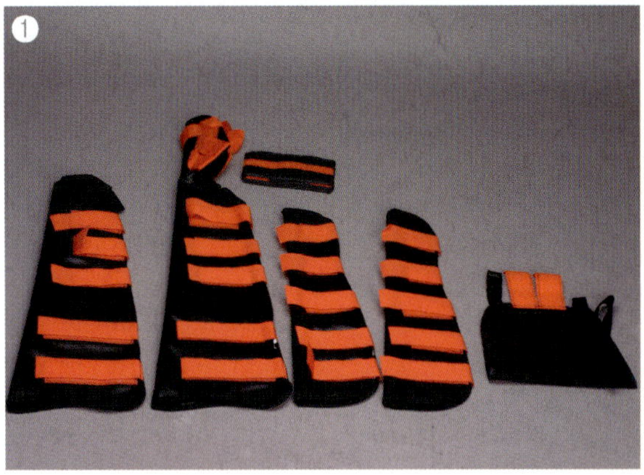

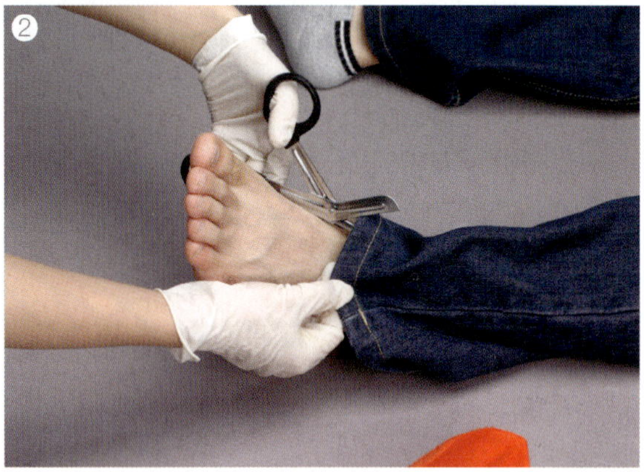

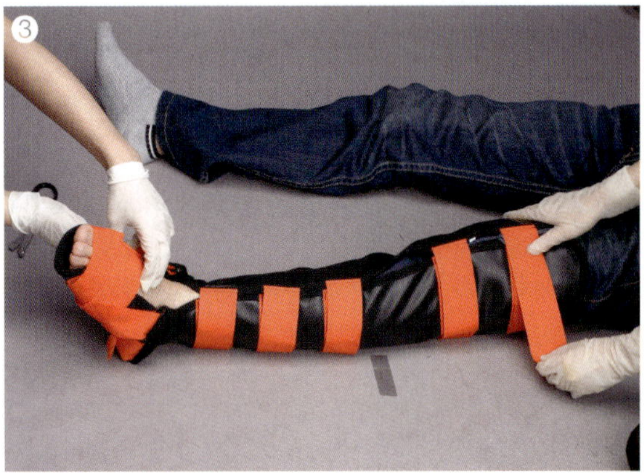

❶ 성형부목

❷ 손상부위 의복을 가위를 사용하여 제거한다.

❸ 손상부위를 부목으로 고정한다.

2) 사다리부목(Ladder splint)

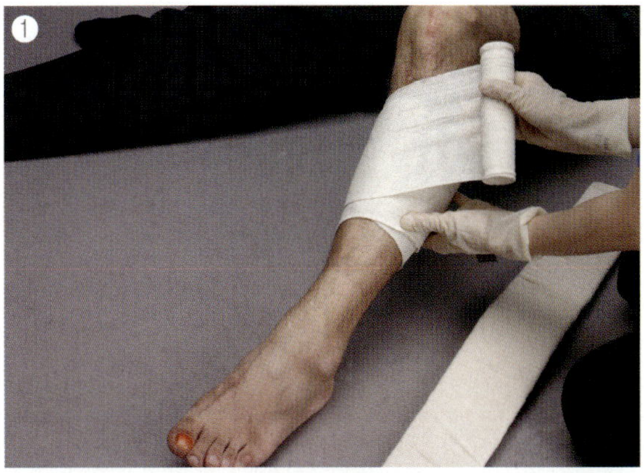

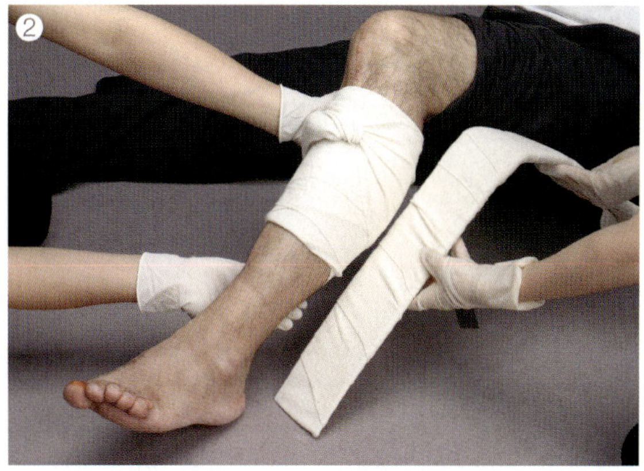

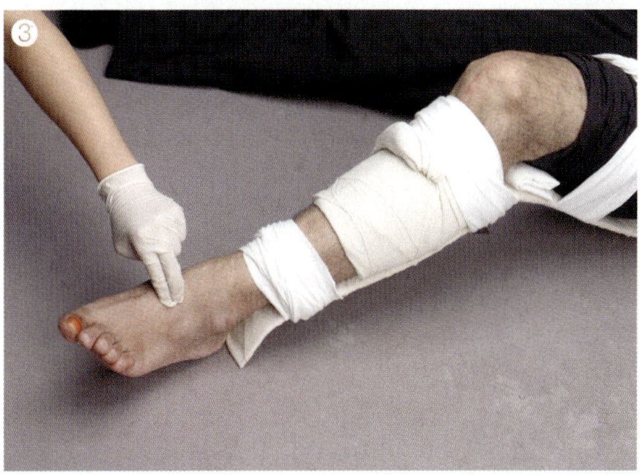

❶ 상처난 부위에 드레싱을 해준다.

❷ 사다리부목을 변형해서 환자에게 대준다.

❸ 삼각건이나 붕대를 이용하여 부목을 고정한 후 말단의 순환징후를 확인한다.

3) 알루미늄부목(Aluminum splint)

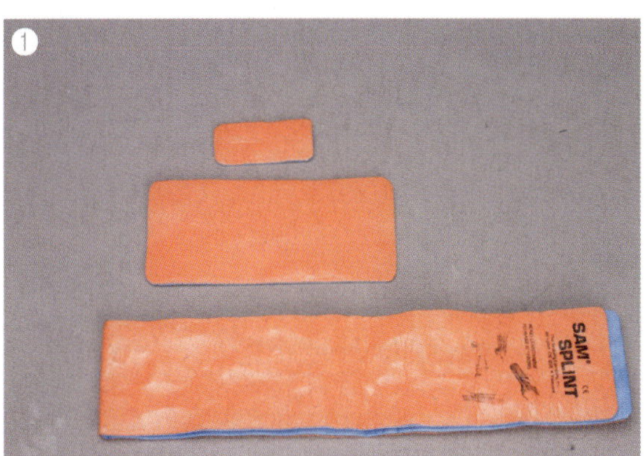

❶ 알루미늄부목

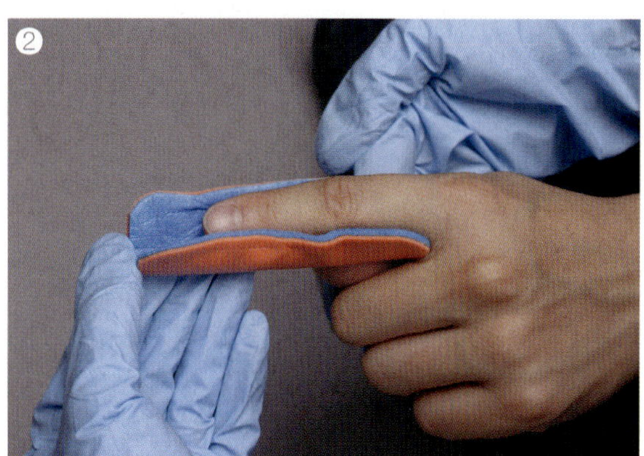

❷ 손가락등에 사용할때는 알루미늄부목을 잘라서 크기에 맞게 잘라 사용할 수 있다.

5. 연성부목

1) 공기부목(Air splint)

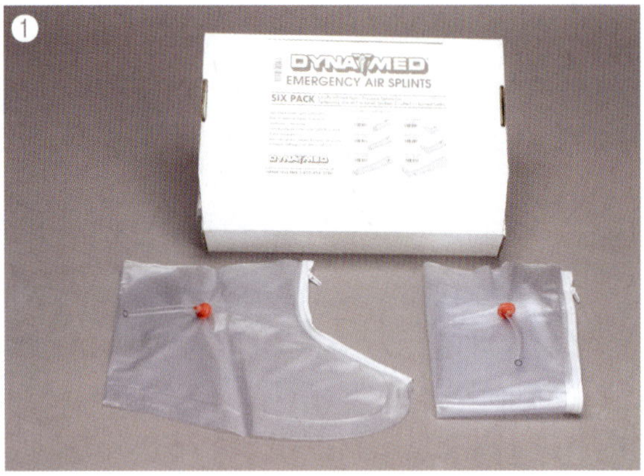

❶ 공기부목과 공기를 불어넣는 막대와 연결한다.

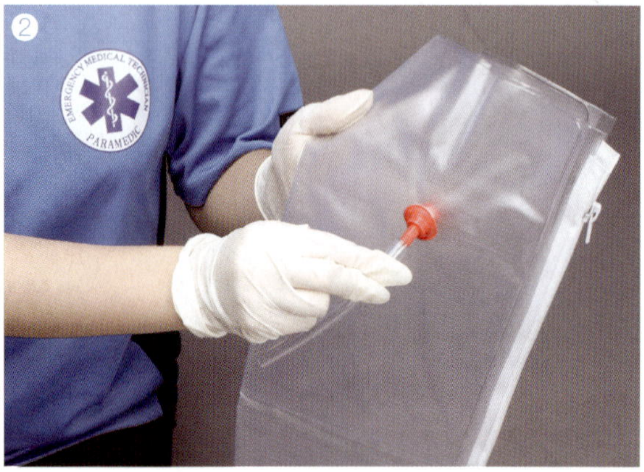

❷ 환자의 다친 부위에 공기부목을 착용한 후 공기를 불어 넣어 고정시킨다.

2) 진공부목(Vaccum splint)

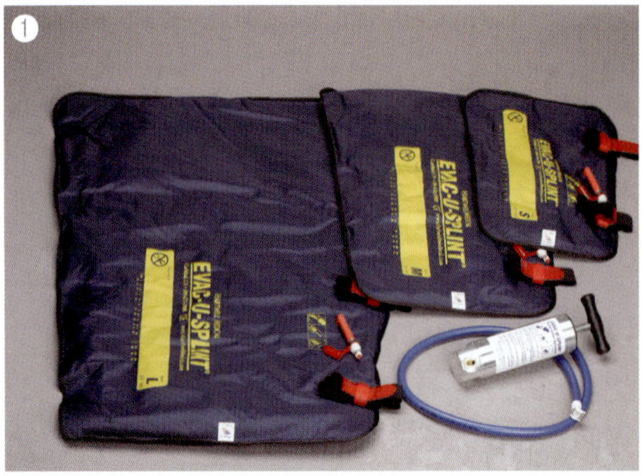

❶ 진공부목

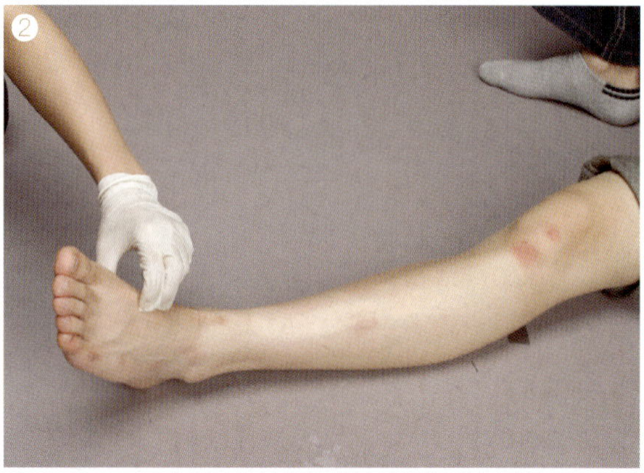

❷ 환자의 맥박 운동 및 감각기능을 점검한다.

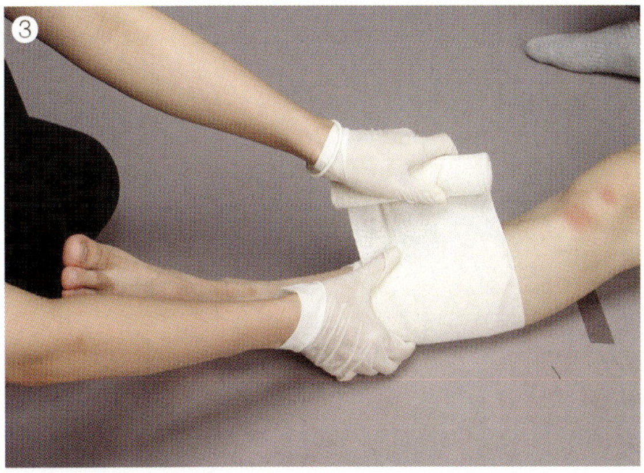

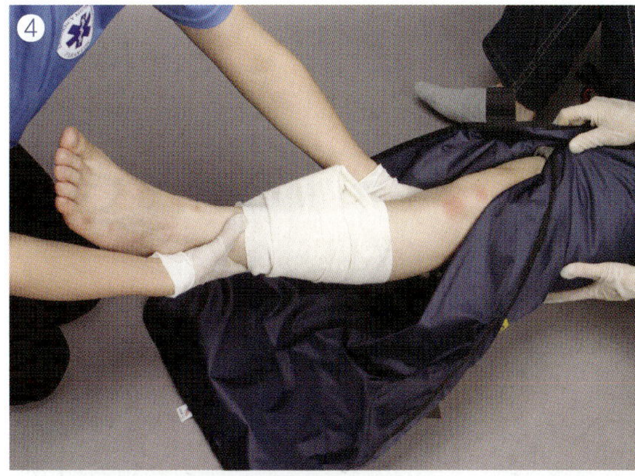

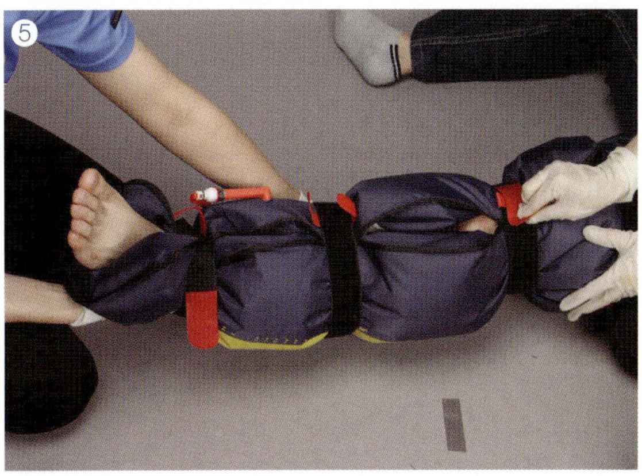

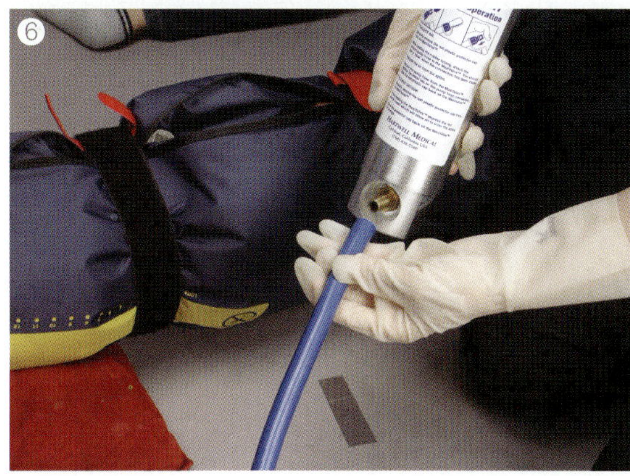

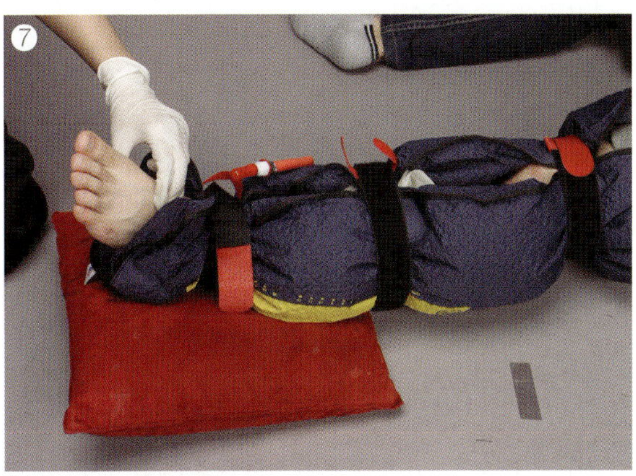

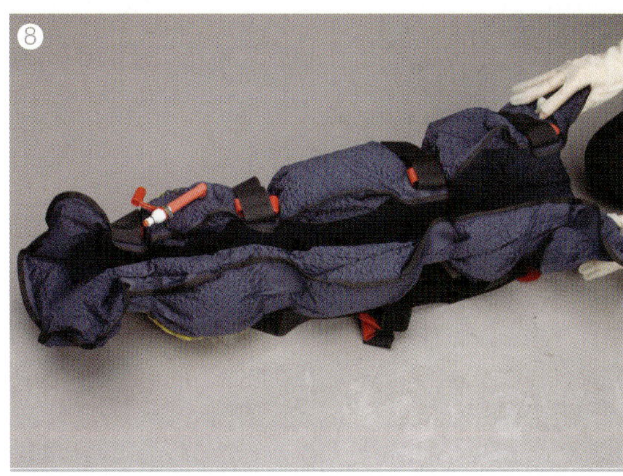

❸ 손상된 부위에 드레싱을 한다.

❺ 진공부목이 손상된 부위를 완전히 감싸도록 한다.

❼ 진공부목이 고정되었다면 환자의 순환, 맥박 등을 점검한다.

❹ 환자 크기에 맞는 진공부목을 선택한다. 한 구조자는 환자의 손상된 부위를 지지하고 다른 구조자는 부목을 착용한다.

❻ 진공부목과 공기를 넣는 펌프를 연결하여 완전히 고정이 될 때까지 공기를 주입한다.

❽ 진공부목이 공기가 완전히 제거된 상태의 모습이다.

3) 베게부목(Pillow splint)

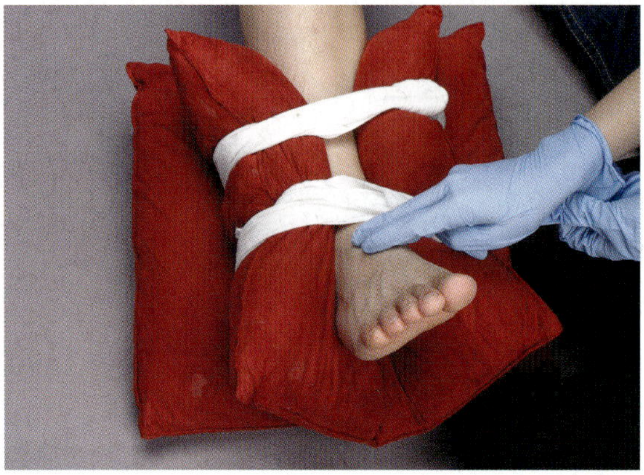

베게를 이용하여 부분적으로 부목을 사용할 수 있다.

6. 견인부목(Traction splint)

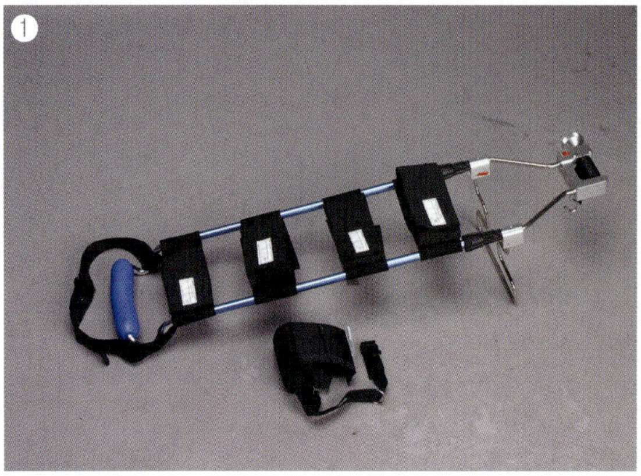

❶ 견인부목

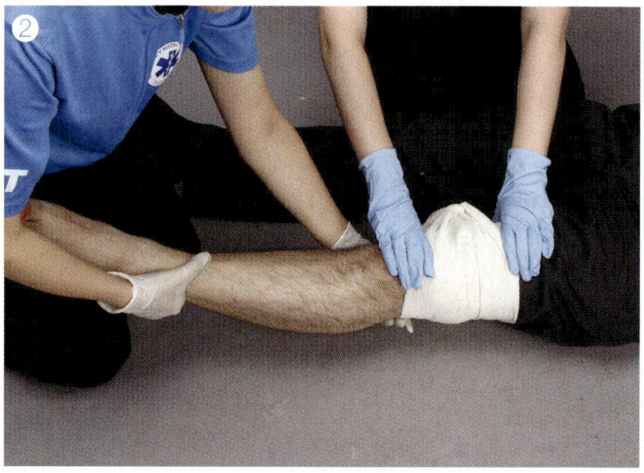

❷ 환자의 맥박운동, 감각기능을 점검하고 손상부위를 드레싱 및 고정한다.

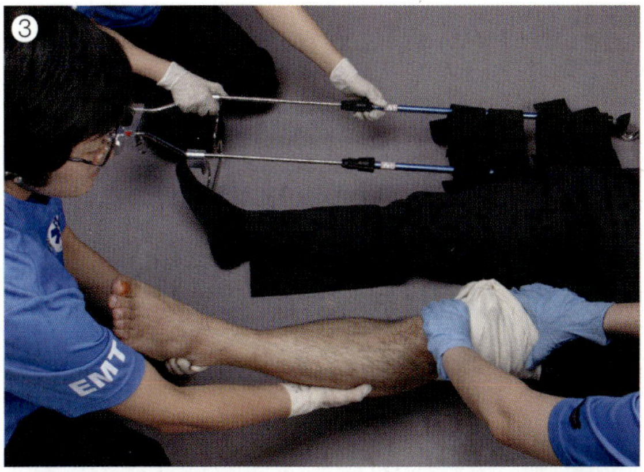

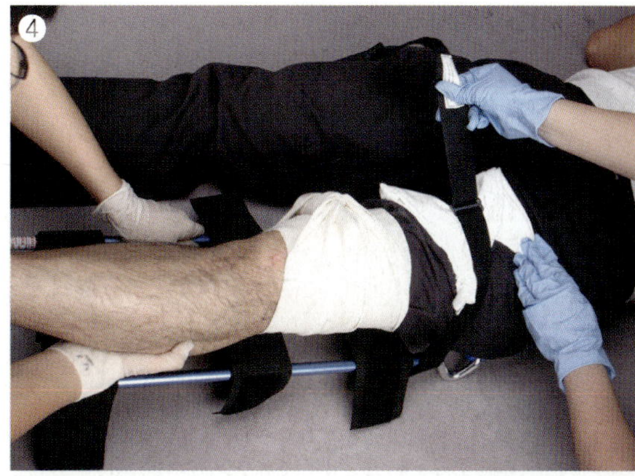

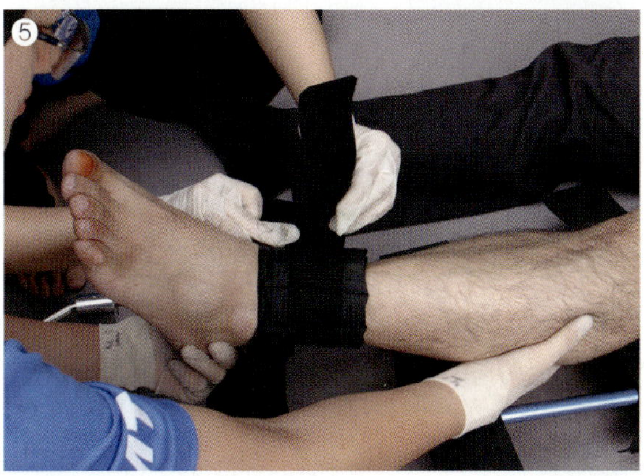

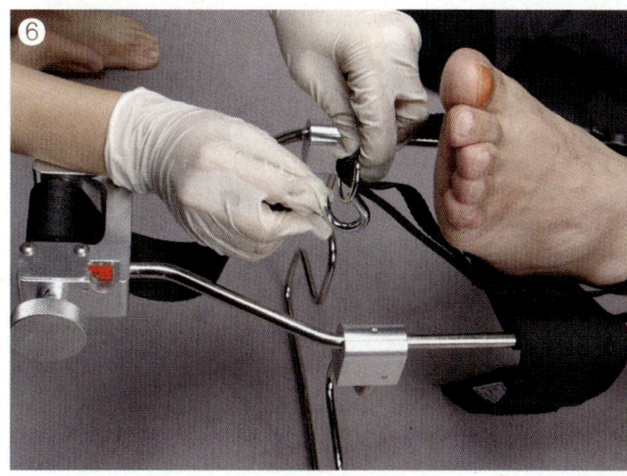

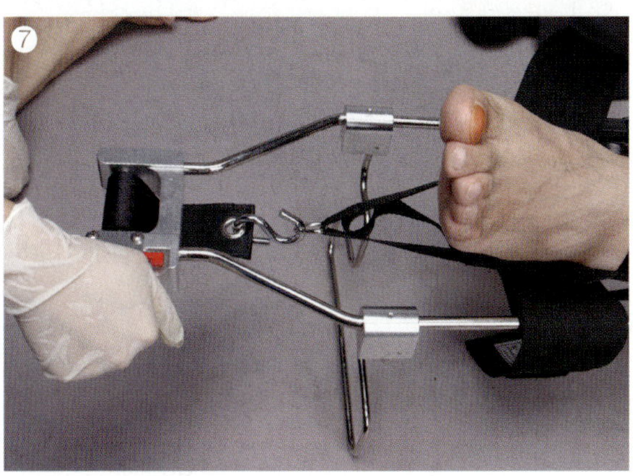

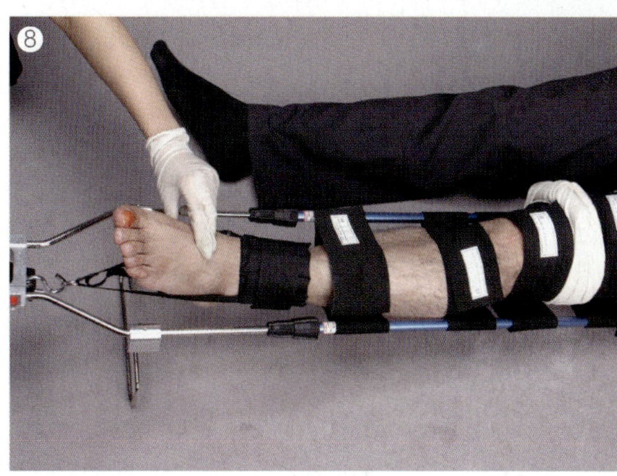

❸ 한 구조자는 환자의 다리를 견인하고 다른 구조자는 상처부위를 고정한다. 나머지 한 구조자는 정상다리쪽에서 견인부목의 길이를 고정한다.

❹ 환자에게 견인부목을 장착시킨 후 다리와 부목을 고정할 수 있는 벨트를 고정한다.

❺ 다리고정용벨트를 환자에게 묶어준다.

❻ 묶은 다리고정용벨트와 견인부목용 연결고리와 연결하여 견인할 준비를 한다.

❼ 환자의 상태를 파악하며 견인을 시행한다.

❽ 견인고정이 다되면 고정용벨트로 환자 다리를 고정한 후 다시한번 순환징후 등을 점검한다.

이동용장비

1. 분리형들것(Scoop stretcher)

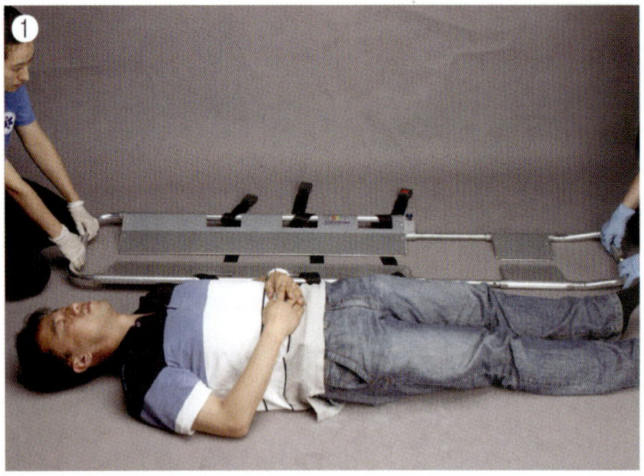

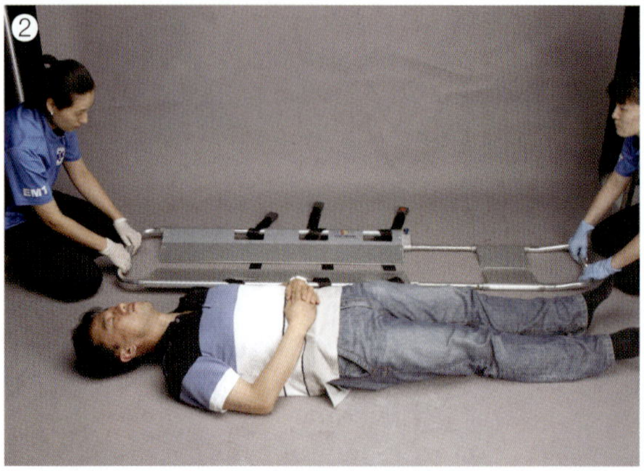

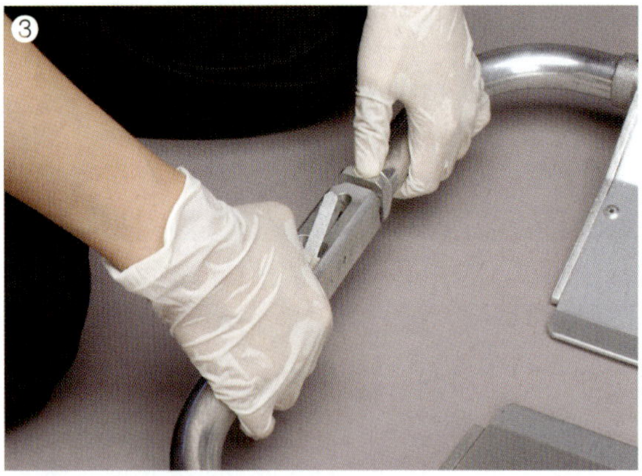

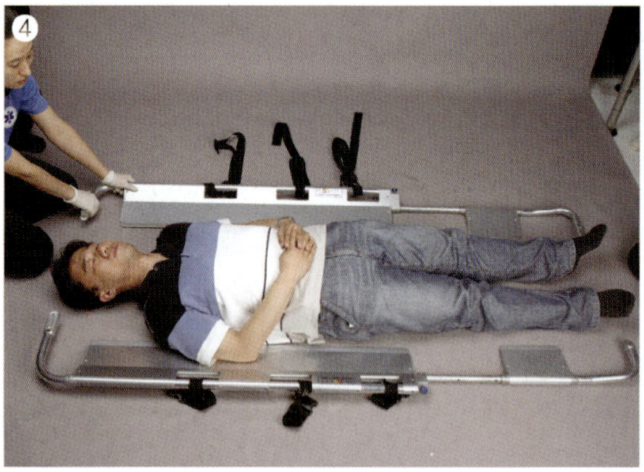

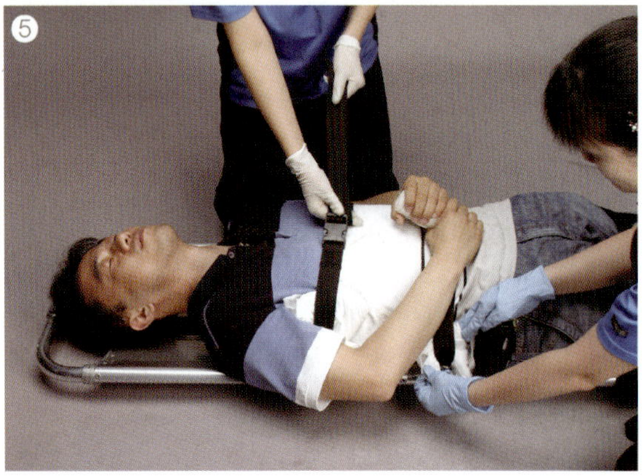

❶ 똑바로 누워있는 환자와 분리형들것이 일직선이 되도록 위치한 후 환자키에 맞도록 들것의 길이를 조절한다.

❷ 측정한 분리형 들것을 두명의 응급구조사가 구령에 맞추어 양끝의 버튼을 눌러 분리형 들것을 분리한다.

❸ 버튼을 눌러 들것을 분리시키는 장면이다.

❹ 들것을 환자사이에 놓고 양쪽으로 분리형 들것을 결합한다.

❺ 환자의 양쪽 끝을 맞춘 후 분리형 들것을 결합하고 고정벨트로 환자를 고정한다.

2. 긴척추고정판(Long back board)

긴척추고정판을 이용하여 통나무굴리기법(log-roll)하는 방법

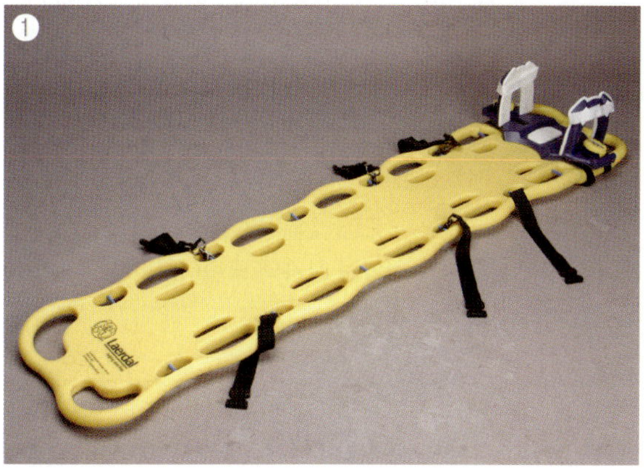

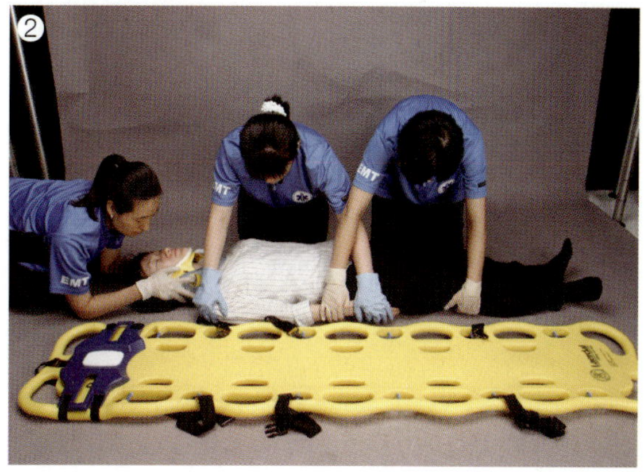

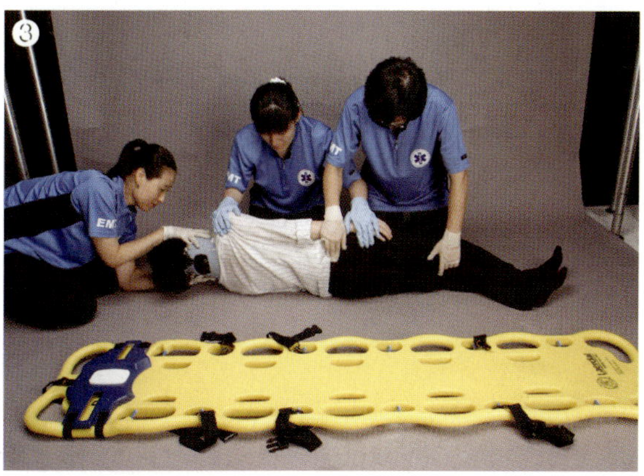

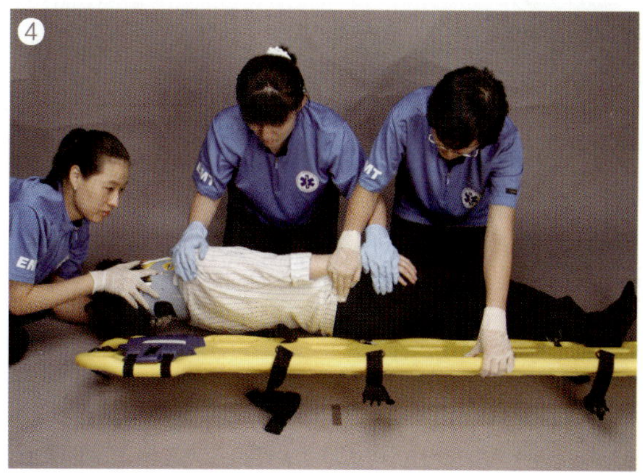

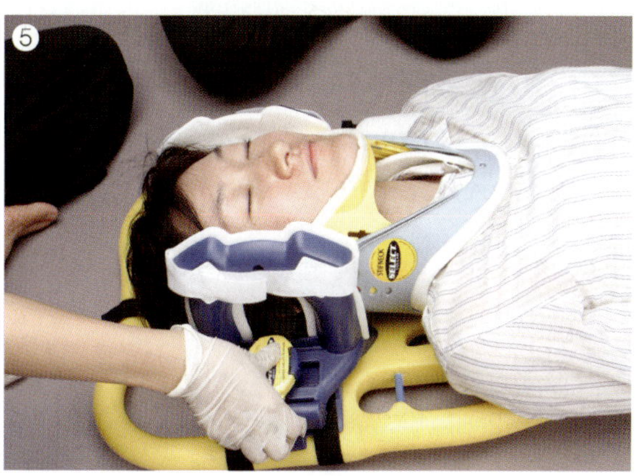

❶ 긴척추고정판

❷ 한명의 구조자가 환자의 머리를 잡고 두명의 구조자는 환자 몸통을 잡는다.

❸ 머리쪽에 있는 사람의 구령에 맞추어 log-roll방법으로 환자를 움직인다.

❹ 다리쪽의 응급구조사가 들것을 환자 가까이 위치시킨다.

❺ 고정판에 올려놓은 후 두부고정대를 이용하여 환자의 머리를 고정한다.

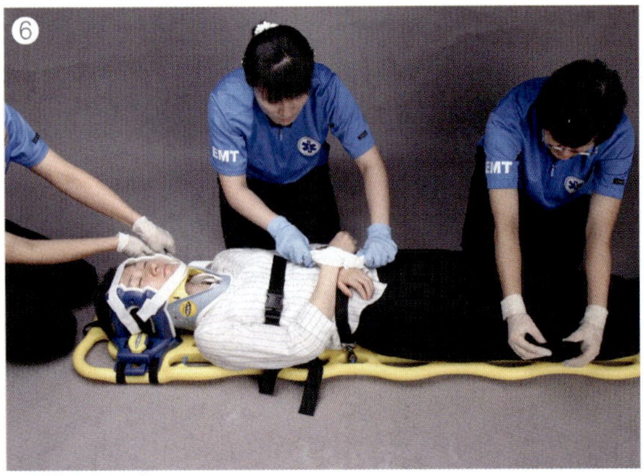

❻ 긴척추고정판과 환자를 고정벨트를 이용하여 고정한다.

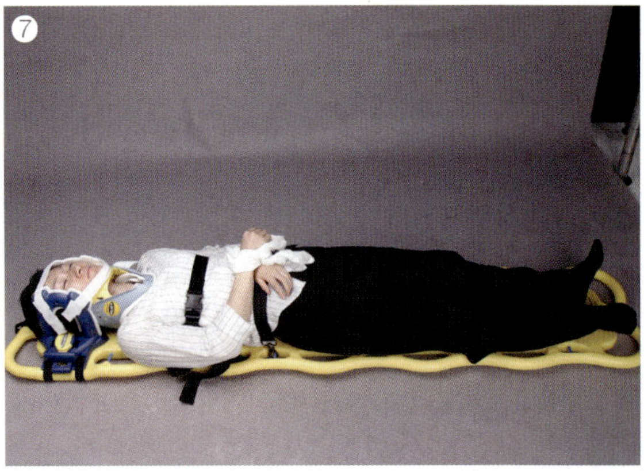

❼ 긴척추고정판에 누워있는 환자의 모습이다.

3. 의자형 들것(Chair splint)

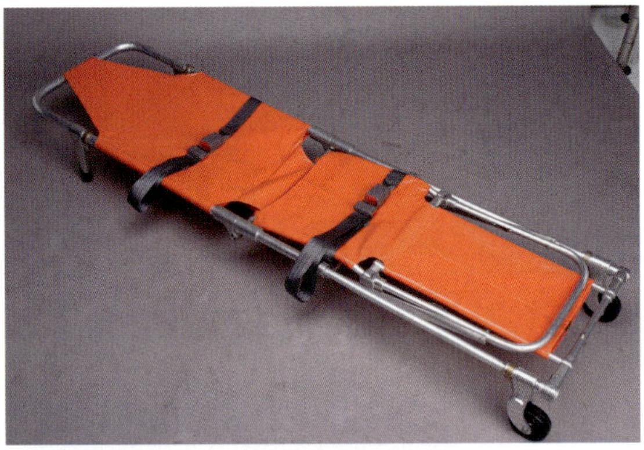

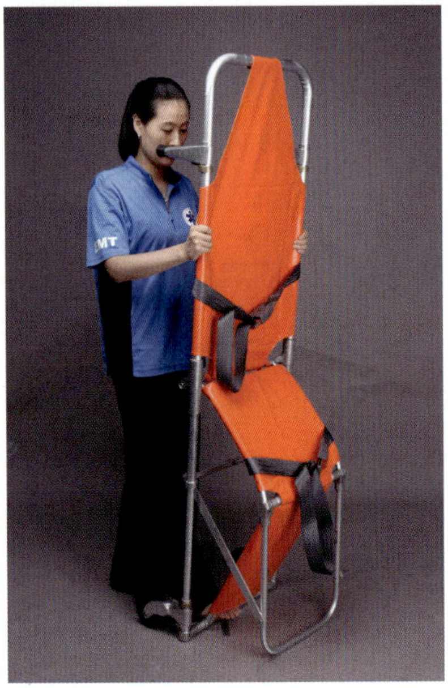

의자형들것으로 만드는 과정이다.

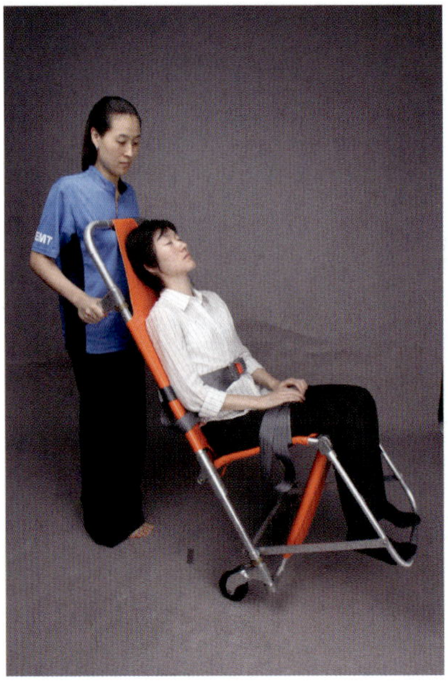

의자형들것으로 환자를 이동하는 모습이다.

4. 바구니형 들것(Basket stretcher)

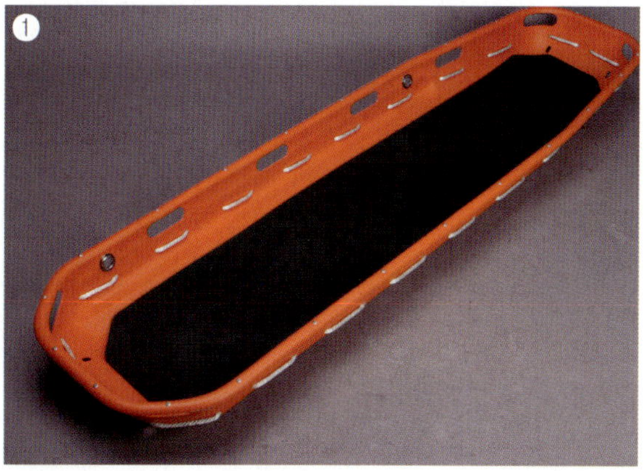

❶ 바구니형 들것

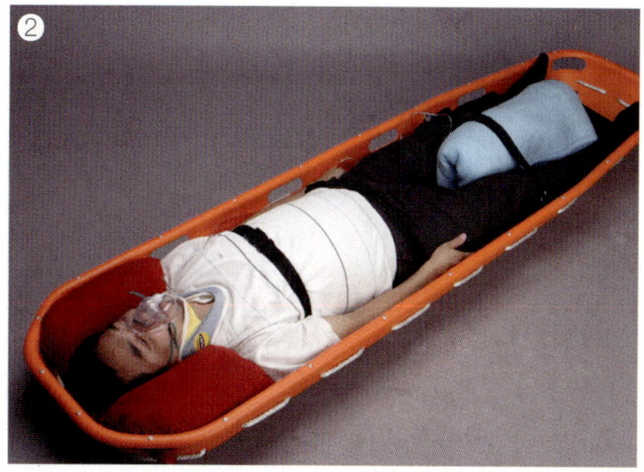

❷ 바구니형 들것에 환자가 누워있는 모습이다.

휴대용 장비

1. 지혈대(토니켓)

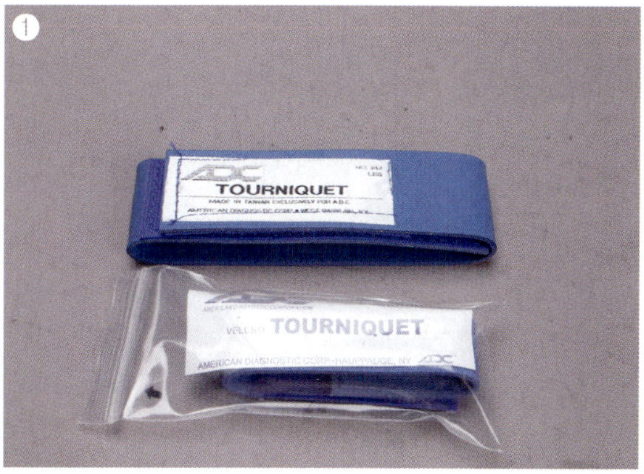

❶ 지혈대

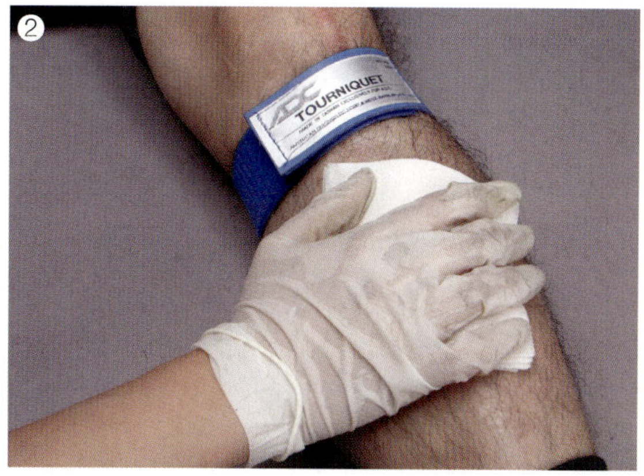

❷ 출혈부위 위쪽으로 지혈대를 착용한 상태이다.

신체보호용 장비

1. 구조자보호장비

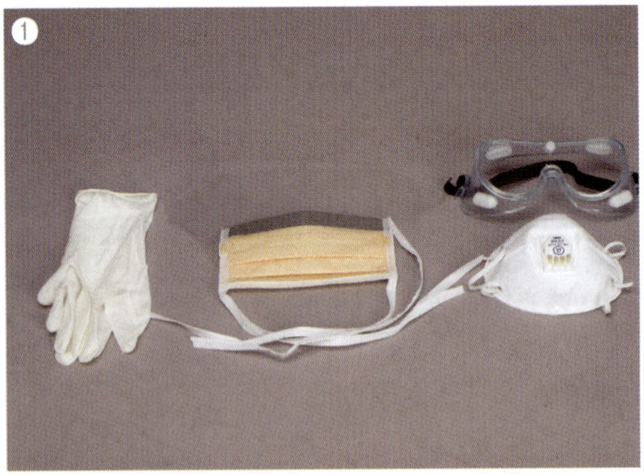

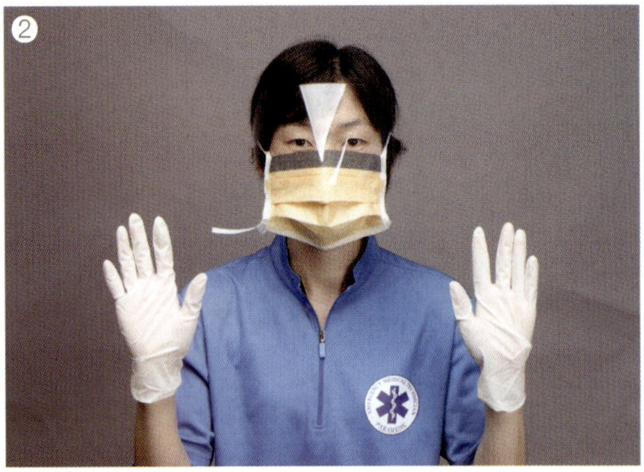

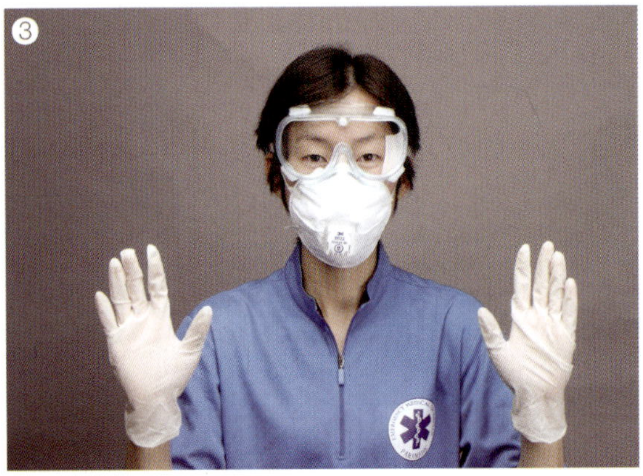

❶ 구조자보호장비

❷ 보호장구를 착용한 모습

❸ 보호장구를 착용한 모습

외상환자의 1차 평가

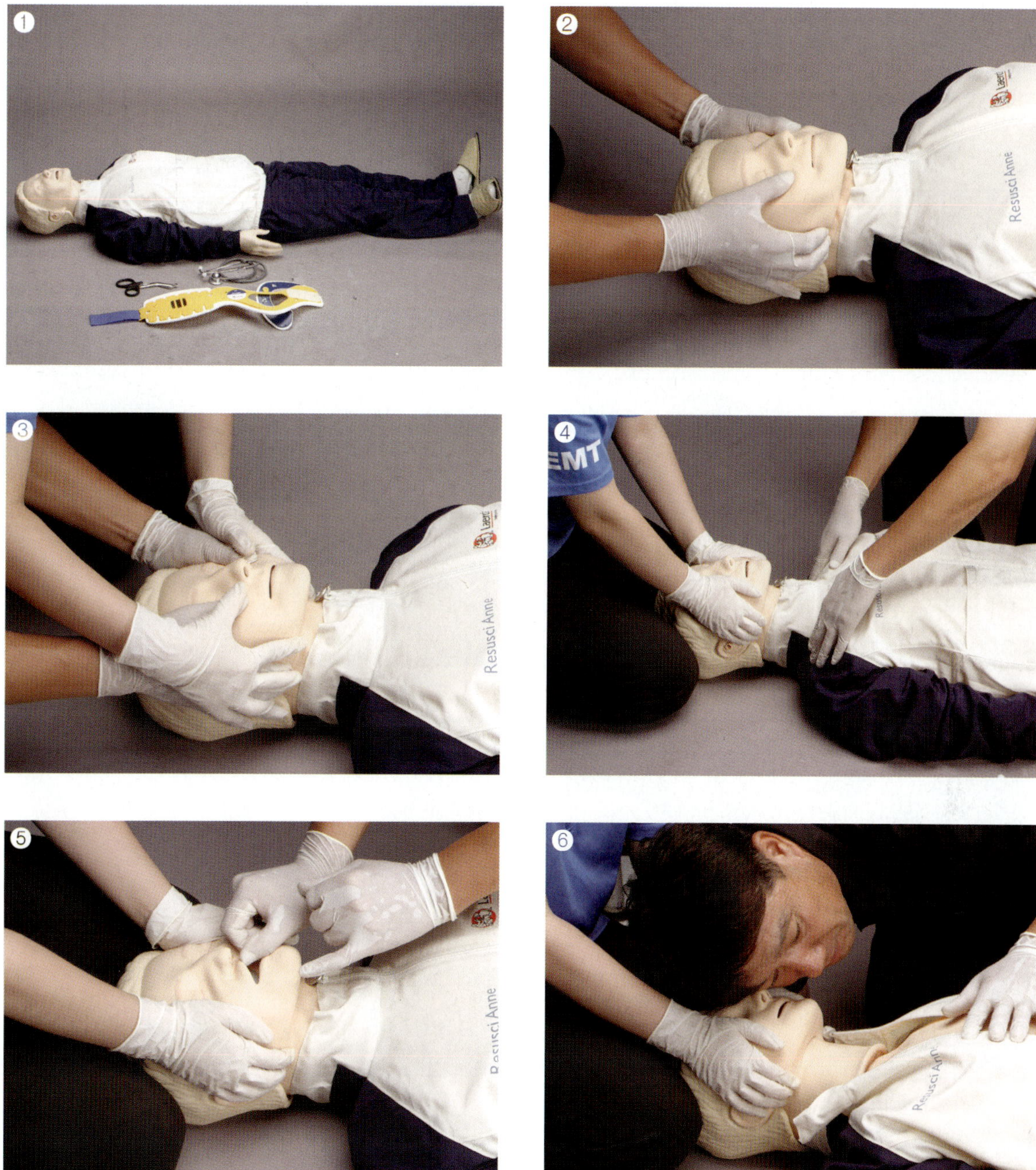

DCAP-BLS TIC

Deformities
Contusions
Abrasions
Punctures/Penetrations
Burns
Lacerations
Swelling

Tenderness/Trauma
Instability
Crepitus

(흉부) DCAP-PBLS
└ Paradoxical movement

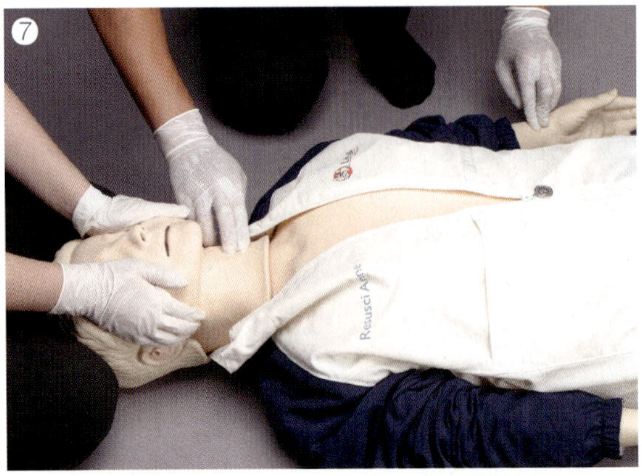

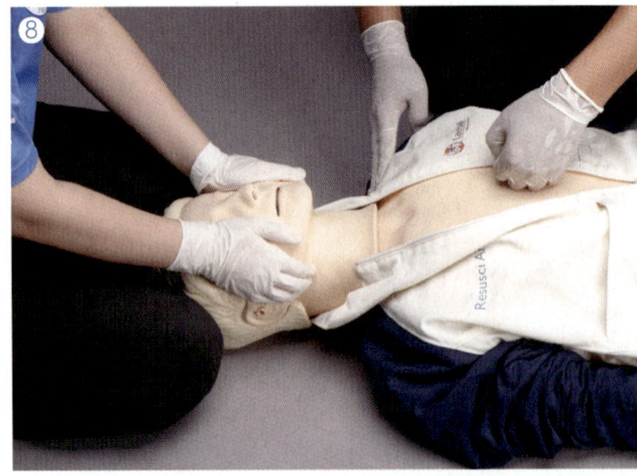

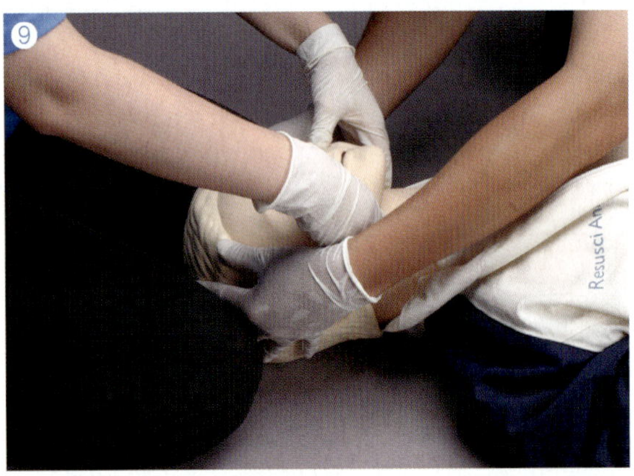

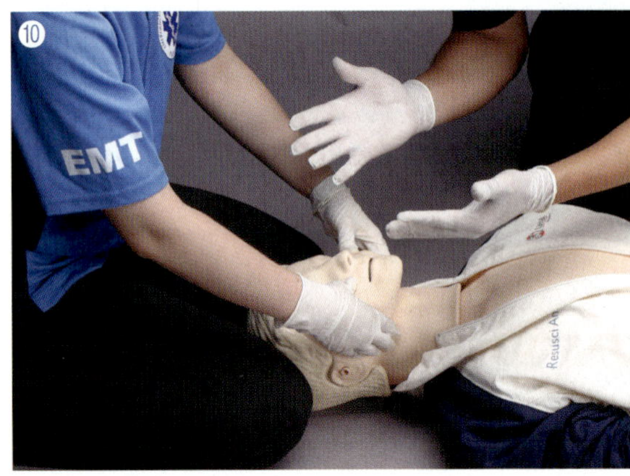

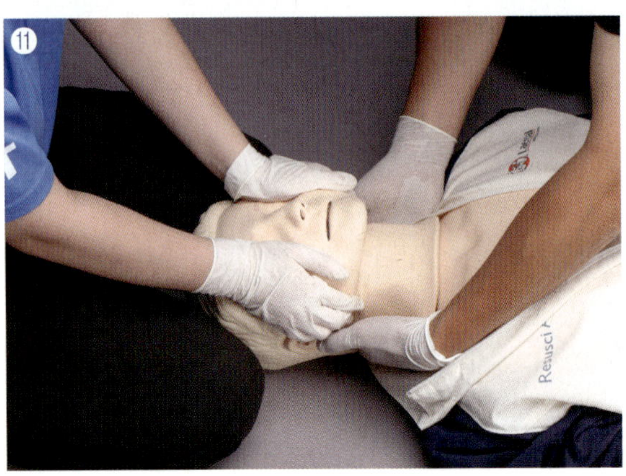

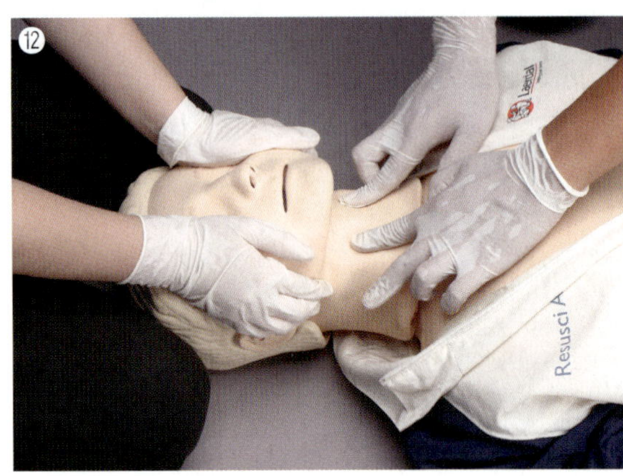

❼ 경동맥박과 요골맥박의 순환상태를 확인한다.

❽ AVPU에 따른 의식상태를 파악한다.

❾ 두부의 DCAP BLS 및 TIC를 검사한다.

❿ 출혈여부를 확인한다.

⓫ 경부의 DCAP-BLS, TIC를 시행한다.

⓬ 기관편위 여부를 확인한다(TD).

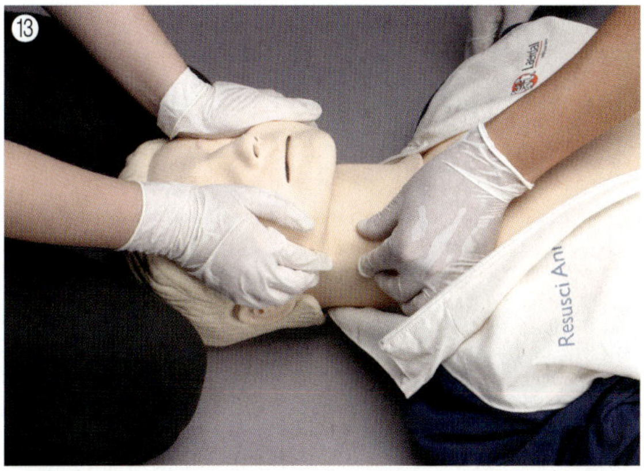
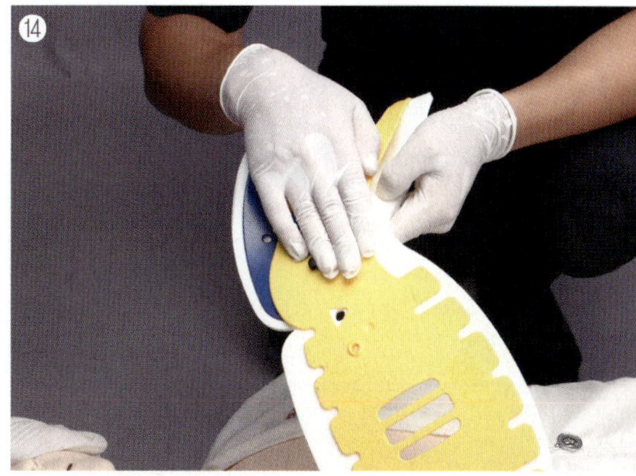
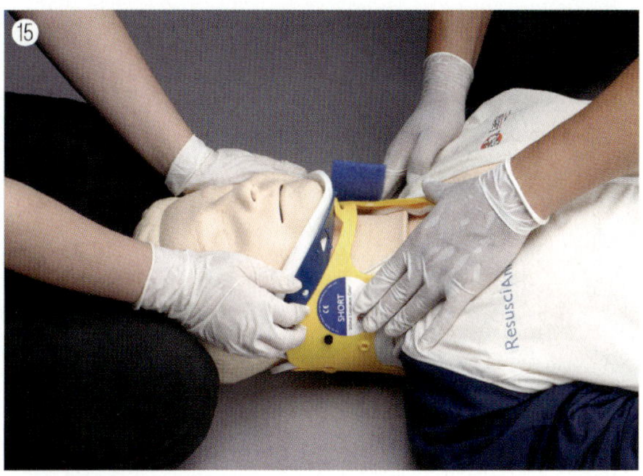
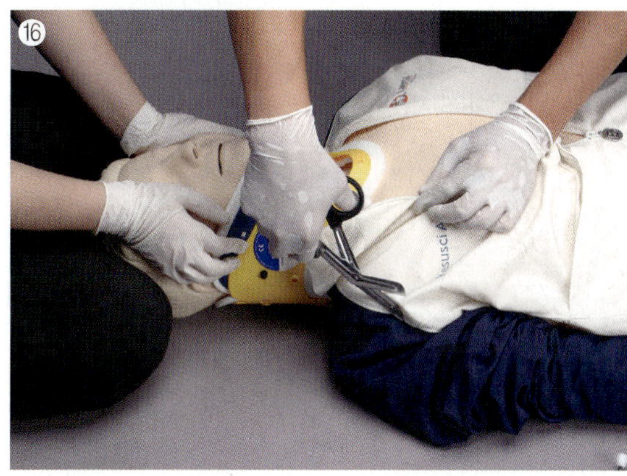
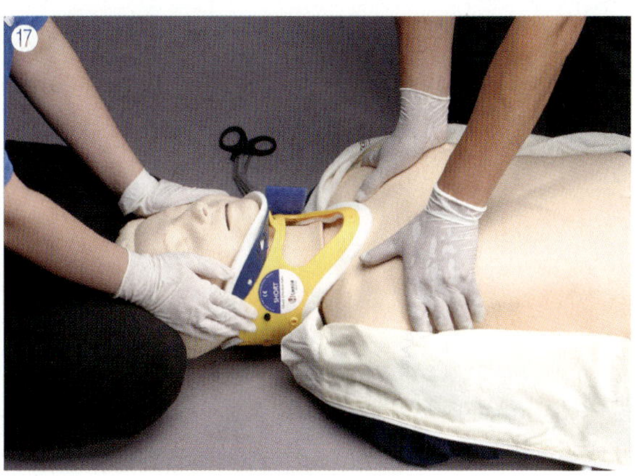
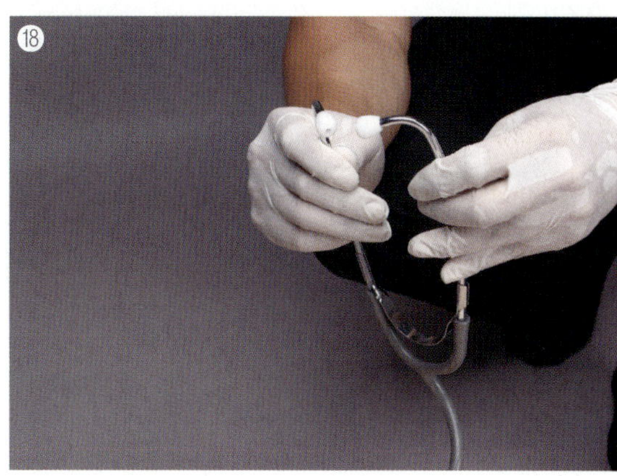

⑬ 경정맥 팽대 여부를 검사한다(JVD).

⑭ 알맞은 경추고정장비를 선택한다.

⑮ 경추보호대를 착용한다.

⑯ 흉부검진을 시행하기 위하여 상체를 노출시킨다.

⑰ 흉부의 DCAP-PBLS 및 TIC를 검사한다.

⑱ 청진기의 귀꽂이를 확인한다.

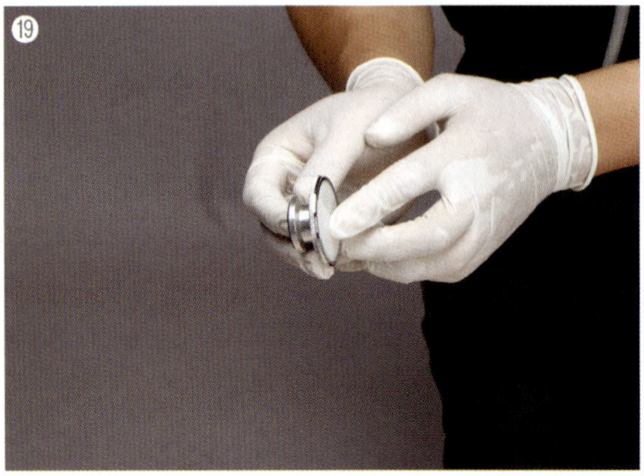

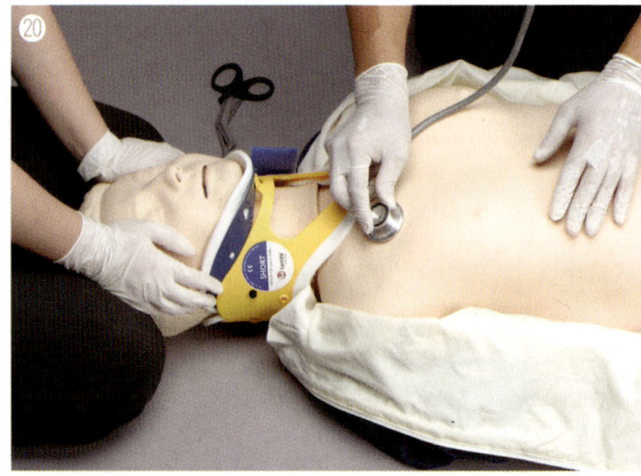

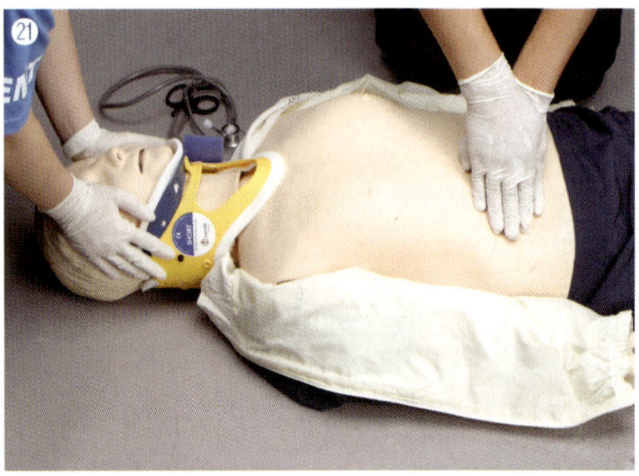

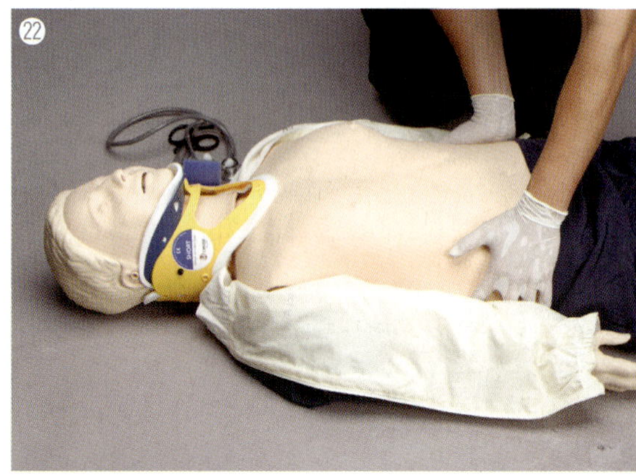

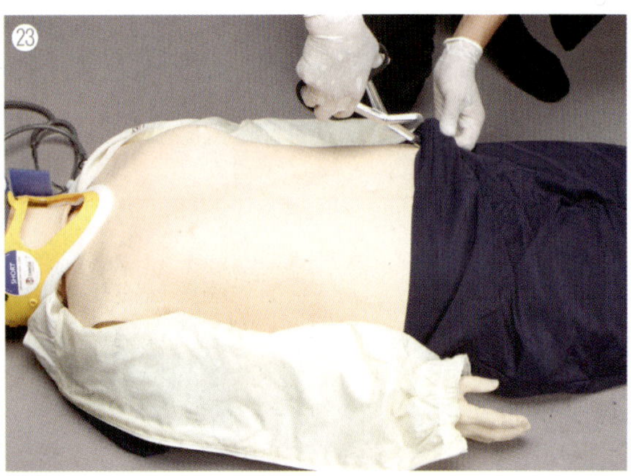

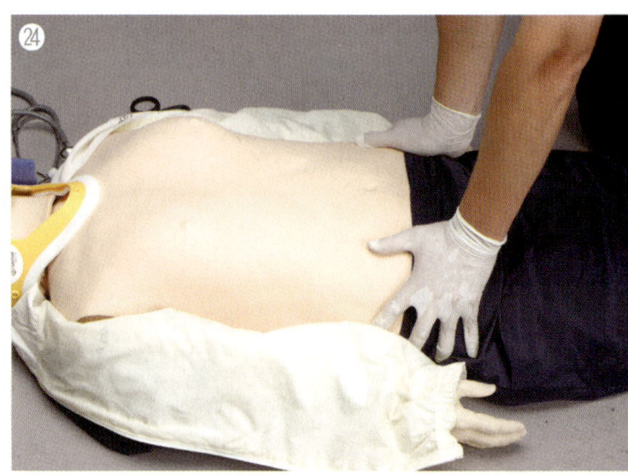

⑲ 청진기의 벨음을 확인한다.

㉑ 복부를 검사한다. DCAP-BTLS 4분면(RLQ, RUQ, LUQ, LLQ).

㉓ 하체를 노출한다.

⑳ 흉부의 호흡음을 청진한다.

㉒ 복부의 DCAP-BTLS를 검사한다.

㉔ 골반부의 DCAP-BLS, TIC를 검사한다.

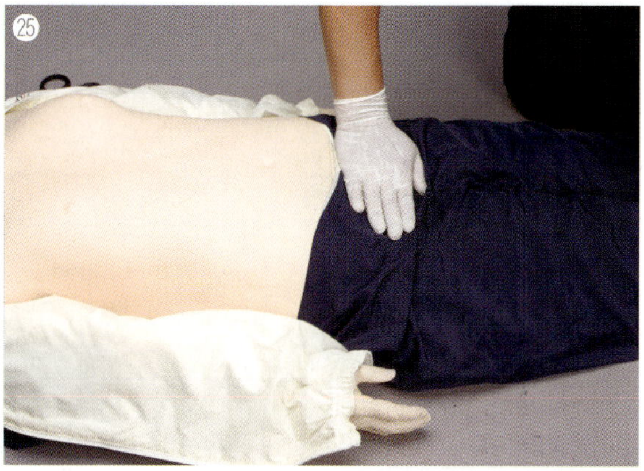

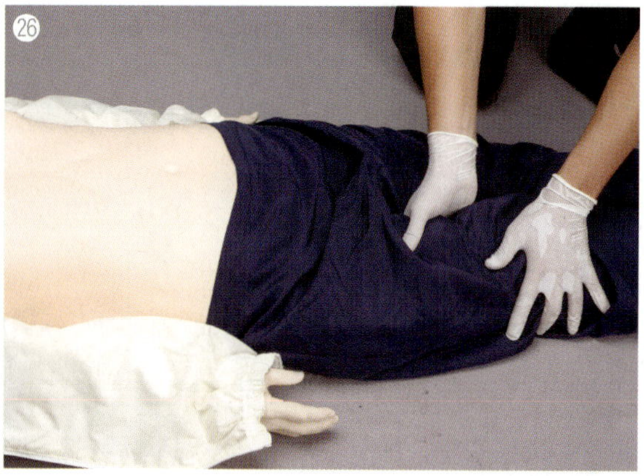

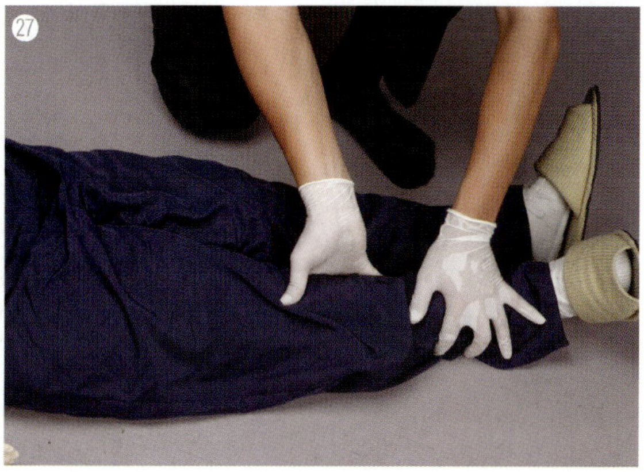

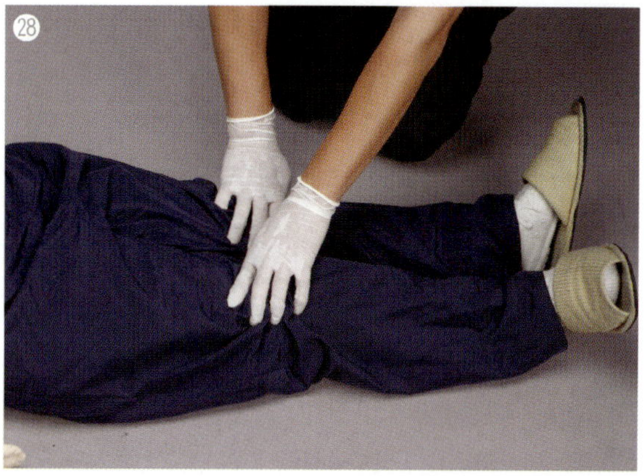

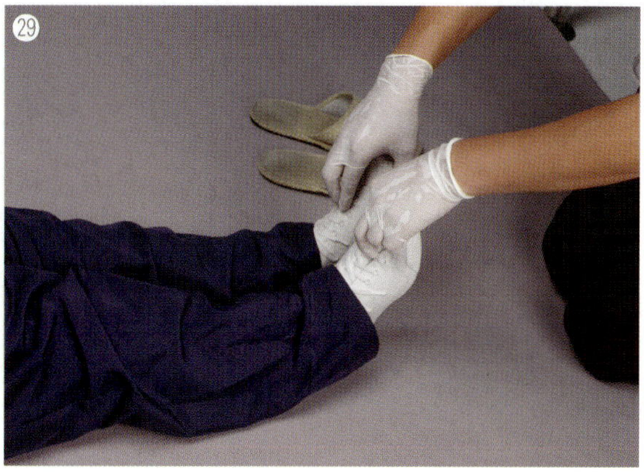

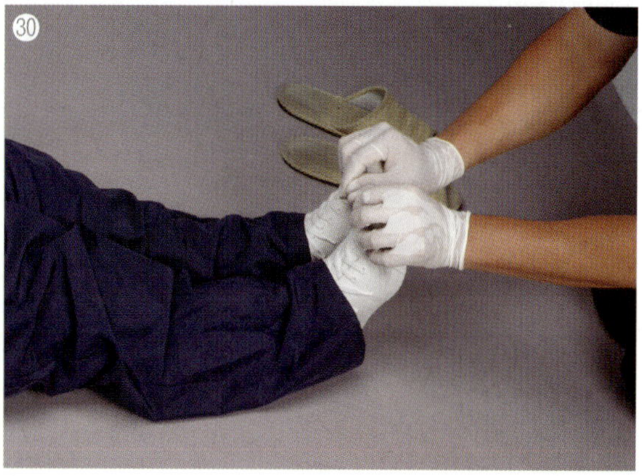

㉕ 치골부위를 확인한다.

㉖ 사지의 DCAP-BLS, TIC를 검사한다.

㉗ 경 · 비골 부위를 확인한다.

㉘ 슬개골 변형여부를 확인한다.

㉙ 사지의 PMS를 평가한다(P).

㉚ 사지의 PMS를 확인한다(M).

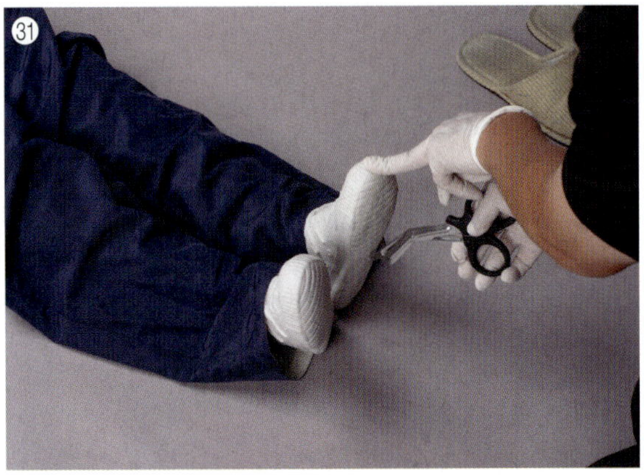

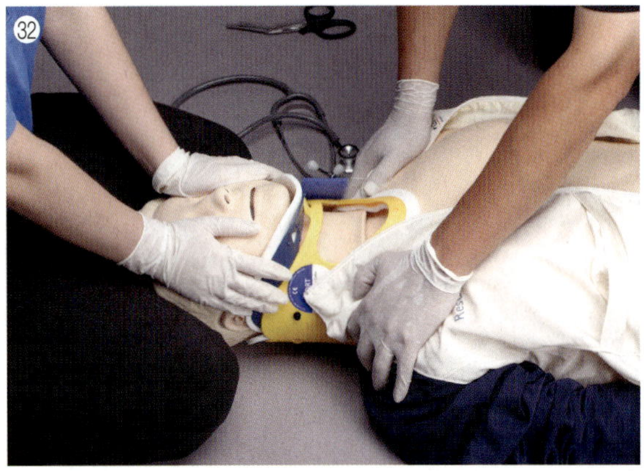

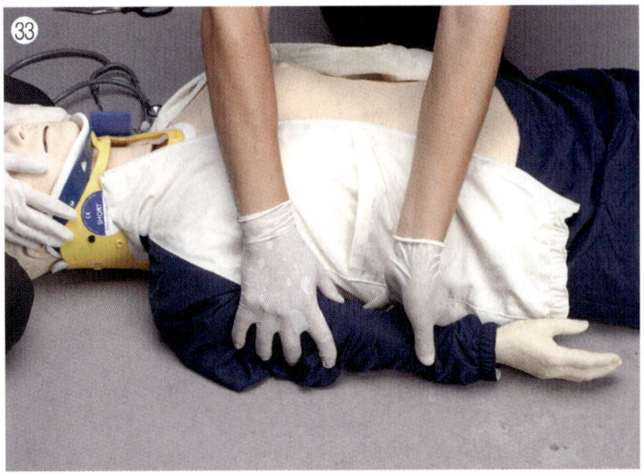

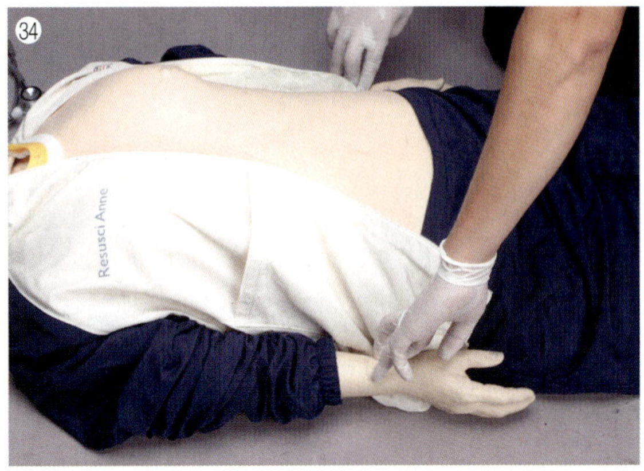

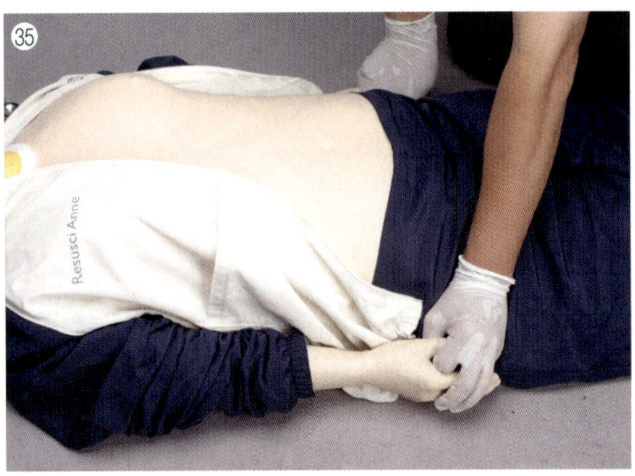

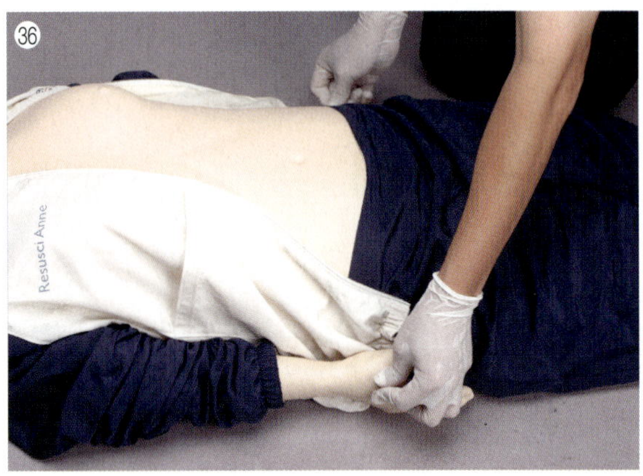

31 사지의 PMS를 확인한다(S).

32 쇄골 및 견관절의 DCAP-BLS 및 TIC를 검사한다.

33 상지의 DCAP-BLS 및 TIC를 검사한다.

34 상지의 PMS를 평가한다(P).

35 상지의 PMS를 평가한다(M).

36 상지의 PMS를 평가한다(S).

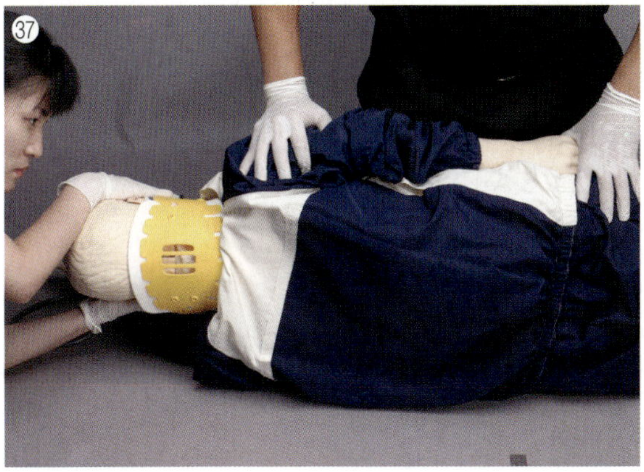

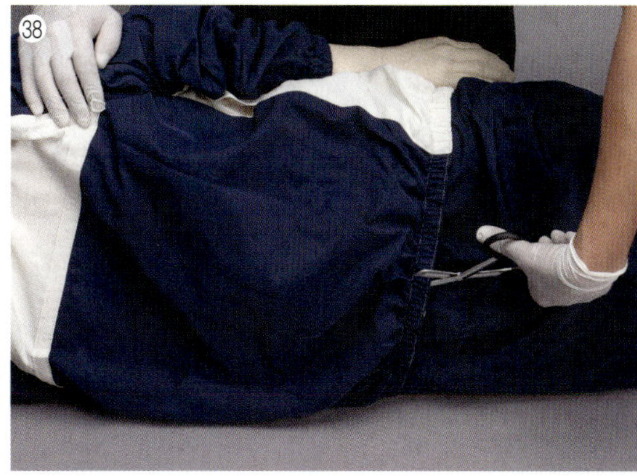

㊲ 두부를 고정하고 있는 구조자와 동시에 구령에 맞추어 Log-roll을 시행한다.

㊳ 척추부위를 노출한다.
등쪽의 DCAP-BLS, TIC를 검사한다.

2. 구인두기도기 삽입 후 백-밸브 마크 환기법

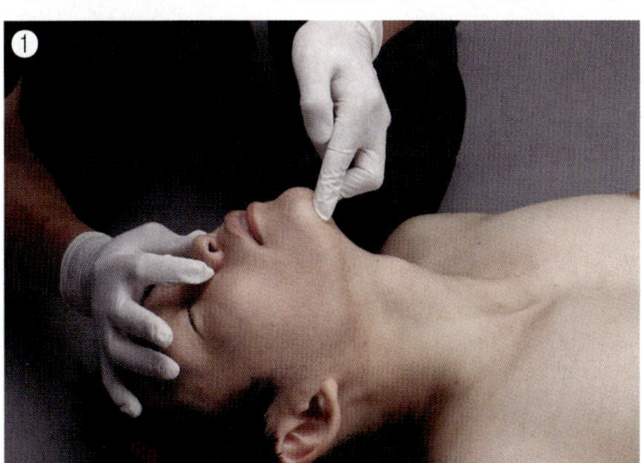

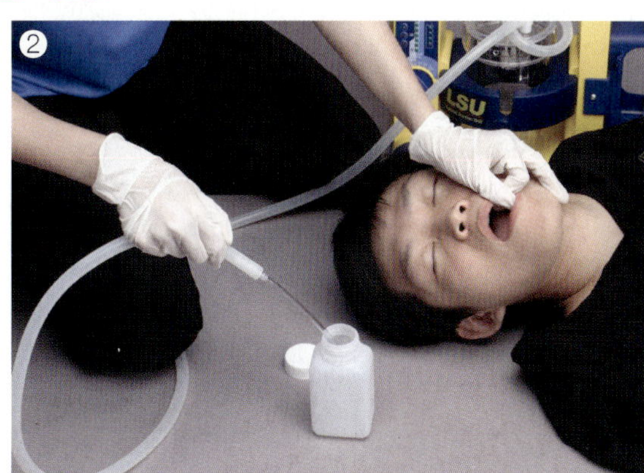

● 현장안전과 감염방지를 시행한 후 도수기도개방을 시행한다.

● 적절한 크기의 구인두기도기를 선택한다.

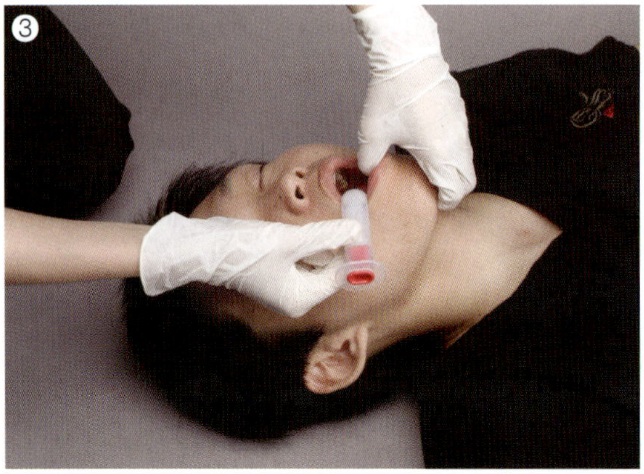
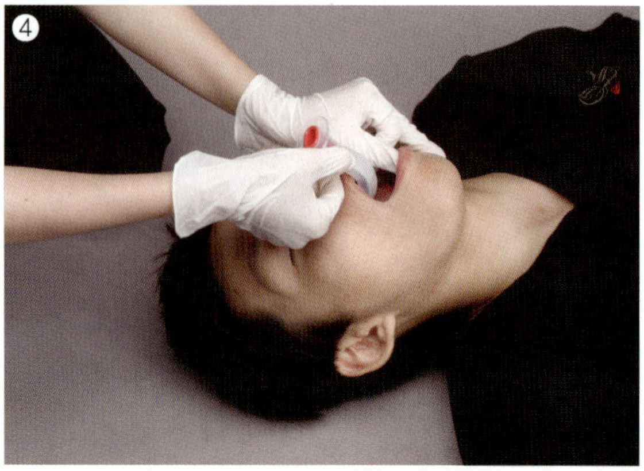
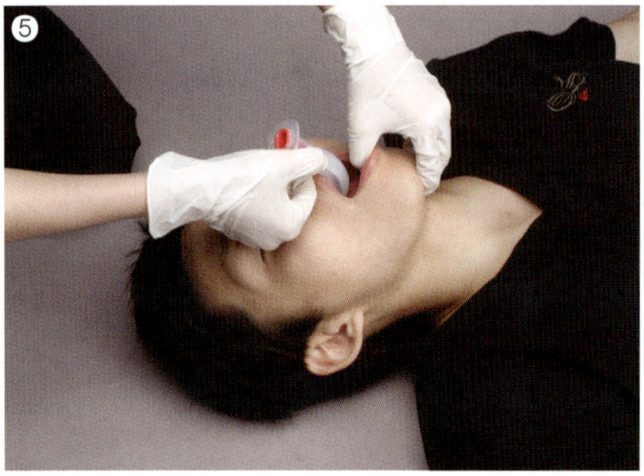
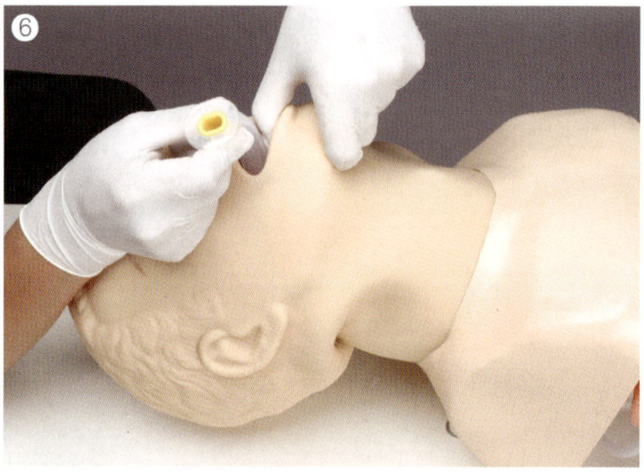
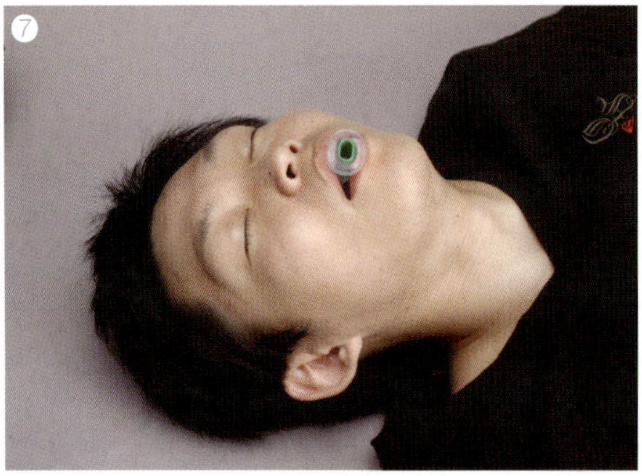
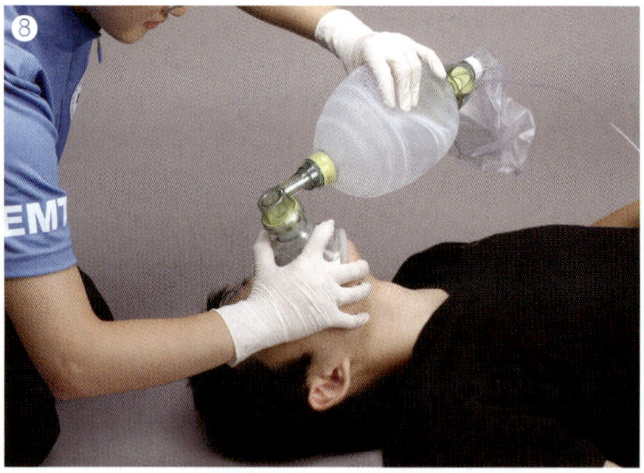

❸ 기도유지상태로 수지교차법 또는 혀-턱들기방법으로 입을 개방한다(혀-턱들기법).

❹ 기도유지상태로 수지교차법 또는 혀-턱들기방법으로 입을 개방한다(수지교차법).

❺ 연구개를 향해 기도기를 삽입한다.

❻ 180° 회전방법

❼ 기도기 끝부분이 연구개에 닿으면 180° 회전하여 삽입한다.
기도기가 입의 중앙선(정중선)에 위치한다.

❽ 엄지와 검지를 사용하여 "C" 모양으로 마스크 위에 위치한다.

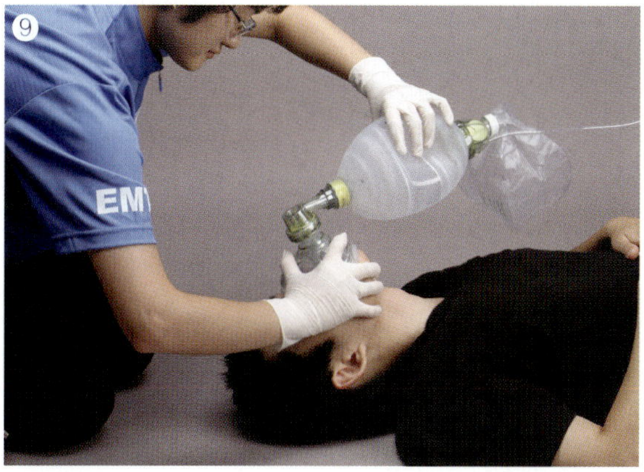

⑨ 나머지 세손가락으로 "E" 모양으로 하악거상등의 기도유지를 시행한다.
마스크와 안면부에 완전히 밀착한후 백-밸브 마스크로 환기를 시행한다(5회 실시)

3. 영아기도폐쇄처치법

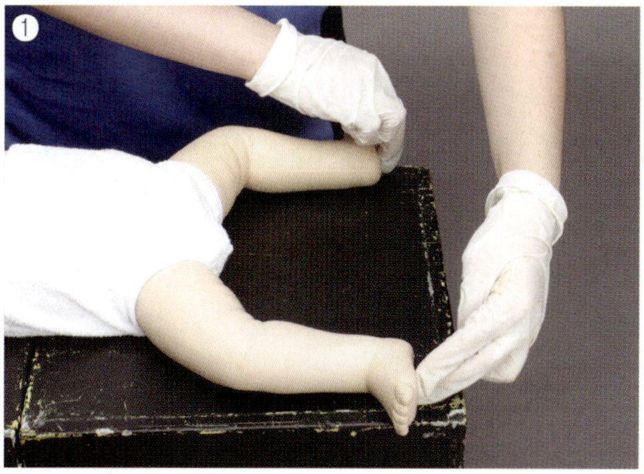

① 현장안전과 감염방지를 시행한 후 신체부위를 가볍게 두드리며 의식유무를 확인한다.

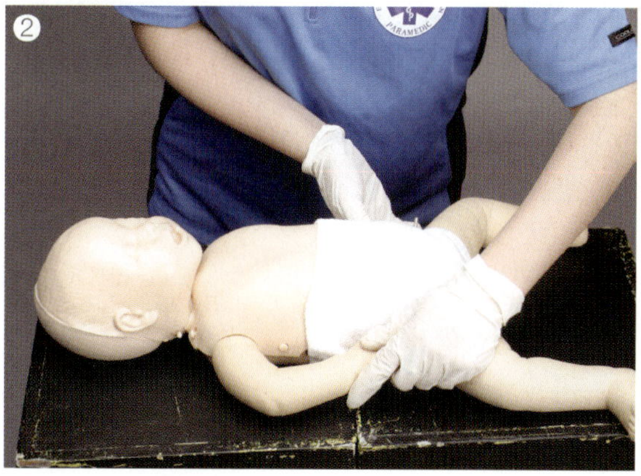

② 필요시 자세를 고정한다.

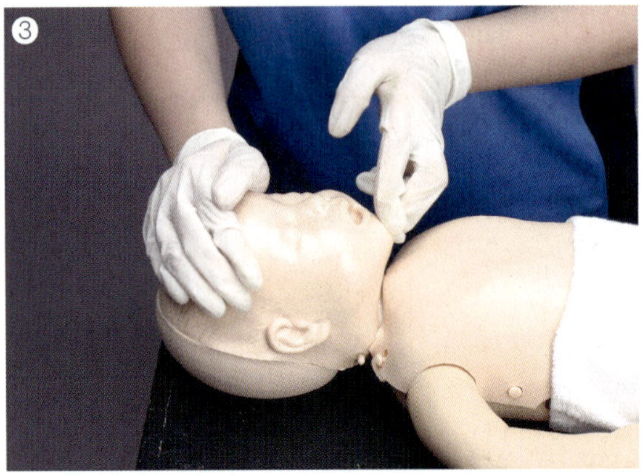

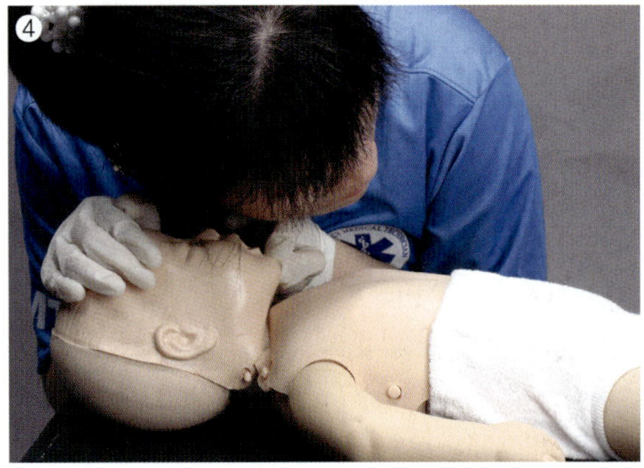

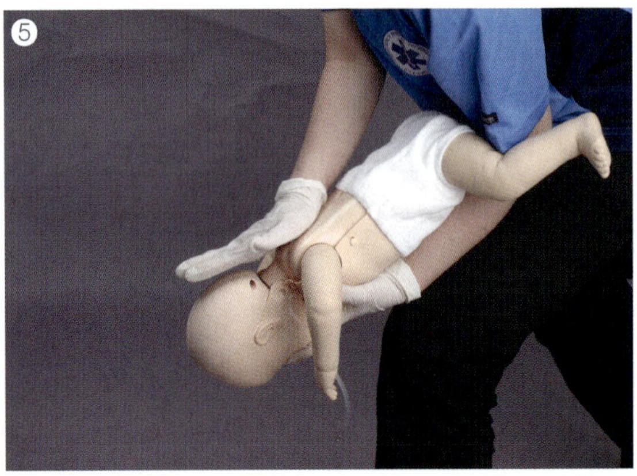

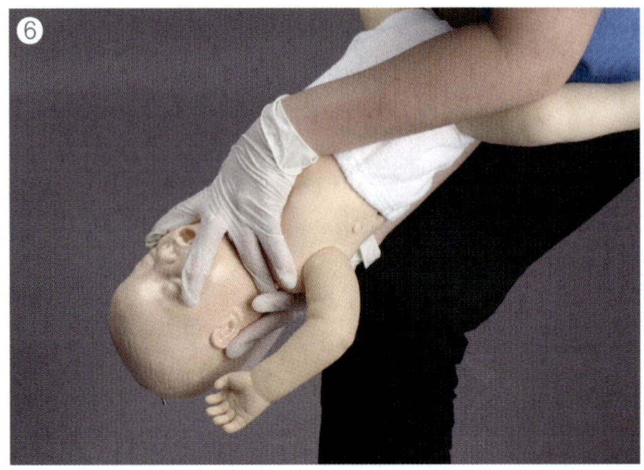

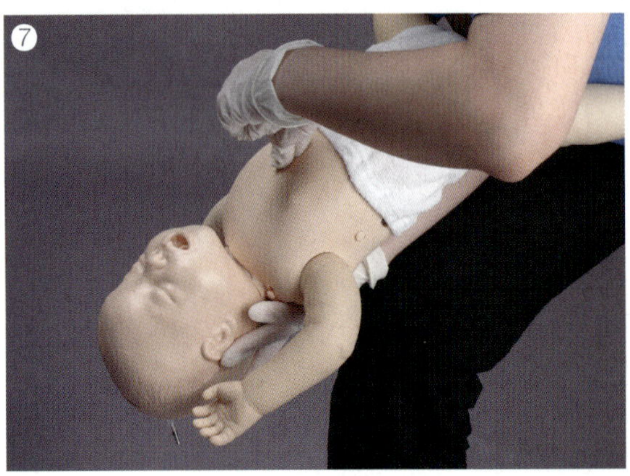

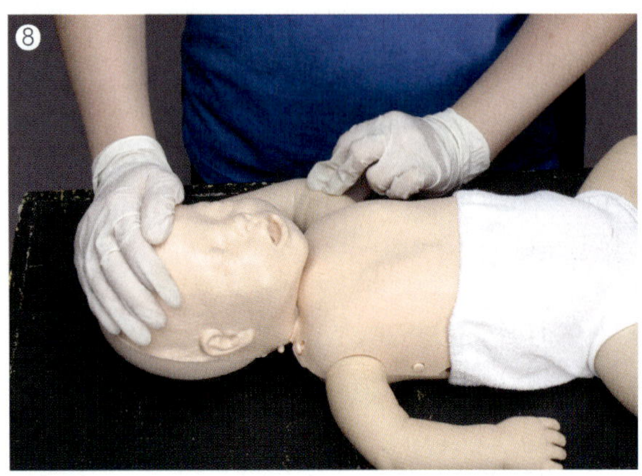

❸ 기도를 개방(중립자세)한다.

❺ 5회의 등두드리기를 시행한다.

❼ 5회의 흉부압박을 시행한다.

❹ 10초이내 호흡을 확인하며 호흡이 없으며 2회 구조호흡을 시행한다.

▶주의 : 첫번째 호흡이 불가능한 기도유지를 재시행 후 두번째 인공호흡을 시행한다.

❻ 샌드위치법을 활용하여 영아의 얼굴이 위로 오도록 한다.

❽ 구강내 이물질을 확인한다.

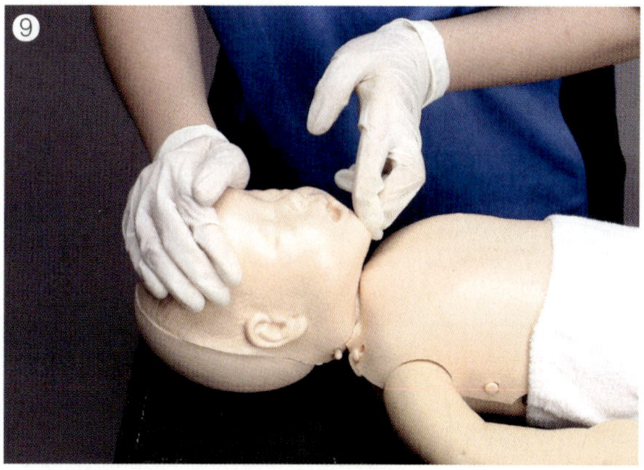

❾ 기도개방을 한 후 2회의 인공호흡을 시행한다.

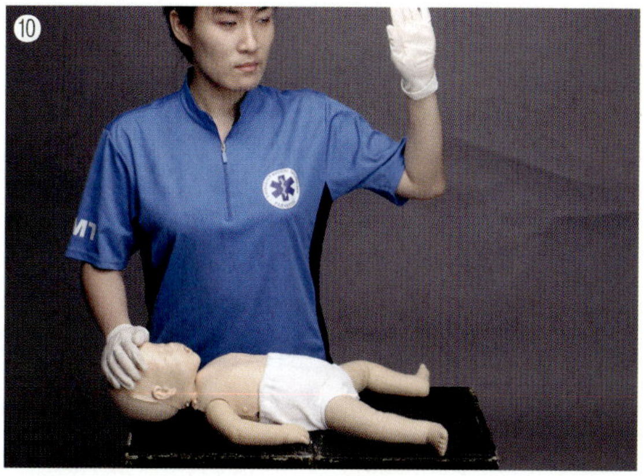

❿ 흉부압박과 등두리기법을 반복한다
2분 경과후 응급의료체계에 신고한다.

4. 정맥주사

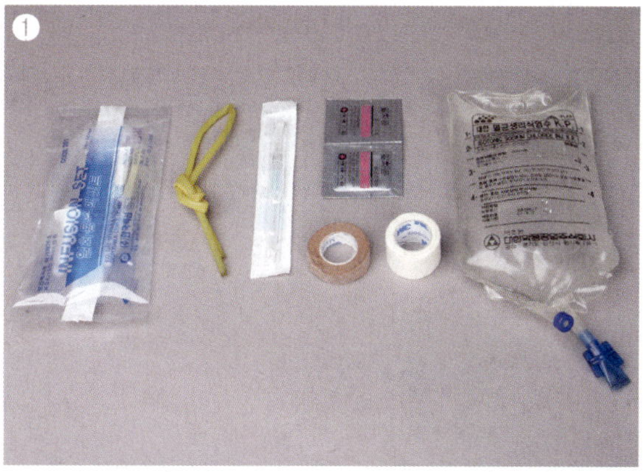

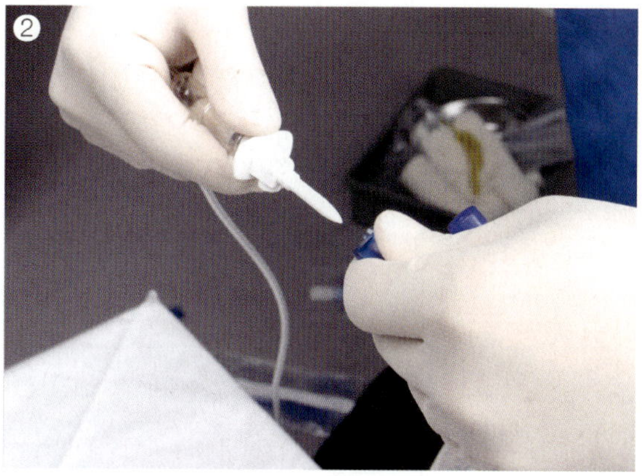

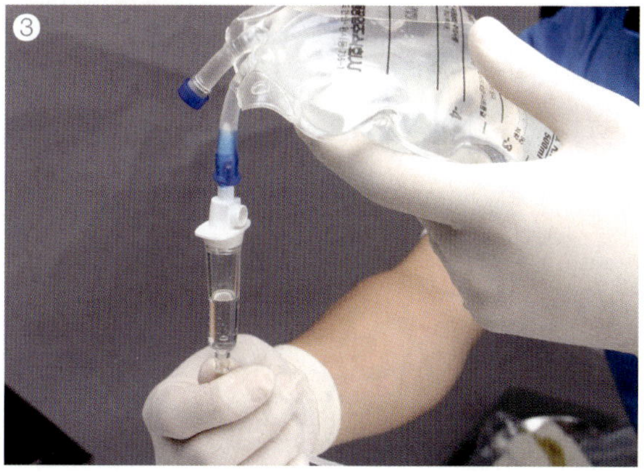

❶ 현장안전과 감염방지를 시행한다.
필요한 기구를 점검한다.
{수액(유효기간, 색깔 확인), 토니켓, 카테터, 수액세트, 반창고, 소독솜}

❷ 수액세트를 수액백에 연결한다(무균술 적용).

❸ 점적실(drip chamber)을 눌러서 수액을 반쯤 채운다.

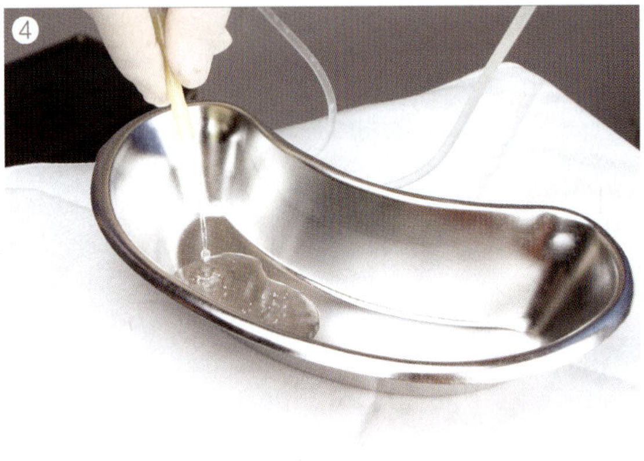

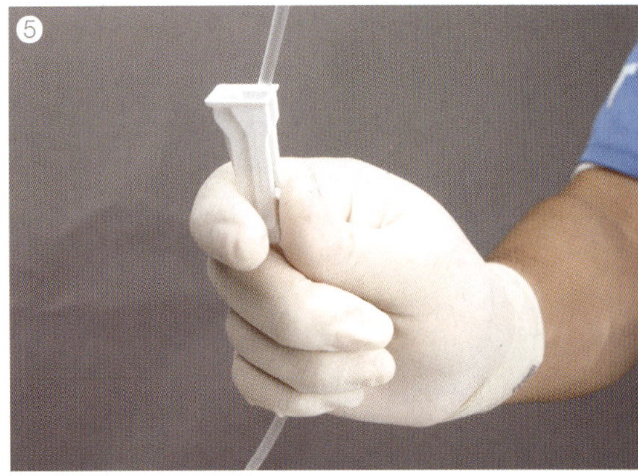

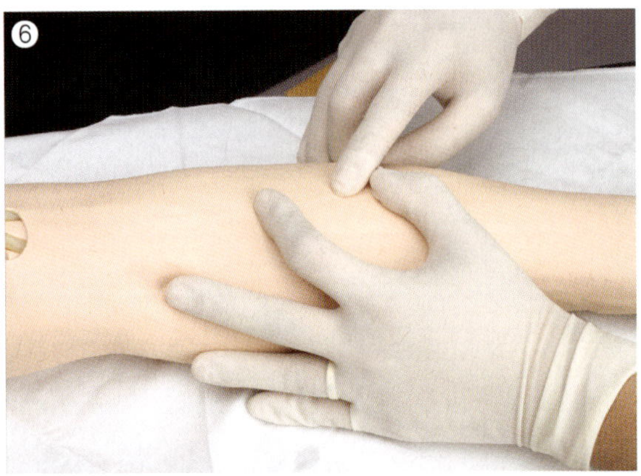

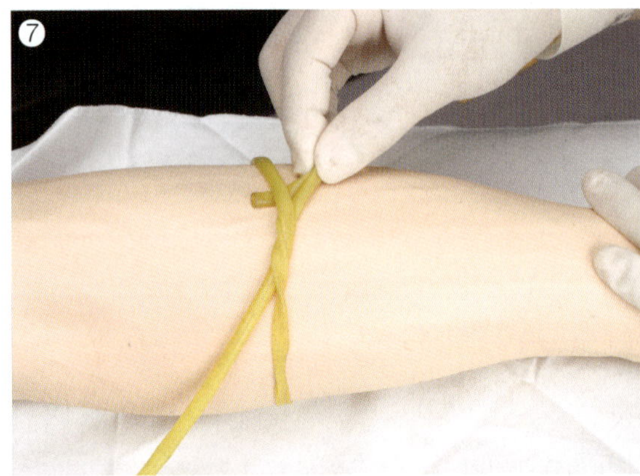

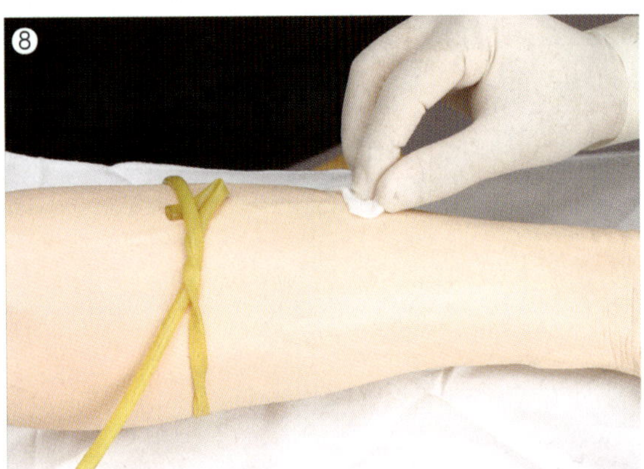

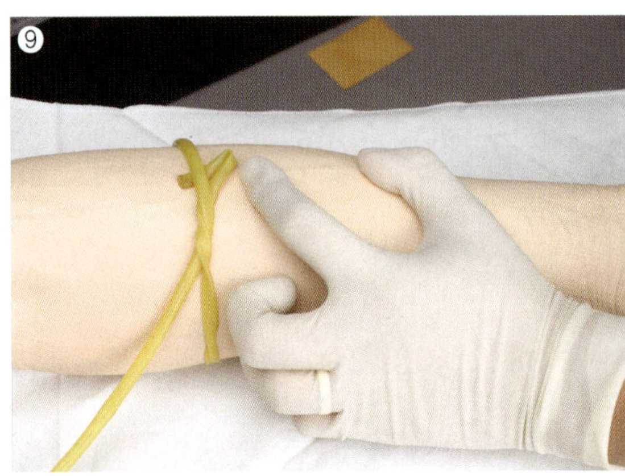

④ 수액선내의 공기가 완전히 제거될 때까지 수액을 흘려보낸다.

⑥ 주사할 정맥을 선택한다.

⑧ 소독솜으로 주사부위를 소독한다.

⑤ 클램프를 잠근다.

⑦ 근위부위에 토니켓을 적용한다.

⑨ 주사할 정맥의 원위부 피부를 손으로 눌러 혈관을 지지한다.

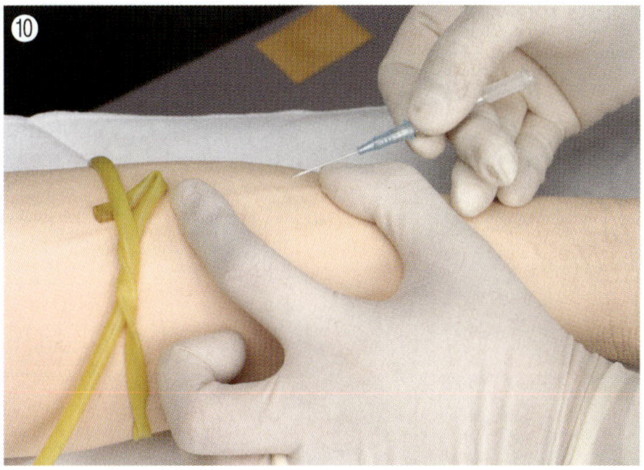

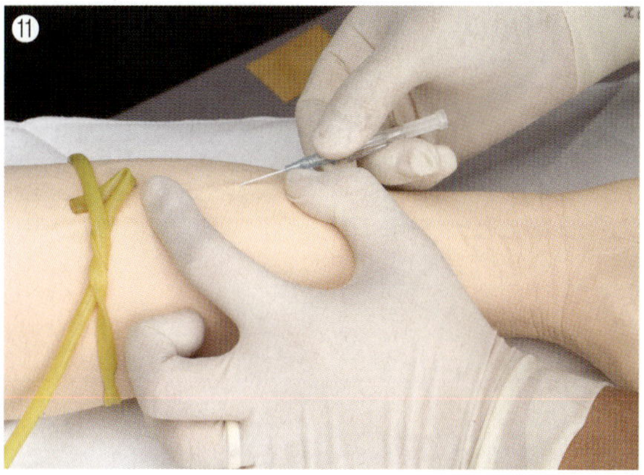

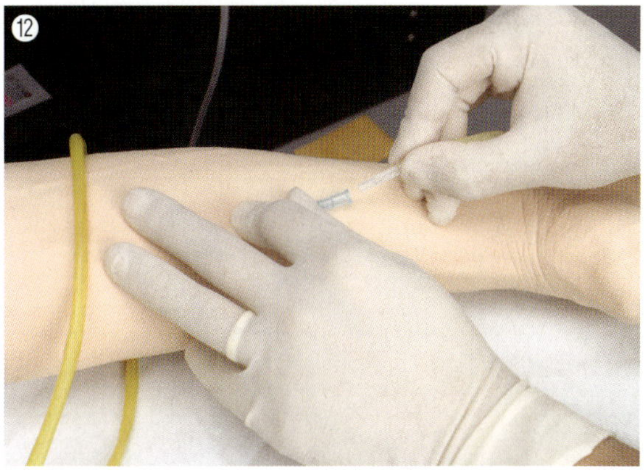

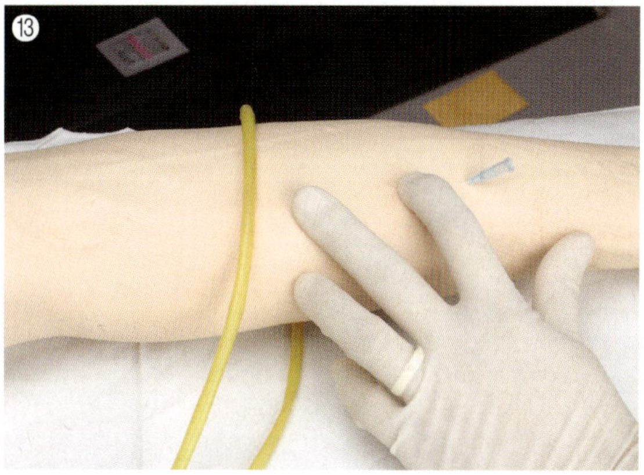

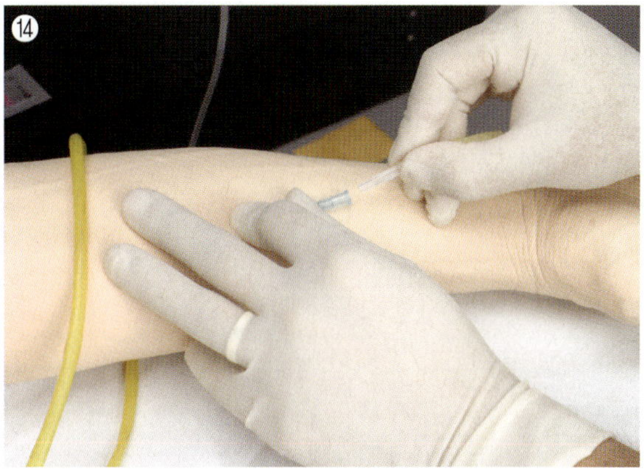

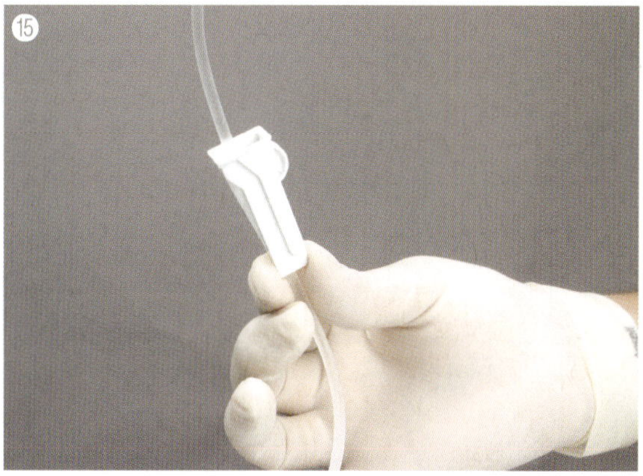

⑩ 주사바늘의 경사면을 위로 향하게 한 후 30~45° 정도로 천자한다.

⑪ 주사바늘을 조금 진입시킨 후 혈액이 보이면 탐침을 빼면서 카테터는 집어넣는다.

⑫ 삽입된 카테터 끝부분의 피부를 눌러준다.

⑬ 지혈대를 풀어준다.

⑭ 수액선을 카테터에 연결한다.

⑮ 클램프를 열어준다.

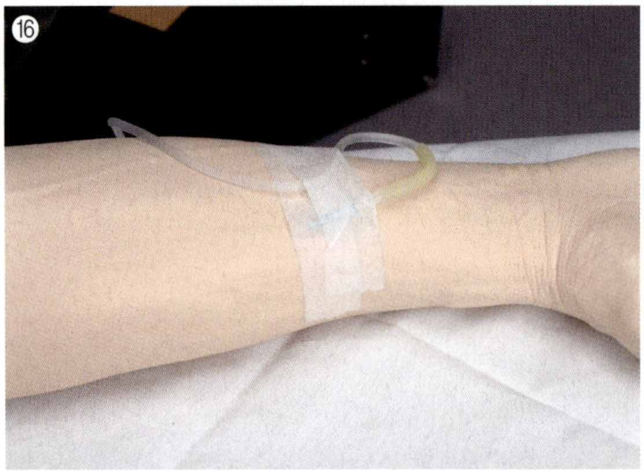

⑯ 수액선과 카테터를 반창고로 고정한다.

INDEX

ㅌ

ㅍ

ㅎ

A

B

C

D

E

F

G